G. Stalla (Hrsg.)

Rationelle Diagnostik und Therapie in der Inneren Medizin – Endokrinologie und Stoffwechsel

Günter Stalla (Hrsg.)

Rationelle Diagnostik und Therapie in der Inneren Medizin – Endokrinologie und Stoffwechsel

1. Auflage

Mit Beiträgen von: Hermann M. Behre, Halle (Saale); Michael Buchfelder, Erlangen; Irina Oana Chifu, Würzburg; Stefanie Hahner, Würzburg; Hans Hauner, München; Gerhard Hintze, Lüneburg; Ivan Hoffmann, Halle (Saale); Klaus Mann, München; Klaus G. Parhofer, München; Kathrin H. Popp, Ulm; Stephan H. J. Scharla, Bad Reichenhall/München; Günter K. Stalla, München; Alexander von Werder, München

ELSEVIER

Elsevier GmbH, Bernhard-Wicki-Str. 5, 80636 München, Deutschland
Wir freuen uns über Ihr Feedback und Ihre Anregungen an kundendienst@elsevier.com

ISBN 978-3-437-21184-3 eISBN 978-3-437-05721-2

Aus Gründen der Barrierefreiheit sind die Bilder in elektronischen Ausgaben dieses Buches mit Alt-Text-Beschreibungen versehen, die von Elsevier bereitgestellt werden. Mehr Informationen erhalten Sie unter https://www.elsevier.com/about/accessibility.

Bücher und Zeitschriften, die von Elsevier veröffentlicht werden, entsprechen den geltenden Produktsicherheitsanforderungen. Für etwaige Bedenken oder Fragen zur Produktsicherheit wenden Sie sich bitte an unseren autorisierten Vertreter, Elsevier B.V., productsafety@elsevier.com.

Elsevier nimmt eine neutrale Position in Bezug auf territoriale Meinungsverschiedenheiten oder Zuständigkeitsansprüche in seinen veröffentlichten Inhalten ein, einschließlich Landkarten und institutionellen Zugehörigkeiten.

Wichtiger Hinweis: Die medizinischen Wissenschaften unterliegen einem sehr schnellen Wissenszuwachs. Der stetige Wandel von Methoden, Wirkstoffen und Erkenntnissen ist allen an diesem Werk Beteiligten bewusst. Sowohl der Verlag als auch die Autorinnen und Autoren und alle, die an der Entstehung dieses Werkes beteiligt waren, haben große Sorgfalt darauf verwandt, dass die Angaben zu Methoden, Anweisungen, Produkten, Anwendungen oder Konzepten dem aktuellen Wissensstand zum Zeitpunkt der Fertigstellung des Werkes entsprechen.
Der Verlag kann jedoch keine Gewähr für Angaben zu Dosierung und Applikationsformen übernehmen. Es sollte stets eine unabhängige und sorgfältige Überprüfung von Diagnosen und Arzneimitteldosierungen sowie möglicher Kontraindikationen erfolgen. Jede Dosierung oder Applikation liegt in der Verantwortung der Anwenderin oder des Anwenders. Die Elsevier GmbH, die Autorinnen und Autoren und alle, die an der Entstehung des Werkes mitgewirkt haben, können keinerlei Haftung in Bezug auf jegliche Verletzung und/oder Schäden an Personen oder Eigentum, im Rahmen von Produkthaftung, Fahrlässigkeit oder anderweitig übernehmen.

Für die Vollständigkeit und Auswahl der aufgeführten Medikamente übernimmt der Verlag keine Gewähr.

Geschützte Warennamen (Warenzeichen) werden in der Regel besonders kenntlich gemacht (®). Aus dem Fehlen eines solchen Hinweises kann jedoch nicht automatisch geschlossen werden, dass es sich um einen freien Warennamen handelt.

Bibliografische Information der Deutschen Nationalbibliothek

Die Deutsche Nationalbibliothek verzeichnet diese Publikation in der Deutschen Nationalbibliografie; detaillierte bibliografische Daten sind im Internet über https://www.dnb.de abrufbar.

26 27 28 29 30 5 4 3 2 1

In ihren Veröffentlichungen verfolgt die Elsevier GmbH das Ziel, genderneutrale Formulierungen für Personengruppen zu verwenden. Um jedoch den Textfluss nicht zu stören sowie die gestalterische Freiheit nicht einzuschränken, wurden bisweilen Kompromisse eingegangen. Selbstverständlich sind **immer alle Geschlechter** gemeint.

Planung: Ursula Jahn, M.A.
Projektmanagement: Julia Stängle; Michaela Mohr/Michael Kraft, mimo-booxx | textwerk., Augsburg
Redaktion, Abbildungsmanagement und externe Herstellung: Michaela Mohr/Michael Kraft, mimo-booxx | textwerk., Augsburg
Satz: STRAIVE, Puducherry/Indien
Druck und Bindung: EGEDSA, Sabadell (Barcelona)/Spanien
Umschlaggestaltung: SpieszDesign, Neu-Ulm
Titelfotografie: © Lars Neumann - stock.adobe.com

Aktuelle Informationen finden Sie im Internet unter **www.elsevier.de**

Vorwort

Liebe Kolleginnen und Kollegen,

es ist mir eine große Freude als Herausgeber des vorliegenden Buches Inhalt und Konzept vorzustellen. Mein besonderer Dank gilt zunächst meinem früheren Mentor, Herrn Prof. Dr. med. Otto Albrecht Müller, der das Kapitel Endokrinologie in dem früheren Loseblattwerk, aus dem diese Werkreihe hervorgeht, über viele Dekaden begleitet und vor allem inhaltlich maßgeblich mitgeprägt hat.

Die Endokrinologie ist das integrativste Fach in der Medizin mit hoher Interdisziplinarität. Es ist ein Brückenfach, da Hormone, Neurotransmitter und Botenstoffe die Physiologie des gesamten Körpers über Rückkopplungsprozesse regulieren und dadurch Erkrankungen des Systems sehr komplex sein können und folglich alle Fachdisziplinen fordert. Eine gute Patientenversorgung benötigt deshalb eine enge Vernetzung mit Ärztinnen und Ärzten aus der Allgemeinmedizin, Pädiatrie, Inneren Medizin mit allen Subspezialitäten, Augenheilkunde, chirurgischen Disziplinen, Dermatologie, Genetik, Geriatrie, Gynäkologie, Neurofächern, Nuklearmedizin, Orthopädie, Pharmakologie, Radiologie, aber auch der Grundlagenforschung.

Das Fachgebiet der Endokrinologen umfasst die Versorgung von Patienten mit den bekannten Volkskrankheiten Adipositas und Stoffwechselerkrankungen, Diabetes mellitus, Osteoporose, Schilddrüsenerkrankungen, aber auch sekundären Hypertonieformen.

Darüber hinaus sind Endokrinologen auch Spezialisten für Ernährungsstörungen, für genetische Erkrankungen, Orphan Diseases, neuroendokrine Neoplasien, Karzinome endokriner Organe sowie Erkrankungen der gesamten Hypothalamus-Hypophysen-Achse, des Kalziumstoffwechsels und der Nebenschilddrüsen, der Gonaden und Fertilitätsstörungen zuständig.

Das neu gestaltete Buch richtet sich mit seiner 1. Auflage an ein breites Fachpublikum, an Studierende, Ärztinnen und Ärzte, aber auch an spezialisierte Endokrinologen. Die Kapitel sind meist gegliedert in Pathogenese, Diagnostik und Differenzialdiagnostik, Bildgebung, Therapie und Prognose und bieten eine Zusammenstellung der wichtigsten Literatur. Die jeweiligen Leitlinienempfehlungen sind nach Evidenzgrad (A–C) gekennzeichnet. Für eine schnelle Orientierung sind praxisrelevante Inhalte unter den Rubriken „Praxistipp", „Merke" und „Info" hervorgehoben.

Diese Buchreihe ist ein dynamisches, sich stetig weiterentwickelndes System, das sich sowohl an den aktuellen Stand des Wissens als auch an konstruktives Feedback der Leserschaft anpasst.

Abschließend danke ich den Autorinnen und Autoren – herausragende Experten in ihrem Fachgebiet – für ihre präzise und engagierte Arbeit. Mein Dank gilt ebenso allen Beteiligten auf Verlagsseite, die durch Lektorat, Grafik und Druckdesign zur Realisierung dieses Werkes beigetragen haben.

München, im Mai 2025
Prof. Dr. med. Günter K. Stalla

Fehler gefunden?

An unsere Inhalte haben wir sehr hohe Ansprüche. Trotz aller Sorgfalt kann es jedoch passieren, dass sich ein Fehler einschleicht oder fachlich-inhaltliche Aktualisierungen notwendig geworden sind.
Sobald ein relevanter Fehler entdeckt wird, stellen wir eine Korrektur zur Verfügung. Mit diesem QR-Code gelingt der schnelle Zugriff.

https://else4.de/9783437211843

Wir sind dankbar für jeden Hinweis, der uns hilft, dieses Werk zu verbessern. Bitte richten Sie Ihre Anregungen, Lob und Kritik an folgende E-Mail-Adresse: kundendienst@elsevier.com

Herausgeber

Prof. Dr. Günter K. Stalla
Medicover Neuroendokrinologie
Prof. Stalla und Kollegen
München

Autorinnen und Autoren

Prof. Dr. Hermann M. Behre
Zentrum für Reproduktionsmedizin und Andrologie
Universitätsklinikum Halle (Saale)
Halle (Saale)

Prof. Dr. Michael Buchfelder
Neurochirurgische Klinik
Universitätsklinikum Erlangen
Erlangen

Dr. Irina Oana Chifu
Medizinische Klinik und Poliklinik I
Lehrstuhl für Endokrinologie und Diabetes
Zentrum für Innere Medizin
Universitätsklinikum Würzburg
Würzburg

Prof. Dr. Stefanie Hahner
Medizinische Klinik und Poliklinik I
Lehrstuhl für Endokrinologie und Diabetes
Zentrum für Innere Medizin
Universitätsklinikum Würzburg
Würzburg

Prof. Dr. Hans Hauner
Else-Kröner-Fresenius-Zentrum für
Ernährungsmedizin der TU München
TUM Universitätsklinikum
München

Prof. Dr. Gerhard Hintze
Hormon- und Schilddrüsenzentrum
Lüneburg

Dr. Ivan Hoffmann
Zentrum für Reproduktionsmedizin und Andrologie
Universitätsklinikum Halle (Saale)
Halle (Saale)

Prof. Dr. Klaus Mann
Endokrinologiezentrum Alter Hof
Gemeinschaftspraxis Alter Hof
München

Prof. Dr. Klaus G. Parhofer
Medizinische Klinik und Poliklinik IV – Großhadern
Klinikum der Universität München
München

Dr. Kathrin H. Popp
Klinik für Innere Medizin I
Universitätsklinikum Ulm
Ulm
und
Medicover Neuroendokrinologie
Prof. Stalla und Kollegen
München

Priv.-Doz. Dr. Stephan H.J. Scharla
Praxis Endokrinologie & Diabetologie
Bad Reichenhall/München
und
Medizinische Fakultät Ludwig-Maximilians-Universität München

Prof. Dr. Günter K. Stalla
Medicover Neuroendokrinologie
Prof. Stalla und Kollegen
München

Dr. Alexander von Werder
Innere Medizin 2 und Zentrum für Neuroendokrine Tumoren
(NET-Zentrum)
Universitätsklinikum der TU-München Klinikum rechts der Isar
München

Abkürzungen

A

AACE	American Association of Clinical Endocrinology
AAS	androgene/s anabole/s Steroid/e
ACC	American College of Cardiology
ACE	Angiotensin Converting Enzyme
ACR	Albumin/Kreatinin-Ratio
ACTH	adrenokortikotropes Hormon
AD	autosomal-dominant
ADA	American Diabetes Association (Amerikanische Diabetes-Gesellschaft)
ADH	antidiuretisches Hormon
ADHH	autosomal-dominante hypokalzämische Hyperkalziurie
AGS	adrenogenitales Syndrom
AHA	American Heart Association
AID	automatisierte Insulindosierung
AIMSH	bilaterale noduläre Nebennierenhyperplasie
AIP	akute intermittierende Porphyrie
AK	Antikörper, Autoantikörper
ALA	Aminolävulinsäure
AMH	Anti-Müller-Hormon
AQP	Aquaporin
AR	Androgenrezeptor
ARQ	Aldosteron-Renin-Quotient
ART	antiretrovirale Therapie
ASCO	American Society of Clinical Oncology
ASRAM	American Society of Reproductive Medicine
ATA	American Thyroid Association
ATC	anaplastisches (undifferenziertes) Karzinom
AZF	Azoospermiefaktor/en

B

BB	Blutbild; Betablocker
BD	Blutdruck
BE	Broteinheit
BGA	Blutgasanalyse
BMI	Body-Mass-Index
BWS	Brustwirbelsäule
BZ	Blutzucker

C

CAIS	Complete Androgen Insensitivity Syndrome (komplette Androgeninsensitivität)
CaSR	kalziumsensitiver Rezeptor (Calcium Sensing Receptor)
CASTLE	Karzinom mit thymusähnlicher Differenzierung
CBAVD	Congenital Bilateral Aplasia of the Vas Deferens
CEA	carcinoembryonales Antigen
CEUS	kontrastverstärkte/r Ultraschall/Endosonographie
CF	zystische Fibrose
Cg	Chromogranin
CHH	kongenitaler hypogonadotroper Hypogonadismus
CSII	kontinuierliche subkutane Insulininfusion
CSWS	Cerebral-Salt-Wasting-Syndrome (zerebrale Salzverlustsyndrom)
CT	Computertomographie

D

d	Tag/e
DA	Dopamin-Agonist/en
DD	Differenzialdiagnose/n
DDG	Deutsche Diabetes-Gesellschaft
DES	diffuses endokrines System
DFI	DNA-Fragmentierungsindex
DFS	diabetisches Fußsyndrom
DI	Diabetes insipidus
DIC	disseminierte intravasale Gerinnung
DiGA	digitale Gesundheitsanwendung/en
DKA	diabetische Ketoazidose
DM	Diabetes mellitus
DON	dysthyreote Optikusneuropathie
DSD	Disorders of (Differences in) Sex Development
DTC	differenziertes Karzinom
DXA	Dual Energy X-ray Absorptiometry (Doppelröntgenenergieabsorptiometrie)

E

EAA	European Academy of Andrology
EAS	European Atherosclerosis Society
EASD	European Association for the Study of Diabetes
EAU	European Association of Urology
ED	Einzeldosis/-dosen
EKG	Elektrokardiogramm
ENETS	European Neuroendocrine Tumor Society e. V. (Europäische Gesellschaft für Neuroendokrine Tumoren)
ENSAT	European Network for the Study of Adrenal Tumors
EO	endokrine Orbitopathie
ESC	European Society of Cardiology
ESMO	European Society of Medical Oncology
ETA	European Thyroid Association (Europäische Schilddrüsengesellschaft)
EUGOGO	European Group of Graves' Orbitopathy
EUS	Endosonographie

F

FCH	Fluorocholin
FHH	familiäre hypokalziurische Hyperkalzämie
FIHP	familiärer isolierter Hyperparathyreoidismus
FSH	follikelstimulierendes Hormon
FTC	Follikuläre Karzinom
FU	Fluorouracil

G

Gd	Gadolinium
GDM	Gestationsdiabetes
GEP	gastroenteropankreatisch
GH	Growth Hormone (Wachstumshormon)
GHRH	Growth Hormone Releasing Hormone
GIP	glukoseabhängiges insulinotropes Peptid
GIT	Gastrointestinaltrakt
GLP-1	Glucagon-like Peptid-1
GLP-1-RA	Glucagon-like-peptide-1-Rezeptor-Agonist

H

h Stunde/n
hCG humanes Choriongonadotropin
HF Herzfrequenz
HGH Human Growth Hormone (Wachstumshormon)
HIES Hydroxyindolessigsäure
HIF hypoxieinduzierter Faktor
HPF Hauptgesichtsfeld
HPP Hypophosphatasie
HPT-JT Hyperparathyreoidismus-Kiefertumor-Syndrom
HU Hounsfield Units
HVL Hypophysenvorderlappen

I

ICSI intrazytoplasmatische Spermieninjektion
IGF Insulin-like Growth Factor
IgG Immunglobulin G
IgM Immunglobulin M
IHH isolierter hypogonadotroper Hypogonadismus
i. S. im Serum
IUI intrauterine Insemination
i. v. intravenös
IVF In-vitro-Fertilisation

K

KDIGO Kidney Disease: Improving Global Outcomes
KE klinische Einheiten
KEV konstitutionelle Entwicklungsverzögerung
KHK koronare Herzkrankheit
KI Kontraindikation/en

L

LDCV Large Dense Core Vesicles
LDH Lactatdehydrogenase
LH luteinisierendes Hormon
Lj. Lebensjahr/e
LL Leitlinie
LOH Late-onset Hypogonadism (Altershypogonadismus)
LWS Lendenwirbelsäule

M

MACS milde autonome Kortisolsekretion
MANEC Mixed Adeno-Neuroendocrine Carcinoma
MCC Merkelzellkarzinom
MEN multiple endokrine Neoplasie
min Minute/n
MiNEN Mixed Neuroendocrine and Non-Neuroendocrine Neoplasm
Mon. Monat/e
mPEG Methoxypolyetylenglykol
MRT Magnetresonanztomographie
MTC medulläres Schilddrüsenkarzinom

N

NEC neuroendokrine/s Karzinom/e
NEN neuroendokrine Neoplasie/n
NET neuroendokrine/r Tumor/en
NF Neurofibromatose
NFPA Non-functioning Pituitary Tumor/s
NIPHS Non-insulinoma Pancreatogenous Hypoglycemia Syndrome
NNR Nebennierenrinde
NNT Number Needed to Treat
NOS Not Otherwise Specified
NSE neuronenspezifische Enolase
NVL Nationale VersorgungsLeitlinie

O

oGTT oraler Glukosetoleranztest
ONJ Osteonecrosis of the Jaw
OS Overall Survival

P

PAVK periphere arterielle Verschlusskrankheit
PCR Polymerasekettenreaktion
PDTC gering differenziertes Karzinom
PET Positronenemissionstomographie
PFO peristierendes Foramen ovale
PFS progressionsfreies Überleben
PGBH Post-gastric Bypass Hypoglycemia
pHPT primärer Hyperparathyreoidismus
PJ Personenjahre
pNET pankreatischer neuroendokriner Tumor
p. o. peroral, per os
POMC Proopiomelanocortin
PPAR Peroxisom-Proliferator-aktivierter Rezeptor
PPGL Paragangliom/e
PPI Protonenpumpen-Inhibitor/en
PRCRT Peptide Receptor Chemoradionuclide Therapy
PRRT peptidvermittelte Radiorezeptor-Therapie
ÜSA prostataspezifisches Antigen
PTC papilläres Karzinom
PTH Parathormon
PTHrP Parathormon-related Peptide

Q

QCT quantitative Computertomographie

R

RAAS Renin-Angiotensin-Aldosteron-System
RANKL Receptor Activator of NF-κB Ligand
RCT randomisierte kontrollierte Studie/n
rFSH rekombinantes FSH
RFTA Radiofrequenzthermoablation
RR relatives Risiko

S

s Sekunde/n
SAB Subarachnoidalblutung
SBRT Stereotactic Body Radiation Therapy
s. c. subkutan
SCLC kleinzelliges Lungenkarzinom
SCO Sertoli-Cell-Only-Syndrom
SD Standardabweichung/en
SETTLE Spindelzelltumor mit thymusähnlicher Differenzierung
SGLT2 Sodium-Glukose-Transporter 2
SHBG sexualhormonbindendes Globulin
SHT Schädel-Hirn-Trauma
SIADH Syndrom der inadäquaten ADH-Sekretion (Schwartz-Bartter-Syndrom)
SIRT selektive intraarterielle Radiotherapie
SKAT Schwellkörperautoinjektionstherapie
SLE systemischer Lupus erythematodes
SSA Somatostatin-Analoga
SSTR Somatostatinrezeptor/en
SSV Small Synaptic Vesicle Analogues
STZ Streptozotocin
SU Sammelurin

T

TACE tranarterielle Chemoembolisation
TAE transarterielle Embolisation
TART testikuläre/r adrenale/r Resttumor/en
TBG thyroxinbindendes Globulin
Tbl. Tablette/n

TBS	Score
TESE	testikuläre Spermienextraktion
Tg	Thyreoglobulin
TIR	Time in Range
TIRADS	Thyroid Imaging Reporting and Data System
TKI	Tyrosinkinase-Inihibitor/en
TPO	Thyreoperoxidase
TPO-AK	Schilddrüsenperoxidase (Thyreoperoxidase)-Antikörper
TRAK	TSH-Rezeptorantikörper
TRUS	transrektaler Ultraschall
TSC	tuberöse Sklerose
TSH	Thyreotropin
TSHom	TSH-produzierendes Hypophysenadenom
TSVG	Terminservice- und Versorgungsgesetz
TTP	Zeit bis zur Tumorprogression

V

V., Vv.	Vena/e
V. a.	Verdacht auf
VHF	Vorhofflimmern
VHL	Von-Hippel-Lindau-Syndrom
VIP	vasoaktives intestinales Peptid
VLCD	Very Low Calorie Diet
vs.	versusillebrandF

W

WDHA	Watery Diarrhea, Hypokalemia, Achlorhydria (Verner-Morrison-Syndrom)
WHO	Weltgesundheitsorganisation

Z

ZNS	Zentralnervensystem
ZVD	zentraler Venendruck

Abbildungsnachweis

Der Verweis auf die jeweilige Abbildungsquelle befindet sich bei allen Abbildungen im Werk am Ende des Legendentextes in eckigen Klammern. Alle nicht besonders gekennzeichneten Grafiken und Abbildungen © Elsevier GmbH, München.

E936	Melmed S, Polonsky KS, Larsen PR, Kronenberg HM. Williams Textbook of Endocrinology. 12th ed. Saunders; 2011
E1137-002	Melmed S, Polonsky KS, Reed Larsen P, Kronenberg HM. Williams Textbook of Endocrinology. 13th ed. Elsevier; 2016
E1458	Stratakis CA. Gigantism and Acromegaly. 1st ed. Elsevier Academic Press, 2021
F201-066	Parhofer KG, Laufs U: Lipid profile and lipoprotein(a) testing. Dtsch Arztebl Int 2023; 120: 582–8. DOI: 10.3238/arztebl.m2023.0150
F391-005	Wong A, Eloy JA, Couldwell WT, Liu JK. Update on prolactinomas. Part 1: Clinical manifestations and diagnostic challenges. J Clin Neurosci. 2015;22(10):1562-1567. doi:10.1016/j.jocn.2015.03.058
F847-012	Gallwitz B, et al. Praxisempfehlungen der Deutschen Diabetes Gesellschaft. Therapie des Typ-2-Diabetes. Diabetol Stoffwechs 2024; 19: S186–S202. DOI: 10.1055/a-2312-0315
G1448-002	Young WF. The Netter Collection of Medical Illustrations: Endocrine System, Volume 2. 3rd Ed. Elsevier, 2024
H127-002	Russ G, Bonnema SJ, Erdogan MF, Durante C, Ngu R, Leenhardt L. European Thyroid Association Guidelines for Ultrasound Malignancy Risk Stratification of Thyroid Nodules in Adults: The EU-TIRADS. Eur Thyroid J. 2017;6(5):225-237. doi:10.1159/000478927
H622-001	Rejnmark L, Gosmanova EO, Khan AA, et al. Palopegteriparatide Treatment Improves Renal Function in Adults with Chronic Hypoparathyroidism: 1-Year Results from the Phase 3 PaTHway Trial. Adv Ther. 2024;41(6):2500-2518. doi:10.1007/s12325-024-02843-8
H633-001	Paek SH, Downes MB, Bednarz G, et al. Integration of surgery with fractionated stereotactic radiotherapy for treatment of nonfunctioning pituitary macroadenomas. Int J Radiat Oncol Biol Phys. 2005;61(3):795-808. doi:10.1016/j.ijrobp.2004.07.688
L231	Stefan Dangl, München
M529	Prof. Dr. Peter E. Goretzki, Neuss
M537	Prof. Dr. Gunter Gruber
M889	Prof. Dr. med. Dietmar Simon, Duisburg
M1630	Dr. med. Gerhard Hintze, Lüneburg
M1631	Dr. med. Stephan H. Scharla, Reichenhall
M1633	Prof. Dr. med. Hermann M. Behre, Halle
M1636	Prof. Dr. med. Günter K. Stalla, München
M1637	Dr. med. Kathrin H. Popp, München.
M1638	Prof. Dr. med. Michael Buchfelder, Erlangen
P1176	Prof. Dr. med. Droeser, Basel
W1205-001	DVO Leitlinie Osteoporose 2023. Prophylaxe, Diagnostik und Therapie der Osteoporose bei postmenopausalen Frauen und bei Männern ab dem 50.Lebensjahr. – Leitlinie des Dachverbands der Deutschsprachigen Wissenschaftlichen Osteologischen Gesellschaften e.V. Langfassung V 2.1. AWMF-Register-Nr.: 183/001. Dachverband Osteologie e.V. (DVO)

Inhaltsverzeichnis

KAPITEL

1

Kathrin H. Popp, Michael Buchfelder und Günter K. Stalla

Hypophyse, Hypothalamus

1.1 Prolaktinom, Hyperprolaktinämie

1.1.1 Definition und Pathogenese

Eine Hyperprolaktinämie (erhöhtes Serum-Prolaktin) findet sich z. B. bei einer autonomen Sekretion von Prolaktin durch ein Hypophysenadenom (Prolaktinom). Wichtige Differenzialdiagnosen der Prolaktinerhöhung sind physiologische Prozesse wie Stress oder Schwangerschaft. Auch die Einnahme bestimmter Medikamente und Drogen kann zu einer Prolaktinerhöhung führen. Eine Begleit- oder Enthemmungshyperprolaktinämie entsteht durch Läsionen des Hypophysenstiels, schwere primäre Hypothyreose, Niereninsuffizienz oder anderer Störungen. Selten entstehen Mischformen wie z. B. bei somatolaktotropen Hypophysenadenomen mit zeitgleicher Sekretion von Prolaktin und Wachstumshormon bei Akromegalie. Falsch hohe Prolaktinwerte entstehen durch das Laborphänomen der Makroprolaktinämie (IgG-Prolaktin-Komplexe) und sind für etwa 10–20 % aller Prolaktinerhöhungen verantwortlich. Makroprolaktin muss vom Labormediziner ausgeschlossen werden.

1.1.2 Häufigkeit und Bedeutung

Prolaktinome sind mit ca. 40 % die häufigsten hormonproduzierenden Hypophysentumoren und haben eine Prävalenz von 10–50/100.000 Einwohner (Melmed et al. 2011). Mit ca. 75 % sind v. a. Frauen im Alter von 25–34 J. betroffen (Agustsson et al. 2015; Kars et al. 2009).

Die häufigsten Hypophysenraumforderungen sind hormoninaktive Mikroadenome (< 10 mm) mit ca. 63 % in Autopsieserien (➤ Kap. 1.5; Agustsson et al. 2015). Im Gegensatz zu den Makroprolaktinomen (≥ 10 mm), die bei beiden Geschlechtern etwa gleich häufig vorkommen, ist das Mikroprolaktinom (< 1 cm) beim Mann sehr selten.

1.1.3 Diagnostik

Anamnese und Klinik

Die Indikation zur Diagnostik ergibt sich bei Symptomen wie Infertilität, Zyklusstörungen/Amenorrhö oder Galaktorrhö bei der Frau sowie bei Libidoverlust, Abnahme der Sekundärbehaarung, erektiler Funktionsstörung und bei einer Gynäkomastie beim Mann. Bei Kindern ist ein Prolaktinom sehr selten, sollte bei einer Pubertas tarda aber in Betracht gezogen werden. Die Galaktorrhö ist keine unabdingbare Voraussetzung für die Diagnose eines Prolaktinoms.

Um eine medikamenten- oder drogeninduzierte Hyperprolaktinämie zu erkennen, ist eine sorgfältige Anamnese erforderlich. Eine Niereninsuffizienz oder Hypothyreose muss differenzialdiagnostisch ausgeschlossen werden (**Empfehlungsgrad A;** Melmed et al. 2011). Erst nach der Blutentnahme sollte eine körperliche Untersuchung mit Prüfung einer Galaktorrhö (Auspressen der Drüsenläppchen) sowie Anzeichen des Hypogonadismus erfolgen. Eine Stimulation der Mamillen führt zu einem physiologischen Anstieg der Serum-Prolaktinwerte und verfälscht die Präanalytik. Bei Makroprolaktinomen oder anderen suprasellären Raumforderungen müssen Zephalgien, Gesichtsfeld-/Visusstörungen und Symptome einer Hypophysenvorderlappeninsuffizienz abgefragt und ggf. durch klinische Untersuchungen und Funktionstests überprüft werden.

Differenzialdiagnostik

Wichtige Differenzialdiagnosen einer Prolaktinerhöhung sind physiologische Prozess wie Stress, Schwangerschaft und Stimulation der Brustwarzen. Auch die Einnahme bestimmter Medikamente und Drogen kann zu einer Prolaktinerhöhung führen.

Eine Begleit- oder Enthemmungshyperprolaktinämie entsteht durch Läsionen des Hypophysenstiels (z. B. durch große Hypophysen- oder supraselläre Tumoren, Entzündungen, Verletzungen oder Kompression) oder neurogene Störungen (Reizung von Thoraxnerven, z. B. bei Herpes zoster, Mammaimplantaten). Das hypothalamische Dopamin kann dann die hypophysäre Prolaktinsekretion nicht mehr ausreichend hemmen.

Differenzialdiagnosen zur Hyperprolaktinämie sind in ➤ Tab. 1.1 aufgeführt.

MERKE

Bei Fertilitätsstörungen/unerfülltem Kinderwunsch immer an eine Hyperprolaktinämie/Prolaktinom denken.

PRAXISTIPP

Beim Nachweis einer Hyperprolaktinämie ohne spezifische Symptome an eine Messinterferenz (Makroprolaktin) oder Einnahme dopaminantagonistisch wirksamer Medikamente denken.

Tab. 1.1 Differenzialdiagnosen der Hyperprolaktinämie

Physiologischer Prolaktinanstieg	• Schwangerschaft (bis ca. 350 ng/ml) • Stillen (bis ca. 250 ng/ml) • Bruststimulation • Stress/Depressionen • Geschlechtsverkehr
Medikamentös induzierte Hyperprolaktinämie	• Neuroleptika (Phenothiazine, Haloperidol) • Antidepressiva (trizyklische Antidepressiva) • Antiemetika • Magensäurehemmer (H2-Antagonisten) • Opiate • Östrogene • Progestine (Cyproteronacetat) • Antihistaminika • Antihypertensiva (Kalziumkanalblocker, Methyldopa) • Alkoholzufuhr
Erkrankungen	• Terminale Niereninsuffizienz • Leberinsuffizienz • Schwere Hypothyreose (TSH > 30 µU/ml) • Polyzystisches Ovarsyndrom • Nebennierenrindeninsuffizienz • Co-Sekretion bei anderen hormonaktiven Hypophysenadenomen (z. B. Akromegalie, Morbus Cushing, TSHom)
Enthemmungshyperprolaktinämie/ Begleithyperprolaktinämie	• Hormoninaktive Hypophysenmakroadenome • Hypophysenstielerkrankungen (Hypophysitis, Sarkoidose, Histiozytose) • Supraselläre Raumforderungen (Lymphome, Metastasen, Kraniopharyngeome) • Verletzungen des Hypophysenstiels (Scherverletzungen nach Schädel-Hirn-Trauma o. Schädelbasisfraktur)

Biochemische Diagnostik

Die Blutentnahme zur Bestimmung der basalen Prolaktinkonzentration im Serum (**Empfehlungsgrad A;** Melmed et al. 2011) sollte frühestens 1 h nach dem Aufwachen erfolgen (Prolaktin ist während des Schlafs erhöht). Geschlechtsverkehr am Morgen vor der Blutentnahme, Manipulation der Brustwarzen (forciertes Abtrocknen), physischer und psychischer Stress auf dem Weg zur bzw. während der Blutentnahme können zu erhöhten Werten führen. Die körperliche Untersuchung, insbesondere die Palpation der Mamma, sollte erst nach der Blutentnahme erfolgen.

Die Einheiten für Serum-Prolaktin (nach WHO-Standard 84/500) sind 1 ng/ml = 1 µg/l = 21,2 mIU/l. Die normale basale Prolaktinkonzentration ist assayspezifisch, Normalwert für Frauen meistens < 25 ng/ml und für Männer meistens < 20 ng/ml.

Bereits eine Hyperprolaktinämie > 40 ng/ml kann als Ursache einer Amenorrhö infrage kommen. Mäßige Hyperprolaktinämien finden sich bei schweren primären Hypothyreosen (erhöhte TRH-Spiegel stimulieren auch die Prolaktinsekretion). Eine TSH-Bestimmung gehört daher zur obligaten Basaldiagnostik. Auslöser erhöhter Prolaktinwerte bis 100 ng/ml (2000 mIU/l) können auch spezielle Medikamente (s. o.) oder supraselläre Prozesse/ Makroadenome anderer Ätiologie (sog. Begleit- oder Entzügelungshyperprolaktinämie) sein.

Bei Prolaktinwerten > 150 ng/ml (> 3000 mIU/l) ist ein Prolaktinom weitgehend gesichert. Makroadenome gehen meist mit hohen Serum-Prolaktinspiegeln > 250 ng/ml (> 5000 mIU/l), sogar bis > 500 ng/ml (> 10.000 mIU/l) einher (Casanueva et al. 2006). Das Laborphänomen der Makroprolaktinämie (IgG-Prolaktin-Komplexe) ist für etwa 10–20 % aller falsch hohen Prolaktinwerte verantwortlich. Dieser wird durch den Labormediziner durch einen Wiederfindungstest nach PEG-Fällung ausgeschlossen und im Laborbericht angegeben (Casanueva et al. 2006). Ebenfalls zu berücksichtigen ist der sog. **Hook-Effekt**: Liegt eine erhebliche Diskrepanz zwischen Tumorgröße und gemessenem Prolaktinwert vor, muss eine Verdünnungsreihe angelegt werden, um eine falsch niedrige Messung, wie sie bei sehr hohen Prolaktinwerten vorkommen kann, auszuschließen (Melmed et al. 2011).

Insbesondere beim Vorliegen eines Makroprolaktinoms müssen alle anderen Hypophysenfunktionen (➤ Kap. 1.5) teilweise in dynamischen Funktionstests überprüft werden (Casanueva et al. 2006).

INFO

Cut-off der bildgebenden Diagnostik mittels cMRT sind ca. 3 mm.

Lokalisationsdiagnostik und bildgebende Verfahren

Bei biochemisch nachgewiesener Hyperprolaktinämie (mehrfache Bestimmungen), die nicht auf Medikamenteneinnahme, Hypothyreose oder andere Differenzialdiagnosen zurückgeführt werden kann, muss eine Kontrastmittel-Kernspintomographie der Hypophyse und der suprasellären Region durchgeführt werden (➤ Abb. 1.1). Dieses Verfahren ermöglicht die zuverlässige Diagnose von Mikro- (< 10 mm) und Makroprolaktinomen (≥ 10 mm), die genaue Beurteilung der umgebenden Strukturen und der Richtung des Tumorwachstums sowie die Diagnose anderer hypophysennaher Tumoren (z. B. Kraniopharyngeom). Bei suprasellärer Ausdehnung eines Adenoms mit Nähe zum Chiasma opticum ist eine Gesichtsfelduntersuchung erforderlich (Casanueva et al. 2006).

1.1.4 Therapie

Eine Indikation zur Behandlung von Mikroprolaktinomen ergibt sich bei Kinderwunsch und störender Galaktorrhö und bei der Frau zur Vermeidung von Folgen des Mangels an Gestagen (anovulatorische Zyklen → Endometriumhyperplasie → Endometriumkarzinom) und Östrogen (Osteoporose, urogenitale Atrophie usw.) sowie beim Mann zur Vermeidung von Folgen des Androgenmangels (Libidoverlust, Impotenz, Osteoporose) (**Empfehlungsgrad A;** Melmed et al. 2011). Makroprolaktinome stellen i. d. R. bereits allein aufgrund der drohenden raumfordernden Wirkung (Chiasma-Syndrom usw.) eine klare Therapieindikation dar.

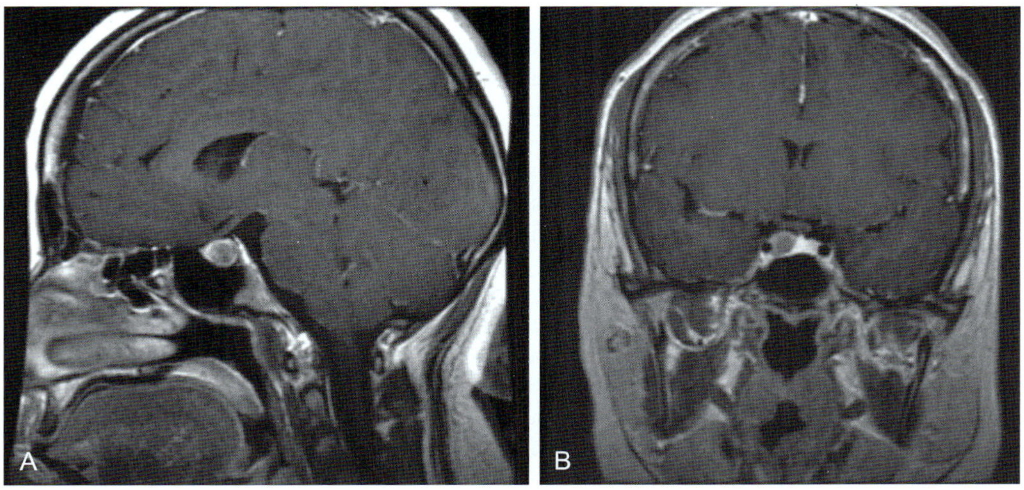

Abb. 1.1 T1-gewichtetes MRT in sagittaler **(A)** und koronarer **(B)** Schichtung eines prolaktinproduzierenden Hypophysenmikroadenoms auf der rechten Sellaseite [F391-005]

Medikamentöse Therapie

Für symptomatische Patienten mit Mikro- und Makroprolaktinom ist eine medikamentöse Therapie mit Dopaminagonisten (DA) die Therapie der 1. Wahl mit dem Ziel einer Normalisierung des Serum-Prolaktinspiegels, zur Tumorregression und zur Behebung des Hypogonadismus (**Empfehlungsgrad A;** Casanueva et al. 2006; Melmed et al. 2011; ➤ Tab. 1.2). Cabergolin ist dabei den anderen Dopaminagonisten vorzuziehen (**Empfehlungsgrad A;** Melmed et al. 2011).

- Bei Unverträglichkeit von Cabergolin und Bromocriptin oder Unwirksamkeit der dopaminagonistischen Therapie kann eine Therapie mit dem Non-Ergotamin-Derivat Quinagolid (Norprolac®) erfolgen. Die Therapie wird mit 25 µg/d begonnen und kann auf max. 300 µg/d gesteigert werden. Im Gegensatz zu Dopaminagonisten sind keine Nebenwirkungen auf das Myokard bekannt.
- **Mikroprolaktinome** zeigen meist keine Wachstumstendenz, daher kann bei Frauen mit Amenorrhö/Zyklusstörung ohne aktuellen Kinderwunsch/ohne Galaktorrhö als Alternative zur Therapie mit Dopaminagonisten lediglich eine Hormonsubstitution erwogen und angeboten werden (**Empfehlungsgrad B;** Casanueva et al. 2006; Melmed et al. 2011). Empfehlenswert ist bei ausgeprägter Corpus-luteum-Insuffizienz bzw. Anovulation die zyklische Substitution eines Gestagens in transformierender Dosierung, bei zusätzlichem Östrogenmangel die zyklische Östrogen-Gestagen-Substitution, die bei jüngeren Frauen auch durch ein niedrig dosiertes orales Kontrazeptivum erfolgen kann. Ein durch die Hormonsubstitution induziertes Tumorwachstum der Mikroprolaktinome ist nach heutigen Erfahrungen nicht zu befürchten (Melmed et al. 2011). In analoger Weise kann bei Männern mit Mikroprolaktinom und Hypogonadismus bei fehlendem Kinderwunsch alternativ zur Therapie mit Dopaminagonisten auch eine Androgensubstitution erfolgen.
- **Makroprolaktinome** sollten mit dopaminagonistischen Substanzen therapiert werden, um eine Tumorgrößenkontrolle/-regression zu erreichen (**Empfehlungsgrad A;** Melmed et al. 2011). Unter medikamentöser Behandlung zeigt sich oft eine rasche Größenregredienz des Adenoms.

Tab. 1.2 Gebräuchliche Dopaminagonisten zur Behandlung der Hyperprolaktinämie (Einnahme grundsätzlich immer zu oder direkt nach einer Mahlzeit)

Wirkstoff	Dosierung	Einnahmeintervall	Bemerkungen
Cabergolin	0,5–3,5 mg/Wo.	Meist 1–2 ×/Wo., bis max. 1 ×/d	Therapie der 1. Wahl (First-line Treatment) DA der 2. Generation
Quinagolid	75–600 µg/d	1 ×/d	DA der 2. Generation
Bromocriptin	1,25–30 mg/d	1–3 ×/d	DA der 1. Generation

- Bei **medikamentös induzierten Hyperprolaktinämien** sollte interdisziplinär evaluiert werden, ob ggf. eine Beendigung der Medikation oder eine Therapieumstellung (z. B. von Haloperidol/Risperidon auf Aripiprazol; Ajmal et al. 2014) erfolgen kann. Bei asymptomatischen Patienten mit Hyperprolaktinämie ohne Hypogonadismus muss keine Therapieumstellung erfolgen. Bei Hyperprolaktinämie und Hypogonadismus kann eine entsprechende Sexualhormonsubstitution sowie nach interdisziplinärer Diskussion (**cave:** mögliche Aufhebung der Effekte des aus anderer Indikation gegebenen Dopaminantagonisten) ggf. auch eine vorsichtige Therapie mit Dopaminagonisten erfolgen (**Empfehlungsgrad C;** Melmed et al. 2011).

PRAXISTIPP

Bei Frauen ohne Kinderwunsch kann lediglich eine Hormonsubstitution erwogen werden.

Therapie bei Kinderwunsch, Schwangerschaft und Laktation

Bei Frauen mit Prolaktinom/funktioneller Hyperprolaktinämie und aktuellem Kinderwunsch ist die Prolaktinsenkung mit Dopaminagonisten die Methode der 1. Wahl. Die gonadotrope Hypophysenachse erholt sich nach Beginn einer dopaminagonistischen Therapie

i. d. R. rasch. Bei einem Mikroprolaktinom kann gleich nach Therapiebeginn eine Konzeption angestrebt werden. Bei Makroprolaktinomen sollte zunächst eine sichere Kontrazeption erfolgen, um unter der Dopaminagonisten-Therapie zunächst eine ausreichende Tumorschrumpfung zu erreichen. Vor Eintritt einer Schwangerschaft sollte eine Operationsindikation ausgeschlossen sein. Stellen sich trotz Normalisierung der Prolaktinspiegel keine suffizienten Ovulationen ein, können diese durch zusätzliche Gaben z. B. von Clomifen (off-label auch Letrozol), pulsatilem GnRH oder Gonadotropinen induziert werden.

Bislang bestehen keine Hinweise auf einen schädlichen Effekt der Dopaminagonisten Bromocriptin (in > 6200 dokumentierten Schwangerschaften) und Cabergolin (in > 820 dokumentierten Schwangerschaften) in der Frühschwangerschaft. Daher werden diese üblicherweise erst abgesetzt, wenn die Schwangerschaft durch einen positiven Test gesichert ist (Casanueva et al. 2006). Die Raten an Spontanaborten, Extrauteringraviditäten, Schwangerschaftskomplikationen und kongenitalen Anomalien bei Schwangerschaften, die nach Bromocriptin bzw. Cabergolin auftreten, unterscheiden sich nicht von denen eines Normalkollektivs (Molitch 2010). Alle anderen Dopaminagonisten werden bei Kinderwunsch dagegen wegen des fehlenden Sicherheitsprofils aktuell nicht empfohlen oder sind kontraindiziert (Casanueva et al. 2006).

Ein Tumorwachstum während der Schwangerschaft ist ein seltenes Ereignis (< 2 % bei Mikroadenomen etwa 15 % bei Makroprolaktinomen). Eine normale Laktation ist möglich, ohne dass eine Stimulation des Tumorwachstums befürchtet werden muss. Die Bestimmung von Serum-Prolaktin in Schwangerschaft und Stillzeit ist nicht sinnvoll, da es hier physiologischerweise zum Anstieg des Serum-Prolaktins kommt (**Empfehlungsgrad A;** Casanueva et al. 2006; Melmed et al. 2011). Eine MRT-Diagnostik ohne Kontrastmittel während der Schwangerschaft wird bei Symptomen wie unklaren Zephalgien oder neuen Gesichtsfelddefekten empfohlen (raumfordernde Wirkung). Es besteht ein erhöhtes Risiko für eine Hypophysenapoplexie (Petersenn et al. 2023).

MERKE

Während der Schwangerschaft/Stillphase vergrößert sich die Hypophyse physiologischerweise um ca. 135 %. Prolaktin steigt dabei bis zum 10-Fachen an. Eine Bildgebung wird erst bei Zephalgien oder Gesichtsfeldausfällen empfohlen.

Dopaminagonisten und Dosierung

Bei 3–12 % aller Patienten kommt es zu einer DA-Unverträglichkeit. Wegen möglicher, teils ausgeprägter Nebenwirkungen (Übelkeit, Erbrechen, Blutdruckabfall, depressive oder manische Symptome u. a.) sollte eine Therapie mit Dopaminagonisten einschleichend begonnen werden (vorzugsweise Einnahme des jeweiligen Präparats abends nach dem Essen). Die Dosierung wird langsam bis zum Erreichen eines normalen Prolaktinspiegels bzw. bis zur Höchstdosierung gesteigert (➤ Tab. 1.2). Die Dopaminagonisten der 2. Generation werden aufgrund spezifischerer Wirkung auf den Dopamin-D_2-Rezeptor besser vertragen und sind besser wirksam. Deshalb sollte insbesondere bei Makroadenomen bereits eine initiale Therapie mit Cabergolin erfolgen (Casanueva et al. 2006; Melmed et al. 2011). Aktuelle Leitlinien favorisieren aufgrund der besseren Verträglichkeit und Wirksamkeit generell den Einsatz von Cabergolin (**Empfehlungsgrad A;** Casanueva et al. 2006; Melmed et al. 2011). Lediglich bei Kinderwunsch oder Tumorwachstum während der Schwangerschaft wird aufgrund des besseren Sicherheitsprofils und der besseren Datenlage aktuell noch der Einsatz von Bromocriptin favorisiert (**Empfehlungsgrad C;** Melmed et al. 2011).

Bei einer Unverträglichkeit von Bromocriptin als Dopaminagonisten der 1. Generation ist eine Umstellung auf Cabergolin als Dopaminagonisten der 2. Generation notwendig (**Empfehlungsgrad A;** Casanueva et al. 2006; Melmed et al. 2011).

Bei gastrointestinalen Nebenwirkungen kann eine vaginale Applikation erwogen werden (Stumpf et al. 2023).

MERKE

Das Prolaktinom ist im Regelfall die einzige hormonproduzierende Raumforderung, die primär medikamentös behandelt werden kann.

Kontraindikationen und Warnungen

Dopaminagonisten schwächen die Wirkung von Dopaminantagonisten (z. B. Neuroleptika bei Schizophrenie, Metoclopramid, Domperidon bei gastrointestinalen Motilitätsstörungen, Sulpirid bei Schwindelzuständen) ab bzw. heben sie auf. Hier ist ggf. in Absprache mit den entsprechenden Fachdisziplinen eine Dosisanpassung der Dopaminantagonisten zu erwägen bzw. die Indikationsstellung für Dopaminagonisten und -antagonisten zu überdenken (Melmed et al. 2011). Ist eine Schwangerschaft unerwünscht, müssen Frauen im reproduktiven Alter unter Therapie mit Dopaminagonisten auf die Notwendigkeit kontrazeptiver Maßnahmen hingewiesen werden.

Für die Ergot-abstammenden Dopaminagonisten (Bromocriptin, Cabergolin) besteht über die Stimulation des 5-Hydroxytryptamin$_{2B}$-Rezeptors (5-HT_{2B}-R) das prinzipielle Risiko der Entwicklung einer Endokardfibrose und einer Valvulopathie des Herzens. Diese wurden bisher insbesondere unter Hochdosistherapie bei Patienten mit Morbus Parkinson beschrieben (z. B. Risiko einer Valvulopathie besonders hoch unter Cabergolin bei einer Tagesdosis > 3 mg und einer mittleren kumulativen Dosis > 2000 mg, mit einer Ereignishäufigkeit von 33/10.000). Bei den sehr viel niedrigeren Therapiedosen in der Endokrinologie (z. B. Cabergolin-Wochendosis von 0,5–3,5 mg) ist das Risikopotenzial deutlich geringer, kann jedoch bislang nicht abschließend beurteilt werden. Die aktuelle Empfehlung ist, bei allen Patienten initial und unter Therapie mit Dopaminagonisten z. B. in jährlichen Abständen eine transthorakale Echokardiographie zum Ausschluss einer Valvulopathie durchzuführen. Die aktuellen Leitlinien fordern bislang kein regelmäßiges Screening mittels Echokardiographie für Patienten mit niedrig dosierter Cabergolin-Medikation (Wochendosis < 1–2 mg; Casanueva et al. 2006).

In seltenen Fällen kann es bei Makroprolaktinomen unter dopaminagonistischer Therapie zu Impulskontrollstörungen wie Hypersexualität, Spielsucht oder Kleptomanie kommen (Sanjan et al. 2023).

INFO

Dopaminagonisten schwächen die Wirkung von Dopaminantagonisten ab.

Operative Therapie

Eine Operation ist dann indiziert, wenn trotz dopaminagonistischer Therapie keine Tumormassereduktion erreicht werden kann, es zu einer Größenzunahme kommt, bei Nebenwirkungen einer dopaminagonistischen Therapie (z. B. starke Ausprägung einer neuen Zwangsstörung) oder wenn nach mehrmonatiger medikamentöser Therapie keine signifikante Prolaktinsenkung erzielt wird (**Empfehlungsgrad C;** Melmed et al. 2011).

Da ein Prolaktinom unter dopaminagonistischer Therapie fibrosieren und eine sekundär operative Therapie dadurch erschweren kann, gewinnt eine primär chirurgische Therapie zuletzt wieder vermehrt an Bedeutung.

Strahlentherapie

Eine Strahlentherapie kann bei einem großen Prolaktinom erwogen werden, wenn eine Dopaminagonisten-Resistenz vorliegt und eine Operation nicht indiziert oder gewünscht wird. Postoperativ kann eine Bestrahlung indiziert sein, wenn eine Hyperprolaktinämie persistiert, bei erneuter Zunahme einer residualen Raumforderung und beim Vorliegen einer Dopaminagonisten-Intoleranz bzw. -Resistenz (**Empfehlungsgrad C;** Melmed et al. 2011). Auch bei Gefäßummauerung oder aggressiven Prolaktinomen kann eine Strahlentherapie erwogen werden.

Das Ansprechen einer konventionellen Strahlentherapie erfolgt langsam. Bei stereotaktischer Bestrahlung benötigen 10–46 % der Patienten eine (teils passagere) begleitende dopaminagonstische Therapie zur Prolaktinkontrolle. Eine vollständige Remission kann durch diese Art der Bestrahlung bei 33 % erreicht werden. Bei 26 % der stereotaktisch bestrahlten Prolaktinome kommt es zu einer Hypophyseninsuffizienz mit der Notwendigkeit einer dauerhaften Hormonsubstitution (Yagnik et al. 2022). Noch 10 J. nach einer Bestrahlung kann ein Panhypopituitarismus auftreten.

Therapiekontrolle und Nachsorge

Ein medikamentöser Therapieerfolg wird durch regelmäßige Prolaktinmessungen kontrolliert. Zu Beginn der Therapie erfolgen kurzfristige Kontrolluntersuchungen (zunächst etwa alle 4–6 Wo. nach Therapieinitiierung) unter Steigerung der Dosierung bis zur Normalisierung der Serum-Prolaktinkonzentrationen. MRT-Kontrollen sollten zunächst jährlich durchgeführt werden. Ein kürzeres Intervall ist nur selten indiziert, z. B. bei Makroprolaktinomen, steigenden Prolaktinspiegeln unter medikamentöser Therapie sowie neu aufgetretenen Symptomen (z. B. Galaktorrhö, Visusdefekten und Kopfschmerzen; Melmed et al. 2011). Nach Erreichen einer ausreichenden Prolaktinsenkung sowie Schrumpfung eines Makroadenoms kann die Dosierung des Dopaminagonisten unter Kontrolle der Serum-Prolaktinwerte gesenkt werden, bis eine geringe Erhaltungsdosierung erreicht ist.

Bei Prolaktinomen kann frühestens nach 2 J. Therapie mit Dopaminagonisten ein Auslassversuch erwogen werden. Voraussetzung ist ein normalisierter Serum-Prolaktinwert und kein nachweisbarer Tumorrest im MRT (**Empfehlungsgrad C;** Melmed et al. 2011). Die bei einem Auslassversuch zu erwartenden Remissionsraten liegen bei 32 % für die funktionelle Hyperprolaktinämie, bei 21 % für Mikroprolaktinome und bei 16 % für Makroadenome (Dekkers et al. 2010). Daraus ergibt sich, dass ein Auslassversuch nur unter entsprechender Kontrolle des Serum-Prolaktinspiegels alle 3 Mon. im 1. J. und dann jährlich erfolgen sollte (Melmed et al. 2011). Bei Makroadenomen ist häufig eine lebenslange Therapie notwendig.

MERKE

Bei Prolaktinomen kann frühestens nach 2 J. Therapie mit Dopaminagonisten ein langsam ausschleichender Auslassversuch erwogen werden.

1.1.5 Prognose

Seit Einführung der Dopaminagonisten in die Therapie der Prolaktinome in den 1970er-Jahren hat sich deren Prognose erheblich gebessert. Dies gilt insbesondere für ausgedehnte Makroprolaktinome, die früher nur mit hohem Risiko und i. d. R. unbefriedigendem Ergebnis operiert werden konnten.

1.2 Akromegalie

1.2.1 Definition und Pathogenese

Als Akromegalie wird die pathologische Überproduktion von Wachstumshormon (HGH) im Erwachsenenalter sowie deren metabolische und morphologische Auswirkungen bezeichnet (➤ Abb. 1.2). Vor Abschluss der Ossifikation langer Röhrenknochen führt eine Überproduktion von Wachstumshormon zum sog. Gigantismus. Nach dem Schluss der Epiphysenfugen und dem Abschluss des Längenwachstums kommt es zu einer vielfältigen klinischen Symptomatik mit Veränderung der Physiognomie der Akren (Zunahme der Ring- und Schuhgröße), des Gesichts (z. B. prominente Orbitawülste), zu Gelenkbeschwerden (Arthralgien) sowie Viszeromegalie der Organe (z. B. Herz). Es besteht ein erhöhtes Malignomrisiko (z. B. Kolon-, Schilddrüsenkarzinome) und es kommt zu metabolischen Veränderungen (z. B. Diabetes mellitus) mit erhöhtem kardiovaskulärem Risiko und letztendlich zu einer signifikant reduzierten Lebenserwartung (➤ Kap. 1.2.2). Bei einigen Patienten treten zusätzlich psychologische und psychiatrische Begleiterkrankungen mit Veränderung der Persönlichkeit, vermehrter Ängstlichkeit, Depressionen sowie sozialem Rückzug auf. Zur klinischen Symptomatik ➤ Tab. 1.3.

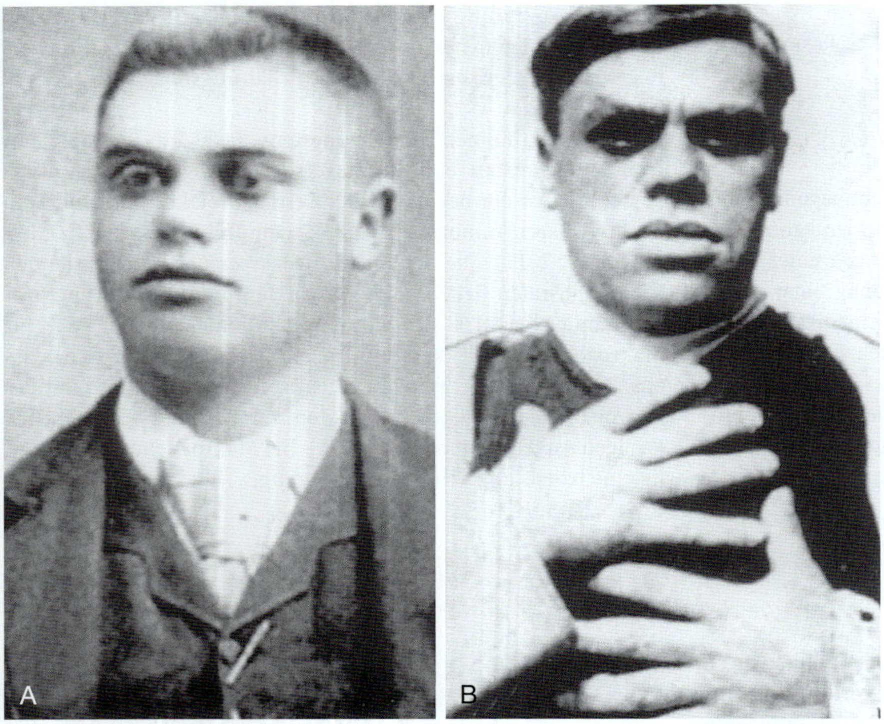

Abb. 1.2 Erster Akromegalie-Patient von Harvey Cushing: vor der Erkrankung **(A),** bei Vorstellung **(B)** [F391-005]

Tab. 1.3 Häufigere Symptome der Akromegalie

Symptom	Häufigkeit in % der Fälle
Vergrößerung der Akren	100
Kopfschmerzen	60–85
Zyklusstörungen bei der Frau	45–85
Sehstörungen	25–60
Hyperhidrosis	50–90
Hypertrichose	25–55
Libidoverlust	40–60
Karpaltunnel-Syndrom	30–45
Gelenkbeschwerden	20–70
Arterielle Hypertonie	35–50
Diabetische Stoffwechsellage	15–20
Schlafapnoe	40–69
Affektive Störungen (z. B. Depressionen)	35–80

1.2.2 Häufigkeit und Prognose

Die Prävalenz beträgt 40–70 Fälle/1 Mio. Einwohner, die Inzidenz liegt bei ca. 3 Fällen/1 Mio. Einwohner und Jahr. In einer epidemiologischen Studie von 2008 wurde eine erheblich höhere Inzidenz ermittelt (Schneider et al. 2008). In > 99 % der Fälle ist die Akromegalie durch ein hypophysäres Adenom verursacht. In sehr seltenen Fällen liegt eine exzessive ektope Produktion von Growth Hormone Releasing Hormone (GHRH) vor, in wenigen Einzelfällen wurde eine ektope Wachstumshormonsekretion beschrieben (Melmed 2006). Eine eindeutige Geschlechtspräferenz zeigt sich bei der Akromegalie nicht.

Die Mortalität bei Akromegalie ist mit einer standardisierten Mortalitätsrate von 1,7–2,5 erhöht. Zur Mortalität tragen die kardiovaskuläre (1,5–4,0 RR [relatives Risiko]), die zerebrovaskuläre (2,0–8,0 RR) und die neoplasiebedingte Mortalität (1,0–2,7 RR) maßgeblich bei. Zwei Drittel der Patienten entwickeln eine pathologische Glukosetoleranz, in bis zu 15 % der Fälle entwickelt sich ein manifester Diabetes mellitus Typ 2. Ein gehäuftes Auftreten von Kolonpolypen und Knotenstrumen ist bekannt.

1.2.3 Diagnostik

Anamnese und Klinik

Zum Zeitpunkt der Diagnosestellung sind die Symptome der Akromegalie zu erfragen. Viele Patienten berichten retrospektiv über Symptome, die bereits seit durchschnittlich 8 J. bestanden. Daher sollte bei einem klinischen V. a. eine Akromegalie bei Symptomen wie einem Karpaltunnel-Syndrom, einer Vergrößerung des Zwischenzahnabstands im Unterkiefer, einer Vergröberung der Gesichtszüge oder einer Makroglossie frühzeitig eine Diagnostik eingeleitet werden (Ausschlussdiagnostik, **Empfehlungsgrad A;** Katznelson et al. 2014). Weitere Zeichen sind Zunahme der Schuh- oder Handschuhgröße, die neu erworbene Unfähigkeit, Fingerringe abzunehmen sowie als unspezifische Symptome auffällige Hyperhidrosis, Zephalgien, Schlafapnoe und Rhonchopathie (➤ Tab. 1.3).

Biochemische Diagnostik

Ausschlussdiagnostik

Die Bestimmung des basalen Wachstumshormons (GH) ist als Screening-Test nicht geeignet. Stattdessen sollte der Serum-Spiegel von Insulin-Like-Growth-Factor-I (IGF-I) bestimmt werden (**Empfehlungsgrad A;** Katznelson et al. 2014). Bei einer Erhöhung des Serum-Spiegels von IGF-I über die alters- und geschlechtsspezifische Norm besteht der V. a. eine Akromegalie. Zur weiteren Diagnostik erfolgt eine dynamische endokrinologische Funktionsdiagnostik durch einen Endokrinologen. Wenn IGF-I als Mediator der meisten Effekte des Wachstumshormons im altersbezogenen Normalbereich liegt und eine hepatische Synthesestörung sowie eine Malnutrition oder Maldigestion als Ursache eines verminderten IGF-I-Spiegels ausgeschlossen sind, ist eine Akromegalie unwahrscheinlich.

Bestätigungsdiagnostik

Fällt der Screening-Test mit erhöhtem IGF-I positiv aus, erfolgt anschließend ein Bestätigungstest, bei dem die Supprimierbarkeit des Wachstumshormons unter oraler Glukosebelastung geprüft wird (**Empfehlungsgrad A;** Katznelson et al. 2014). Eine fehlende physiologische Supprimierbarkeit des Wachstumshormonspiegels < 1 µg/l im Glukosesuppressionstest mit 75 g Glukose bestätigt das Vorliegen einer Akromegalie. Aufgrund der starken Assayabhängigkeit des diagnostischen Cut-off-Werts für Wachstumshormon (Arafat et al. 2008) werden Testdurchführung und -interpretation ausschließlich durch Spezialisten empfohlen.

Eine sporadische Bestimmung von Wachstumshormonkonzentrationen ist diagnostisch nicht sinnvoll, da Sekretionspeaks auch bei gesunden Erwachsenen vorkommen. So findet sich z. B. bei schlecht eingestellten Patienten mit Diabetes mellitus Typ 2 häufig ein niedriger IGF-I-Spiegel mit chronisch erhöhten Wachstumshormonwerten.

Die gonadotrope, thyreotrope und kortikotrope Hypophysenachse sollte ebenfalls untersucht werden, um eine partielle oder komplette Hypophysenvorderlappeninsuffizienz nicht zu übersehen (**Empfehlungsgrad A;** Katznelson et al. 2014).

Bei positiver Familienanamnese, Zweittumoren wie neuroendokrinen Tumoren des gastroenteropankreatischen Systems oder primärem Hyperparathyreoidismus sowie einem jungen Patientenalter < 35 J. bei Erstdiagnose muss an das Vorliegen einer multiplen endokrinen Neoplasie (MEN) Typ I gedacht und eine entsprechende Gendiagnostik empfohlen werden.

MERKE

Als Screening-Test erfolgt die Bestimmung von IGF-I, die Bestätigung erfolgt als Wachstumshormon-Suppressionstest im oralen Glukosetoleranztest.

INFO

Bei Patienten mit schlecht eingestelltem Diabetes mellitus Typ 2 zeigt sich häufig ein niedriger IGF-I-Spiegel mit erhöhten Wachstumshormonwerten.

Bildgebende Verfahren

Erst nach einer biochemischen Diagnosesicherung der Akromegalie ist eine Kernspintomographie der Sella in Dünnschichttechnik mit Kontrastmittel indiziert (**Empfehlungsgrad A;** Katznelson et al. 2014). Der Schichtabstand muss nach den Leitlinien der Bundesärztekammer zur Qualitätssicherung in der Magnetresonanztomographie von 1999 < 3 mm sein (➤ Abb. 1.3). Diese Minimalanforderung wird von aktuellen Untersuchungsprotokollen im 1,5- oder 3,0-Tesla-MRT deutlich übertroffen. Wenn eine MRT-Untersuchung nicht verfügbar oder kontraindiziert ist, sollte alternativ eine CT-Diagnostik durchgeführt werden (**Empfehlungsgrad B;** Katznelson et al. 2014). Eine Gesichtsfelduntersuchung sollte veranlasst werden, wenn der Tumor an das Chiasma opticum angrenzt (**Empfehlungsgrad B;** Katznelson et al. 2014).

Differenzialdiagnostik

Akromegaloides Aussehen ohne Wachstumshormonexzess findet sich bei seltenen Erkrankungen wie z. B. dem Marfan-Syndrom, der Pachydermoperiostose oder beim Klippel-Trénaunay-Symptomenkomplex mit Knochen- und Weichteilhypertrophie.

Ein **erhöhtes IGF-1 bei normalen Wachstumshormonwerten** findet sich bei

- eiweißreicher Ernährung,
- exzessivem Konsum von Milchprodukten,
- Schwangerschaft,

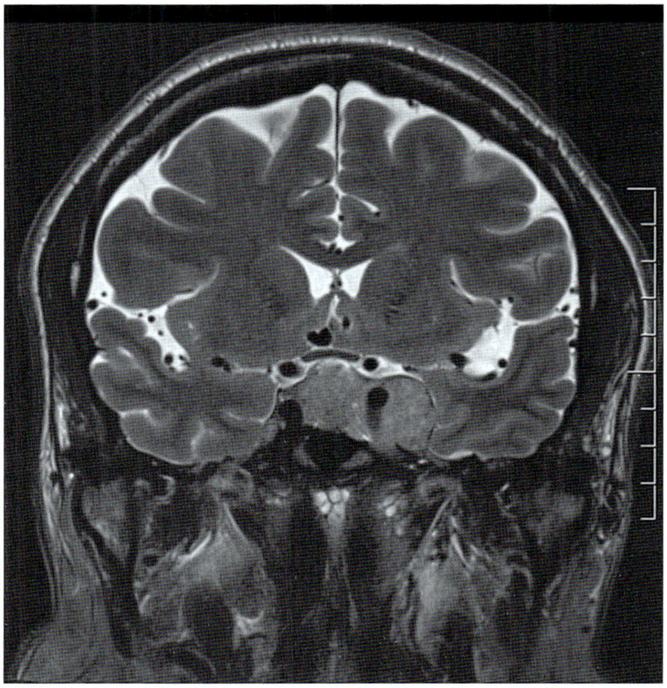

Abb. 1.3 MRT in T2-Gewichtung eines hyperintensen granulierenden wachstumshormonproduzierenden Hypophysenmakroadenoms mit Invasion des linken Sinus cavernosus [E1458]

- Hyperthyreose und
- IGF-1-produzierenden Karzinoiden.

Paradox supprimiertes Wachstumshormon bei normalen IGF-1 Werten findet sich bei
- chronischer Niereninsuffizienz,
- Leberversagen,
- Hepatitis,
- Anorexia nervosa, Malnutrition,
- Diabetes mellitus und
- Adoleszenz.

(Freda 2009)

1.2.4 Komorbiditäten

Begleiterkrankungen wie eine arterielle Hypertonie, Glukosetoleranzstörungen bis hin zum Diabetes mellitus Typ 2, Organomegalien (z. B. Kardiomegalie), Schlafapnoe-Syndrom, Arthropathien, Myalgien oder Arthralgien müssen auch nach Diagnosesicherung und Therapie der Akromegalie konsequent und interdisziplinär mitbehandelt werden. Durch die Diagnoselatenz von durchschnittlich 7–10 J. sind die Komorbiditäten häufig bereits äußerst ausgeprägt (➤ Tab. 1.4).

Ein Schlafapnoe-Syndrom sollte im Schlaflabor untersucht und ggf. mittels CPAP-Therapie behandelt werden.

Tab. 1.4 Komorbiditäten der Akromegalie (Auswahl; Slagboom et al. 2023)

Neoplasien	• Benigne Neoplasien – Schilddrüsenknoten 44 % – Darmpolypen 29 % – Zystische Mastopathie 19 % • Maligne Neoplasien 13 % – Papilläres Schilddrüsenkarzinom 4 % – Kolorektales Karzinom 3 % – Mammakarzinom 2 %
Kardiovaskuläre Erkrankungen	• Myokardhypertrophie 59 % • Arterielle Hypertonie 38 % • Diastolische Dysfunktion 46 % • Systolische Dysfunktion 25 % • Herzrhythmusstörungen 13 %
Erkrankungen des GIT	• Steatosis hepatis 47 % • Cholezystolithiasis 22 % • Magen-/Darmulzerationen 6 %
Metabolische Störungen	• Glukosetoleranzstörung 18 % • Diabetes mellitus Typ 2 29 % • Dyslipidämie 28 % • Schilddrüsenfunktionsstörungen 21 %
Muskuloskelettale Erkrankungen	• Inguinalhernien 29 % • Osteoporose 29 % • Osteoarthritis 14 %
Sonstiges	• Visusdefekte 24 % • Hyperkalziurie 55 % • Obstruktives Schlafapnoe-Syndrom 24 % • Karpaltunnel-Syndrom 7 % • Intrakranielle Hypertension 30 %

Regelmäßig sollten Krebsvorsorgeuntersuchungen hinsichtlich Kolon-, Mamma- und Prostatakarzinomen durchgeführt werden (Slagboom et al. 2023).

MERKE

Komorbiditäten müssen konsequent und interdisziplinär mitbehandelt werden.

PRAXISTIPP

Bei Patienten mit einer neuen/progredienten Zahndehiszenz, größerer Schuhgröße oder nach Aufschneiden des Eherings an eine Akromegalie denken.

1.2.5 Therapie

Die unkontrollierte Akromegalie ist mit deutlich verkürzter Lebenserwartung und erhöhter Mortalität assoziiert (➤ Kap. 1.2.2). Daher ist das Ziel einer Behandlung immer eine Normalisierung der Wachstumshormon-IGF-I-Achse (Katznelson et al. 2014; Katznelson et al. 2011; Giustina et al.2010). Neben der Normalisierung der Wachstumshormonsekretion und der IGF-I-Produktion sind eine konsequente Therapie und eine klinische Kontrolle der Komorbiditäten erforderlich. Gleichzeitig soll die Funktion des Hypophysenvorderlappens (HVL) erhalten bzw. wiederhergestellt werden.

Operative Therapie

Nach wie vor ist die selektive transsphenoidale Adenomektomie die Therapie der 1. Wahl (**Empfehlungsgrad A;** Katznelson et al. 2014; Katznelson et al. 2011; Giustina et al. 2008). Die Operationsergebnisse der Hypophysenchirurgie korrelieren mit der Fallzahl; die günstigsten Ergebnisse werden in der Literatur für Zentren mit > 50 Hypophysenoperationen/J. angegeben. Ziel ist eine kurative Therapie. Diese kann bei Mikroadenomen (< 1,0 cm Durchmesser) in > 85 % der Fälle durch eine transsphenoidale Operation erreicht werden. Bei Makroadenomen gelingt die primäre operative Heilung nur bei ca. 50 %. Eventuelle Hormondefizite – insbesondere der kortikotropen Achse – müssen vor einer Operation ausgeglichen werden. Eine präoperative Therapie mit Somatostatinanaloga kann in Einzelfällen sowohl die Operationsergebnisse als auch die kardiopulmonale Komorbidität und/oder die Intubationsfähigkeit verbessern (Katznelson et al. 2011). Bei ausgedehnten Makroadenomen, deren vollständige Entfernung nicht möglich ist, ist eine Tumormasseverkleinerung (Debulking) sinnvoll, um mechanische Kompressionserscheinungen zu vermindern, die Krankheitsaktivität zu reduzieren und die Ansprechrate der nachfolgenden (z. B. medikamentösen) Therapie zu verbessern (**Empfehlungsgrad B;** Katznelson et al. 2014; Melmed et al. 2009). Individuell kann unter Nutzen-Risiko-Abwägung bei a priori nicht vollständig resezierbaren Tumoren auch eine primäre medikamentöse Therapie diskutiert werden (**Empfehlungsgrad B;** Katznelson et al. 2014; Katznelson et al. 2011; Melmed et al. 2009).

MERKE

Operationsergebnisse der Hypophysenchirurgie korrelieren mit der Fallzahl (z. B. Zentren mit > 50 Hypophysenoperationen/J.).

Medikamentöse Therapie

Eine medikamentöse Akromegalie-Therapie erfordert Erfahrungen mit den einzelnen Präparaten, ist klinisch komplex und sehr kostenintensiv. Die Indikationsstellung und Mitbetreuung bei einem erfahrenen Endokrinologen ist deshalb zwingend notwendig.

Durch den **Dopaminagonisten** Cabergolin können die IGF-I-Spiegel bei ca. 10 % der Patienten normalisiert werden (Melmed et al. 2009). Ein Behandlungsversuch mit Dopaminagonisten ist bei residualer postoperativer moderater Krankheitsaktivität indiziert (**Empfehlungsgrad B;** Katznelson et al. 2014). Falls eine Normalisierung des IGF-I-Niveaus erzielt werden kann, ist diese Behandlung ausreichend und kostengünstig.

Effektiver als Dopaminagonisten sind die jeweils in Depotformulationen verfügbaren **Somatostatinanaloga** Octreotid LAR und Lanreotid Autogel. Beide Substanzen sind äquieffektiv in der Therapie der Akromegalie (Murray, Melmed 2008). Unter Somatostatinanaloga ist eine adäquate biochemische Kontrolle mit Normalisierung des Wachstumshormons in 57–65 % und Normalisierung des IGF-I in 46–67 % der Fälle zu erwarten. Octreotid LAR steht in den Präparationen 10, 20 und 30 mg zur Verfügung und wird alle 28 d i. m. gluteal injiziert. Lanreotid Autogel steht in den Präparationen 60, 90 und 120 mg zur Verfügung und wird alle 28 d tief s. c. gluteal injiziert. Bei Dosierungen von 60 mg/Mon. kann auf 120 mg alle 2 Mon. übergegangen werden. Alternativ ist das Präparat auch zur Selbstinjektion durch den geschulten Patienten tief s. c. an der Oberschenkelaußenseite zugelassen (Melmed et al. 2009; Murray, Melmed 2008).

Nebenwirkungen der Somatostatinanaloga sind Gallenblasenkonkremente, gastrointestinale Beschwerden und Inhibition der exokrinen und endokrinen Pankreassekretion (Grasso et al. 2014). Die Hemmung der Insulinsekretion ist klinisch meist zu vernachlässigen, da die begleitende Verminderung der Wachstumshormonsekretion zu einer Besserung der Glukosetoleranz führt.

Falls die alleinige Behandlung mit Somatostatinanaloga nicht zur Senkung des IGF-I-Spiegels in den altersbezogenen Normalbereich führt, kann diese mit dem Dopaminagonisten Cabergolin kombiniert werden. Eine IGF-I-Normalisierung wird in 40–50 % der Fälle erreicht.

Als weitere etablierte Therapiealternative steht der **Wachstumshormonantagonist Pegvisomant** zur Verfügung. Dieser bewirkt die Inhibierung der Rezeptordimerisation und damit die Unterbindung der Aktivierung und nachfolgenden Signaltransduktion des Wachstumshormonrezeptors (Melmed et al. 2009). Unter Therapie mit Pegvisomant kann eine Normalisierung der IGF-I-Spiegel bei 76–97 % der Patienten erreicht werden. Pegvisomant wird 1 ×/d s. c. injiziert. In der Einstellungsphase erfolgt die Dosistitration (i. d. R. zwischen 10 und 20 mg/d) alle 6 Wo. anhand des IGF-I-Wertes mit dem Ziel einer Normalisierung. Nebenwirkungen sind Transaminasenanstiege. Ein Wachstum des vorbekannten Hypophysentumors ist unter Pegvisomant mit 2–3 % nicht häufiger zu erwarten als unter einer Therapie mit Somatostatinanaloga (1–2 %; Melmed et al. 2009), dennoch sollten regelmäßige MRT-Kontrollen erfolgen (**Empfehlungsgrad B;** Katznelson et al. 2014).

Ein weiteres Medikament zur Therapie der Akromegalie ist seit 2014 das Somatostatinanalogon **Pasireotid** (Colao et al. 2014; Gadelha et al. 2014). Es wird bei Patienten eingesetzt, bei denen durch die Somatostatinanaloga Octreotid LAR oder Lanreotid Autogel die Akromegalie nicht ausreichend biochemisch kontrolliert ist und der Wachstumshormonantagonist Pegvisomant nicht eingesetzt werden kann. Einige Studien belegen, dass Pasireotid LAR effektiver zur biochemischen Kontrolle des Patienten beiträgt als Octreotid LAR (Colao et al. 2014; Sheppard et al. 2015). Das Medikament steht aktuell als LAR zur monatlichen i. m. Injektion in den Präparationen 10, 20, 30, 40 und 60 mg zur Verfügung. Häufigste Nebenwirkung ist die Entwicklung einer Glukosetoleranzstörung bis hin zum Diabetes mellitus Typ 2 (Fleseriu, Rusch 2017).

Bei Kinderwunsch sollten lang wirksame Somatostatinanaloga 2 Mon. vor geplanter Konzeption pausiert und eine medikamentöse Therapie nur in Einzelfällen fortgeführt werden. Bei Makroadenomen werden regelmäßige Kontrollen des Gesichtsfelds empfohlen (**Empfehlungsgrad B;** Katznelson et al. 2014).

Aktuell befindet sich mit Paltusotine ein oraler Somatostatin-2-Rezeptoragonist in klinischer Prüfung. Geprüft wird eine Dosierung zwischen 10 mg/d und 40 mg/d. Die bisherigen Daten deuten auf eine ähnlich effektive Wirkung wie bei Lanreotid oder Octreotid hin (Gadelha et al. 2023).

Strahlentherapie

Bei unzureichendem Operationserfolg kann eine Strahlentherapie in Betracht gezogen werden, falls eine medikamentöse Therapie nicht verfügbar bzw. nicht effektiv ist oder vom Patienten nicht toleriert wird (**Empfehlungsgrad B;** Katznelson et al. 2014). Eine konventionelle Radiotherapie mit 40–50 Gy wird fraktioniert über ca. 6 Wo. in Einzeldosen von max. 2 Gy durchgeführt. Bevorzugte Alternativen sind stereotaktische Verfahren mittels Cyber-Knife, Gamma-Knife oder LINAC, bei denen die Strahlendosis in einer Sitzung verabreicht wird. Die stereotaktischen Verfahren weisen eine kürzere Latenzzeit bis zum Wirkungseintritt auf. Generell kommt es nach einer Strahlentherapie meist erst nach 1–5 J. zu einer Normalisierung der Wachstumshormonspiegel. Eine Remissionsrate von bis zu 83 % nach 8 J. kann erreicht werden (Lee et al. 2014). Bei ca. 50 % der Patienten entwickelt sich über die Jahre eine substitutionspflichtige Hypophysenvorderlappeninsuffizienz, sodass eine jährliche endokrinologische Funktionsdiagnostik empfohlen wird (**Empfehlungsgrad A;** Katznelson et al. 2014).

Therapiekontrolle

Eine Bestimmung von IGF-I und Wachstumshormon sollte frühestens 12 Wo. nach einer operativen Therapie erfolgen. Bei einem Wachstumshormonspiegel > 1 µg/l sollte zusätzlich ein Glukosesuppressionstest durchgeführt werden (**Empfehlungsgrad B;** Katznelson et al. 2014). Wichtigster biochemischer Parameter im Verlauf ist die Bestimmung des IGF-I-Spiegels mit dem Therapieziel eine Normalisierung in den alters- und geschlechtsbezogenen Referenzbereich. Wachstumshormon sollte idealerweise < 1 µg/l liegen (**Empfehlungsgrad B;** Katznelson et al. 2014). Bei Patienten unter Pegvisomant hat die Bestimmung des Wachstumshormons keinen Stellenwert bzw. ist irreführend (Giustina et al. 2010). Aufgrund verschiedener Analysemethoden ist es sinnvoll, stets den gleichen Analyse-Assay zur Beurteilung des Verlaufs eines Patienten zu verwenden (**Empfehlungsgrad B,** Katznelson et al. 2014).

1.2.6 Prognose

Durch eine Normalisierung des Wachstumshormon-IGF-I-Systems sowie eine konsequente und effektive Therapie der Komorbiditäten können Morbidität und Mortalität reduziert werden. Die Komorbiditäten (z. B. arterielle Hypertonie, Diabetes mellitus Typ 2, obstruktives Schlafapnoe-Syndrom, Karpaltunnel-Syndrom, Arthritiden, Depressionen u. a.) erfordern eine multimodale und interdisziplinäre Therapie.

1.3 Cushing-Syndrom

1.3.1 Definition und Pathogenese

Als Cushing-Syndrom bezeichnet man alle Symptome einer chronischen Kortisol-Mehrsekretion der Nebennierenrinde (NNR) oder einer Langzeittherapie mit supraphysiologischer Glukokortikoid-Dosierung. (Hyperkortisolismus). Man unterscheidet dabei die ACTH-abhängigen von ACTH-unabhängigen Formen. Zu den ACTH-abhängigen Cushing-Syndromen gehören das hypothalamisch-hypophysäre Cushing-Syndrom (Morbus Cushing) und die ektope paraneoplastische ACTH-Mehrsekretion. Zu den ACTH-unabhängigen Formen gehört das kortisolproduzierende Nebennierenadenom bzw. -karzinom und die seltene bilaterale noduläre Nebennierenhyperplasie (AIMAH).

1.3.2 Häufigkeit und Bedeutung

Das Cushing-Syndrom ist – sieht man von der medikamentös induzierten Form ab – eine sehr seltene Erkrankung. Man rechnet mit etwa 1–3 Neuerkrankungen/1 Mio. Einwohner/J., d. h. etwa 80–240 Neuerkrankungen/J. in Deutschland. Datenbankanalysen aus Amerika deuten auf eine höhere Inzidenz mit 8 Neuerkrankungen pro 1 Mio. Einwohnern/J. hin (Broder et al. 2015). Frauen sind etwa 3 × häufiger betroffen als Männer.

Der Häufigkeitsgipfel liegt um das 40. Lj., es können aber bereits Kinder und Jugendliche ein Cushing-Syndrom entwickeln.

Die häufigste Form bei Erwachsenen ist das zentrale, hypothalamisch-hypophysäre Cushing-Syndrom (Morbus Cushing) mit etwa 70–80 % der Fälle. Etwa 10 % beruhen auf einer ektopen ACTH-Produktion (seltene ektope CRH-Produktion mit gleichzeitiger ektoper ACTH-Produktion), 10 % der Fälle beruhen auf einem ACTH-unabhängigen kortisolproduzierenden Nebennierentumor (davon sind etwa 20–40 % Karzinome). Extrem selten ist die ACTH-unabhängige kortisolproduzierende bilaterale makronoduläre oder mikronoduläre NNR-Hyperplasie (< 1 % der Fälle). Zudem gibt es zyklische Cushing-Syndrome, die wegen intermittierenden Phasen normaler Kortisolproduktion schwierig zu diagnostizieren ist.

INFO

- Ein ektopes Cushing-Syndrom ist mit einer deutlich höheren Mortalität und schlechteren Prognose assoziiert.
- Am häufigsten ist ein iatrogenes Cushing-Syndrom bei einer längerfristigen Glukokortikoid-Therapie > 7,5 mg Prednisolonäquivalent. In der Anamnese auch nach Injektionspräparaten (z. B. durch den Orthopäden) fragen.

1.3.3 Diagnostik

Anamnese und Klinik

Zu den wichtigsten Beschwerden und Symptomen ➤ Tab. 1.5.

Tab. 1.5 Symptome des Cushing-Syndroms und ihre Häufigkeit

Symptom	Häufigkeit [%]
Rotes, gerundetes Gesicht (Vollmond, Plethora)[1]	90
Stammbetonte Fettsucht[1]	85
Diabetische Stoffwechsellage[1]	85
Hypertonie[1]	80
Hypogonadismus (Amenorrhö, Libido- u. Potenzverlust)[1]	75
Osteoporose[1]	65
Striae rubrae, hämorrhagische Diathese[1]	60
Muskelschwäche	65
Hirsutismus (bei Frauen)	70
Knöchelödeme	55
Stiernacken	55
Akne	55
Rücken- u. Knochenschmerzen	50
Psychische Veränderungen (z. B. Depressionen)	45
Schlechte Wundheilung (Ulcus cruris)	35
Polyurie, Polydipsie	30
Kyphose	25
Nierensteine	20
Leichte Polyzythämie	20

[1] Leitsymptom

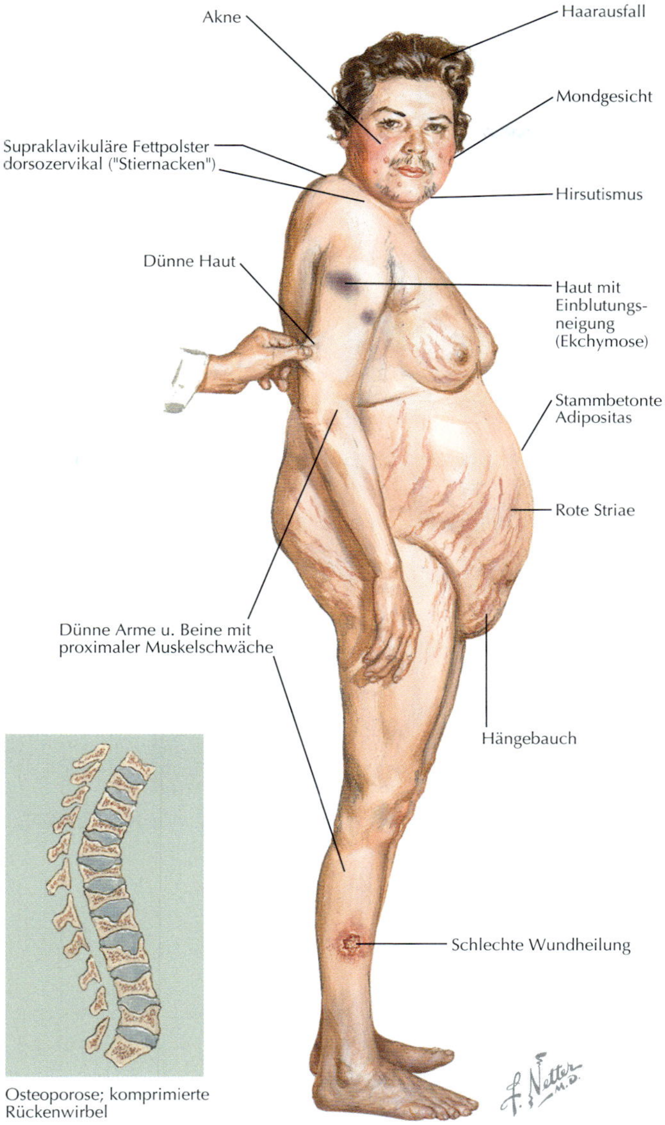

Abb. 1.4 Klinische Präsentation bei Cushing Syndrom [G1448-002]

Nicht selten besteht eine Diagnoselatenz von Jahren, teilweise sogar Jahrzehnten, da die teilweise unspezifischen Symptome dem klinischen Vollbild lange vorausgehen (➤ Abb. 1.4 und ➤ Abb. 1.5). Problematisch ist auch die Überlappung der Symptomatik beim Cushing-Syndrom mit den sehr viel häufiger auftretenden Symptomen des kardiometabolischen Syndroms (z. B. Adipositas, arterielle Hypertonie und Glukosetoleranzstörung), sodass einer Ausschlussdiagnostik großer Bedeutung zukommt.

Komorbiditäten

Der Leitlinie entsprechend sollten die Komorbiditäten aggressiv behandelt und die entsprechenden Fachärzte hinzugezogen werden, einschließlich der Rehabilitationsmedizin (➤ Abb. 1.6).

Differenzialdiagnosen

Differenzialdiagnostisch abzugrenzen ist z. B. das alkoholinduzierte Pseudo-Cushing-Syndrom bzw. der häufige biochemische Hyperkortisolismus bei Depressionen oder Antiovulanzieneinnahme (➤ Tab. 1.6). Hierfür ist eine ausführliche und detaillierte Anamnese unablässig.

Biochemische Diagnostik

Veränderungen einzelner klinischer Laborparameter (weißes und rotes Blutbild, Elektrolyte) spielen eine untergeordnete Rolle. Lediglich beim ektopen ACTH-Syndrom kann eine hypokaliämische Alkalose richtungweisend sein.
Eine basale Hormonanalytik (Kortisol/ACTH) zwischen 8 und 10 Uhr morgens kann einen Hinweis auf eine Erkrankung geben. Die einzelnen Werte unterliegen jedoch zahlreichen Einflussfaktoren, sodass immer eine dynamische Funktionsdiagnostik erforderlich ist (➤ Tab. 1.7).

Die **Hormonanalytik** muss beim Cushing-Syndrom in Form einer Stufendiagnostik ablaufen (➤ Tab. 1.7; **Empfehlungsgrad A;** Nieman et al. 2008; Nieman et al. 2015).

MERKE

Bei klinischem Hinweis auf einen endogenen Hyperkortisolismus sollte zwingend eine Stufendiagnostik erfolgen. Bei häufig vorkommenden inaktiven Hypophysen-/Nebenniereninzidentalomen kann eine vorgeschaltete Bildgebung die Diagnostik und ggf. die Therapie in die falsche Richtung lenken.

Primäres Ziel der rationellen, dynamischen endokrinologischen Funktionsdiagnostik ist eine Diagnosesicherung bzw. der Ausschluss eines Cushing-Syndroms. Ein einzelnes pathologisches Testergebnis ist zur Diagnosesicherung nicht ausreichend, weitere pathologische Testergebnisse sind notwendig (unzureichende Supprimierbarkeit im 1- oder 2-mg-Dexamethason-Hemmtest, aufgehobene Tagesrhythmik mit fehlendem Abfall des Kortisols um 23 Uhr, erhöhte Ausscheidung des freien Kortisols im 24-h-Urin). Im Einzelfall kann eine Diagnose erst durch einen fehlenden Kortisol- und Wachstumshormonanstieg im Insulin-Hypoglykämietest gesichert werden. Die Einnahme von Medikamenten, die die Testergebnisse beeinflussen können, z. B. Östrogene, muss bedacht werden. Die Abgrenzung zum Pseudo-Cushing-Syndrom wie z. B. beim Alkoholabusus kann Schwierigkeiten bereiten, da hier die genannten Funktionstests ebenfalls pathologisch ausfallen können. Hier sind eine ausführliche Anamnese und ggf. die Beachtung anderer Laborwerte wie z. B. der Transaminasen erforderlich. Oft ergibt sich die richtige Diagnose erst im Verlauf, wenn z. B. die Symptome eines Hyperkortisolismus unter Alkoholkarenz rückläufig sind.

Bei **unklarer Diagnose,** spätestens nach Sicherung der Diagnose Cushing-Syndrom, sollte eine Zuweisung zum Spezialisten zur weiteren Differenzialdiagnostik der einzelnen ACTH-abhängigen und ACTH-unabhängigen Formen erfolgen (Nieman et al. 2008).

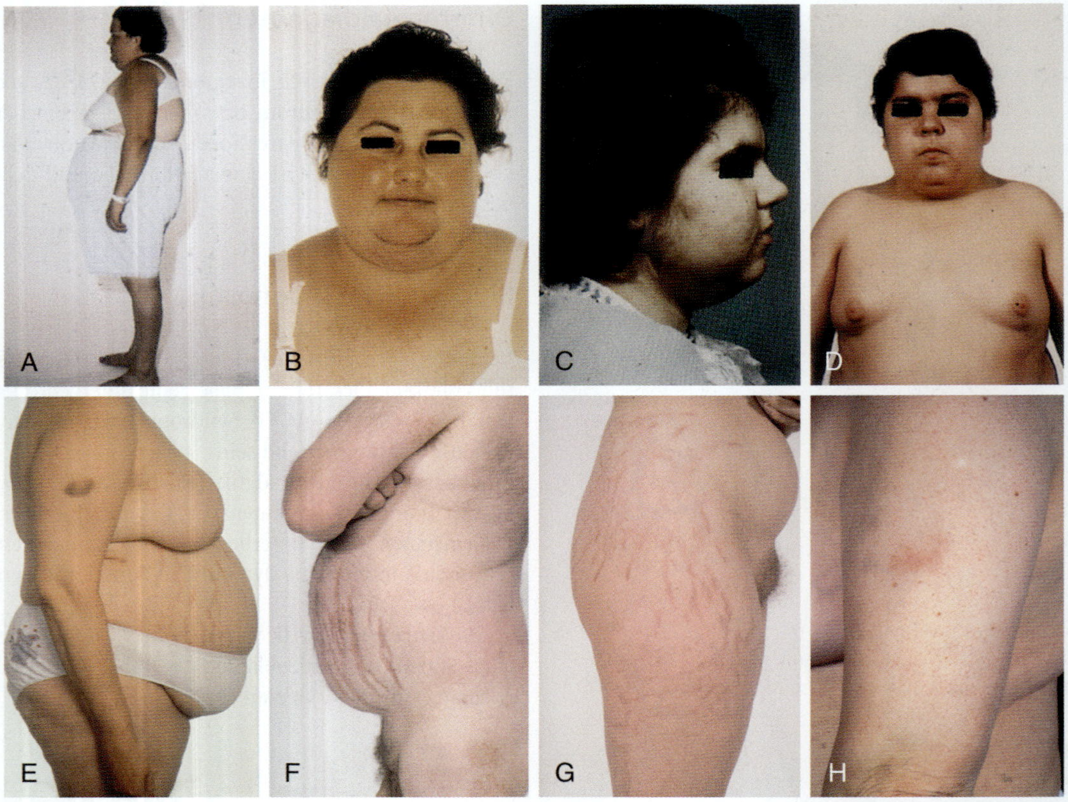

Abb. 1.5 Klinische Merkmale des Cushing-Syndroms: stammbetonte Adipositas **(A)**, Mondgesicht und supraklavikuläre Fettpolster **(B)** Hirsutismus **(C)**, Akne **(D)**, Mondgesicht, Striae rubrae, stammbetonte Adipositas **(E–G)**, dünne Haut mit Einblutungsneigung **(H)** [E1137-002]

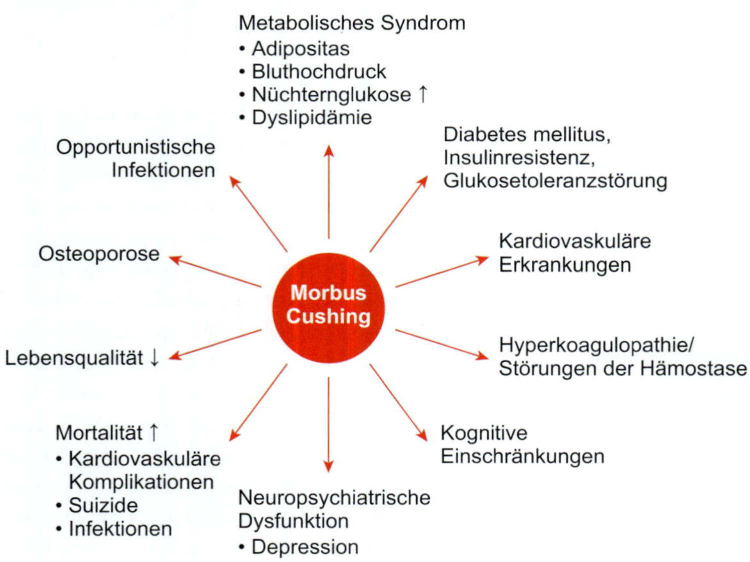

Abb. 1.6 Cushing-Syndrom: Komorbiditäten [M1636, M1637, M1638]

Ein – angesichts des Kortisolexzesses – inadäquat im Normalbereich > 15 pg/ml liegender ACTH-Plasmaspiegel ist hinweisend für ein ACTH-abhängiges Cushing-Syndrom, während bei den ACTH-unabhängigen Formen ACTH supprimiert ist (Newell-Price et al. 2006).

Zur weiteren **Differenzialdiagnostik** des ACTH-produzierenden Hypophysenadenoms und des ektopen ACTH-Syndroms werden an vielen Zentren der 8-mg-Dexamethason-Hemmtest und der CRH-Stimulationstest trotz fraglicher diagnostischer Aussagekraft eingesetzt. Ausschließlich kongruente Untersuchungsergebnisse beider Tests dürfen diagnostisch gewertet werden. Im 8-mg-Dexamethason-Hemmtest kommt es beim Vorliegen eines ACTH-produzierenden Hypophysenadenoms zu einer zumindest

Tab. 1.6 Differenzialdiagnose endogener Hyperkortisolismus (Yorke et al. 2017)

Physiologischer/funktioneller Hyperkortisolismus	• Schwangerschaft • Ernährung (Malnutrition, Anorexia nervosa) • Physischer Stress (Hospitalisierung, Operation, Schmerz) • Exzessives Training
Metabolische Erkrankungen	• Adipositas • Unkontrollierter Diabetes mellitus • Metabolisches Syndrom • Polyzystisches Ovarsyndrom • Niereninsuffizienz
Psychiatrische Erkrankungen	• Depression • Alkoholismus
Iatrogen	• Exzessive Zufuhr von Glukokortikoiden (z. B. > 7,5 mg/d p. o. Prednisolonäquivalent, Triamcinolon-Injektionen) • Einnahme von oralen Ovulationshemmern
Andere	Multiple Sklerose

partiellen Suppression des Kortisols, während dies bei einem Hyperkortisolismus anderer Genese ausbleibt. Im CRH-Stimulationstest kommt es bei einem Hypophysenadenom zu einem deutlichen Anstieg der ACTH- und nachfolgenden Kortisolsekretion; dieser Anstieg bleibt bei einem ektopen ACTH-produzierenden Tumor ebenso aus wie die Stimulation der Kortisolsekretion bei einem Nebennierenadenom. Das für diesen Test benötigte CRH in 100 µg wird von der Firma Ferring seit Ende 2022 nicht mehr produziert und wird in der EU voraussichtlich mind. weitere 1,5 J. nicht erhältlich sein.

Im Einzelfall kann die Differenzierung zwischen einem zentralen hypothalamisch-hypophysären Cushing-Syndrom und einer ektopen ACTH-Sekretion bei noch nicht bekanntem Adenom schwierig sein. In diesem Fall ist eine bilaterale Katheterisierung des Sinus petrosus inferior mit gleichzeitiger CRH-Gabe als diagnostischer Goldstandard einzusetzen. Im Falle eines hypothalamisch-hypophysären ACTH-Exzesses sind die ACTH-Spiegel im Sinus petrosus inferior deutlich höher als in der Peripherie, während bei der ektopen ACTH-Sekretion dieser Anstieg nicht auftritt.

In der Regel besteht bei einem Cushing-Syndrom eine funktionelle, kortisolinduzierte Hypophysenvorderlappeninsuffizienz.

Bildgebende Verfahren

Erst nach hormonanalytisch gesicherter Diagnose/Differenzialdiagnose sind bildgebende Verfahren zur genauen Lokalisation der gesicherten Krankheitsentität indiziert (Newell-Price et al. 2006). Bei ACTH-unabhängigem Cushing-Syndrom kann eine CT- oder MRT-Diagnostik der Nebennieren erfolgen, beim ACTH-abhängigem Cushing-Syndrom ist eine MRT-Diagnostik in Dünnschichtung der Sellaregion zum Nachweis eines ACTH-produzierenden Hypophysenadenoms (Morbus Cushing) indiziert. Bei einem ACTH-abhängigen Cushing-Syndrom auf dem Boden eines ektopen ACTH-Syndroms sollte zunächst eine CT-Bildgebung des Thorax und Abdomens erfolgen, im Einzelfall kann ein DOTATATE- oder FDG-PET-CT notwendig sein.

Beim **ACTH-unabhängigen Cushing-Syndrom** erfolgt durch eine CT- oder MRT-Bildgebung die Seitenlokalisation eines Nebennierentumors. Zusätzlich kann eine Aussage bzgl. der möglichen Dignität des Tumors erfolgen. Bei der extrem seltenen bilateralen mikro- oder makronodulären Hyperplasie kann im Einzelfall eine Kernspintomographie die Diagnose sichern. Im Falle eines gesicherten ACTH-unabhängigen Cushing-Syndroms adrenaler Genese ohne Nachweis eines Nebennierenadenoms kann eine venöse Katheterisierung beider Nebennierenvenen erfolgen.

MERKE

Niemals darf eine Operation eines Nebennierentumors (**cave:** 10 % hormoninaktive Inzidentalome der Nebenniere) ohne eindeutig gesicherte Ursache eines Cushing-Syndroms erfolgen.

Tab. 1.7 Spezifische endokrinologische Funktionsdiagnostik des Cushing-Syndroms

Diagnosestufe		Untersuchungen
I.	**Screening-Tests zur Ausschlussdiagnostik**	• Dexamethason-Hemmtest mit 1 mg (je nach Literatur wird 1 mg nur bei Normalgewichtigen eingesetzt, bei adipösen wird ein 2-mg-Test empfohlen): ausreichende Suppression der Serum-Kortisol-Konzentration < 50 nmol/l (< 1,8 µg/dl) nach 1–2 mg Dexamethason um 23 Uhr des Vortags • Freies Kortisol im Speichel um 23 Uhr (2 × durchführen) Norm: < 1,0 ng/ml, Graubereich: 1,0–2,4 ng/ml, Pathologisch: > 2,5 ng/ml • Freies Kortisol im 24-h-Urin (2 × durchführen) Norm: < 100 µg/d, Graubereich: 100–200 µg/d, pathologisch: > 200 µg/d
II.	**Sicherung der Diagnose Cushing-Syndrom bei positivem Screening-Test**	Wiederholung/Kombination der verschiedenen Screening-Tests (durch erfahrenen Endokrinologen)
III.	**Differenzialdiagnose** (hypothalamisch-hypophysär, paraneoplastisch bzw. adrenal bedingtes Cushing-Syndrom)	• ACTH-Plasmakonzentration: – Inadäquat im Normbereich > 15 pg/ml: ACTH-abhängiges Cushing-Syndrom – Supprimiert < 5 pg/ml: ACTH-unabhängiges Cushing-Syndrom • CRH-Stimulationstest • Dexamethason-Hemmtest mit höheren Dosen, z. B. mit 8 in einer einmaligen abendlichen Gabe • Bei ACTH-unabhängigem Cushing-Syndrom ohne Tumornachweis im MRT zur adrenalen/hypophysären Lokalisationsdiagnostik: Sinus-petrosus-inferior-Katheter

Beim **ACTH-abhängigen Cushing-Syndrom** auf dem Boden eines ACTH-produzierenden Hypophysenadenoms (Morbus Cushing) dient die Kernspintomographie der Sellaregion in Dünnschichtung zur Lokalisation des Adenoms. Die Sensitivität der MRT-Untersuchung ist hier – aufgrund des i. d. R. sehr kleinen Mikroadenoms beim zentralen hypothalamisch-hypophysären Cushing-Syndrom – begrenzt. Ein fehlender Adenomnachweis schließt die Diagnose keineswegs aus. Eine Bildgebung der Nebennieren ist beim gesicherten zentralen hypothalamisch-hypophysären Cushing-Syndrom überflüssig.

Bei den **ektopen Formen** liegt häufig eine paraneoplastische ACTH-Sekretion bei maligner Grunderkrankung vor. Häufig ist ein zugrunde liegendes Tumorleiden bereits bekannt. Bei Karzinoiden der Lunge kann z. B. der Nachweis des für die ektope ACTH-Sekretion verantwortlichen Tumors schwierig sein oder misslingen, was eine kausale Therapie verhindert und eine symptomatische Therapie erforderlich macht. Bei gesicherter ektoper ACTH-Sekretion ohne gesicherten Tumor muss die gesamte Palette der bildgebenden Verfahren (CT, MRT, DOTATATE- oder FDG-PET-CT) und ggf. eine Stufenkatheterdiagnostik zur Tumorlokalisation eingesetzt werden.

1.3.4 Therapie

Therapeutische Konzepte

Bei allen endogenen Formen des Cushing-Syndroms ist ein operatives Vorgehen die Therapie der 1. Wahl (**Empfehlungsgrad A;** Nieman et al. 2015). Eine primäre medikamentöse Therapie gibt es nicht, sie ist lediglich im Einzelfall einzusetzen, z. B. als präoperative Vorbehandlung bzw. nach unvollständiger operativer Therapie eines kortisolproduzierenden Hypophysen- oder Nebennierenadenoms bzw. eines NNR-Karzinoms, einer ektopen ACTH-Produktion oder auf Patientenwunsch. Eine Strahlentherapie ist ebenfalls selten indiziert, z. B. bei größeren ACTH-produzierenden Hypophysenadenomen, die nicht vollständig zu entfernen sind. Bis zum Wirkungseintritt der Strahlentherapie ist eine medikamentöse Therapie einzusetzen (**Empfehlungsgrad A;** Nieman et al. 2015).

Therapie des zentralen Cushing-Syndroms (Morbus Cushing)

Die Therapie der Wahl beim zentralen Cushing-Syndrom ist die transsphenoidale selektive Adenomentfernung (**Empfehlungsgrad A;** Nieman et al. 2015; Biller et al. 2008). Durch eine erfolgreiche Operation beim Morbus Cushing kann das mit dem Hyperkortisolismus assoziierte erhöhte Mortalitätsrisiko gesenkt werden (Graversen et al. 2012). Die transsphenoidale Hypophysenoperation ist bei endokrinologisch gesicherter Diagnose auch dann indiziert, wenn kernspintomographisch kein sicherer Adenomnachweis gelingt. Bei der operativen Exploration wird bei entsprechend guter Prätestung und Diagnosesicherung in > 90 % der Fälle ein Mikroadenom gefunden (➤ Abb. 1.7). Bestes Zeichen für eine primär kurative Operation ist der temporäre postoperative Hypokortisolismus. Er macht eine (meist vorübergehende) Substitutionstherapie mit Hydrocortison erforderlich (**Empfehlungsgrad A;** Nieman et al. 2015). Die primäre Heilungsrate durch transsphenoidale Adenomektomie beträgt etwa 70–80 % (Dimopoulou et al. 2014; Patil et al. 2008). Rezidive werden in bis zu einem Viertel der Fälle beschrieben und können auch noch nach Jahren auftreten (Patil et al. 2008).

INFO

Eine transsphenoidale Adenomektomie führt je nach Größe/Lokalisation des Adenoms in etwa 70–80 % der Fälle zu einer Remission.

Ist der neurochirurgische Eingriff (u. U. mit Zweitoperation) nicht erfolgreich, kann bei großen Resttumoren eine medikamentöse Therapie mit **Pasireotid** und/oder eine Strahlentherapie angeschlossen werden (**Empfehlungsgrad B/C;** Nieman et al. 2015). Das Somatostatinanalogon Pasireotid ist eine zugelassene medikamentöse Therapieoption beim zentralen Cushing-Syndrom. Es führt zu einer Reduktion der Kortisolausscheidung um 40–50 % im 24-h-Sammelurin und bei etwa 20–30 % der Patienten zu einer Normalisierung der Kortisolausscheidung (Colao et al. 2012). Das Medikament steht aktuell in den Präparationen 0,3, 0,6 und 0,9 mg als s. c. Injektionen 2 ×/d oder als LAR zur monatlichen i. m. Injektion in den Präparationen 10, 20, 30, 40 und 60 mg zur Verfügung. Die Therapie kann

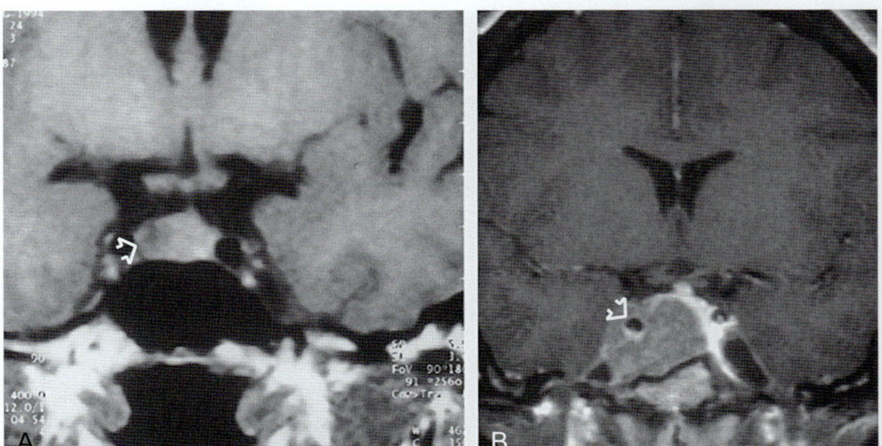

Abb. 1.7 MRT eines ACTH-produzierenden Hypophysenmikroadenoms; der Pfeil zeigt auf die hypodense Läsion mit Deviation des Hypophysenstiels nach links **(A).** MRT eines ACTH-produzierenden Hypophysenmakroadenoms **(B).** [E936]

auch genutzt werden, um die Latenzzeit bis zum Eintritt des Effekts einer Radiotherapie zu überbrücken oder um das Tumorvolumen zu reduzieren, um eine operative Therapie zu ermöglichen. Pasireotid reduziert die cushingoiden Stigmata und die kardiometabolischen Komorbiditäten, führt bei 73 % der Patienten jedoch zu Glukosetoleranzstörungen mit Hyperglykämien (Pivonello et al. 2014). Als effektiv zeigte sich das Medikament auch in Kombination mit Cabergolin (Off-Label-Use) und Ketoconazol (Feelders et al. 2010).

Eine weitere medikamentöse Option ist eine Therapie mit dem Imidazolderivat Ketoconazol, das über die Hemmung der 17,20-Lyase und 11-β-Hydroxylase adrenostatisch wirkt. Eine Dosierung von 400–1600 mg/d wird empfohlen. Häufigste Nebenwirkungen sind reversible Hepatotoxizität, Gynäkomastie und gastrointestinale Beschwerden. Im Gegensatz zu Metyrapon tritt bei dieser Therapie kein Hirsutismus auf. Aufgrund der Nebenwirkungen ist der Einsatz bei Frauen zu bevorzugen. (**Empfehlungsgrad B;** Nieman et al. 2015).

Das Präparat **Metyrapon** ist ebenfalls zur medikamentösen Therapie des Cushing-Syndroms zugelassen. Es wirkt über die Hemmung der 11-β-Hydroxylase adrenostatisch. Empfohlen wird eine Dosierung von 0,5–6 g/d. Häufigste Nebenwirkungen sind gastrointestinale Beschwerden, Hirsutismus, Schwindel und arterielle Hypertonie. Es ist weniger hepatotoxisch als Ketoconazol. Aufgrund der Nebenwirkungen sollte dieses Präparat v. a. bei Männern eingesetzt werden (**Empfehlungsgrad B;** Nieman et al. 2015).

Seit 2014 ist **Osilodrostat** von der EMA als Orphan Drug aufgeführt und seit Januar 2020 in Europa zugelassen. Wie Metyrapon blockiert es die 11-β-Hydroxylase-Enzyme (CYP11B1 und CYP11B2). Als Isturisa® wird Osilodrostat von der Firma Recordati in 1-, 5- und 10-mg-Tabletten vertrieben. Indiziert ist eine Therapie bei Kontraindikation zur transsphenoidalen Operation oder bei postoperativem Hyperkortisolismus. Empfohlen ist ein Therapiebeginn mit 2 × 2 mg/d, Maximaldosierung sind 2 × 30 mg/d. Häufigste Nebenwirkungen sind ein subsitutionspflichtiger Hypokortisolismus, Verlängerung des QT-Intervalls, Übelkeit und Zephalgien (EMA o. J.; Fleseriu et al. 2016).

Ebenso von der EMA zugelassen ist der Glukokortikoid-Rezeptorantagonist **Mifepriston**. Eine tägliche Dosierung von 300–1200 mg ist empfohlen. Häufigste Nebenwirkungen sind Hirsutismus, Fatique, Schwindel und Hypokaliämie. Da es den Kortisolspiegel nicht reduziert, entfällt ein laborchemisches Therapiemonitoring. Einzig die Symptomrückbildung eignet sich als klinischer Therapiemarker (**Empfehlungsgrad B;** Nieman et al. 2015).

Eine weitere Option ist die Off-Label-Therapie mit dem Dopaminagonisten **Cabergolin.** Cabergolin ist ein DR2-Agonist und führt zur Inhibierung der ACTH-Sekretion.

Ultima Ratio ist eine **bilaterale Adrenalektomie,** die mit dem Risiko der postoperativen Entwicklung eines Nelson-Tumors einhergeht (**Empfehlungsgrad B;** Nieman et al. 2015).

Zur Strahlentherapie bei nicht erfolgreich operiertem zentralem Cushing-Syndrom bzw. Nelson-Syndrom siehe ➤ Kap. 1.5.4.

Nachdem nur noch selten eine bilaterale Adrenalektomie zur endgültigen Therapie eines zentralen Cushing-Syndroms eingesetzt wird, ist auch das sog. Nelson-Syndrom, also die Entwicklung eines ACTH-produzierenden Hypophysenadenoms nach bilateraler Adrenalektomie, sehr selten geworden. Diese Tumoren, die wahrscheinlich durch den Wegfall der Glukokortikoid-Hemmung nach Adrenalektomie entstehen, können sehr aggressiv wachsen. Hier ist neben einer Hypophysenoperation auch eine anschließende Bestrahlungstherapie notwendig.

Therapie der ACTH-unabhängigen Kortisol-Mehrsekretion der Nebennieren

Bezüglich der operativen Therapie von kortisolproduzierenden NNR-Adenomen und -Karzinomen sowie der ACTH-unabhängigen bilateralen mikronodulären und makronodulären Hyperplasie ➤ Kap. 6.

Therapie des ektopen ACTH- und CRH-Syndroms

Die alleinige ektope Sekretion von CRH ist bisher nicht eindeutig gesichert, die CRH-Sekretion ist i. d. R. mit einer gleichzeitigen ektopen ACTH-Sekretion verbunden. In den meisten Fällen besteht ausschließlich eine ektope ACTH-Sekretion. Ist die Quelle der pathologischen ektopen ACTH-Sekretion bekannt (Bronchus-, Thymuskarzinoid, endokriner Pankreastumor u. a.), ist bei fehlender Metastasierung eine Operation der einzig mögliche kurative Therapieansatz (**Empfehlungsgrad A;** Nieman et al. 2015; Newell-Price et al. 2006).

Zwei Situationen müssen klinisch unterschieden werden: die Hormonsekretion durch ein aggressives, schnell wachsendes Malignom (z. B. kleinzelliges Bronchialkarzinom) und der prognostisch etwas günstigere Krankheitsverlauf bei neuroendokrinen Tumoren (z. B. Karzinoide der Lunge oder neuroendokrine Tumoren des Pankreas).

Wenn eine operative Therapie des zugrunde liegenden Tumorleidens nicht mehr erfolgreich sein kann (z. B. bei Metastasierung oder Gefäßinfiltration), ist eine **medikamentöse Therapie** zur Beseitigung des Hyperkortisolismus indiziert. Im Einzelfall kann auch eine bilaterale Adrenalektomie zur symptomatischen Therapie des Hyperkortisolismus eingesetzt werden (➤ Kap. 6; **Empfehlungsgrad B;** Nieman et al. 2015). Bei kurativ nicht therapierbaren Malignomen ist eine der Grunderkrankung entsprechende palliative antiproliferative Therapie (Chemotherapie) sinnvoll. Die medikamentöse Therapie mit Adrenostatika ermöglicht die Korrektur der metabolischen Dekompensation (z. B. hypokaliämischer Alkalose).

Medikamentöse Therapie mit Adrenolytika bzw. Adrenostatika

Diese Therapie kommt in seltenen Fällen bei nicht vollständig entfernbarem Nebennierenkarzinom und bei ektoper ACTH-Produktion bei operativ nicht therapierbaren, metastasierenden Tumoren zur Anwendung, wenn eine bilaterale Adrenalektomie nicht indiziert oder durchführbar ist. Indikationsstellung, Durchführung und Überwachung dieser Therapieansätze erfolgen meist als individuelle Heilversuche.

Folgende Medikamente kommen hierbei zum Einsatz: Mitotan (adrenolytisch), Mifepriston (GC-Rezeptor-Antagonist), Metyrapon (adrenostatisch), Ketoconazol (adrenostatisch) etomidat (adrenostatisch; **Empfehlungsgrad B;** Nieman et al. 2015; Felders et al. 2013) und Osilodrostat (adrenostatisch).

PRAXISTIPP

Die Diagnostik und Therapie des endogenen Hyperkortisolismus sollte erfahrenen Experten überlassen werden.

Substitutionstherapie

Bereits perioperativ muss parenteral eine hoch dosierte Hydrocortison-Therapie durchgeführt werden, z. B. 100 mg Hydrocortison im Dauertropf/Perfusor perioperativ und weitere 100–150 mg in den ersten 24 h postoperativ. Die weitere Substitution erfolgt individuell je nach klinischem Verlauf (**Empfehlungsgrad A;** Nieman et al. 2015).

In der Regel ist nach erfolgreicher transsphenoidaler Hypophysenoperation beim zentralen Cushing-Syndrom eine Hydrocortison-Substitutionstherapie zumindest über einige Monate erforderlich, bei erfolgreicher Operation eines kortisolproduzierenden Nebennierentumors oft sogar jahrelang, bei bilateraler Adrenalektomie ist eine lebenslange Substitution erforderlich (Einzelheiten ➤ Kap. 6). Eine Mineralokortikoid-Substitution ist regelhaft nur nach bilateraler Adrenalektomie erforderlich.

Verlaufskontrollen

Nach jeder erfolgreichen operativen Korrektur eines Hyperkortisolismus sind regelmäßige Verlaufskontrollen erforderlich, um einerseits den Therapieerfolg bzw. ein Rezidiv der Erkrankung zu erfassen und andererseits die Substitutionstherapie mit Hydrocortison zu überprüfen. Der Zeitpunkt zu einem Auslassversuch der Hydrocortison-Substitution nach Hypophysenoperation bzw. einseitiger Adrenalektomie muss erfasst werden. Einzelheiten der Diagnostik: ➤ Kap. 1.3.3 und ➤ Kap. 6. Patienten mit einer NNR-Insuffizienz nach Therapie benötigen einen Ausweis über ihre Erkrankung, um in entsprechenden Situationen (fieberhafte Erkrankungen, Operationen, Stress u. a.) eine ausreichende Erhöhung der Hydrocortison-Substitution gewährleisten zu können. Genauso wichtig ist eine regelmäßige, lebenslange Kontrolle möglicher Begleiterkrankungen (z. B. arterielle Hypertonie, Osteoporose oder Depressionen), die auch lange nach eine Kortisolnormalisierung bestehen bleiben können (**Empfehlungsgrad A;** Nieman et al. 2015; Ragnarsson, Johannsson 2013). Auch nach Jahren besteht eine erhöhte Mortalität im Vergleich zur Normalbevölkerung, erst nach 40 J. in Remission gleicht sich die Mortalität an (Clayton et al. 2016).

1.4 TSHom

1.4.1 Definition und Pathogenese

Ein TSHom ist gekennzeichnet durch eine hypophysäre Mehrsekretion von TSH auf dem Boden eines TSH-produzierenden Hypophysenadenoms. Die pathogenetischen Grundlagen sind bislang nur unzureichend verstanden.

Kriterien für die Diagnostik eines TSH-produzierenden Hypophysenadenoms:

- Erhöhte Schilddrüsenhormonkonzentration (fT3 und fT4)
- Im hochsensitiven Assay inadäquat (teilweise nur moderat) erhöhtes TSH
- Nachgewiesener Hypophysentumor
- Fehlen einer infiltrativen Orbitopathie bzw. Dermopathie sowie nicht nachweisbare schilddrüsenstimulierende Antikörper bei diffuser Speicherung im Szintigramm ohne Hinweis auf eine Autonomie

1.4.2 Häufigkeit und Bedeutung

Dieser Tumor ist außerordentlich selten. Der Prozentsatz der TSHome an allen Hypophysenadenomen wird zwischen 0,5 und 3 % geschätzt. Die Bedeutung liegt klinisch v. a. darin, dass diese Ursache der Hyperthyreose nicht selten bei den Patienten verkannt wird und fälschlicherweise eine Schilddrüsenoperation oder Radiojodtherapie als Primärtherapie durchgeführt wird. Eine Vorstellung beim Endokrinologen zur differenzialdiagnostischen Abklärung der seltenen Laborkonstellation (erhöhte Schilddrüsenhormonkonzentration und im hochsensitiven Assay erhöhtes oder inadäquat hochnormales TSH) ist immer indiziert.

PRAXISTIPP

Ein TSHom ist sehr selten. Bei paradox hohen TSH- oder fT4-Werten ohne klinische Symptomatik einer Hyperthyreose sollte eine erst kürzlich begonnene L-Thyroxin-Substitution erfragt oder eine Schilddrüsenhormonresistenz in Erwägung gezogen werden.

1.4.3 Diagnostik

Anamnese und Klinik

Einige der Patienten fallen erst durch Symptome des lokalen Tumorwachstums (Zephalgien, Gesichtsfeldeinschränkungen, Ausfall weiterer hypophysärer Hormone) auf. Es bestehen typische Symptome einer Hyperthyreose (z. B. Ruhetachykardie, arterielle Hypertonie, Nervosität, Hyperhidrosis, Ruhetremor, gesteigerter Appetit mit Gewichtsverlust, Insomnie). Die Schilddrüsengröße ist variabel, sehr häufig wird eine Struma gefunden. Die Hyperthyreose kann klinisch auch von weiteren Symptomen durch Mehrsekretion bei Mischtumoren (z. B. mit gleichzeitiger GH-Sekretion) maskiert werden.

MERKE

In manchen Fällen sind die ersten klinischen Symptome Zephalgien, Gesichtsfeldeinschränkungen oder der Ausfall hypophysärer Hormone (Symptome eines lokalen Tumorwachstums).

Biochemische Diagnostik

Typisch sind erhöhte periphere Schilddrüsenwerte (fT4, fT3) bei nicht supprimiertem TSH (**Empfehlungsgrad A;** Beck-Peccoz et al. 2013). Der Verdacht kann mit der Bestimmung der α-Untereinheit von TSH erhärtet werden; ein erhöhter Spiegel der α-Untereinheit lässt sich bei ca. 70 % der TSHome nachweisen (**Empfehlungsgrad B;** Beck-Peccoz et al. 2013). Die regulatorische Kontrolle der TSH-Sekretion ist in > 70 % der Fälle aufgehoben, was in einer fehlenden Stimulierbarkeit der TSH-Werte im TRH-Test und einer fehlenden Suppression unter einer T_3-Medikation zum Ausdruck kommt (**Empfehlungsgrad A;** Beck-Peccoz et al. 2013). Neben TSH werden häufig noch andere hypophysäre Hormone produziert, z. B. Prolaktin, Wachstumshormon oder ACTH. Die Häufigkeit von Mischtumoren wird insgesamt auf bis zu 50 % geschätzt.

Lokalisationsdiagnostik und bildgebende Verfahren

Der Nachweis eines Hypophysenadenoms im MRT (Dünnschichtung) weist stark auf das Vorliegen eines TSHoms als Ursache der zentralen Hyperthyreose hin (**Empfehlungsgrad B;** Beck-Peccoz et al. 2013). In 80 % der Fälle ist zum Zeitpunkt der Diagnose ein Hypophysenmakroadenom nachweisbar (Briet et al. 2023).

Differenzialdiagnostik

Differenzialdiagnostisch muss bei der Konstellation von erhöhten Schilddrüsenhormonparametern und erhöhtem TSH an eine Schilddrüsenhormonresistenz gedacht werden (Beck-Peccoz et al. 2013).

1.4.4 Therapie

Therapeutische Situation und Indikation zur Therapie

Die Indikation zur Therapie besteht insbesondere aufgrund der refraktären Hyperthyreose sowie dem gleichzeitig häufigen Vorliegen eines Makroadenoms.

Therapeutische Konzepte

Operative Therapie

Eine transsphenoidale Operation des Adenoms ist Therapie der 1. Wahl (**Empfehlungsgrad A;** Beck-Peccoz et al. 2013). Allerdings können auch schon Mikroadenome ein invasives Wachstum zeigen. Insgesamt können nur etwa 60 % dieser Tumoren durch eine Operation vollständig entfernt werden.

Strahlentherapie

Ist eine Operation oder medikamentöse Therapie kontraindiziert oder nicht durchführbar, sollte eine stereotaktisch-fraktionierte Radiotherapie oder Radiochirurgie erwogen werden (**Empfehlungsgrad C;** Beck-Peccoz et al. 2013).

Medikamentöse Therapie

Thyreostatika sollen bei der Therapie der Schilddrüsenüberfunktion beim TSHom im Allgemeinen nicht eingesetzt werden. Eine medikamentöse Therapie mit Dopaminagonisten führt in den meisten Fällen nur zur partiellen TSH-Suppression (**Empfehlungsgrad C;** Beck-Peccoz et al. 2013). Die Therapie mit Somatostatinanaloga (wie Octreotid oder Lanreotid) erreicht dagegen in einem hohen Prozentsatz eine Normalisierung des TSH und der peripheren Schilddrüsenhormone (**Empfehlungsgrad A;** Beck-Peccoz et al. 2013) und kann auch als Alternative bei primärer Inoperabilität zur Tumormassereduktion oder bei postoperativer, persistierender TSH-Sekretion gewählt werden. Es wird die Gabe eines lang wirksamen Somatostatinanalogons (Octreotid LAR oder Somatuline Autogel) empfohlen.

Therapiekontrolle und Nachsorge

Eine Therapiekontrolle erfolgt über die Bestimmung der Schilddrüsenparameter TSH, fT4 und fT3 2–3 × im ersten postoperativen Jahr, im Anschluss jährlich. Eine kernspintomographische Untersuchung der Sellaregion wird alle 2–3 J. sowie bei paradoxem TSH- oder Schilddrüsenhormonanstieg empfohlen. Bei Makroadenomen ist zudem eine Kontrolle des Gesichtsfelds im Verlauf sinnvoll (**Empfehlungsgrad C;** Beck-Peccoz et al. 2013).

1.5 Hormoninaktive Tumoren und Inzidentalome

1.5.1 Definition und Pathogenese

Hormoninaktive Hypophysenadenome sind i. d. R. Adenome des HVL, die keine klinisch erkennbaren Symptome eines Hormonexzesses verursachen. Es handelt sich um Adenome, die Hormone produzieren können, diese aber nicht sezernieren (Silent Adenomas), Hormone in unterschiedlicher Menge sezernieren, ohne klinische Symptome zu verursachen (Gonadotropinome), biologisch unwirksame Hormonvarianten (α-Subunit) sezernieren oder gar keine Hormone produzieren (Nullzelladenome, Onkozytome).

Mikroadenome sind meist Zufallsbefunde im Rahmen einer anderweitig initiierten Bildgebung des Schädels, sog. Inzidentalome (Bancos et al. 2012; Freda et al. 2011; Galland et al. 2015). Als hypophysäre Mikroadenome werden dabei Tumoren ≤ 9 mm Durchmesser, als Makroadenome Tumoren mit einem Durchmesser von mind. 10 mm bezeichnet.

Wird ein Inzidentalom ohne Kontakt zum Chiasma opticum diagnostiziert, ohne dass Symptome einer Hyper- oder Hyposekretion von Hypophysenhormonen vorliegen, wird eine biochemische Diagnostik mit Messung von IGF-I und Prolaktin empfohlen (**Empfehlungsgrad A;** Galland et al. 2015). Nur beim Vorliegen klinischer Anzeichen eines Hyperkortisolismus wird eine Testung auf das Cushing-Syndrom empfohlen (**Empfehlungsgrad A;** Galland et al. 2015). Eine Funktionsdiagnostik der Hypophysenachsen ist ohne das Vorliegen von Symptomen nicht empfohlen (**Empfehlungsgrad A;** Galland et al. 2015). Eine einmalige MRT-Kontrolle sollte bei Adenomen > 5 mm nach 6 Mon. erfolgen (**Empfehlungsgrad A;** Galland et al. 2015). Falls sich kein Größenprogress zeigt, reicht eine erneute MRT-Kontrolle nach 2 J. (**Empfehlungsgrad A;** Galland et al. 2015). Bei Größenprogress sollte ggf. eine kurzfristigere laborchemische Evaluation erfolgen.

Werden hormoninaktive Adenome durch Zeichen der HVL-Insuffizienz oder durch eine Begleithyperprolaktinämie bei Kompression des Hypophysenstiels, bei Makroadenomen auch durch Gesichtsfeldeinschränkungen klinisch manifest, besteht eine Behandlungsindikation (**Empfehlungsgrad A;** Galland et al. 2015).

1.5.2 Häufigkeit und Bedeutung

Hypophysenadenome stellen etwa 10–15 % aller intrakraniellen Tumoren dar und sind nach den Meningeomen die zweithäufigsten benignen zerebralen Neoplasien. Die Inzidenz von diagnostizierten Hypophysenadenomen liegt bei 20/1 Mio. Einwohner/J., die Prävalenz bei 300/1 Mio. Einwohner. Allerdings zeigen Untersuchungen in Autopsiestudien, dass bei ca. 10 % der Hypophysenadenome i. d. R. Mikroadenome gefunden werden (Bancos et al. 2012). Ähnlich hohe Zahlen von Veränderungen, in erster Linie kleine umschriebene Läsionen niedriger Dichte im CT bzw. geringer Signalintensität in T1-gewichteten Kernspintomographien, finden sich bei den bildgebenden Studien. Hypophysenkarzinome sind extrem selten.

MERKE

Mikroadenome sind meist Zufallsbefunde im Rahmen einer anderweitig initiierten Bildgebung des Schädels, sog. Inzidentalome. Diese finden sich bei bis zu 10 % aller Menschen. Nur selten kommt es zu einer Hormonmehr- oder -mindersekretion.

1.5.3 Diagnostik

Anamnese und Klinik

Sehr häufig ergibt sich bei Patienten die Indikation zur endokrinen Diagnostik aufgrund des radiologischen Zufallsbefunds einer Raumforderung im Sellabereich, z. B. im Rahmen der Abklärung von Kopfschmerzen oder aufgrund der augenärztlichen Diagnose von Gesichtsfeldausfällen bei der Abklärung anamnestisch z. T. unspezifischer Sehstörungen.

Die klinischen Symptome, die durch hormoninaktive Tumoren verursacht werden, resultieren v. a. aus Veränderungen der hypophysären Hormonsekretion oder aus raumfordernden Wirkungen im Bereich der Sella und des Zwischenhirns. Es können Symptome wie bitemporale Gesichtsfeldeinschränkungen und Sehstörungen in Form von Schleier- oder Nebelsehen oder Zephalgien auftreten

Zudem kann es zu Symptomen einer Hypophysenvorderlappen- und -hinterlappeninsuffizienz kommen (➤ Kap. 1.6 und ➤ Kap. 1.7).

Biochemische Diagnostik

Jedes Hypophyseninzidentalom mit oder ohne V. a. auf das Vorliegen einer partiellen oder kompletten HVL-Insuffizienz sollte eine hormonanalytische Diagnostik (➤ Tab. 1.6) zur Überprüfung der somatotropen, gonadotropen, thyreotropen und kortikotropen hypophysären Partialfunktionen nach sich ziehen (**Empfehlungsgrad A;** Freda et al. 2011; Fleseriu et al. 2016).

Oft reicht bereits eine basale Hormonanalytik aus. Bei unklaren Befunden ist eine endokrinologische Funktionsdiagnostik, ggf. mit entsprechenden Stimulationstests, notwendig (Details ➤ Kap. 1.6; ➤ Tab. 1.4).

Bei V. a. das Vorliegen eines Prolaktinoms, Cushing-Syndroms oder einer Akromegalie sollte eine endokrinologische Funktionsdiagnostik, ggf. mit entsprechenden Hemmtests erfolgen (➤ Kap. 1.1, ➤ Kap. 1.2 und ➤ Kap. 1.3).

PRAXISTIPP

Bei Frauen deutet eine regelmäßige Periodenblutung auf eine intakte Hypophysenfunktion hin.

Lokalisationsdiagnostik und bildgebende Verfahren

Nach hormonanalytischer Sicherung einer hypophysären Mehr- oder Mindersekretion von Hormonen muss eine bildgebende Diagnostik erfolgen.

Den mit Abstand höchsten Stellenwert bei den bildgebenden Verfahren im Bereich von Hypothalamus und Hypophyse besitzt dabei die Untersuchung mittels **Kernspintomographie,** mit der Prozesse bis 2 mm Größe erfasst werden können; die Auflösungsgrenze liegt jedoch i. d. R. darüber (3 mm). Neben der bei der Beurteilung wichtigsten koronaren und sagittalen Schichtungen sollte eine Applikation von Kontrastmittel (Gadolinium-DTPA) erfolgen und eine T2-gewichtete Untersuchung auch in axialer Schichtung durchgeführt werden, durch die sich aufgrund des Signalverhaltens zusätzliche differenzialdiagnostische Aussagen treffen lassen.

Mikroadenome der Hypophyse haben definitionsgemäß eine Größe bis einschließlich 9 mm. Der direkte Nachweis gelingt durch eine umschriebene hypointense Zone. Indirekte Hinweise für ein Mikroadenom sind die konvexe Oberfläche des Sellainhalts, die Verlagerung des Hypophysenstiels oder der Nachweis eines asymmetrischen Sellabodens. Die Wahrscheinlichkeit eines Größenwachstums innerhalb von 3–5 J. bei Mikroinzidentalomen ist mit 8–15 % niedrig. Bei 14–21 % kommt es zu einer spontanen Größenreduktion (Hamblin et al. 2023).

Bei größeren Mikroadenome mit einer Größe von 6–9 mm sollte der Leitlinie entsprechend eine endokrinologische Funktionsdiagnostik hinsichtlich einer Hypophyseninsuffizienz erfolgen. Bei Mikroadenomen ≤ 5 mm ist eine Hypophyseninsuffizienz selten, eine routinemäßige Funktionsprüfung ist daher nicht empfohlen. Eine einmalige Analyse von Prolaktin ist ausreichend, eine erneute Bildgebung wird nicht empfohlen (DGE 2019).

Makroadenome der Hypophyse sind Tumoren, die ≥ 10 mm sind. Im MRT stellen sie sich primär leicht hyperintens im Vergleich zum Hirnstamm dar. Es besteht eine deutliche Kontrastmittelaufnahme mit Verdrängung der normalen Hypophyse, intrasellärem Wachstum mit Sellavergrößerung. Große Hypophysenadenome können sich parasellär zum Sinus cavernosus, suprasellär zum Chiasma opticum, sphenoidal zur Keilbeinhöhle bzw. zum Clivus, retrosellär zur Hirnstammzisterne, subfrontal zum Frontallappen, subtemporal zum Temporallappen, umschrieben oder invasiv ausdehnen.

Liegt der HVL-Insuffizienz ein Makroadenom zugrunde, besteht kernspintomographisch Kontakt zum Chiasma oder besteht der anamnestische oder klinische V. a. das Vorliegen von Sehstörungen, ist eine genaue augenärztliche Diagnostik erforderlich (**Empfehlungsgrad A;** Freda et al. 2011). Die Gesichtsfeldmessung bzw. die computerassistierte Perimetrie (Oktopusperimetrie) ist dabei die wichtigste Untersuchung und im Gegensatz zur Visusprüfung die sensitivste Methode. Gesichtsfelddefekte als Symptom eines Hypophysentumors sind sehr vielgestaltig. In den Anfangsstadien eines sich entwickelnden Hypophysenadenoms fällt gewöhnlich zuerst der obere temporale Gesichtsfeldanteil aus, was längere Zeit unbemerkt bleiben kann. Später treten charakteristische Gesichtsfeldausfälle in Form des „Scheuklappensehens", d. h. eine bitemporale Hemianopsie als Ausdruck einer ausgeprägten Chiasmaschädigung, in den Vordergrund.

Differenzialdiagnostik

Eine Vielzahl von Raumforderungen unterschiedlichster Genese kann im Bereich der Sella auftreten und sich klinisch manifestieren. Generell kann zwischen tumorösen, granulomatösen, entzündlichen oder zystischen Raumforderungen unterschieden werden (➤ Tab. 1.8). Auch Einblutungen nach Traumata oder Verletzungen der Hypophyse nach einem Schädel-Hirn-Trauma spielen eine Rolle, während die postpartale Einblutung in die Hypophyse bzw. der postpartale Hypophysenapoplex im Rahmen eines sog. Sheehan-Syndroms sehr selten geworden ist.

MERKE

Häufigstes hormonproduzierendes Hypophysenadenom ist das Prolaktinom.

Tab. 1.8 Klassifikation von Tumoren im Bereich der Hypophyse

Raumforderung	Diagnosen
Hypophysenadenome	• Prolaktinom • Nichtsezernierende Hypophysenadenome (meist sekretorisch inaktive Gonadotropinome o. α-Subunit-sezernierende Adenome) • Wachstumhormonsezernierende Adenome (Akromegalie) • ACTH-sezernierende Adenome (Morbus Cushing) • TSH-sezernierende Adenome
Hypophysenkarzinome (sehr selten)	Nicht hormonsezernierende und hormonsezernierende Karzinome (meist ACTH, GH; Prolaktin)
Ontogenetische Zellresttumoren	• Kraniopharyngiom • Epidermoide • Chordome • Lipome
Zysten u. Fehlbildungen	• Zysten der Rathke-Tasche • Kolloidzysten • Sphenoidale Mukozelen • Arachnoidzysten • Pseudotumor cerebri • Empty-Sella-Syndrom
Primitive Keimzelltumoren	• Germinome • Teratome • Dysgerminome • Ektope Pinealome • Dermoide
Sonstige Tumoren	• Gliome (Astrozytome, Mikrogliome, Oligodendrogliome, Ependynome, Infundibulome, Chiasma-opticum-Gliome) • Meningeome • Chondrome • Metastasen, z. B. Melanome, Bronchialkarzinom
Entzündungen u. Granulome	• Hypophysenabszesse, Hypophysitis • Mukozelen • Sarkoidose • Tuberkulome • Histiozytosis X • Echinokokkuszysten • Lymphome, Morbus Hodgkin
Vaskuläre Veränderungen	• Aneurysmen • Blutungen • Hämangiome

1.5.4 Therapie

Chirurgische Therapie

Die Indikation zur Operation eines hormoninaktiven Hypophysenadenoms resultiert aus den Symptomen einer Raumforderung im Sellabereich und sollte gestellt werden bei Gesichtsfelddefekten und Sehstörungen, neurologischen Ausfällen sowie bei Kompression des Chiasmas bzw. der Sehnerven (➤ Abb. 1.8; **Empfehlungsgrad A;** Freda et al. 2011). Bei Hormonausfällen, Adenomwachstum, Kinderwunsch oder therapierefraktären Kopfschmerzen ist die Indikation

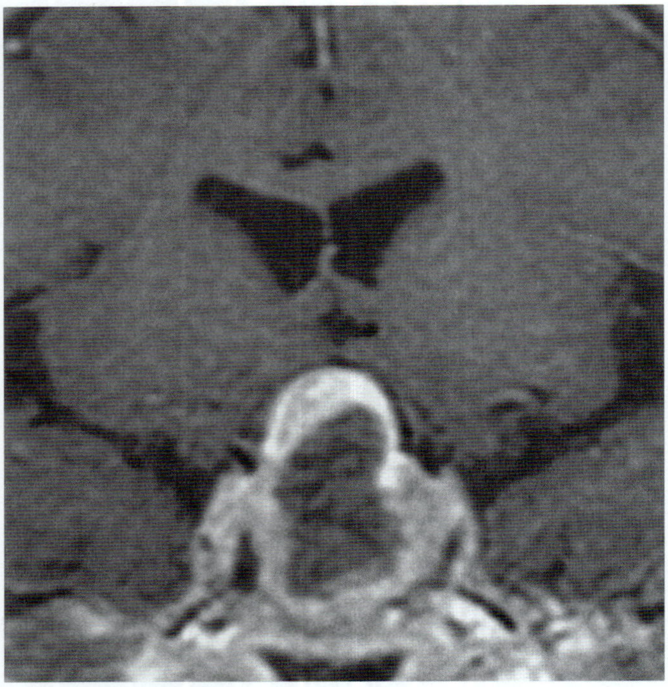

Abb. 1.8 MRT-Bild eines NFPA in koronarer Schichtung 48 h nach subtotaler Resektion [H633-001]

zur Operation individuell zu stellen (**Empfehlungsgrad B;** Freda et al. 2011).

Eventuelle Hormondefizite, meist bei Makroadenomen – besonders ein Kortisolmangel – müssen vor der Operation ausgeglichen werden. Im Fall großer invasiver Tumoren ist die Operation selten kurativ. Die Rezidivrate beträgt sogar nach MRT-belegter, vollständiger Tumorentfernung etwa 15 %. Eine Nachbestrahlung muss daher – unter Berücksichtigung individueller Faktoren (z. B. Kinderwunsch) – oft in Erwägung gezogen werden.

Wird die operative Therapie gewählt, handelt es sich meist um einen minimalinvasiven, **transsphenoidalen Eingriff.** Dieser ist weniger invasiv und statistisch gesehen viel sicherer als eine transkranielle Operation. Ziel ist die selektive Adenomektomie unter Bewahrung aller präoperativ erhaltenen Hypophysenfunktionen. Häufig bessern sich die postoperativ ausgefallenen Hormonachsen. Bei einer supraselläten Ausdehnung des Tumors wird das Diaphragma sellae angehoben. Die gesunde Hypophyse liegt in etwa 50 % der Fälle oberhalb des Sellaeingangs (hierdurch wird wahrscheinlich erklärt, warum auch bei sehr großen Tumoren die Hypophysenfunktion oft erstaunlich wenig geschädigt ist). Nach Ausräumung des intrasellären Tumoranteils senkt sich der supraselläre Tumor nach unten und kann so ebenfalls unter Sicht aus der Tumorhöhle entfernt werden.

Die Indikation zur **transkraniellen Operation** ergibt sich für alle Tumoren, die in ihrer Masse extrasellär (retrosellär, parasellär oder subfrontal) entwickelt sind, eine asymmetrische Ausdehnung haben und bei denen eine weite Kommunikation mit einer stark erweiterten Sella turcica fehlt. Der am häufigsten angewandte Zugangsweg ist die frontotemporale Trepanation.

In jedem Fall muss aus dem Operations- bzw. Biopsiematerial tumoröser Prozesse der Sella- und der suprasellären Region eine histologische Klassifikation erfolgen. Dies geschieht i. d. R. mittels licht- und elektronenmikroskopischer Untersuchungen, immunhistochemisch und in speziellen Fällen mit molekularbiologischen Techniken.

Postoperativ muss auf ein temporäres, innerhalb von Stunden bis Tagen auftretendes **SIADH** (niedrige Serum-Natriumkonzentration) und einen – etwas später (Tage) auftretenden – temporären Diabetes insipidus (hohe Serum-Natriumkonzentration) geachtet werden. Eine ungünstigere Prognose hinsichtlich der Hypophysenfunktion besteht bei präoperativ kleiner Hypophyse (Jahangiri et al. 2016). Besteht der V. a. eine postoperative, sekundäre NNR-Insuffizienz, sollte bis zur endokrinologischen Testung eine Hydrocortison-Substitution erfolgen.

Strahlentherapie

Die Strahlentherapie ist bei Hypophysenadenomen indiziert, wenn eine Operation (ggf. Re-Operation) nicht ausreichend erfolgreich war. Bei allen Adenomen ist die Bestrahlung dann indiziert, wenn nach einer (Re-)Operation in MRT-Kontrollen ein erneutes Wachstum festgestellt wird. Bei Adenomen mit > 2 mm Abstand zum Sehnerv erfolgt eine einseitige stereotaktische Bestrahlung mittels Cyberknife oder Gammaknife oder eine stereotaktisch fraktionierte Bestrahlung mit bis zu 56 Gy.

Eine primäre Strahlentherapie kann erwogen werden, wenn eine Operation abgelehnt wird oder eine Kontraindikation für eine Operation besteht.

Die Bestrahlung hat Nachteile:

- Die Wirkung tritt nur verzögert im Verlauf von Monaten und Jahren ein.
- Eine Beeinträchtigung der meist noch vorhandenen normalen Hormonsekretion ist unvermeidbar.
- Es besteht das geringe Risiko eines Strahlenschadens im Gehirn (Temporallappen) oder an den Hirnnerven (Sehnerv, N. oculomotorius).

Besondere Vorsicht ist geboten, wenn eine Schädigung des N. opticus oder der Augenmuskelnerven vorbesteht, da eine Verschlechterung durch die Strahlentherapie nicht auszuschließen ist. Im zeugungsfähigen Alter sollte eine Bestrahlung möglichst vermieden werden, da es zu einem sekundären Hypogonadismus kommen kann.

Für die **neuroradiologische Qualitätskontrolle** werden die aktuellen MRT-Bilder (Volumen des behandelten Tumors) mit dem am Tag der Bestrahlungsplanung festgestellten Volumen verglichen. Relative Veränderungen des Tumorvolumens werden wie folgt klassifiziert:

- Komplette Remission: kein Tumorgewebe nachweisbar
- Teilremission: > 50 % Volumenreduktion
- Stabilisierung: 0–50 % Volumenreduktion bzw. ≤ 25 % Volumenzunahme
- Therapieversager: > 50 % Volumenzunahme

Ein Tumorprogress (= Tumorrezidiv) liegt dann vor, wenn nach anfänglicher Volumenreduktion oder Stabilisierung des Wachstums die Tumorgröße erneut zunimmt.

Therapiekontrolle

Nach einer Operation/Bestrahlung muss die Hypophysenfunktion evaluiert werden (bei Operation zunächst etwa 6 Wo. postoperativ). Es empfiehlt sich außerdem, 3 Mon. postoperativ eine MRT-Verlaufskontrolle der Sellaregion anzufertigen. Zu Beginn sollten halbjährliche endokrinologische Kontrolluntersuchungen erfolgen; bei unauffälligem Verlauf können die Intervalle auf 1–2 J. ausgedehnt werden. Kürzere Intervalle sind sinnvoll bei der Neueinstellung einer Hypophyseninsuffizienz (z. B. Wachstumshormongabe) oder bei klinischen Problemen.

Bei unbehandelten hormoninaktiven intrasellären Mikroadenomen und Makroadenomen ohne Chiasma-Syndrom/Kompression der Augenmuskelnerven und mit erhaltener Hypophysenfunktion kann eine abwartende Haltung eingenommen werden (**Empfehlungsgrad B;** Freda et al. 2011; Galland et al. 2015). MRT-Kontrollen, klinische und laborchemische Re-Evaluation sowie Überprüfung des Gesichtsfelds werden je nach Adenomgröße und Klinik empfohlen (Freda et al. 2011).

Grundsätzlich muss im Fall einer behandelbaren bzw. behandlungsbedürftigen Ursache einer Hypophyseninsuffizienz diese auch therapiert werden, d. h., bei Hypophysentumoren wird i. d. R. ein operativer Eingriff notwendig sein. Dabei muss vor und nach der Operation eine genaue Hormondiagnostik durchgeführt werden, um eine adäquate Therapie, z. B. bei eingeschränkter Stressfähigkeit, zu gewährleisten.

1.5.5 Prognose

Eine partielle oder komplette Hypophyseninsuffizienz bessert sich gelegentlich nach Operation eines Hypophysenadenoms (Dekkers et al. 2008), a. e. durch Wegfall des Drucks und/oder durch Verbesserung der Durchblutung vorhandener Reste des gesunden Hypophysengewebes. Daher sind nach einer solchen Operation Kontrollen durch Auslassversuche der Substitutionstherapie nach 6, ggf. auch nach 12 Mon. sinnvoll. Nach Ablauf von 1–2 J. sind jedoch keine Veränderungen mehr zu erwarten. Das Gleiche gilt für ein bereits zuvor bestehendes Chiasma-Syndrom. Allerdings korreliert die Zeitdauer der Kompression mit einem eher ungünstigen Verlauf.

1.6 Hypophysenvorderlappeninsuffizienz

1.6.1 Definition

Die Hypophysenvorderlappeninsuffizienz bezeichnet eine unzureichende Hormonproduktion von LH, FSH, GH, TSH und ACTH im Hypophysenvorderlappen. Dies kann verschiedene Ursachen haben (u. a. Hypophysenadenome, Infektionen, postinterventionell oder traumatische Verletzungen). Die resultierende Hormonunterproduktion führt zu vielfältigen endokrinen Dysfunktionen, erfordert eine genaue Diagnose und eine oft lebenslange Hormonsubstitution.

1.6.2 Häufigkeit und Bedeutung

Die Prävalenz der nicht iatrogenen Hypophyseninsuffizienz wird auf 45/100.000 und die Inzidenz auf 4/100.000/J. geschätzt. Angenommen wird jedoch auch aufgrund der teils unspezifischen Symptome eine hohe Dunkelziffer. Im Gegensatz zum Kindesalter sind im Erwachsenenalter hereditäre Ursachen seltener. Manche genetischen Varianten (z. B. AIP-oder MEN 1-Genmutationen) begünstigen eine Entstehung von Hypophysentumoren.

Es gibt keinen spezifischen Altersgipfel oder eine außergewöhnliche Geschlechtsverteilung.

In 80 % der Fälle geht eine Hypophyseninsuffizienz auf Hypophysenadenome und ggf. deren Therapie zurück.

1.6.3 Ursachen einer Hypophyseninsuffizienz

Eine Hypophyseninsuffizienz mit einem relativen oder absoluten Mangel an ACTH, TSH, GH, FSH oder LH ist häufig Folge eines Hypophysenadenoms (mit oder ohne Mehrsekretion von Hormonen) oder dessen Therapie (z. B. transsphenoidale Hypophysenoperation, Strahlentherapie oder medikamentöse Therapie). Weitere Ursache einer Hypophyseninsuffizienz kann die Folge eines Schädel-Hirn-Traumas sein (➤ Tab. 1.9; Schneider et al. 2007).

Tab. 1.9 Ursachen einer HVL-Insuffizienz

Hereditäre Ursachen (Auswahl)	• PIT-Defekte • PROP1-Defekt • LHX3-Defekt • Septooptische Dysplasie • Adrenoleukodystrophie (ABCD1-Genmutation)
Iatrogen/medikamentös	• Glukokortikoid-Therapie • Anabolika-Abusus • Opiat-Therapie • Somatostatinanaloga • Checkpoint-Inhibitor-Therapie (z. B. CTLA-4-Blocker)
Neoplastisch	• Hypophysenadenom • Kraniopharyngeom • Zyste • Meningeom • Germinom • Metastase
Inflammation/infiltrative Prozesse	• Hypophysitis • Hämochromatose • Neurosarkoidose • Histiozytose X
Vaskuläre Veränderungen	• Hypophysenapoplexie • Sheehan-Syndrom (nur Frauen) • Schädel-Hirn-Trauma • Subarachnoidalblutung
Sonstige	• Empty-Sella-Syndrom • Folgen einer kraniellen Strahlentherapie mit Atrophie glandulären Gewebes • Folgen einer transkraniellen/transsphenoidalen Operation mit Destruktion der Hypophyse/des Hypophysenstiels

Je nach Immuncheckpoint-Inhibitor kommt es in 0,1–18 % der Fälle zu einer Hypophysitis. Während das Risiko bei einer Therapie mit PD-1/PD-L1-Inhibitoren niedriger ist, steigt das Risiko bei einer Therapie mit anti-CTLA1-Antikörpern oder einer anti-CTLA4/Anti-PD-1-Kombinationstherapie auf bis zu 10 % an. Bei 80 % kommt es zu einer kortikotropen Insuffizienz, bei 84 % zu einer thyreotropen und bei 76 % zu einer gonadotropen Hypophyseninsuffizienz (de Filette et al. 2019; Faje et al. 2029)

INFO

Der zunehmende Einsatz einer Checkpoint-Inhibitor-Therapie in der Onkologie führt zu vermehrtem Auftreten von Autoimmunhypophysitis, Autoimmunthyreoiditis oder Autoimmunadrenalitis mit der entsprechenden Notwendigkeit einer Hormonsubstitution.

1.6.4 Diagnostik

Klinik

Das **klinische Bild** einer vollständigen oder partiellen Insuffizienz des HVL wird bestimmt durch die Zeichen der jeweils ausgefallenen hypophysären Partialfunktionen.

Grundsätzlich entspricht die Symptomatik des Ausfalls einer einzelnen hypophysären Partialfunktion der Klinik eines Ausfalls des entsprechenden Endorgans (➤ Tab. 1.10; EMA o. J.).

Tab. 1.10 Wichtige Symptome einer HVL-Insuffizienz

Ursache	Symptome
Ausfall der somatotropen Funktion	• Minderwuchs im Kindes- u. Jugendalter • Veränderte Körperzusammensetzung mit reduzierter Muskelmasse u. vermehrter abdomineller Fetteinlagerung • Fettstoffwechselstörung: erniedriges HDL u. erhöhtes LDL • Erhöhtes Arterioskleroserisiko • Reduzierte körperliche Leistungsfähigkeit
Ausfall der gonadotropen Funktion	• Bei der Frau: Oligo-/Amenorrhö, Mammaatrophie, Infertilität • Beim Mann: Infertilität, Libido- und Potenzverlust, kleine u. weiche Testes • Wächserne, bleiche Haut • Verminderte o. fehlende Achsel- u. Schambehaarung • Vermehrte periokuläre u. perorale Fältelung der Haut
Ausfall der thyreotropen Funktion	• Kälteintoleranz • Hautveränderungen: trockene raue Haut, kühle Hände, brüchige Nägel • Neigung zu Gewichtszunahme • Müdigkeit, Lethargie, Wesensveränderung • Ruhebradykardie, Erregungsrückbildungsstörungen im EKG
Ausfall der kortikotropen Funktion	• Bleiche Haut • Schwäche • Müdigkeit, Apathie • Gewichtsverlust • Übelkeit, Erbrechen u. Pseudoperitonismus in Stresssituationen • Hypoglykämie • Hypotonie

Frühsymptome hypothalamisch-hypophysärer Erkrankungen sind Zyklusstörungen oder Amenorrhö bei der Frau sowie Libido- und Potenzverlust beim Mann. **Spätsymptome** können z. B. bedingt sein durch einen raumfordernden Prozess mit Symptomen wie Sehstörungen mit Gesichtsfeldausfällen und Visusminderung.

Das frühzeitige Auftreten von Zyklusstörungen bei der Frau bzw. Libido- und Potenzverlust beim Mann beruht auf der unterschiedlichen Sensitivität der einzelnen Achsen des HVL, z. B. gegenüber einer Kompression durch einen zugrunde liegenden Hypophysentumor, wobei meist zunächst die somatotropen und gonadotropen Partialfunktionen beeinträchtigt sind, während die thyreotropen und kortikotropen Funktionen häufig weniger bzw. später geschädigt werden. Bei der Frau schließt ein normaler, ovulatorischer Zyklus eine HVL-Insuffizienz weitgehend auch für andere Teilbereiche aus. Bei begründetem V. a. den Ausfall einer Hormonachse ist auch eine Überprüfung aller anderen Achsen erforderlich. Das gleichzeitige Vorhandensein von Symptomen eines Diabetes insipidus, d. h. einer Insuffizienz des Hypophysenhinterlappens, weist auf eine primär hypothalamische Erkrankung hin und kommt bei Hypophysentumoren i. d. R. nicht vor.

Biochemische Diagnostik

Bei einem V. a. das Vorliegen einer partiellen oder kompletten HVL-Insuffizienz sollte eine hormonanalytische Diagnostik (➤ Tab. 1.11; Feelders et al. 2013) zur Überprüfung der somatotropen, gonadotropen, thyreotropen und kortikotropen hypophysären Partialfunktionen erfolgen.

Nach schweren Schädel-Hirn-Traumata, nach Hypophysenoperation unabhängig vom Zugangsweg, nach Bestrahlung der Hypophysen oder anderer zerebraler Anteile oder bei einer Therapie mit Checkpoint-Inhibitoren sollte ebenfalls eine endokrinologische Funktionsdiagnostik erfolgen.

Wegweisend für die Funktionsdiagnostik sind pathologisch erniedrigte periphere Hormonwerte der Zielorgane und gleichzeitig inadäquat niedrige oder im Normalbereich liegende hypophysäre trophische Hormone bei sekundärer Insuffizienz (HVL-Insuffizienz). Bei einer primären Endorganinsuffizienz wären die hypophysär trophischen Hormone erhöht (Insuffizienz des Endorgans der peripheren Drüse). Bei der HVL-Insuffizienz muss zwischen einem kompletten Hormonausfall oder einer nur zum Teil eingeschränkten Sekretion der Hypophysenhormone (Partialinsuffizienz) unterschieden werden.

In der Diagnostik sind basale Hormonspiegel nicht ausreichend aussagekräftig (zirkadiane Rhythmik der Hormone, exogene und endogene Einflussfaktoren). Dabei gilt als Faustregel, dass zur Beurteilung der kortikotropen und der somatotropen Achse immer ein jeweiliger Stimulationstest notwendig ist, um die Diagnose der Insuffizienz zu sichern.

Da eine Einschränkung der hypophysären Hormonsekretion sowohl durch hypothalamische Läsionen (bei supraseIlärer Extension) als auch durch eine direkte Schädigung der Hypophyse bedingt sein kann, sind Stimulationstests erforderlich, die auf verschiedenen Ebenen die Hormonsekretion des HVL stimulieren. Diese Funk-

Tab. 1.11 Laborchemische Diagnostik der Hypophyseninsuffizienz

Zu überprüfende Funktion	Diagnostik
Somatotrope Funktion	• Messung des Zielhormons IGF-I • Bestimmung des Hypophysenhormons HGH • Stimulation auf Hypothalamusebene: Insulin-Hypoglykämie-Test („Goldstandard") • Bei Kontraindikation auch andere Stimulationstests, z. B. Ghryvelin-Test o. GHRH-Arginin-Test (aktuell ist die Testsubstanz GHRH in Deutschland nicht verfügbar)
Gonadotrope Funktion	• Messung der Zielhormone am Morgen: Testosteron beim Mann (aufgrund Pulsatilität wiederholte Bestimmung notwendig) u. Östradiol bei der Frau (Zyklusphase u. Alter beachten) • Bestimmung der Hypophysenhormone LH u. FSH • Stimulation auf Hypophysenebene: GnRH-Test (i. d. R. verzichtbar; Indikation: Differenzialdiagnostik des hypothalamischen vs. hypophysären Hypogonadismus) • Stimulation auf Hypothalamusebene; ggf. durch Clomifen
Thyreotrope Funktion	• Messung der Zielhormone: freies Thyroxin (fT_4) u. freies Thyronin (fT_3) • Marker der thyreotropen HVL-Insuffizienz: ein erniedrigtes fT_4 • Bestimmung des Hypophysenhormons TSH (**cave:** bei hypophysärer Genese erniedrigt/paradox normal, bei hypothalamischer Genese ggf. erhöht; kein T4-Substitutionsmarker!) • Stimulation auf Hypothalamusebene: TRH-Test (i. d. R. verzichtbar)
Kortikotrope Funktion	• Messung des Zielhormons Kortisol • Bestimmung des Hypophysenhormons ACTH • Stimulation auf Hypophysenebene: – Insulin-Hypoglykämie-Test: Stimulation auf Hypothalamusebene – ACTH-Test (bei länger bestehender kortikotroper Insuffizienz mit Entwicklung einer NNR-Atrophie) – CRH-Test (selten indiziert; in Deutschland aktuell keine Testsubstanz verfügbar)

tionsuntersuchungen sind insbesondere dann wichtig, wenn sich in den bildgebenden Verfahren kein oder kein eindeutig pathologischer Befund zeigt.

Die Bestimmung der basalen Hormonparameter von Prolaktin, IGF-I, LH, FSH, Sexualhormonen, fT_4, fT_3, TSH, Kortisol werden ergänzt durch einen dynamischen Stimulationstest der kortikotropen Achse, z. B. ein Insulin-Hypoglykämie- oder ein ACTH-Stimulationstest. Diese Diagnostik ist im klinischen Alltag meist diagnostisch ausreichend zur Diagnose einer Hypophysenvorderlappeninsuffizienz.

Der Goldstandard zur Überprüfung der kortikotropen und somatotropen Achse ist der **Insulin-Hypoglykämie-Test.** Bei Kontraindikationen kann zur Überprüfung der somatotropen Achse auch der GHRH-Arginin-Test durchgeführt werden. Verzichtbar sind heutzutage im Allgemeinen der TRH-Test, der GnRH-Test, der GHRH-Test und komplette Releasing-Hormon-Kombinationstests (GHRH plus GnRH plus TRH plus CRH; petersenn et al. 2010). Die Applikation von TRH und/oder GnRH ist außerdem bei Makroadenomen kontraindiziert, da es hierunter in seltensten Fällen zum Hypophysenapoplex kommen kann.

Ein **hormonelles Defizit** kann dem Hypothalamus zugeordnet werden, wenn eine Hormonreaktion in einem Test ausbleibt, der den Hypothalamus einbezieht, die Hormonreaktion aber eintritt, wenn die Hypophyse direkt stimuliert wird. Der wichtigste Test, der den Hypothalamus einbezieht, ist der **Insulin-Hypoglykämie-Test**. Er erlaubt die Beurteilung der Integrität der Hypothalamus-Hypophysen-NNR-Achse und damit der Stressfähigkeit. Dieser Test gehört in die Hand von Spezialisten und sollte nicht durchgeführt werden, wenn die klinischen Symptome der Grunderkrankung im Vordergrund stehen oder wenn Kontraindikationen gegen den Test bestehen (Alter > 65 J., koronare Herzerkrankung, Epilepsie, Diabetes mellitus). Dann reicht zur Orientierung und Einleitung einer Substitutionstherapie oft nur die Bestimmung der basalen Hormonsekretion.

Zu den Möglichkeiten der endokrinen Funktionsdiagnostik der HVL-Insuffizienz auf den verschiedenen Etagen ➤ Tab. 1.9 (Dimopoulou et al. 2014).

Lokalisationsdiagnostik und bildgebende Verfahren

Nach hormonanalytischer Sicherung der Diagnose einer Hypophysenerkrankung, insbesondere einer kompletten oder partiellen HVL-Insuffizienz, muss eine bildgebende Diagnostik, z. B. mittels cMRT mit Kontrastmittel in Dünnschichtung, erfolgen.

Differenzialdiagnostik

Klinische Differenzialdiagnosen sind Symptome einzelner Endorganinsuffizienzen (z. B. Nebennieren, Schilddrüse, Ovar/Hoden).

Auch funktionelle Veränderungen wie z. B. beim Pseudo-Cushing oder isoliert erniedrigte Gonadotropine, z. B. im Rahmen eines funktionellen Übertrainings oder eine Anorexia nervosa, sind zu berücksichtigen.

Im Rahmen einer Verminderung von TBG, CBG oder SHBG zeigen sich erniedrigte periphere Hormonwerte, obwohl die hypophysären Hormone im Normalbereich sind.

In der Akutphase einer schweren Erkrankung kommt es häufig zu einer verminderten TRH-Sekretion mit Abfall der peripheren Schilddrüsenhormone. Oft sind die Patienten hierbei klinisch euthyreot.

1.6.5 Substitutionstherapie

Die Therapie der HVL-Insuffizienz entspricht der Therapie der primären Insuffizienz des jeweiligen Endorgans. Das bedeutet, dass die Zielhormone der Hypophyse, Sexualhormone, Thyroxin und Kortisol (= Hydrocortison), substituiert werden. Im Fall des Wachstumshormons führt man eine direkte Substitution mit dem hypophysären Hormon durch. Prolaktin wird nicht substituiert (**Empfehlungsgrad A;** Fleseriu et al. 2016).

Die Substitutionsbehandlung wird grundsätzlich möglichst nah an den physiologischen Hormonbedarf angepasst. Unter einer Substitutionstherapie mit weiblichen Sexualhormonen ist bei spontanem Wiedereinsetzen der gonadotropen hypophysären Partialfunktion eine Konzeption prinzipiell möglich. Zum genauen Vorgehen der Substitutionstherapie der HVL-Insuffizienz ➢ Tab. 1.12 (Bancos et al. 2012).

Tab. 1.12 Substitutionstherapie bei HVL-Insuffizienz

Insuffizienz	Substitutionstherapie
Somatotrope Insuffizienz	Substitution bei nachgewiesenem Wachstumshormonmangel (mittels Stimulationstest) mit einer Startdosis von 0,2–0,4 mg/d für Patienten ≤ 60. Lj., 0,1–0,2 mg/d für Patienten > 60 J. (**Empfehlungsgrad B;** Fleseriu et al. 2016). Die Dosierung sollte im Verlauf je nach IGF-I-Wert angepasst werden. Wöchentliche Therapie: Somapacitan je nach Vorbehandlung/Alter/Östradiol-therapie 1,0–4,0 mg/Wo. s.c.
Gonadotrope Insuffizienz	• Bei der Frau prämenopausal: zyklische Östradiol/Progesteron-Substitution (z. B. topisch o. oral), Phasenpräparate o. orale Kontrazeptiva • Bei der Frau postmenopausal: Wie bei Frau ohne Hypophyseninsuffizienz, d. h. wie bei einer Hormonersatztherapie mit Östradiol u. Progesteron (wenn Uterus in situ) o. Östradiolmonotherapie (nach Hysterektomie) • Beim Mann: Testosteronsubstitution mit transdermalen Präparaten (Applikation als Gel) o. 1000 mg Testosteronundecanoat i. m. alle 3 Mon. • Bei Kinderwunsch: Therapie mit pulsatil appliziertem GnRH o. mit mehrfachen Injektionen von hCG/FSH
Thyreotrope Insuffizienz	Substitution mit L-Thyroxin, i. d. R. 1–1,6 ± 0,3 µg/kg KG/d p. o. morgens nüchtern (**Empfehlungsgrad B;** Fleseriu et al. 2016). Therapieziel: fT_4 im oberen u. fT_3 im mittleren Normalbereich. Eine Analyse sollte vor der T_4-Einnahme erfolgen. Messungen von TSH bei hypothalamisch-hypophysärer Störung sind nutzlos! Von einer Trijodthyronin-Substitution wird abgeraten (**Empfehlungsgrad B;** Fleseriu et al. 2016).
Kortikotrope Insuffizienz	• Hydrocortison-Substitution mit 15–20 (in Einzelfällen auch 25) mg/d p. o. (**Empfehlungsgrad B;** Fleseriu et al. 2016) mit frühmorgendlicher Einnahme ½ bis ⅔ der Tagesdosis entsprechend der Tagesrhythmik. Aufteilung auf 2–3 Tagesdosen (kurze Halbwertszeit) • Plenadren-Substitution (seit 2011 als Hydrocortison-Präparat mit verzögerte Wirkstofffreisetzung), Einnahme morgens in einer Dosierung von 20–25 mg (Wirkstofffreisetzung ähnlich der physiologischen Kortisol-Tagesrhythmik) • **Cave:** Stressdosisanpassungen zur Vermeidung lebensbedrohlicher Nebennierenkrisen! Notfallausweis!

Für die Substitution mit Hydrocortison gilt „so niedrig wie möglich, so hoch wie nötig", um Nebenwirkungen in Form eines iatrogenen Cushing-Syndroms (mit entsprechenden Komorbiditäten wie Diabetes mellitus Typ 2, Osteoporose, Immunschwäche etc.) einerseits und eine lebensgefährliche Nebennierenkrise andererseits zu vermeiden. Eine Substitutionspause oder -beendigung der notwendigen Hormonsubstitution aus derartigen Bedenken – wie leider immer wieder gesehen – stellt einen Kunstfehler dar und ist für den Patienten vital bedrohlich.

In der Notfallsituation des hypophysären Komas (sog. Nebennierenkrise) ist die sekundäre NNR-Insuffizienz die wichtigste Bedrohung des Patienten und muss sofort durch i. v. Gabe von Hydrocortison (bereits bei Verdacht initiale Gabe von Hydrocortison 50–100 mg i. v. als Kurzinfusion; **Empfehlungsgrad B;** Fleseriu et al. 2016) und Volumensubstitution (z. B. physiologische Kochsalzlösung oder Vollelektrolytlösung) behandelt werden (➢ Tab. 1.13; Biller et al. 2008).

Tab. 1.13 Substitutionstherapie bei Nebennierenkrise (akuter [sekundärer] NNR-Insuffizienz/hypophysärem Koma)

Hormon		Therapieschema
1.	**Hydrocortison**	Initialgabe von Hydrocortison 100–200 mg/24 h während der Intensivpflichtigkeit. Anschließend über mehrere Tage jeweils an den klinischen Verlauf angepasste, schrittweise Reduktion der Dosis (z. B. absteigende Tagesdosen von 100–80–50 mg) u. Umstellung auf orales Substitutionsschema bis auf eine Erhaltungsdosis von 15–25 mg/d bei beschwerdefreiem u. entlassungsfähigem Patienten. Dasselbe Therapieschema wird analog auch bei akuter (sekundärer) NNR-Insuffizienz empfohlen.
2.	**L-Thyroxin**	Bei zeitgleicher NNR-Insuffizienz Substitutionstherapie von Hydrocortison **vor** Beginn der Substitutionstherapie von L-Thyroxin (L-Thyroxin beschleunigt den Kortisolmetabolismus!). Das Myxödemkoma geht mit einer Mortalität von etwa 40–50 % einher. Die optimale Substitutionsstrategie beim Myxödemkoma ist in der Literatur kontrovers: Einzelne Studien zeigen einen möglichen Vorteil einer initialen i. v. Gabe von L-Thyroxin. Bei hypothyreotem Koma initial hoch dosierte Gabe von L-Thyroxin 200–400 µg i. v. als Aufsättigungsbolus (Körpergewicht des Patienten berücksichtigen!) u. anschließende tägliche Substitution zunächst mit ca. 1,5 µg/kg KG. Weitere Dosisanpassung u. Umstellung auf orale Substitution je nach Klinik. Nur bei geriatrischen Patienten u. Patienten mit koronarer Herzkrankheit sollte unter jeweiliger Nutzen-Risiko-Abwägung mit eher niedrigeren Startdosen begonnen werden.
3.	**Sexualhormone, GH**	Kein akuter Substitutionsbedarf

MERKE

Lebensnotwendig ist eine ausreichende Substitution von Hydrocortison und L-Thyroxin.

Die Patienten müssen geschult sein, bei jeder schweren unklaren Belastungssituation (z. B. Magen-Darm-Infekte, fieberhafter Infekt) die 3-fache Tagesdosis Hydrocortison einzunehmen. Ebenso sollte jeder Patient ein Hydrocortison-Notfallset z. B. mit rektalen Hydrocortison-Suppositorien (off-label) und 100 mg Hydrocortison als 2-Kammer-Ampulle verfügbar haben, das er sich im Notfall selbst, von Angehörigen oder auch durch den Notarzt in den lateralen Oberschenkel s. c. spritzen (lassen) kann.

Therapiekontrolle

Eine optimale Substitutionseinstellung sollte initial alle 3–6 Mon. erfolgen. Nach Optimierung der Substitution wird eine jährliche endokrinologische Verlaufskontrolle empfohlen.

Nach einer transsphenoidalen Operation sollte eine Kontrolle der Hypophysenfunktion zunächst etwa 6 Wo. postoperativ durchgeführt werden. Nach einer hypophysären Strahlentherapie kann eine Hypophyseninsuffizienz noch Jahre und teilweise Jahrzehnte später eintreten.

Grundsätzlich muss im Fall einer behandelbaren bzw. behandlungsbedürftigen Ursache einer Hypophyseninsuffizienz diese therapiert werden.

1.6.6 Prognose

Gelegentlich bessert sich eine Hypophysenunterfunktion nach Operation eines Hypophysenadenoms (Dekkers et al. 2008), daher sind regelmäßige endokrinologische Kontrolluntersuchungen und ggf. Auslassversuche sinnvoll. 1–2 J. postinterventionell sind jedoch oftmals keine Veränderungen mehr zu erwarten. In der Regel ist dann eine lebenslange Hormonsubstitution erforderlich.

1.6.7 Sonderfall: Wachstumshormonmangel im Erwachsenenalter

Während dem Wachstumshormonmangel früher nur im Kindesalter Beachtung geschenkt wurde, ist seit zwei Dekaden durch klinische Studien nachgewiesen, dass die Wachstumshormonsekretion auch im Erwachsenenalter umfangreiche metabolische physiologische Funktionen aufweist. Bei gesichertem Wachstumshormonmangel ist die Substitutionstherapie daher auch im Erwachsenenalter indiziert und zugelassen (Molitch et al. 2011).

Die somatotrope und die gonadotrope Achse des HVL fallen bei Erkrankungen der Hypophyse häufig schneller und früher aus als die thyreotrope und kortikotrope Achse. Die Beurteilung der somatotropen Achse durch Bestimmung des Effektorhormons IGF-I sollte Bestandteil einer umfassenden Beurteilung der HVL-Funktion sein. Die A-priori-Wahrscheinlichkeit des Vorliegens eines Wachstumshormonmangels steigt mit der Zahl der übrigen ausgefallenen Hypophysenachsen. Bei ≥ 2 Hypophysenachsenausfällen beträgt die Wahrscheinlichkeit eines Wachstumshormonmangels > 90 %. Wird eine Substitution mit Wachstumshormon im Kontext einer morphologisch fassbaren hypophysären/hypothalamischen Erkrankung erwogen, ist die Indikation zur weiterführenden Diagnostik gegeben (**Empfehlungsgrad A;** Molitch et al. 2011).

Diagnostik

Falls andere Gründe für das Vorliegen eines niedrigen IGF-I-Spiegels wie Malnutrition, Urämie oder hepatische Synthesestörung nicht vorliegen, ist ein unterhalb der Altersnorm liegender Spiegel des IGF-I sehr suggestiv für das Vorliegen eines Wachstumshormonmangels. Die Wahrscheinlichkeit der klinischen Relevanz eines solchen Befunds steigt mit der Zahl der übrigen ausgefallenen Hypophysenachsen. Umgekehrt schließt ein normaler IGF-I-Spiegel das Vorliegen eines Wachstumshormonmangels letztlich nicht aus. Zum Nachweis eines Wachstumshormonmangels im Erwachsenenalter legen die Konsensus-Richtlinien der Growth Hormone Research Society fest, dass beim Ausfall auch anderer Hypophysenachsen ein Stimulationstest zur Beurteilung der Wachstumshormonsekretion empfohlen wird, zum Nachweis eines isolierten Wachstumshormonmangels jedoch zwei Stimulationstests erforderlich sind (**Empfehlungsgrad A;** Molitch et al. 2011). Patienten, die im Kindesalter zum Erreichen einer adäquaten Endgröße mit Wachstumshormon behandelt wurden, müssen vor Fortsetzung der Therapie im Erwachsenenalter erneut mittels eines Stimulationstests untersucht werden, falls dem Wachstumshormonmangel keine irreversible Ursache zugrunde liegt (**Empfehlungsgrad A;** Molitch et al. 2011).

Wahl des Stimulationstests

Der Stimulationstest 1. Wahl ist wegen der weltweit breitesten Validierung der **Insulin-Hypoglykämie-Test.** Bei diesem Test wird Insulin in einer Dosierung von 0,15 IE/kg KG i. v. injiziert. Dies führt über eine α-adrenerge Stimulation zu einem Anstieg von Wachstumshormon. Als Alternative oder bei Kontraindikationen gegen den Insulin-Hypoglykämie-Test (z. B. koronare Herzkrankheit, fortgeschrittene Insulinresistenz/Diabetes mellitus Typ 2, bekannte Epilepsie) wird der kombinierte GHRH-Arginin-Test empfohlen (**Empfehlungsgrad A;** Molitch et al. 2011), bei fehlender Verfügbarkeit kann auch ein Glukagon-Test erwogen werden (**Empfehlungsgrad B;** Molitch et al. 2011). Beim GHRH-Arginin-Test werden dem Patienten 30 g Arginin-Hydrochlorid und 50 µg GHRH i. v. injiziert. Es kommt somit über die Inhibition der Somatostatinsekretion zu einem hypophysären Anstieg von GH. Ein kompletter Wachstumshormonmangel liegt vor bei einem GH-Anstieg < 11 ng/ml bei einem BMI von 22–25 kg/m^2, < 8 ng/ml bei einem BMI von 26–29 kg/m^2 und < 4 ng/ml bei einem BMI > 30 kg/m^2.

Ein neueres Testverfahren ist der sog. Ghryvelin-Test, in Deutschland ist der Test seit Juni 2022 zugelassen. Er hat eine Spezifität von 96 % und eine Sensitivität von 92 %. Eingesetzt wird die Testsubstanz Macimorelin, ein synthetischer Wachstumshormon-Sekretagogum-Rezeptor-Agonist/Ghrelin-Mimetikum. Vor Testbeginn sollte der Patient mind. 8 h nüchtern gewesen sein und innerhalb der letzten 24 h keinen Sport betrieben haben. Es erfolgt eine p. o. Gabe von Macimorelin in der Dosierung 0,5 mg/kg KG als Suspension. 1 Beutel enthält 60 mg Macimorelin. Der Test dauert ca. 90 min. Eine GH-Analyse erfolgt nach 0, 45, 60 und 90 min. Die Testinterpretation ist anders als alternative Verfahren alters-, BMI- und geschlechtsunabhängig. Ein GH-Anstieg > 2,8 ng/ml schließt einen Wachstumshormonmangel aus (Garcia et al. 2021; Garcia et al. 2018).

Andere Stimulationstests, wie z. B. der Clonidin- oder der L-Dopa-Test, haben sich bei Erwachsenen nicht als suffiziente GH-Stimuli erwiesen (Biller et al. 2002). Da Glukose und Nahrungsaufnahme die Wachstumshormonsekretion supprimieren, müssen die Stimulationstests ausnahmslos am nüchternen Patienten durchgeführt werden. Die dynamische GH-Funktionsdiagnostik sollte erst dann erfolgen, wenn über mind. 3 Mon. eine stabile und adäquate Substitution aller übrigen ausgefallenen Hypophysenachsen besteht.

Aufgrund vielfältiger nachgewiesener günstiger Effekte und der nachgewiesenen Sicherheit ist die Wachstumshormonsubstitution bei Erwachsenen zugelassen (Molitch et al. 2011). Trotz adäquater Substitution der übrigen Hypophysenachsen besteht bei einem Wachstumshormonmangel eine Verminderung der Muskelmasse, eine Vermehrung des v. a. viszeralen Fettgewebes, eine reduzierte Sauerstoffaufnahmekapazität, eine in neuropsychologischer Testung eingeschränkte Leistungsfähigkeit sowie eine mithilfe psychometrischer Skalen erfassbare Verminderung der Lebensqualität. Langfristig kann ein Wachstumshormonmangel auch zu einer Osteopenie führen.

Therapie

Eine Wachstumshormonsubstitution führt zu einer Verschiebung der Körperzusammensetzung hin zu mehr Muskelmasse und weniger viszeralem Fettgewebe, beeinflusst den Cholesterinstoffwechsel günstig, verbessert die körperliche Leistungsfähigkeit und führt mittelfristig zu einer Zunahme der Knochendichte. Eine im unbehandelten Zustand nachweisbare Hypohydratation wird durch die Wachstumshormonsubstitution ausgeglichen. Dieses Phänomen kann initial zu überschießenden Effekten und dadurch zu Nebenwirkungen führen: Als Symptome der Flüssigkeitsretention zu Beginn der Wachstumshormonsubstitution kommt es gehäuft zu Ödemen oder Arthralgien.

Die für den individuellen Patienten erforderliche **Dosierung** kann anhand von Körperoberfläche oder Körpergewicht nicht angemessen beurteilt werden. Daher ging man dazu über, diese Dosierung einschleichend individuell zu titrieren (**Empfehlungsgrad A;** Molitch et al. 2011). Als Orientierungshilfe kann dienen, dass analog zur physiologischen Sekretion Gesunder der Bedarf an Wachstumshormon mit fortschreitendem Alter abnimmt. Zum Erreichen gleicher therapeutischer Effekte und zum Anheben des IGF-I-Spiegels in den mittleren Normalbereich brauchen Frauen meist höhere Dosen als Männer. Dies ist auch darauf zurückzuführen, dass bei oraler Östrogenapplikation durch den hepatischen First-Pass-Effekt die IGF-I-Produktion kompromittiert wird, während die transdermale Östrogenapplikation die IGF-I-Produktion fördert.

Die Wachstumshormonsubstitution wird durch abendliche s. c. Injektionen vorgenommen, wodurch das physiologische Sekretionsmuster mit einem Maximum der Ausschüttung während der Schlafstunden nachgeahmt wird.

Ziel der Therapie ist eine Besserung der klinischen Symptomatik. Zur Vermeidung einer Überdosierung mit den Folgen analog einer Akromegalie wird die Therapie durch Messung des IGF-I-Spiegels biochemisch überwacht. Ziel ist es, diesen an die 50. Perzentile der Altersnorm zu titrieren. Spiegel oberhalb der 90. Perzentile der Altersnorm müssen vermieden werden. Die individuelle Dosierung orientiert sich am klinischen Effekt der Behandlung und am IGF-I-Spiegel. Die einschleichende Dosierung beginnt je nach Alter i. d. R. mit 0,1–0,4 mg/d. Anhand von Kontrollen des IGF-I-Spiegels in Abständen von 4–8 Wo. wird die Dosis langsam um 0,1–0,4 mg pro Schritt gesteigert, mit dem Ziel des Erreichens eines normalen IGF-I-Spiegels (**Empfehlungsgrad B;** Molitch et al. 2011). Da Wachstumshormon ein diabetogenes Hormon ist, sollte v. a. nach Einleitung einer Wachstumshormonsubstitution der Glukosestoffwechsel überwacht werden, um die Manifestierung eines Diabetes mellitus nicht zu übersehen. Mittelfristig kann die Wachstumshormonsubstitution bei adipösen Patienten durch Reduktion v. a. des viszeralen Fetts dann zu einer Verbesserung der Insulinsensitivität führen.

Seit 2018 ist Somapacitan von der EMA als wöchentliches Wachstumshormon-Depotpräparat zugelassen. Das Präparat wird s. c. injiziert, die Dosierung variiert je nach Vorbehandlung, Alter und Geschlecht zwischen 1,0 und 4,0 mg/Wo. Die bisherigen Daten zeigen eine ähnliche Wirksamkeit und Sicherheit von Somapacitan bei Kindern und Erwachsenen zu anderen GH-Formulierungen, die täglich injiziert werden müssen (Mameli et al. 2023; Bidlingmaier et al. 2022).

Kontraindikationen

Aktive maligne Erkrankungen sind Kontraindikationen einer Wachstumshormonsubstitution (**Empfehlungsgrad A;** Molitch et al. 2011). Proliferative oder präproliferative Retinopathien sind eine weitere Kontraindikation. Jenseits des 1. Trimenons einer Schwangerschaft ist die Gabe von rekombinantem Wachstumshormon nicht indiziert, da durch die Plazenta ein (lediglich in 13 der 191 Aminosäuren von der hypophysären Variante abweichendes) Wachstumshormon produziert wird. Das plazentare Wachstumshormon (hGH-V) wird kontinuierlich (nicht pulsatil) vom Synztiotrophoblasten sezerniert und aktiviert die Wachstumshormonrezeptoren.

1.7 ADH-Mangel (Diabetes insipidus centralis)

1.7.1 Definitionen, Ursache und Pathogenese

Ein Diabetes insipidus centralis ist in mehr als zwei Drittel der Fälle erworben und entsteht als Folge einer Störung im Bereich des Hypophysenhinterlappens in der Sella turcica oder des Hypothalamus (sekundärer Diabetes insipidus), bedingt durch eine verminderte Sekretion des antidiuretischen Hormons (ADH, *Syn.:* AVP, Vasopressin).

Die Ursachen sind mannigfaltig. Beschrieben sind inzwischen > 280 krankheitsverursachende Mutationen, die das AVP2-Protein, den AVP-V2-Rezeptor oder das Aquaporin 2 (AQP2) betreffen (Angelousi et al. 2023).

Die Ursachen lassen sich einteilen in posttraumatische oder postoperative Störungen, benigne oder maligne Raumforderungen einschließlich Metastasen und Leukämien, entzündliche oder granulomatöse Erkrankungen (Hypophysitis, Enzephalitis, Sarkoidose, Langerhans-Zell-Granulomatose [Histozytose X], Neurobrucellose) oder Gefäßerkrankungen (Aneurysma, Infarkte).

Insbesondere bei Kraniopharyngeomen ist der Diabetes insipidus häufig ein Frühsymptom.

Ein Diabetes insipidus centralis entsteht erst, wenn > 80 % der AVP-sezernierenden hypothalamischen Neurone ausgefallen sind. Die auch als neurogener oder hypothalamischer Diabetes insipidus (DI) bezeichnete Erkrankung ist mit einer Prävalenz von etwa 1 : 25.000 selten und betrifft beide Geschlechter gleich häufig. Der Vasopressin-Mangel kann absolut oder relativ sein (Angelousi et al. 2023).

1.7.2 Diagnostik

Anamnese und Klinik

Die Polyurie mit erheblichen Wasserverlusten (oft 10–20 l/d), die insbesondere bei Diabetes insipidus centralis auftritt, stimuliert das Durstgefühl und bewirkt so eine kompensatorische Steigerung der Wasseraufnahme (Polydipsie). Leitsymptome des AVP-Mangels bzw. der AVP-Resistenz sind somit die persistierende Polyurie und ihre konstanten Begleiter Durst und vermehrtes Trinken (imperatives Durstgefühl). Nahezu immer ist die Nachtruhe durch eine Nykturie gestört.

Bei Patienten mit idiopathischem Diabetes insipidus mit normaler MRT-Morphologie der Sellaregion ist die HVL-Funktion i. d. R. normal. Bei sekundärem Diabetes insipidus können zusätzlich Visusminderungen, Gesichtsfeldausfälle, Augenmuskellähmungen oder eine begleitende HVL-Insuffizienz in Abhängigkeit von der morphologischen Ausdehnung der Läsion auftreten.

Biochemische Diagnostik

Suchtest

Als Such- bzw. Ausschlussdiagnostik wird die Messung des Harnvolumens und der Trinkmenge über eine oder zwei 24-h-Perioden nach Absetzen diuretischer oder antidiuretischer Medikation für mind. 2 d empfohlen sowie die ein- oder zweimalige Bestimmung von Plasma-Osmolalität und Na^+ im Serum und im Urin. Diese Serum-Parameter sind bei einem Diabetes insipidus morgens zu hoch normalen Konzentrationen verschoben. Eine Hypernatriämie weist auf einen Diabetes insipidus hypersalaemicus hin. Besteht eine hypotone Polyurie (Harnvolumen > 40–50 ml/kg/24 h, spezifisches Gewicht < 1005 g/l bzw. Urin-Osmolalität < 100 mosmol/kg bzw. inadäquat niedrige Urin- zu Plasma-Osmolalität) und liegen keine anderen offensichtlichen Ursachen für die Polyurie wie Hyperglykämie, Hypokaliämie, Hyperkalzämie, chronisch polyurische Nierenerkrankung oder die polyurische Phase einer akuten Nierenschädigung o. Ä. vor, sollte eine weiterführende (stationäre) Diagnostik erfolgen (Loh, Verbalis 2008; Lamas et al. 2014).

Durstversuch mit anschließender AVP-Gabe

Im Durstversuch werden AVP-Freisetzung und -Wirkung indirekt überprüft. Der Durstversuch ist einfach und hat den Vorteil, dass er in jedem Krankenhaus preiswert durchgeführt werden kann. Der Durstversuch beginnt unter stationären Bedingungen mit einer Flüssigkeitsrestriktion ab 24 Uhr. Ab 6 Uhr morgens werden in 2-stündigen Abständen Harnmenge, Urin-Osmolalität, Körpergewicht, Blutdruck und Puls gemessen sowie zu Beginn und gegen Ende des Tests die Plasma-Osmolalität, Na^+ und, wenn möglich, ADH oder Copeptin im Serum. Eine ständige Überwachung des Patienten ist während des Durstversuchs erforderlich, da Patienten mit einem Diabetes insipidus sehr schnell ein bedrohliches Flüssigkeitsdefizit entwickeln können und um eine Flüssigkeitskarenz sicherzustellen. Der Test muss abgebrochen werden, wenn Patienten > 3–4 % des Körpergewichts verloren haben, es zu hypotensiven Blutdruckwerten kommt oder wenn das Durstgefühl nicht mehr erträglich wird.

Bei gesunden Menschen konzentriert sich der Urin nach etwa 12–16 h Flüssigkeitsentzug auf ca. 900–1200 mosmol/kg, wohingegen Patienten mit komplettem Diabetes insipidus centralis ihren Urin meist nur auf weniger als 250 mosmol/kg konzentrieren können. Bei Patienten mit einer primären Polydipsie ist das maximale Urinkonzentrationsvermögen auf etwa 450–700 mosmol/kg eingeschränkt. Eine Abnahme der Hypertonizität des Nierenmarks, wahrscheinlich als Folge eines Anstiegs des medullären Blutflusses, wird für diesen Verlust an Urinkonzentrationskapazität verantwortlich gemacht.

Mit dem Durstversuch und der Messung der Urin-Osmolalität gelingt es deshalb nicht immer, Patienten mit partiellem Diabetes insipidus centralis und Patienten mit primärer Polydipsie eindeutig voneinander abzugrenzen. Nur bei Patienten mit Diabetes insipidus centralis steigt nach Gabe von exogenem Desmopressin (4 µg DDAVP i. v.) die Urin-Osmolarität weiter an. Ein Defekt der AVP-Sekretion kann angenommen werden, wenn exogenes DDAVP die Urin-Osmolalität um > 10 % nach Durst stimuliert. Patienten mit komplettem Diabetes insipidus centralis zeigen einen mittleren Anstieg von 168 ± 13 mosmol/kg auf 445 ± 52 mosmol/kg (Anstieg um 180 ± 41,4 %), Patienten mit primärer Polydipsie und Normalpersonen zeigen dagegen am Ende des Durstversuchs nach DDAVP-Gabe keinen weiteren Anstieg der Urin-Osmolalität. Eine weitergehende Diagnostik ist nur in Einzelfällen erforderlich (Loh, Verbalis 2008).

Lokalisationsdiagnostik

Zur Lokalisationsdiagnostik ist für die Darstellung der Hypothalamus-Hypophysen-Region eine Kernspintomographie die Bildgebung der 1. Wahl. Der intakte Hypophysenhinterlappen stellt sich in der T1-gewichteten Spin-Echo-Sequenz stets hyperintens als Hot Spot dar. Regenerate des Hinterlappens bzw. AVP-sezernierender Neurone nach Hypophysektomie oder Hypophysenstielabriss lassen sich gelegentlich im Bereich der Eminentia mediana aufgrund ihrer Hyperintensität im T1-gewichteten Bild nachweisen.

Differenzialdiagnose des Diabetes insipidus

Eine neurotisch bedingte primäre Polydipsie (Dipsomanie, Potomanie) ist gelegentlich mit anderen somatoformen Störungen assoziiert. Patienten mit primärer Polydipsie haben oft keine Nykturie. Bei organischen Läsionen im Bereich des Durstzentrums, z. B. bei Sarkoidose, ist eine primäre Polydipsie eine Rarität.

Eine AVP-Resistenz (nephrogener Diabetes insipidus) ist selten. Man unterscheidet zwischen angeborener und erworbener Endorganresistenz gegenüber AVP. Beim hereditären nephrogenen Diabetes insipidus unterscheidet man zwischen einer x-chromosomalen und einer autosomal-rezessiven Variante.

Beim nephrogenen Diabetes insipidus kommt es in der polyurischen Phase der akuten tubulären Nekrose zur Abnahme der medullären Hypertonizität und damit zur reduzierten ADH-induzierten Rückdiffusion. Therapeutisch werden Thiaziddiuretika oder Amilorid eingesetzt.

Häufiger ist eine erworbene ADH-Resistenz. Ursache kann eine langjährige Lithiumtherapie sein. Hier führt eine Abnahme ADH-abhängiger Faktoren zur Insertion von Aquaporin 2 in die luminale Zellmembran der Prinzipalzellen der Niere. Es wird weniger Wasser aus dem Sammelrohr resorbiert.

1.7.3 Therapie

Bei Patienten mit Diabetes insipidus centralis substituiert man das ausgefallene Hormon durch Gabe des Vasopressin-Analogons Desmopressin. Die Applikation erfolgt entweder intranasal oder oral (Oiso et al. 2013). DDAVP (1-Desamino-8-D-Arginin-Vasopressin, Minirin) bindet nur an den antidiuretischen V_2-AVP-Rezeptor und hat deshalb keine pressorischen Nebenwirkungen. Bedingt durch die fehlende α-Aminogruppe weist DDAVP auch im Vergleich zu AVP eine deutlich verlängerte Halbwertszeit (ca. 2–3 h) auf. Die Bioverfügbarkeit nach intranasaler Gabe beträgt etwa 10 %, nach oraler Gabe 1 %. 10 µg DDAVP intranasal, 1 µg DDAVP i. v. und 200 µg p. o. verhalten sich klinisch in etwa gleichwertig, allerdings mit großen individuellen Schwankungen.

Die antidiuretische Wirkung einer intranasalen Gabe von 10–20 µg hält ungefähr 10 h an, bei manchen Patienten aber auch deutlich länger (bis zu 24 h). Die Dosierung kann deshalb im Einzelfall nicht vorausgesagt werden. Die Wirkdauer beim jeweiligen Patienten lässt sich leicht anhand des Wiederauftretens von hypotoner Polyurie und Polydipsie feststellen.

Bei der oralen DDAVP-Substitution werden Tabletten mit 0,1–0,2 mg 1–2 ×/d oder Schmelztabletten mit 60 µg/120 µg bis 240 µg (Lyophilisat) 1–2 ×/d eingesetzt.

Ein Diabetes insipidus bei postoperativen oder parenteral ernährten Patienten kann i. m. mit 2 µg Desmopressin (½ Ampulle Minirin) 1–2 ×/d behandelt werden. Schwangerschaft und Laktation sind keine Kontraindikation für physiologische „Substitutionsdosen“ von DDAVP.

Hydrocortison ist ein Regulator der Vasopressin-Sekretion und stimuliert die Nierendurchblutung. Die Erstsubstitution einer NNR-Insuffizienz kann einen partiellen Diabetes insipidus demaskieren. Bei Höhersubstitution einer bekannten NNR-Insuffizienz kann sich daher die Diurese erhöhen.

1.8 Syndrom der inappropriaten (inadäquaten) Überproduktion von ADH (SIADH)

1.8.1 Pathogenese

Eine Hyponatriämie im Rahmen des Syndroms der inappropriaten (inadäquaten) Überproduktion von AVP (SIADH) kann folgende Ursachen haben: paraneoplastische Syndrome, neurochirurgische Operationen, Schädel-Hirn-Traumata, Subarachnoidalblutungen, Meningitiden, Einnahme von Medikamenten (z. B. Carbamazepin, Vincristin, Cyclophosphamid, Chlorpropamid), Beatmung mit erhöhtem Druck.

Eine transiente Hyponatriämie nach neurochirurgischen Eingriffen tritt laut Literatur bei bis zu 65 % aller Patienten auf. Ursachen sind neben dem SIADH eine hypovolämische Hyponatriämie einschließlich des Cerebral-Salt-Wasting-Syndroms, medikamentös bedingte Hyponatriämie, Verdünnungshyponatriämie durch Infusionen sowie unklare Mischbilder.

Ebenso kann es unmittelbar nach Hypophysenoperationen, z. B. durch mechanische Manipulation, zu einer traumatischen Freisetzung von ADH aus dem Hypophysenhinterlappen und damit zu einem transienten SIADH kommen.

1.8.2 Diagnostik

- In der Differenzialdiagnostik der Hyponatriämie müssen im jeweiligen klinischen Kontext euvolämische/mäßig hypervolämische Formen (z. B. SIADH), hypervolämische Formen (z. B. Herzinsuffizienz/Leberzirrhose) und hypovolämische Formen (z. B. Cerebral-Salt-Wasting-Syndrom) voneinander abgegrenzt werden.
- Beim SIADH findet sich typischerweise eine niedrige Plasma-Osmolalität < 275 mOsm/kg bei einer zeitgleich inadäquat hohen Urin-Osmolalität > 100 mOsm/kg. Serum-Kreatinin und -Harnsäure sind niedrig. Eine normale Serum-Natriumkonzentration schließt ein SIADH i. d. R. aus (Spasovski et al. 2014).

- Die Konstellation Hyponatriämie/Hypoosmolalität, inadäquat hohe Urin-Osmolalität, niedrige Serum-Kreatinin- und -Harnsäurewerte erlaubt im klinischen Alltag meist ohne ADH-Bestimmung die Diagnose SIADH.

1.8.3 Ursachen

Häufige Ursachen der Hyponatriämie in der differenzialdiagnostischen Abgrenzung zum SIADH sind je nach klinischer Situation exzessive freie Flüssigkeitszufuhr durch Infusionen, Desmopressin-Überdosierung, nicht adäquat substituierte NNR-Insuffizienz oder Hypothyreose, Cerebral-Salt-Wasting-Syndrom, Pseudohyponatriämie und eine psychogene Polydipsie (Spasovski et al. 2014). Die häufigsten Ursachen einer hypovolämen Hyponatriämie sind Erbrechen, Diarrhö, Blutung, Aldosteronmangel, Diuretika-Therapie, dekompensierte Herzinsuffizienz oder Leberzirrhose. Beim zerebralen Salzverlustsyndrom sind die Patienten klinisch hypovoläm und bessern sich nach Gabe von isotoner Kochsalzlösung.

Die häufigsten Ursachen einer euvolämen Hyponatriämie sind in ➤ Tab. 1.14 zusammengefasst.

Tab. 1.14 Ursachen eines SIADH (euvoläme Hyponatriämie)

Medikamente	• Stimulation der Vasopressin-Ausschüttung o. Wirkverstärkung, z. B. – Chlorpropamid (Sulfonylharnstoff) – Antidepressiva: selektive Serotonin-Wiederaufnahme-Hemmer (z. B. Escitalopram), trizyklische Antidepressiva (z. B. Amitriptylin, Doxepin), tetrazyklische Antidepressiva (Mirtazapin), selektive Serotonin-Noradrenalin-Wiederaufnahmehemmer (Venlafaxin, Duloxetin) – Neuroleptika: Carbamazepin, Oxcarbazepin • Zytostatika, z. B. – Vincristin – Cyclophosphamid • Vasopressin u. -analoga – Desmopressin – Oxytocin – Vasopressin • Diuretika (z. B. HCT, Xipamid)
Malignome	• Karzinome – Bronchialkarzinome (v. a. kleinzelliges BCA) – Oropharynxkarzinome – Ösophaguskarzinome – Pankreaskarzinome – Karzinome des Urogenitaltrakts • Lymphome • Sarkome • Mesotheliome
Pulmonale Erkrankungen	• Infektionserkrankungen (z. B. Pneumonie, Aspergillose, Tuberkulose) • Obstruktive Lungenerkrankungen (Asthma, COPD) • Mukoviszidose • Überdruckbeatmung
ZNS-Erkrankungen	• Infektionen – Enzephalitis – Meningitis • Zerebrale Blutungen (z. B. SAB) • Schädel-Hirn-Trauma (SHT) • Hirntumoren • Andere – Multiple Sklerose – Guillain-Barré-Syndrom – SLE – Senile Atrophie
Andere	• Idiopathisch • Transitorisch – Schmerz – Nausea – Marathon – Narkose • AIDS • Chronische Entzündungen • Hereditär (z. B. Mutation des V2-Rezeptors) • Postoperativ, z. B. nach Hypophysen-OP • Unzureichend substituierte sekundäre Nebennierenrindeninsuffizienz • Primäre Hypothyreose

MERKE

Bei einer euvolämen Hyponatriämie immer an ein SIADH denken. Differenzialdiagnosen umfassen einen Hypokortisolismus, eine schwere Hypothyreose oder die Einnahme wasserretinierender Substanzen.

Differenzialdiagnosen

Eine wichtige Differenzialdiagnose ist die primäre Polydipsie. Hier besteht durch übermäßige Flüssigkeitszufuhr meist ein gesteigertes Durstgefühl mit Polydipsie und sekundärer Polyurie. Als Ursache kommen psychiatrische Erkrankungen wie z. B. paranoide Schizophrenie, Manie oder Anorexia nervosa infrage, die auch medikamentös mitbedingt sein können (Xerostomie durch anticholinerg wirksame Substanzen).

Zur Differenzialdiagnose zwischen primärer Polydipsie und Diabetes insipidus centralis/renalis gewinnt die Copeptin-Bestimmung zunehmend an Bedeutung. Die Bioprobengewinnung ist um vieles einfacher, u. a., da Copeptin auch bei Raumtemperatur stabil ist. Das Verfahren zeigt schon heute eine hohe Spezifität (Biller et al. 2002). Niedrige Copeptin-Werte nach einer transsphenoidalen Operation deuten auf einen postoperativen Diabetes insipidus centralis hin (Winzeler et al. 2015). In diesem Test erfolgt eine Infusion mit hypertoner Kochsalzlösung in Verbindung mit der Messung von Plasma-AVP oder Plasma-Copeptin.

Das zerebrale Salzverlustsyndrom (Cerebral-Salt-Wasting-Syndrome, CSWS) bezeichnet das gemeinsame Vorkommen von Hyponatriämie, Hypovolämie und inadäquat hoher Natriurese >20 mmol/l bei Patienten mit akuten Gehirnerkrankungen/nach neurochirurgischen Eingriffen. Im Gegensatz zum SIADH sind die Patienten beim CSWS hypovolämisch (Spasovski et al. 2014). Das

CSWS wird u. a. bei Patienten mit Subarachnoidalblutungen beobachtet. Die Kenntnis dieses pathogenetisch noch unklaren Syndroms ist für die Differenzialtherapie der Hyponatriämie auf der neurochirurgischen Intensivstation erforderlich. Möglicherweise liegen Mischbilder von SIADH, gefolgt/begleitet von Hypovolämie oder auch begleitende renal-tubuläre Läsionen vor, die zu einem Salzverlust führen.

Entscheidend für die Differenzialdiagnose CSWS/SIADH ist, dass im Gegensatz zum SIADH-Patienten die Patienten mit CSWS stets hypovolämisch sind (zentraler Venendruck < 5 cmH_2O). Eine Wasserrestriktion wäre beim CSWS kontraindiziert, da die Patienten eine Therapie mit physiologischer oder hypertoner Kochsalzlösung benötigen (Spasovski et al. 2014).

1.8.4 Therapie

Indikation: Die Gefährdung besteht durch niedrige Serum-Natriumkonzentration und niedrige Serum-Osmolalität, die je nach Ausprägung aufgrund des drohenden Hirnödems zu Symptomen wie Übelkeit, Verwirrung, Epilepsie bis hin zum Koma führen können. Es muss daher eine Therapie erfolgen mit dem Ziel der Normalisierung von Serum-Natriumkonzentration und -Osmolalität, wobei eine zu rasche Anhebung des Serum-Natriums unbedingt zu vermeiden ist (Spasovski et al. 2014).

Die Therapie des SIADH erfolgt primär durch die **Restriktion der Flüssigkeitszufuhr** auf etwa 750–1000 ml/24 h. Tägliche Gewichtskontrollen dienen der Vermeidung von Dehydratation oder Flüssigkeitsretention. In vielen Fällen ist allein durch die Flüssigkeitsrestriktion ein gutes Therapieergebnis sicher zu erreichen. Bei akutem SIADH wird eine medikamentöse Therapie mit einem oralen Vasopressin-V_2-Antagonisten (z. B. Tolvaptan) aufgrund des aktuellen Risiko-Nutzen-Profils nicht empfohlen (Spasovski et al. 2014). Bei der chronischen Form ist der Vasopressin-V_2-Antagonist Tolvaptan die Therapie der 1. Wahl. Der Therapiebeginn sollte in niedrigster Dosierung im stationären Umfeld erfolgen. Innerhalb der ersten 24 h sollte aufgrund der Gefahr einer pontinen Myelinolyse der Natriumwert nur maximal um 10–12 mmol/l ansteigen.

Bei ektoper/paraneoplastischer ADH-Sekretion (z. B. beim kleinzelligen Bronchialkarzinom) steht zusätzlich die Behandlung der Grunderkrankung im Vordergrund.

INFO

Die medikamentöse Therapieeinleitung mit oralen Vasopressin-V2-Antagonisten sollte aufgrund der Gefahr eines zu schnellen Natriumanstiegs immer im stationären Umfeld erfolgen.

LEITLINIEN

Beck-Peccoz P, Lania A, Beckers A et al.: 2013 European Thyroid Association Guidelines for the Diagnosis and Treatment of Thyrotropin-Secreting Pituitary Tumors. Eur Thyroid J 2(2) (2013) 76.

Casanueva FF, Molitch ME, Schlechte JA et al.: Guidelines of the Pituitary Society for the diagnosis and management of prolactinomas. Clin Endocrinol (Oxf) Aug; 65(2) (2006) 265–273.

Cozzi R, Simona Auriemma R, De Menis Eet al.: Italian Guidelines for the Management of Prolactinomas. Endocr Metab Immune Disord Drug Targets. 23(12) (2023) 1459–1479.

Deutsche Gesellschaft für Endokrinologie e. V. (DGE): S2k-Leitlinie „Diagnostik und Therapie klinisch hormoninaktiver Hypophysentumoren". Stand: 20.12.2019. Version 1.1. AWMF-Reg.-Nr 089-002 (2019). https://register.awmf.org/de/leitlinien/detail/089-002.

Fleseriu M, Auchus R, Bancos I et al.: Consensus on diagnosis and management of Cushing's disease: a guideline update. Lancet Diabetes Endocrinol. Dec;9(12) (2021a) 847–875.

Fleseriu M, Biller BMK, Freda PU et al.: A Pituitary Society update to acromegaly management guidelines. Pituitary. Feb;24(1) (2021b) 1–13.

Fleseriu M, Hashim IA, Karavitaki N et al.: Hormonal Replacement in Hypopituitarism in Adults: An Endocrine Society Clinical Practice Guideline. J Clin Endocrinol Metab 101 (2016) 3888.

Freda PU, Beckers AM, Katznelson L et al.: Endocrine Society: Pituitary incidentaloma: an endocrine society clinical practice guideline. J Clin Endocrinol Metab Apr;96(4) (2011) 894–904.

Galland F, Vantyghem MC, Cazabat L et al.: Management of nonfunctioning pituitary incidentaloma Prise en charge des incidentalomes hypophysaires non fonctionnels. Annales d'Endocrinologie 76 (2015) 191–200.

Giustina A, Barkan A, Chanson P et al.; Pituitary Society; European Neuroendocrine Association: Guidelines for the treatment of growth hormone excess and growth hormone deficiency in adults. J Endocrinol Invest Sep;31(9) (2008) 820–838.

Giustina A, Biermasz N, Casanueva FF et al.: Acromegaly Consensus Group. Consensus on criteria for acromegaly diagnosis and remission. Pituitary. Feb;27(1) (2024) 7–22. doi: https://doi.org/10.1007/s11102-023-01360-1. Epub 2023 Nov 3. Erratum in: Pituitary. 2023 Dec 6;

Katznelson L, Atkinson JL, Cook DM et al.; American Association of Clinical Endocrinologists: American Association of Clinical Endocrinologists medical guidelines for clinical practice for the diagnosis and treatment of acromegaly – 2011 update. Endocr Pract Jul–Aug; 17 Suppl 4 (2011) 1–44.

Katznelson L, Laws ER Jr., Melmed S et al.: Acromegaly: An Endocrine Society Clinical Practice Guideline. J Clin Endocrinol Metab 99(11) (2014) 3933–3951.

Korbonits M, Blair JC, Boguslawska A et al.: Consensus guideline for the diagnosis and management of pituitary adenomas in childhood and adolescence: Part 1, general recommendations. Nat Rev Endocrinol. Feb 9 (2024a). doi: https://doi.org/10.1038/s41574-023-00948-8.

Korbonits M, Blair JC, Boguslawska A et al.: Consensus guideline for the diagnosis and management of pituitary adenomas in childhood and adolescence: Part 2, specific diseases. Nat Rev Endocrinol. Feb 9 (2024b).

Lamas C, del Pozo C, Villabona C: Clinical guidelines for management of diabetes insipidus and syndrome of inappropriate antidiuretic hormone secretion after pituitary surgery. Endocrinología y Nutrición (English Edition), 61(4) (2014) e15–e24.

Melmed S, Casanueva FF, Hoffman AR et al.: Diagnosis and treatment of hyperprolactinemia: an Endocrine Society clinical practice guideline. J Clin Endocrinol Metab 96(2) (2011) 273–288.

Melmed S, Colao A, Barkan A et al.; Acromegaly Consensus Group: Guidelines for acromegaly management: an update. J Clin Endocrinol Metab May; 94(5) (2009) 1509–1517.

Molitch ME, Clemmons DR, Malozowski S et al.; Endocrine Society: Evaluation and treatment of adult growth hormone deficiency: an Endocrine Society clinical practice guideline. J Clin Endocrinol Metab Jun;96(6) (2011) 1587–1609.

Nieman LK, Biller BM, Findling JW et al.: The diagnosis of Cushing's syndrome: an Endocrine Society Clinical Practice Guideline. J Clin Endocrinol Metab May;93(5) (2008) 1526–1540.

Nieman LK, Biller BM, Findling JW et al.: Treatment of Cushing's Syndrome: An Endocrine Society Clinical Practice Guideline. J Clin Endocrinol Metab Aug;100(8) (2015) 2807–2831

Petersenn S, Fleseriu M, Casanueva FF et al.: Diagnosis and management of prolactin-secreting pituitary adenomas: a Pituitary Society international Consensus Statement. Nat Rev Endocrinol. Dec;19(12) (2023) 722–740.

Spasovski G, Vanholder R, Allolio B et al.: Clinical practice guideline on diagnosis and treatment of hyponatraemia. Eur J Endocrinol 170(3) (2014) G1–G47.

LITERATUR

Agustsson TT, Baldvinsdottir T, Jonassson JG et al.: The epidemiology of pituitary adenomas in Iceland, 1955–2012: a nationwide population-based study. Eur J Endocrinol Nov;173(5) (2015) 655–664. doi: 10.1530/EJE-15-0189.
Ajmal A, Joffe H, Nachtigall LB: Psychotropic-induced hyperprolactinemia: a clinical review. Psychosomatics Jan-Feb;55(1) (2014) 29–36.
Angelousi A, Alexandraki KI, Mytareli C et al.: New developments and concepts in the diagnosis and management of diabetes insipidus (AVP-deficiency and resistance). J Neuroendocrinol. Jan;35(1) (2023) e13233.
Arafat AM, Möhlig M, Weickert MO et al.: Growth hormone response during oral glucose tolerance test: the impact of assay method on the estimation of reference values in patients with acromegaly and in healthy controls, and the role of gender, age, and body mass index. J Clin Endocrinol Metab Apr;93(4) (2008) 1254–1262.
Bancos I, Natt N, Murad MH et al.: Evidence-based endocrinology: illustrating its principles in the management of patients with pituitary incidentalomas. Best Pract Res Clin Endocrinol Metab Feb;26(1) (2012) 9–19.
Bidlingmaier M, Biller BMK, Clemmons D et al.: Guidance for the treatment of adult growth hormone deficiency with somapacitan, a long-acting growth hormone preparation. Front Endocrinol (Lausanne). Dec 23;13 (2022) 1040046.
Biller BM, Grossman AB, Stewart PM et al.: Treatment of adrenocorticotropin-dependent Cushing's syndrome: a consensus statement. J Clin Endocrinol Metab Jul;93(7) (2008) 2454–2462.
Biller BM, Samuels MH, Zagar A et al.: Sensitivity and specificity of six tests for the diagnosis of adult GH deficiency. J Clin Endocrinol Metab May;87(5) (2002) 2067–2079.
Birtolo MF, Antonini S, Saladino A et al.: ACTH Stimulation Test for the Diagnosis of Secondary Adrenal Insufficiency: Light and Shadow. Biomedicines. Mar 15;11(3) (2023) 904.
Briet C, Suteau V, Illouz F et al.: Thyrotropin-secreting tumor "TSH-PitNET": From diagnosis to treatment. Ann Endocrinol (Paris). Aug;84(4) (2023) 407–412.
Broder MS, Neary MP, Chang E et al.: Incidence of Cushing's syndrome and Cushing's disease in commercially-insured patients < 65 years old in the United States. Pituitary 18 (2015) 283.
Clayton RN, Jones PW, Reulen RC et al.: Mortality in patients with Cushing's disease more than 10 years after remission: a multicentre, multinational, retrospective cohort study. Lancet Diabetes Endocrinol 4 (2016) 569.
Colao A, Bronstein MD, Freda P et al.: Pasireotide versus octreotide in acromegaly: a head-to-head superiority study. J Clin Endocrinol Metab 99(3) (2014) 791–799.
Colao A, Bronstein MD, Freda P et al.: Pasireotide Versus Octreotide in Acromegaly: A Head-to-Head Superiority Study. J Clin Endocrinol Metab March 99(3) (2014) 791–799.
Colao A, Petersenn S, Newell-Price J et al.; Pasireotide B2305 Study Group: A 12-month phase 3 study of pasireotide in Cushing's disease. N Engl J Med Mar 8;366(10) (2012) 914–924.
de Filette J, Andreescu CE, Cools F et al.: A systematic review and meta-analysis of endocrine-related adverse events associated with immune Checkpoint Inhibitors. Horm Metab Res 51 (2019) 145–156.
Dekkers OM, Lagro J, Burman P et al.: Recurrence of hyperprolactinemia after withdrawal of dopamine agonists: systematic review and meta-analysis. J Clin Endocrinol Metab Jan;95(1) (2010) 43–51.
Dekkers OM, Pereira AM, Romijn JA: Treatment and follow-up of clinically nonfunctioning pituitary macroadenomas. J Clin Endocrinol Metab 93(10) (2008) 3717–3726.
Dimopoulou C, Schopohl J, Rachinger W et al.: Long-term remission and recurrence rates after first and second transsphenoidal surgery for Cushing's disease: care reality in the Munich Metropolitan Region. Eur J Endocrinol 170(2) (2014) 283–292.
EMA: Produktinformation Isturisa, INN Osilodrostat. www.ema.europa.eu/en/documents/product-information/isturisa-epar-product-information_de.pdf.
Faje A, Reynolds K, Zubiri L et al.: Hypophysitis secondary to nivolumab and pembrolizumab is a clinical entity distinct from ipilimumab-associated hypophysitis. Eur J Endocrinol 181 (2019) 211–219.
Feelders RA, de Bruin C, Pereira AM et al.: Pasireotide alone or with cabergoline and ketoconazole in Cushing's disease. N Engl J Med May 13 (2010) 362(19).
Feelders RA, Hofland LJ: Medical treatment of Cushing's disease. J Clin Endocrinol Metab 98(2) (2013) 425–438.
Fleseriu M, Langlois F, Lim DST et al.: Acromegaly: pathogenesis, diagnosis, and management. Lancet Diabetes Endocrinol. Nov;10(11) (2022) 804–826.
Fleseriu M, Pivonello R, Young J et al.: Osilodrostat, a potent oral 11β-hydroxylase inhibitor: 22-week, prospective, Phase II study in Cushing's disease. Pituitary 19(2) (2016) 138–148.
Fleseriu M, Rusch E: Safety and tolerability of pasireotide long-acting release in acromegaly – results from the acromegaly, open-label, multicenter, safety monitoring program for treating patients who have a need to receive medical therapy (ACCESS) study. Endocrine 55 (2017) 247–255.
Freda PU: Monitoring of acromegaly: what should be performed when GH and IGF-1 levels are discrepant? Clin Endocrinol (Oxf). Aug;71(2) (2009) 166–170.
Gadelha MR, Bronstein MD, Brue T et al.: Pasireotide versus continued treatment with octreotide or lanreotide in patients with inadequately controlled acromegaly (PAOLA): a randomised, phase 3 trial. Lancet Diabetes Endocrinol 2(11) (2014) 875–884.
Gadelha MR, Gordon MB, Doknic M et al.: ACROBAT Edge: Safety and Efficacy of Switching Injected SRLs to Oral Paltusotine in Patients With Acromegaly. J Clin Endocrinol Metab. Apr 13;108(5) (2023) e148–e159.
Garcia JM, Biller BMK, Korbonits M et al.: Macimorelin as a Diagnostic Test for Adult GH Deficiency. J Clin Endocrinol Metab. Aug 1;103(8) (2018) 3083–3093.
Garcia JM, Biller BMK, Korbonits M et al.: Sensitivity and specificity of the macimorelin test for diagnosis of AGHD. Endocr Connect. Jan;10(1) (2021)76–83.
Giustina A, Chanson P, Bronstein MD et al.; Acromegaly Consensus Group: A consensus on criteria for cure of acromegaly. J Clin Endocrinol Metab Jul;95(7) (2010) 3141–3148. Epub 2010 Apr 21.
Grasso LF, Auriemma RS, Pivonello R, Colao A: Adverse events associated with somatostatin analogs in acromegaly. Expert Opin Drug Saf 14 (2015) 1213.
Graversen D, Vestergaard P, Stochholm K et al.: Mortality in Cushing's syndrome: a systematic review and meta-analysis. Eur J Intern Med Apr;23(3) (2012) 278–282.
Hamblin R, Fountas A, Lithgow K et al.: Natural history of non-functioning pituitary microadenomas: results from the UK non-functioning pituitary adenoma consortium. Eur J Endocrinol. Jul 20;189(1) (2023) 87–95.
Jahangiri A, Wagner JR, Han SW et al.: Improved versus worsened endocrine function after transsphenoidal surgery for nonfunctional pituitary adenomas: rate, time course, and radiological analysis. J Neurosurg 124 (2016) 589.
Kars M, Pereira AM, Smit JW et al.: Long-term outcome of patients with macroprolactinomas initially treated with dopamine agonists. Eur J Intern Med 20(4) (2009) 387–393.
Lee CC, Vance ML, Xu Z et al.: Stereotactic radiosurgery for acromegaly. J Clin Endocrinol Metab 99 (2014) 1273.
Loh JA, Verbalis JG: Disorders of water and salt metabolism associated with pituitary disease. Endocrinol Metab Clin North Am Mar;37(1) (2008) 213–234.
Mameli C, Orso M, Calcaterra V et al.: Efficacy, safety, quality of life, adherence and cost-effectiveness of long-acting growth hormone replacement therapy compared to daily growth hormone in children with growth hormone deficiency: A systematic review and meta-analysis. Pharmacol Res. Jul;193 (2023) 106805.

Melmed S: Medical progress: Acromegaly. N Engl J Med Dec 14;355(24) (2006) 2558–2573.
Molitch ME: Prolactinomas and pregnancy. Clin Endocrinol 73(2) (2010) 147–148.
Murray RD, Melmed S: A critical analysis of clinically available somatostatin analog formulations for therapy of acromegaly. J Clin Endocrinol Metab Aug;93(8) (2008) 2957–2968.
Newell-Price J, Bertagna X, Grossman AB et al.: Cushing's syndrome. Lancet 367(9522) (2006) 1605–1617.
Oiso Y, Robertson GL, Nørgaard JP et al.: Treatment of neurohypophyseal diabetes insipidus. J Clin Endocrinol Metab 98(10) (2013) 3958–3967.
Patil CG, Prevedello DM, Lad SP et al.: Late recurrences of Cushing's disease after initial successful transsphenoidal surgery. J Clin Endocrinol Metab 93(2) (2008) 358–362.
Petersenn S, Quabbe HJ, Schöfl C et al.: Sinnvolle Hypophysenstimulationstests. Dtsch Arztebl Int 107(25) (2010) 437–443.
Pivonello R, Petersenn S, Newell-Price J et al.: Pasireotide treatment significantly improves clinical signs and symptoms in patients with Cushing's disease: results from a Phase III study. Clin Endocrinol (Oxf) 81 (2014) 408.
Ragnarsson O, Johannsson G: Management of Endocrine Disease: Cushing's syndrome: a structured short-and long-term management plan for patients in remission. Eur J Endocrinol 169(5) (2013) R139–R152.
Sanjan G, Das L, Ahuja CK et al.: Impulse Control Disorders with Short-term Use of Cabergoline in Macroprolactinomas: A Prospective Study with a Brief Review of Literature. Neurol India. Jan–Feb;71(1) (2023) 107–112.
Schneider HJ, Kreitschmann-Andermahr I, Ghigo E et al.: Hypothalamo-pituitary dysfunction following traumatic brain injury and aneurysmal subarachnoid hemorrhage: a systematic review. JAMA Sep 26;298(12) (2007) 1429–1438.
Schneider HJ, Sievers C, Saller B et al.: High prevalence of biochemical acromegaly in primary care patients with elevated IGF-1 levels. Clin Endocrinol (Oxf) Sep;69(3) (2008) 432–435.
Sheppard M, Bronstein MD, Freda P et al.: Pasireotide LAR maintains inhibition of GH and IGF-1 in patients with acromegaly for up to 25 months: results from the blinded extension phase of a randomized, double-blind, multicenter, Phase III study. Pituitary 18 (2015) 385–394.
Slagboom TNA, van Bunderen CC, De Vries R et al.: Prevalence of clinical signs, symptoms and comorbidities at diagnosis of acromegaly: a systematic review in accordance with PRISMA guidelines. Pituitary. Aug;26(4) (2023) 319–332.
Stumpf MAM, Pinheiro FMM, Silva GO et al.: How to manage intolerance to dopamine agonist in patients with prolactinoma. Pituitary. Apr;26(2) (2023) 187–196.
Timper K, Fenske W, Kühn F et al.: Diagnostic Accuracy of Copeptin in the Differential Diagnosis of the Polyuria-polydipsia Syndrome: A Prospective Multicenter Study. J Clin Endocrinol Metab 100 (2015) 2268.
Tomkins M, Lawless S, Martin-Grace J et al.: Diagnosis and Management of Central Diabetes Insipidus in Adults. J Clin Endocrinol Metab. Sep 28;107(10) (2022) 2701–2715.
Winzeler B, Zweifel C, Nigro N et al.: Postoperative Copeptin Concentration Predicts Diabetes Insipidus After Pituitary Surgery. J Clin Endocrinol Metab 100 (2015) 2275.
Yagnik KJ, Erickson D, Bancos I et al.: Stereotactic Radiosurgery Outcomes in Medically and Surgically Failed or Nonsurgical Candidates with Medically Failed Prolactinomas: A Systematic Review and Meta-Analysis. J Neurol Surg B Skull Base. Nov 23;84(6) (2022) 538–547.
Yorke E, Atiase Y, Akpalu J et al.: Screening for Cushing Syndrome at the Primary Care Level: What Every General Practitioner Must Know. Int J Endocrinol. 2017 (2017) 1547358.

WEITERFÜHRENDE LITERATUR

Diederich S (Hrsg.): Referenz Endokrinologie und Diabetologie. Stuttgart: Thieme, 2020.
Lehnert H (Hrsg.): Rationelle Diagnostik und Therapie in Endokrinologie, Diabetologie und Stoffwechsel, 4. vollständig überarbeitete und aktualisierte A. Stuttgart: Thieme, 2015.

KAPITEL

2 Schilddrüse

Gerhard Hintze und Klaus Mann

2.1 Diagnostik von Schilddrüsenfunktionsstörungen und Abklärung von Schilddrüsenerkrankungen

Schilddrüsenerkrankungen sind charakterisiert durch Störungen der Funktion und der Morphologie. Pathogenetisch liegen unterschiedliche Krankheitsbilder zugrunde. Der klinische Schweregrad einer Funktionsstörung korreliert im Einzelfall nicht streng mit den Schilddrüsenhormonparametern und ist u. a. abhängig vom Alter und von Nebenerkrankungen des Patienten.

2.1.1 Anamnese und körperliche Untersuchung

Die **Anamnese** berücksichtigt familiäre Struma- und Karzinomhäufigkeit, Risikofaktoren für ein Malignom, Jodexposition, Medikamente, Lokalbeschwerden, klinische Zeichen einer Schilddrüsenfunktionsstörung, Augensymptome, Rauchgewohnheiten sowie sonstige Vor- und Begleiterkrankungen.

Die **körperliche Untersuchung** beinhaltet die Inspektion und Palpation der Schilddrüse einschließlich Isthmusbereich und Jugulum, die Messung des Halsumfangs, die Beurteilung der Konsistenz der Schilddrüse und von Knoten, Schluckverschieblichkeit, Stridor, Einflussstauung, Heiserkeit, Halslymphknoten, einer möglichen Augenbeteiligung sowie die klinische Einschätzung der Stoffwechsellage und von Begleiterkrankungen.

2.1.2 Laborchemische Funktionsdiagnostik

Die Schilddrüsenfunktion wird durch hypothalamische/hypophysäre Zentren gesteuert. Durch die enge Rückkoppelung der freien, ungebundenen Schilddrüsenhormone auf Hypothalamus und Hypophyse wird die Sekretion von Thyreotropin (TSH) aus thyreotropen Zellen des Hypophysenvorderlappens (HVL) kontrolliert. Dies gilt unter der Voraussetzung, dass keine hypothalamische/hypophysäre Fehlregulation vorliegt. Schilddrüsenhormone liegen in freier, überwiegend aber in proteingebundener Form (Verhältnis 1 : 100) in der Zirkulation vor. Veränderungen der Proteinbiosynthese und insbesondere des thyroxinbindenden Globulins (TBG) unter Kontrazeptiva und in der Schwangerschaft können die Gesamthormonspiegel wesentlich verändern. Eine Fehlinterpretation solcher, für die Schilddrüsenfunktion nicht relevanten Veränderungen kann durch die Bestimmung der freien Hormonkonzentrationen (fT_3, fT_4) vermieden werden (**Empfehlungsgrad B;** Demers, Spencer 2003).

Zentrale Bedeutung für die Beurteilung der Schilddrüsenfunktion hat die Bestimmung des **basalen TSH.** Der TRH-Test ist entbehrlich geworden. Zum Ausschluss einer Schilddrüsenfunktionsstörung und somit zum Nachweis einer euthyreoten Stoffwechsellage ist unter der Voraussetzung einer normalen hypothalamischen/hypophysären Funktion die Bestimmung von TSH ausreichend.

MERKE

Ein normaler TSH-Wert belegt die euthyreote Stoffwechsellage.

Bei erniedrigtem TSH müssen die freien Hormone fT_4 und fT_3, bei erhöhtem TSH fT_4 bestimmt werden. Bei V. a. eine Immunthyreopathie mit Hyperthyreose wird die Bestimmung von TSH-Rezeptorantikörpern (TRAK), bei Hypothyreose von Schilddrüsenperoxidaseantikörpern (TPO-AK) empfohlen, bei akut-subakuter Thyreoiditis (de Quervain) BSG oder CRP.

Bei der Erstabklärung nodulärer Schilddrüsenveränderungen ist ein **Calcitonin-Screening** zum Ausschluss/Beleg eines medullären Schilddrüsenkarzinoms auch im Hinblick auf eine Kosten-Nutzen-Analyse gerechtfertigt (Cheung et al. 2008). Bei erhöhtem basalem Calcitonin (Ct > 10 pg/ml) ist zur weiteren Abklärung ein Stimulationstest erforderlich. Goldstandard war hierbei der Pentagastrin-Test. Wegen der Schwierigkeit der Verfügbarkeit des Präparats wurde als mögliche Alternative eine Stimulation mit Kalzium vorgeschlagen (Doyle et al. 2009). Die Stimulation mit Kalzium ist vergleichsweise höher. Grenzwerte sind bisher nur für ein Referenzkollektiv evaluiert, der Test für die Tumordiagnostik ist noch nicht ausreichend abgesichert.

Bei erhöhtem Calcitonin > 100 pg/ml besteht der dringende V. a. das Vorliegen eines medullären Schilddrüsenkarzinoms (MTC) und bei dessen Nachweis die Indikation zur genetischen Diagnostik (RET-Protoonkogen; Keimbahnmutation bei MEN 2). Ferner besteht die Indikation zur (bei Kindern prophylaktischen) Thyreoidektomie und Lymphknotendissektion. Bei MEN 2 muss präoperativ ein Phäochromozytom ausgeschlossen werden (Wells et al. 2015). Unspezifisch erhöhte Calcitonin-Werte können durch Protonenpumpen-Inhibitoren, Niereninsuffizienz, Sepsis und selten Immunthyreoiditiden bedingt sein.

Thyreoglobulin (Tg) wird nicht in der präoperativen, sondern lediglich in der postoperativen Diagnostik differenzierter Schilddrüsenkarzinome eingesetzt. Tg gilt als sensitiver und spezifischer Tumormarker. Bei der Messung sind mögliche Interferenzen mit Thyreoglobulin-Antikörpern zu berücksichtigen.

2.1.3 In-vivo-Diagnostik

Sie dient im Wesentlichen der Erfassung von Schilddrüsenkrankheiten durch funktionstopographische (Szintigraphie) und morphologische (Sonographie) Informationen. In der Primärdiagnostik ist die Schilddrüsensonographie obligat, die Szintigraphie ist bei der Abklärung von Schilddrüsenknoten > 1,5 cm zusätzlich erforderlich. Seltener werden Zusatzinformationen durch Röntgenuntersuchungen, Computer- (CT), Kernspin- (MRT) oder Positronenemissionstomographie (PET) benötigt (**Empfehlungsgrad B;** Haugen et al.2016; Lehnert 2015; Dietlein et al. 2016a; Garber et al. 2012).

Schilddrüsensonographie

Mit der Sonographie lassen sich unabhängig vom Funktionszustand und von einer schilddrüsenspezifischen Therapie in jedem Lebensalter die Topographie der Schilddrüse in allen drei Raumebenen – und damit auch das Volumen – sowie morphologische Veränderungen erfassen. Ihre zentrale Bedeutung in der Schilddrüsendiagnostik als risikolose und beliebig wiederholbare morphologische Untersuchungsmethode ist unumstritten.

MERKE

Die Sonographie stellt die wichtigste bildgebende Untersuchung der Schilddrüse dar.

Die Untersuchung wird am liegenden Patienten bei leicht überstrecktem Hals durchgeführt. Für eine ausreichende Auflösung ist ein Schallkopf mit einer Frequenz > 7,5 MHz Voraussetzung.

Beurteilungskriterien, die formalisiert im Verlauf dokumentiert werden müssen, sind die Größe beider Lappen, die Echogenität im Vergleich zur angrenzenden Halsmuskulatur (echonormal, echoreich, echoarm, echokomplex, echofrei), Verkalkungen (Mikro-, Makrokalk), fokale Veränderungen (Größenbestimmung in drei Ebenen), die Randbegrenzung (scharf, unscharf), ein echoarmer Randsaum, Merkmale der Vaskularisation sowie die Größe und die Struktur zervikaler Lymphknoten. Zur Beschreibung von Knoten hat sich das Thyroid Imaging Reporting and Data System (TIRADS) durchgesetzt. Hierzulande kommt zumeist das von der Europäischen Schilddrüsengesellschaft (ETA) 2017 publizierte EU-TIRADS zum Einsatz (➤ Abb. 2.1 ➤; Russ et al. 2017).

Die **Duplexsonographie** ist ein wesentlicher Bestandteil der Diagnostik geworden. Sie liefert entscheidende Zusatzinformationen über eine verstärkte Vaskularisation des Organs bei der Basedow-Hyperthyreose, der Immunthyreoiditis, der Differenzialdiagnose der amiodaroninduzierten Hyperthyreose (Typ I: verstärkte Vaskularisation, Typ II: verminderte Vaskularisation; Alexander et al. 2020). Eine verstärkte zentrale Durchblutung bei Knoten erhöht die Malignomwahrscheinlichkeit, auch wenn dies in den jüngsten Leitlinien der amerikanischen Schilddrüsengesellschaft nicht so beschrieben wird (Haugen et al. 2016). Die Durchblutung fokaler Läsionen sollte typisiert werden (Typen 0–4; ➤ Tab. 2.1).

Diagnostische Aussagekraft

➤ Tab. 2.2.

Diagnosen sind mit der Sonographie allein nicht möglich. Ebenso lassen sich keine Angaben zur Funktion oder Histologie treffen, jedoch kann der sonographische Befund auf bestimmte Schilddrüsenkrankheiten hinweisen. Die sonographische Volumetrie ist die exakteste Methode zur Größenbestimmung der Schilddrüse. Die Gradeinteilung der Struma nach den WHO-Kriterien hat nur

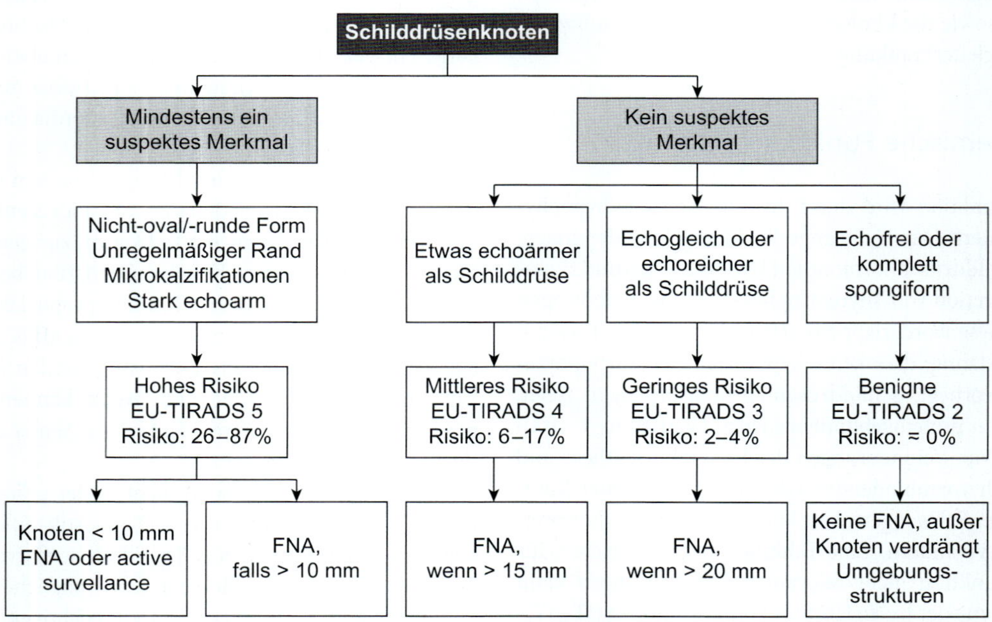

Abb. 2.1 EU-TIRADS-Klassifikation der Schilddrüsenknoten mit Angabe des ungefähren Malignitätsrisikos (aus Russ et al. 2017) [H127-002]

Tab. 2.1 Duplexsonographische Typisierung von Schilddrüsenknoten

Typ	Beurteilung
0	Kein sichtbarer Blutfluss
1	Schwacher intranodaler Blutfluss
2	> 25 % der äußeren Begrenzung (des Halo) sind durchblutet
3	> 25 % der äußeren Begrenzung (des Halo) sind durchblutet + schwacher intranodulärer Blutfluss
4	Sehr starke Durchblutung mit pathologischen Gefäßen („Blutseen")

Tab. 2.2 Echomuster und duplexsonographische Typisierung von Schilddrüsenveränderungen (Alexander et al. 2020)

Krankheitsbild	Typisches Echomuster	Vaskularisation
Autonomes Adenom o. inaktives Adenom	Echoarme Knoten (mit echoarmem Randsaum, oft auch mit zystischen Anteilen)	Geringe/mäßige Randvaskularisation
Multifokale Autonomie (➤ Abb. 2.2)	Multiple echoarme Knoten (nicht immer scharf abgrenzbar), oft mit zystischen Veränderungen; echodichte Strukturen (Kalk)	
Morbus Basedow	Meist diffuse Echoarmut	Diffuse Hypervaskularisation
Lymphozytäre Thyreoiditis		Mäßige Hypervaskularisation
Subakute Thyreoiditis (de Quervain)	Umschriebene unscharf begrenzte, echoarme bis echokomplexe Areale, seltener Echoarmut der ganzen Schilddrüse	Regionale Hypovaskularisation
Malignom	Echoarme, echokomplexe Areale/Knoten, Mikrokalk	Zentrale Hypervaskularisation

noch orientierenden Charakter. Die Schilddrüsengröße lässt sich aus der Summe beider Lappenvolumina bestimmen, die sich jeweils aus dem Produkt der maximalen Dicke, Breite, Länge und des Faktors 0,5 errechnen. Der systematische Fehler der sonographischen Volumenbestimmung liegt bei etwa 10 %. Für die Intraobserver-Variabilität sind etwa 10 %, für die Interobserver-Variabilität bis zu 25 % zu veranschlagen. Bei der Verlaufsbeobachtung sollten deshalb sonographische Untersuchungen möglichst immer vom gleichen Beobachter vorgenommen werden.

Relativ neu in der sonographischen Diagnostik ist die **Real-time-Elastographie.** Sie erlaubt die Beurteilung des Härtegrads von Knoten. Weiche Knoten sind praktisch immer benigne, harte haben eine erhöhte Malignomwahrscheinlichkeit. Zusammen mit den anderen sonographischen Kriterien der Malignität hat sich die Spezifität der Diagnostik hierdurch deutlich verbessert (> 80 %; Hong et al. 2009; Rago et al. 2010; Razavi et al. 2013).

Diffuse Strukturveränderungen

Je nach klinischem Befund und Schilddrüsenfunktion lassen echoreiche Schallbilder an regressive Veränderungen und diffus echoarme Bilder an immunogene Schilddrüsenerkrankungen (Morbus Basedow oder lymphozytäre Thyreoiditis) denken, seltener an ein Malignom. Unscharf begrenzte echoarme Bilder weisen ebenso wie

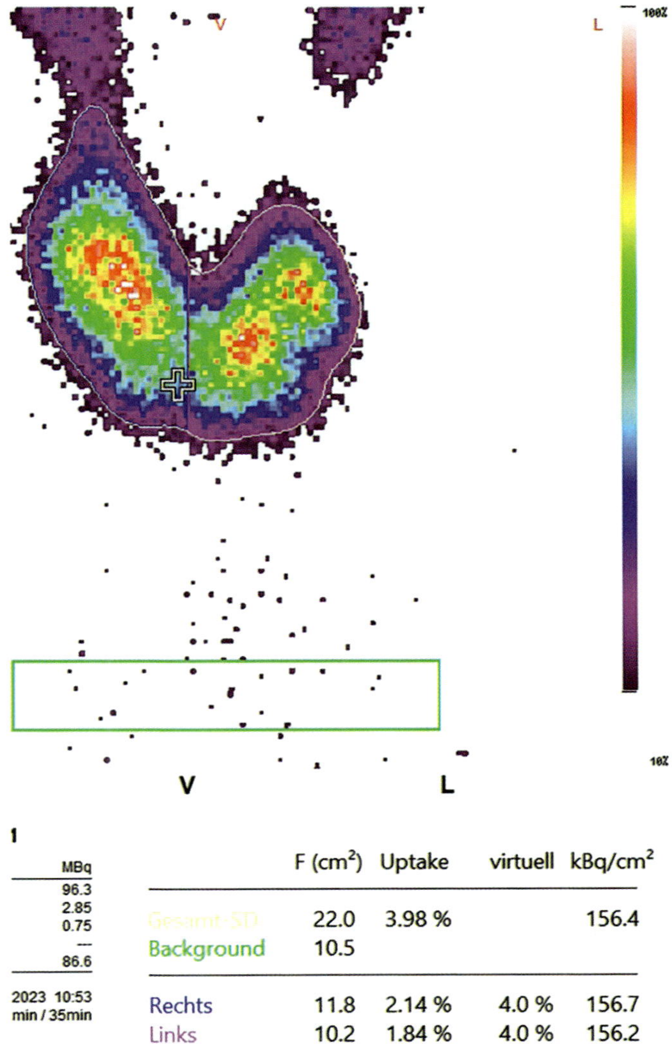

Abb. 2.2 Multifikale Autonomie [M1630]

Tab. 2.3 Sonographische Kriterien zur Dignitätsbeurteilung von Schilddrüsenknoten (aus Azizi, Malboosbaf 2017)

Kriterium	Benigner Knoten	Maligner Knoten
Rand	Scharf, abgrenzbar	Unscharf, schlecht abgrenzbar
Form	Regulär	Unregelmäßig konfiguriert
Echostruktur	Reine Zyste	Solider Knoten, solide u. zystische Areale
Echogenität	Echoreich o. echonormal	Echoarm o. echokomplex
Verkalkung	Keine	Mikro- u. Makroverkalkungen
Randsaum	Halozeichen	Kein Halo
Durchblutung	Geringe Vaskularisation, dominierende Randvaskularisation	Hypervaskularisation im Rand- u. Binnenbereich
Zervikale Lymphknoten	Keine, < 5 mm, oval; Vaskularisation: Zentralgefäß	Vergrößert > 1 cm, rundlich, kein Zentralgefäß

echokomplexe Bilder auf ein Malignom oder eine subakute Thyreoiditis hin. Zu typischen Malignomkriterien ➤ Tab. 2.3 (Haugen et al. 2016; Dietlein et al. 2016; Pacini et al. 2006; Gharib et al. 2016; Drake et al. 2013). Die Knotenbeurteilung richtet sich nach der TIRADS-Klassifikation (Russ et al. 2017).

2

Nuklearmedizinische In-vivo-Diagnostik

Zur In-vivo-Diagnostik werden kurzlebige, ausschließlich γ-Strahlung emittierende Radionuklide in Form von ^{99m}Tc-Pertechnetat oder ^{123}J-Natriumjodid angewandt. ^{99m}Tc weist als kurzlebiges Generatornuklid den Vorteil der allgemeinen Verfügbarkeit und der geringsten Strahlenexposition auf. Für spezielle Fragestellungen (thyreoidale Jodid-Clearance, Darstellung dystopen Schilddrüsengewebes, Perchloratdepletionstest) ist ^{123}J das Radionuklid der Wahl. ^{131}J wird zur Vorbereitung einer Radiojodtherapie und im Rahmen der Ganzkörperszintigraphie bei der Verlaufskontrolle des differenzierten Schilddrüsenkarzinoms eingesetzt.

Als Untersuchungsgerät ist heute generell die Gamma-Kamera wegen ihrer hohen Auflösung, der Möglichkeit zur Szintigrammnachbearbeitung und zur quantitativen Bestimmung der Jodid-Clearance bzw. von Clearance-Äquivalenten einzusetzen (Haugen et al. 2016; Dietlein et al. 2016a; Dietlein et al. 2016b).

Die wichtigste **Indikation** zur ^{99m}Tc-Szintigraphie mit quantitativer Bestimmung des Uptakes (TcTu) ist die Abklärung von Schilddrüsenknoten > 1 cm und zwar in Deutschland unabhängig vom TSH-Wert, da > 60 % der funktionell relevanten Autonomien mit einem normalen TSH einhergehen (Görges et al. 2011; Graf et al. 2012). Kalte Knoten können erkannt und punktionszytologisch weiter abgeklärt werden. Nützlich ist die ^{99m}Tc-Szintigraphie auch bei unklaren Fällen in der Differenzialdiagnose des Morbus Basedow, der Autonomie und dem Marine-Lenhart-Syndrom (Kombination aus beidem) sowie der Überprüfung des Erfolgs einer definitiven Therapie fokaler Autonomien (➤ Abb. 2.3; ➤ Abb. 2.4).

MERKE

Bei Schilddrüsenknoten (➤ Abb. 2.5) mit einem Durchmesser > 1 cm ist eine – i. d. R. einmalige – Szintigraphie indiziert.

Feinnadelaspiration und Zytologie

In Verbindung mit Sonographie und Szintigraphie ist die zytologische Untersuchung von Schilddrüsenaspirationsmaterial ein wichtiges Instrument der morphologischen Diagnostik. Sensitivität und Spezifität der Zytologie liegen, abhängig von der Qualifikation des Punkteurs und Zytologen, zwischen 70 und 90 %. Jeder szintigraphisch kalte Knoten > 1 cm und/oder sonomorphologisch verdächtige Knoten auch < 1 cm sowie rasch wachsende Knoten sind sonographisch gezielt durch Feinnadelaspirationszytologie zu untersuchen (Haugen et al. 2016; Dietlein et al. 2016b; Pacini et al. 2006; Gharib et al. 2016; Drake et al. 2013). Dabei ist die gezielte Punktion kleiner Knoten zur selektiven Aspiration nodulären Gewebes je nach Lage des Knotens häufig schwierig. Zur Beurteilung eines Schilddrüsenpunktats hat sich die sog. Bethesda-Klassifikation durchgesetzt (Cibas, Alil 2009). Hier ergeben sich folgende Klassifikationen:

- Bethesda-Klasse 1: nichtdiagnostisch oder zystische Flüssigkeit
- Bethesda-Klasse 2: gutartig
- Bethesda-Klasse 3: Atypie oder follikuläre Läsion von unbestimmter Signifikanz
- Bethesda-Klasse 4: follikuläre Neoplasie
- Bethesda-Klasse 5: auf Malignität verdächtiger Befund
- Bethesda-Klasse 6: Malignom

Die jüngsten Zahlen aus Deutschland zur Inzidenz eines Malignoms wurden für Frauen mit 9,1 Fällen und für Männer mit 3,9 Fällen pro 100.000 angegeben (ZfKD 2017/18).

Radiologische Untersuchungen

Konventionelle Röntgenaufnahmen des Thorax im p.-a. Strahlengang werden bei großen und/oder retrosternalen Knotenstrumae ergänzend zur Beurteilung von Verlagerungen und Einengungen der Trachea herangezogen. Retrosternale und intrathorakale Strumae sind i. d. R. besser auf seitlichen Aufnahmen zu erkennen. Die früher durchgeführte Tracheazielaufnahme wird heute oft durch eine CT-Untersuchung ersetzt. Zur Beurteilung des Ausmaßes der Beeinträchtigung ist eine ganzkörperplethysmographische Bestimmung der Atemwegswiderstände erforderlich.

Der Ösophagusbreischluck kann zur Erkennung retrotrachealer Strumaanteile und oberer Ösophagusvarizen (sog. Downhill-Varizen) sowie zur Diagnostik von Divertikeln herangezogen werden.

Die MRT-Untersuchung eignet sich gut zur Darstellung retrosternaler und mediastinaler Schilddrüsenanteile und von Weichteilmetastasen (Leber; Drake et al. 2013).

2.2 Struma

2.2.1 Definition

Grundsätzlich wird der Begriff Struma für die Schilddrüsenvergrößerung benutzt. Hauptursache in Deutschland war bisher der Jodmangel.

INFO

Pathogenetische Einteilung der Struma

- Bei Jodmangel
- Bei Immunthyreopathien
- Bei Autonomie
- Bei Zystenbildung, durch Blutung nach Trauma
- Bei Entzündungen
- Bei Schilddrüsentumoren
- Bei neoplastischer Produktion von TSH und TSH-ähnlichen Substanzen
- Bei Akromegalie
- Bei Enzymdefekten
- Bei Hormonresistenz
- Bei Befall der Schilddrüse durch extrathyreoidale bzw. systemische Erkrankungen

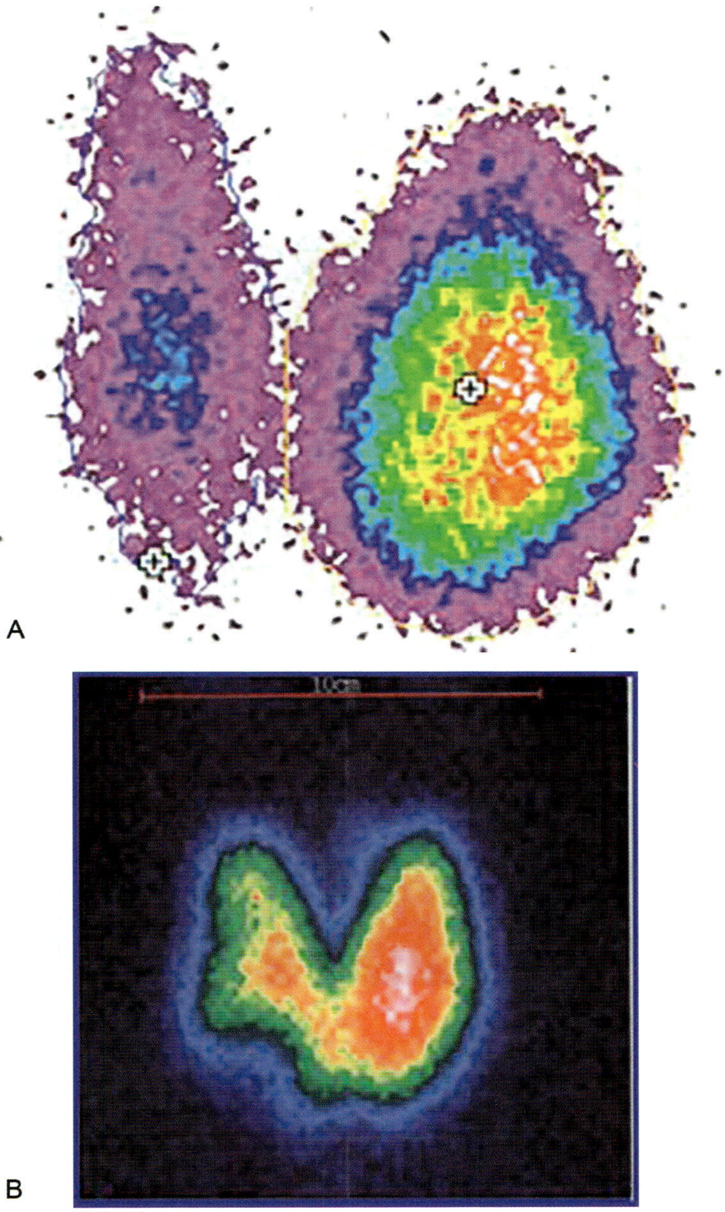

Abb. 2.3 „Heißer" Knoten (unifokale Autonomie, **a**), kalter Knoten **(b)** [M1630]

2.2.2 Diagnostik

Zur Basisdiagnostik gehören Anamnese und körperliche Untersuchung, Abklärung der Schilddrüsenfunktion (basales TSH, fT_4), Sonographie mit Volumetrie. Die Szintigraphie erfolgt bei Knoten > 1 cm Durchmesser. Eine Feinnadelpunktion ist bei sonographisch verdächtigem Befund und/oder kalten Knoten notwendig.

2.2.3 Prophylaxe

Mehr als 90 % der Kropfentwicklungen können durch eine ausreichende Jodversorgung verhindert werden. Sie hat sich in den letzten 30 J. in Deutschland durch freiwillige Verwendung von Jodsalz in Lebensmitteln und Gemeinschaftsküchen gebessert, was zu einem Rückgang von Strumae und Knoten bei Jugendlichen geführt hat. Die erforderliche Menge an Jod (200 µg/d für Erwachsene, 230–260 µg/d für Schwangere und Stillende) ist noch nicht flächendeckend erreicht. Risikogruppen wie Schwangere und Jugendliche aus Familien mit Knotenstrumae sollten weiterhin mit Jodid (100–150 µg/d) substituiert werden. Allerdings ist auf eine Überversorgung durch jodhaltige Multivitaminpräparate zu achten (Lehnert 2015). Ferner benötigt die Schilddrüse Spurenelemente wie Eisen und Selen. Die mittlere Jodausscheidung liegt derzeit um 120 µg Kreatinin; eine Studie zeigte einen Mittelwert von 109 ± 81 µg/g Kreatinin (Brauer et al. 2005).

Als Jodprophylaxe für **Risikogruppen** gelten derzeit folgende Empfehlungen:

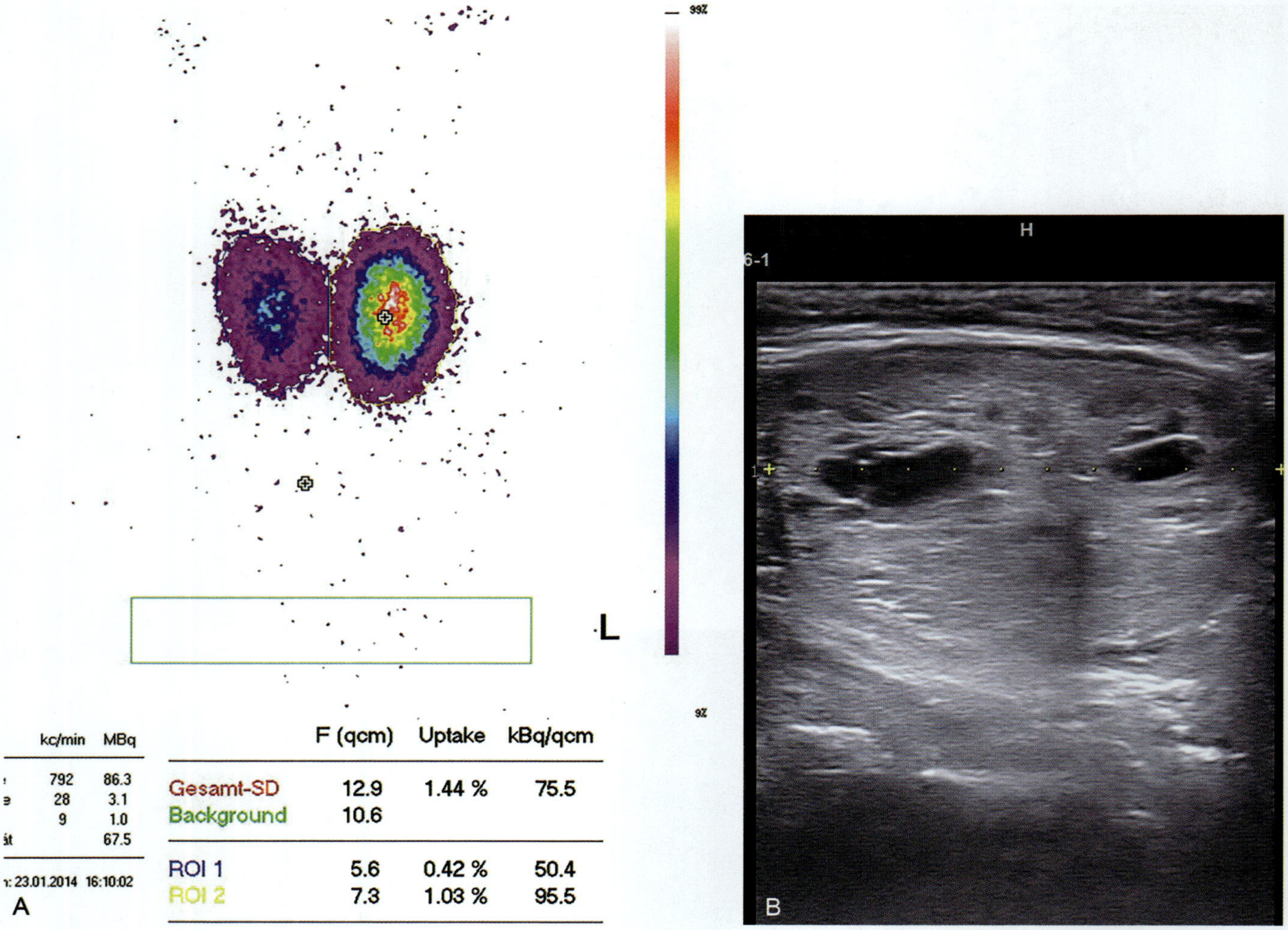

Abb. 2.4 Unifokale Autonomie eins Knotens [M1630]

- Prophylaktische Gabe von 150 µg/d in Schwangerschaft und Stillzeit.
- Ausreichende alimentäre Jodversorgung des heranwachsenden Kindes und während der Pubertät.
- Gezielte individuelle Jodidprophylaxe mit Tabletten bei Jugendlichen und Erwachsenen (Strumafamilien). Da die Jodversorgung nach neueren Studien weiterhin bei Kindern und Jugendlichen mangelhaft oder sogar rückläufig ist, bleibt diese Empfehlung bestehen (Hey et al. 2019; Remer et al. 2016).

2.2.4 Therapie

Die Therapie berücksichtigt die unterschiedliche Pathogenese. Eine große, knotige Schilddrüse ist ein grundsätzlich operationswürdiger Befund, insbesondere beim Vorliegen von Lokalbeschwerden, bei Größenzunahme von Knoten oder bei auffallenden Laborwerten. Häufig wird nur eine Hemithyreoidektomie vorgenommen. Dabei ist für jeden Lappen die Indikation zur Operation separat zu beurteilen.

Medikamentös werden in Deutschland derzeit Monotherapien mit Jodid oder Levothyroxin sowie die kombinierte Gabe von Jodid und Levothyroxin angewandt. Da der Jodmangel nach heutigem Verständnis pathogenetisch entscheidend ist, muss der intrathyreoidale Jodmangel beseitigt werden. Eine alleinige Behandlung mit Schilddrüsenhormonen beeinflusst die Hypertrophie; die Hyperplasie der Thyreozyten und insbesondere der intrathyreoidale Jodmangel werden nicht beseitigt. Daher ist eine alleinige Behandlung mit Schilddrüsenhormonen nicht sinnvoll (**Empfehlungsgrad A;** Lehnert 2015; Führer et al. 2012; Schott 2023).

Die Monotherapie mit Jodid (200 µg/d Jodid) ist geeignet, bei Kindern vor der Pubertät eine effektive Volumenreduktion, i. d. R. eine vollständige Rückbildung der Schilddrüsenvergrößerung, zu erzielen. Auch bei Jugendlichen und jungen Erwachsenen ist die Jodidtherapie (200 µg/d) wirksam (Volumenreduktion um 30 %) und mit Erfolgen der Kombinationstherapie (Jodid plus Levothyroxin) vergleichbar. Aus den zur Verfügung stehenden Kombinationspräparaten von Levothyroxin und Jodid ist zur Strumarückbildung in der Pubertät, bei Jugendlichen und Erwachsenen mit einer täglichen Dosierung von 50–75 µg Levothyroxin und 150 µg Jodid bei

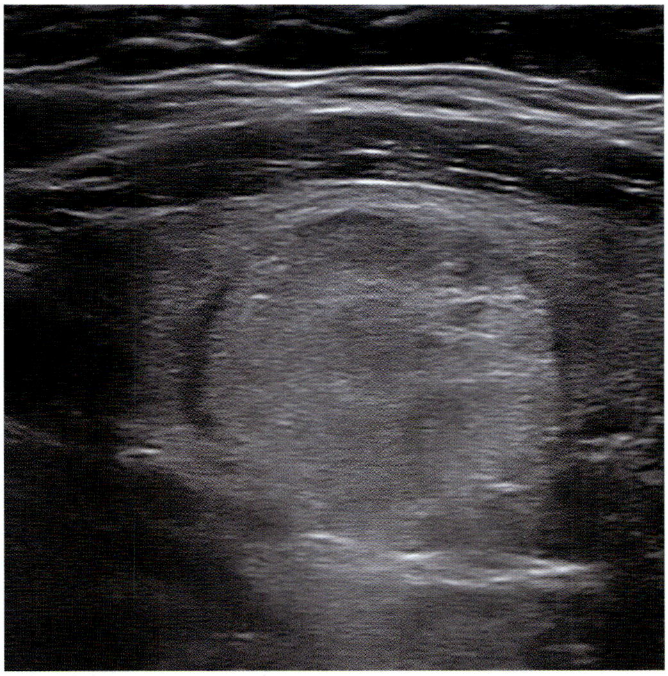

Abb. 2.5 Schilddrüsenknoten [M1630]

der überwiegenden Zahl der Patienten eine effektive Strumarückbildung zu erreichen (**Empfehlungsgrad A;** Lehnert 2015).

MERKE

Die medikamentöse Therapie einer Struma diffusa erfolgt i. d. R. mit einem Kombinationspräparat aus Levothyroxin und Jodid.

Die LISA-Studie mit 1013 Patienten ergab bei TSH-adaptierter Dosis von Levothyroxin plus Jodid 150 µg bei Erwachsenen in 1 J. einen geringen, aber signifikanten Rückgang des Schilddrüsenvolumens um 10 % und des Knotenvolumens um 21,6 %, nicht dagegen unter Monotherapie mit Jod oder Levothyroxin (Führer et al. 2012).

Eine **operative** Therapie ist in Abhängigkeit vom Beschwerdebild (insbesondere Lokalbeschwerden wie Globusgefühl oder Schluckstörungen) und von der Größe der Struma zu wählen. Wichtige Gesichtspunkte sind hierbei eine mechanische Beeinträchtigung der Luftwege und ein unzureichender Erfolg der medikamentösen Behandlung. Die Therapie der Wahl ist eine beidseitige subtotale oder totale Strumaresektion, bei Knoten eine funktionskritische Resektion, Hemithyreoidektomie oder Near-total-Resektion.

Auch eine **Radiojodtherapie** führt bei ausreichender Jodspeicherung (insbesondere beim Vorliegen einer Autonomie) zu einer Volumenreduktion von 50–70 %, wobei der Therapieeffekt zeitlich verzögert eintritt (Dietlein et al. 2016a).

Die Therapie der Knotenstruma muss operativ sein, wenn ein suspekter oder nicht eindeutig beurteilbarer zytologischer Befund vorliegt. Im Übrigen gelten auch hier die genannten mechanischen Komplikationen als Therapieindikation. Die operative Therapie richtet sich dabei grundsätzlich nach Größe, Anzahl und Lokalisation der Knoten.

Das Risiko einer permanenten Rekurrensparese liegt beim Ersteingriff um 1–3 %, das eines permanenten Hypoparathyreoidismus ebenfalls bei 1–3 %.

2.2.5 Verlaufskontrolle und Prognose

Die medikamentöse Therapie wird nach einer Kombinationstherapie über 6–12 Mon. mit Jodid in einer Dosierung von ca. 100 µg/d fortgeführt. Nach einer chirurgischen Strumabehandlung orientiert sich die Rezidivprophylaxe an der aktuellen Schilddrüsenfunktion und der Größe des Schilddrüsenrests. Bei einem postoperativen Schilddrüsenvolumen > 10 ml ist zumeist eine reine Jodprophylaxe ausreichend, sofern ein TSH-Wert im Referenzbereich erreicht wird. Bei kleineren Schilddrüsenresten ist von der Notwendigkeit einer Schilddrüsenhormonsubstitution auszugehen. Hier ist so zu substituieren, dass der Serum-TSH-Wert im unteren, bei alten Patienten im oberen oder gering erhöhten Referenzbereich liegt (**Empfehlungsgrad A;** Lehnert 2015; Drake et al. 2013; Cheung et al. 2008). Eine TSH-suppressive Therapie sollte vermieden werden, da dadurch das Risiko einer Osteoporose oder von Herzrhythmusstörungen erhöht ist und sogar eine erhöhte Mortalität beschrieben wurde (Bauer et al. 2001; Parle et al. 2001).

2.3 Hypothyreose

2.3.1 Definition

Eine Hypothyreose ist die Folge einer unzureichenden Versorgung der Körperzellen mit Schilddrüsenhormonen. Die Ursachen sind vielfältig; primäre Ausfälle der Schilddrüsenfunktion durch Destruktion des Schilddrüsengewebes bei angeborenen bzw. erworbenen Störungen. Häufigste Ursache ist die chronisch-autoimmune Thyreoiditis. Beispiele für transiente Formen der Hypothyreose sind die subakute Thyreoiditis und die postpartale Form der Thyreoiditis. Sekundäre Formen (z. B. bei HVL-Insuffizienz) sind selten. Auch eine Reihe von Medikamenten kann zu einer Hypothyreose führen. Zu nennen sind Tyrosinkinase-Inhibitoren oder PD-1/PD-L1-Immuntherapeutika (z. B. Pembrolizumab).

2.3.2 Diagnostik

Die Klinik der Hypothyreose besteht v. a. aus Symptomen wie Müdigkeit, Lethargie, Schläfrigkeit, kognitiven Störungen, Obstipation, Kälteintoleranz, Gewichtszunahme. Ferner bestehen Heiserkeit, Bradykardie, trockene Haut. Die Symptomatik entwickelt sich dabei meist allmählich, kann monosymptomatisch sein und wird oft lange Zeit nicht wahrgenommen.

Die laborchemische Diagnostik besteht in der Bestimmung des basalen TSH und des freien Thyroxins im Serum. Bei Hinweisen für eine Immunthyreoiditis erfolgt die Bestimmung von TPO-Antikörpern und – bei fehlendem Nachweis – von Tg-Antikörpern.

Eine primäre Hypothyreose wird diagnostiziert über das erhöhte TSH, eine sekundäre bzw. tertiäre Hypothyreose über inadäquat niedrige TSH-Spiegel. Zur weiteren Diagnostik sind die Sonographie und ggf. die Szintigraphie erforderlich.

Die ATA empfiehlt ab dem Alter von 35 J. ein TSH-Screening alle 5 J., die AACE empfiehlt das Screening bei „Älteren", andere Fachgesellschaften ab dem 50. bzw. 60. Lj. (Lehnert 2015; Garber et al. 2012).

2.3.3 Therapie

Die Therapie besteht im Ersatz der Schilddrüsenhormone mit Levothyroxin. Da die Nahrungsaufnahme die Resorption beeinträchtigen kann, sollte die Hormoneinnahme 20–30 min vor einer Mahlzeit erfolgen. Die Wirkung bei täglicher Dosierung ist frühestens nach 2–3 d nachweisbar, der maximale Effekt wird nach 10 d erreicht. Die Wirkung hält bis zu 4 Wo. an.

MERKE

Die Einnahme von Levothyroxin sollte 20–30 min vor einer Mahlzeit, d. h. nüchtern, erfolgen.

Therapieziele sind der Ausgleich des Hormondefizits und die Wiederherstellung der euthyreoten Stoffwechsellage. Die Dosis hängt vom Ausmaß der Hypothyreose ab und liegt im Mittel bei 1,6 µg/kg KG/d. Die Mehrzahl der Patienten benötigt 100–150 µg/d Levothyroxin (Lehnert 2015; Garber et al. 2012; Hintze, Derwahl 2010; Schott 2023).

Die Levothyroxin-Dosis sollte bei älteren Patienten, insbesondere bei solchen mit kardialer Vorerkrankung, langsam gesteigert werden. Die Kontrolle der Therapie erfolgt 4–6 Wo. nach Beginn der Substitution, wobei TSH-Zielwerte für junge Patienten bei 0,5–2 mU/l, für ältere im oberen Normbereich oder im gering erhöhten Bereich angestrebt werden. Supprimierte Werte sind zu vermeiden. Bis auf die wenigen Ausnahmen einer passageren Hypothyreose muss die Therapie lebenslang fortgeführt werden. Passagere hypothyreote Phasen können z. B. unter der Einnahme von Thyreostatika, Amiodaron und bei Schilddrüsenentzündungen auftreten. Eine Kombinationstherapie aus Levothyroxin und Trijodthyronin hat sich nicht durchgesetzt und bleibt ausgewählten Fällen vorbehalten.

Relevante Kontraindikationen für die Substitutionstherapie gibt es nicht. Selten gibt es eine Unverträglichkeit von Hilfsstoffen der Levothyroxin-Präparate, die nicht in Levothyroxin-Tropfen enthalten sind.

Bei der Therapie der **sekundären Hypothyreose** liegt die Dauerdosis etwas niedriger (75–125 µg/d Levothyroxin). Die Dosierung richtet sich hier nach dem fT_4-Spiegel.

In der **Schwangerschaft** ist die Therapie zwingend notwendig, da eine unbehandelte Hypothyreose den Schwangerschaftsverlauf und den Fetus gefährdet. Bereits bei leicht erhöhtem TSH (> 2,5 mU/l) und positivem Antikörpernachweis wurde ein 4-fach erhöhtes Risiko für einen Gestationsdiabetes und ein 3-fach erhöhtes Risiko für erniedrigtes Geburtsgewicht und Frühgeburtlichkeit beobachtet (Cheung et al. 2008; Führer et al. 2015). Auch das Risiko für kognitive Störungen wächst signifikant (Lehnert 2015; Hintze, Derwahl 2010; Schott 2023). Die Levothyroxin-Dosis ist dem gerade in der Frühschwangerschaft um bis zu 20–50 % höheren Bedarf anzupassen (Vuong et al. 2017). Auch muss der TSH-Zielwert im Normalbereich liegen. Die ATA benennt im 1. Trimenon einen Zielwert < 2,5 mU/l, im 2. und 3. Trimenon < 3,0 mU/l (Alexander et al. 2017). Während der Gravidität und der Laktation muss zusätzlich zur Levothyroxin-Substitution eine Jodprophylaxe für den Fetus mit 100–200 µg/d durchgeführt werden.

Das **hypothyreote Koma** ist eine seltene, lebensbedrohliche Krisensituation. Gefährdet sind nicht oder nur unzureichend behandelte, meist ältere Patienten. Eine i. v. Gabe von initial 500 µg Levothyroxin und anschließend 100 µg/d i. v. bis zu 10 d ist indiziert. Wegen der Hypoventilation und der Hypoxie sind assistierte Beatmung und intensivmedizinische Überwachung notwendig. Bei gleichzeitig bestehender Nebenniereninsuffizienz werden 100 mg Hydrocortison/24 h im Perfusor gegeben. Bei Unterkühlung langsames Erwärmen.

Die **subklinische Hypothyreose** ist definiert durch erhöhtes TSH (> 4 mU/l) und normales fT_4. Hauptursache ist die meist schleichend beginnende Immunthyreoiditis. Folgen sind Veränderungen des Lipidstoffwechsels und die Erhöhung des kardiovaskulären Risikos, Regel- und Fertilitätsstörungen, Störungen des Schwangerschaftsverlaufs sowie depressive Verstimmungen. Bisher wurde bei Kinderwunsch oder bestehender Schwangerschaft leitliniengerecht ein TSH-Wert um 1,0 mU/l angestrebt (Alexander et al. 2017). Eine Studie hat allerdings die Effektivität einer Levothyroxin-Gabe in Zweifel gezogen (Dhillon-Smith et al. 2019). Im Zweifelsfall empfehlen die Autoren bei einem TSH-Wert > 2,5 mU/l und erhöhten Antikörpern eine niedrig dosierte Levothyroxin-Dosis in der Frühschwangerschaft.

In Abhängigkeit von den klinischen Symptomen ist zumindest eine probatorische Substitution mit Levothyroxin für 3–6 Mon. gerechtfertigt. Überdosierungen sind zu vermeiden (TSH im Normalbereich). Bei einem hohem Risiko des Übergangs in eine manifeste Hypothyreose (hohe Schilddrüsenantikörper, TSH > 10 mU/l, kleines Schilddrüsenvolumen < 5 ml) sollte frühzeitig eine Dauersubstitution erfolgen (Lehnert 2015; Hintze, Derwahl 2010).

2.4 Hyperthyreose

2.4.1 Definition

Die Hyperthyreose ist Folge einer vermehrten Wirkung von Schilddrüsenhormonen auf periphere Körperzellen. Der Übergang von einer normalen Funktion zur latenten (subklinischen) Hyperthyreose und zur klinisch manifesten Form ist fließend.

2.4.2 Diagnostik

Indikation zur Diagnostik

In Abhängigkeit vom Ausmaß der Symptome wird eine weitere Diagnostik zum Ausschluss bzw. zum Nachweis der Hyperthyreose und der zugrunde liegenden Erkrankung durchgeführt.

Anamnese und Klinik

Zu den häufigsten Symptomen gehören Ruhetachykardie, Nervosität, emotionale Labilität, Schlaflosigkeit, Tremor, exzessives Schwitzen und Hitzeintoleranz. Trotz eines gut erhaltenen oder gesteigerten Appetits ist ein Gewichtsverlust die Regel. Der Stuhlgang ist in der Frequenz häufig gesteigert. Es treten Diarrhöen auf. Eine proximale Muskelschwäche im Sinne einer Myopathie findet sich insbesondere bei ausgeprägten Formen.

Die Patienten wirken ängstlich und ruhelos. Ihre Haut ist warm und feucht. Eine verstärkte Brüchigkeit von Nägeln und Haaren ist ein wichtiger Hinweis. Tachykardien, insbesondere verbunden mit Vorhofflimmern, sind häufig. Bei Patienten mit immunogenen Hyperthyreosen findet sich in ca. 60 % eine endokrine Orbitopathie. Bei älteren Patienten muss auf oligo- oder monosymptomatische Formen geachtet werden (Möller, Mann 2010).

Biochemische Diagnostik

Essenziell ist die Bestimmung des basalen TSH-Spiegels und bei dessen Erniedrigung die Bestimmung von fT_4 und fT_3. Mit Ausnahme der seltenen Formen einer Schilddrüsenhormonresistenz oder eines TSH produzierenden HVL-Adenoms schließt ein normaler, basaler TSH-Spiegel eine Hyperthyreose aus (Demers, Spencer 2003; Ross et al. 2016).

Bei Hyperthyreose muss eine bildgebende Abklärung der Schilddrüse mittels Sonographie und – bei Nachweis von Knoten oder bei V. a. eine Schilddrüsenautonomie – durch eine Szintigraphie erfolgen (s. u.). Die Aussagekraft der biochemischen Parameter ist bei Multimorbidität herabgesetzt. Die Interpretation der Konstellation setzt besondere Erfahrung voraus. Eine alleinige Bestimmung der peripheren (freien) Schilddrüsenhormone ohne basales TSH ist obsolet. Erst in der Verbindung von basalen TSH-Spiegeln und peripheren Schilddrüsenhormonwerten kann eine Einordnung der Erkrankung vorgenommen werden.

Bei peripherer Hormonresistenz finden sich erhöhte freie Hormonspiegel bei erhöhtem TSH (Demers, Spencer 2003; Lehnert 2015).

2.4.3 Differenzialdiagnostik

Immunthyreopathien vom Typ des Morbus Basedow sind zumindest in den USA die häufigsten Ursachen einer Hyperthyreose, gefolgt von verschiedenen Formen der Schilddrüsenautonomie (Ross et al. 2016). Autonomien sind im Kindes- und Jugendalter ausgesprochene Raritäten, im Alter häufig. Schilddrüsenentzündungen mit einer Zerstörung der Schilddrüse führen zu transienten Hyperthyreosen (s. u.). Selten sind eine Hyperthyreosis factitia und die inappropriate bzw. neoplastische TSH-Mehrsekretion (Möller, Mann 2010).

Zusatzuntersuchungen bei V. a. Immunthyreopathie

- Sonographie der Schilddrüse mit Volumenbestimmung sowie Beurteilung der Sonomorphologie (diffuse Echoarmut)
- Duplexsonographie (Hyperperfusion)
- Klinische, ophthalmologische Charakterisierung einer endokrinen Orbitopathie (Lidschwellung, konjunktivale Reizung, Exophthalmus, Augenbeweglichkeit, Doppelbilder, Karunkelschwellung; ggf. Kernspintomographie der Orbita), Clinical Activity Score (Kahaly et al. 2018)
- Bestimmung von TRAK und, wenn negativ, der TPO-AK
- Quantitative Szintigraphie der Schilddrüse bei Knoten und zur differenzialdiagnostischen Abklärung

Zusatzuntersuchungen bei V. a. funktionelle Autonomie der Schilddrüse

Die funktionelle Autonomie der Schilddrüse kann als solitäres „Adenom“ oder multifokal (➤ Abb. 2.2) bzw. disseminiert auftreten. Die Funktion der Schilddrüse ist dabei häufig normal. Es kann aber auch eine latente oder manifeste Hyperthyreose vorliegen. Die Szintigraphie in Kombination mit der Sonographie ist die entscheidende Maßnahme zur Diagnosesicherung (Lehnert 2015; Rago et al. 2010; Razavi et al. 2013).

2.4.4 Therapie

Prinzipiell stehen drei Verfahren zur Verfügung (Ross et al. 2016):
- Thyreostatische Therapie
- Radiojodtherapie
- Schilddrüsenoperation

Die Wahl der Therapie hängt von der Grunderkrankung sowie deren Dauer ab. Bei der Autoimmunhyperthyreose (Morbus Basedow ➤ Abb. 2.6) wird initial immer thyreostatisch behandelt. Persistiert die Hyperthyreose unter der üblichen Dosis der Thyreostatika oder kommt es nach Absetzen einer thyreostatischen Langzeittherapie (ca. 12–18 Mon.) zu einem Rezidiv, muss nach erneuter thyreostatischer Therapie eine definitive Therapieform (Radiojodtherapie, Schilddrüsenoperation) durchgeführt werden. Die Autonomie wird nach medikamentös erreichter Grenzwerthyperthyreose bzw. Euthyreose mit Radiojod oder operativ behandelt.

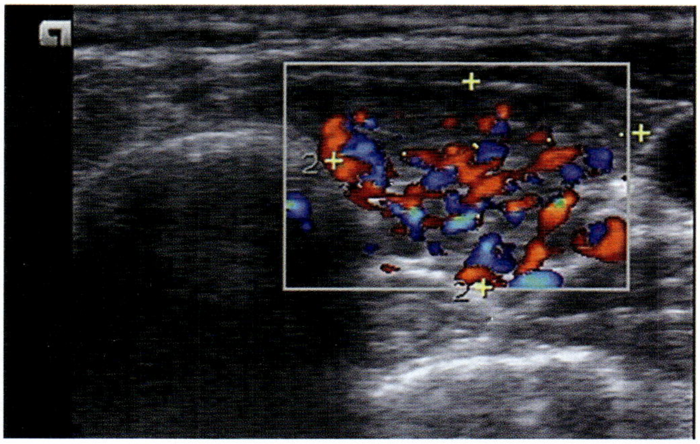

Abb. 2.6 Autimmunhyperthyreose (Morbus Basedow) [M1630]

MERKE

Eine Autoimmunhyperthyreose wird in aller Regel zunächst thyreostatisch über 12–18 Mon. behandelt.

2

Antithyreoidale Substanzen hemmen die durch die Schilddrüsenperoxidase katalysierte Jodination des Tyrosins. Damit werden der Jodeinbau in das Thyreoglobulin gehemmt und die Schilddrüsenhormonsynthese inhibiert. Dies geschieht überwiegend durch Thiamazol oder Carbimazol, das ca. 24 h pharmakologisch wirksam ist. Eine einmalige Dosis pro Tag ist daher ausreichend. Propylthiouracil (Propycil®) hat eine kürzere Plasmahalbwertszeit und muss zumindest initial 2 ×/d eingenommen werden. Carbimazol ist ein Vorläufermolekül und wird hepatisch in Thiamazol umgewandelt. Dabei entsprechen 15 mg Carbimazol etwa 10 mg Thiamazol. Die Initialdosis richtet sich nach dem geschätzten Grad des Jodmangels und der Schwere des Krankheitsbilds (**Empfehlungsgrad C;** Lehnert 2015; Möller, Mann 2010). Bei unbekannter Jodversorgung ist eine Initialdosis von Thiamazol 20 mg/d ausreichend. Bei höherer Jodversorgung und ausgeprägtem Krankheitsbild sollte initial eine höhere Dosis (ca. 30 mg/d) gegeben werden. Bei Jodkontamination kann die thyreostatische Medikation durch die Perchlorat-Gabe ergänzt werden. Perchlorat ist ein Inhibitor des Natriumjodid-Symporters und wirkt gleichzeitig auf die Ausschleusung von Jodid aus der Schilddrüse. Propylthiouracil gilt wegen seiner Hepatotoxizität als Reservethyreostatikum, z. B. bei Nebenwirkungen auf Carbimazol bzw. Thiamazol.

Zur symptomatischen Therapie eignen sich Betablocker, wobei die Betablockade vom Propranolol-Typ gleichzeitig einen inhibitorischen Einfluss auf die Konversion von T_4 auf T_3 ausübt. Empfohlene Dosierungen von Propranolol liegen bei 3 × 10–3 × 40 mg/d.

Unter thyreostatischer Therapie wird innerhalb von 4–6 Wo. in 80 % eine Euthyreose erreicht. Zur **Remissionserhaltung** genügen meist 2,5–5 mg/d Thiamazol, ggf. auch 2,5 mg Thiamazol jeden 2. d. Nach ca. 1-jähriger Therapie ist bei Morbus Basedow mit einer Rezidivrate von 50 % zu rechnen. Eine Risikoabschätzung ist mit 80 % Wahrscheinlichkeit zu treffen, mit folgenden Parametern: supprimiertes TSH 4 Wo. nach Absetzen der Medikation, TRAK-Titer > 10 mU/ml, große Struma > 50 ml. Kontrollen unter Therapie sollten alle 3 Mon. erfolgen. Eine Übertherapie unter Thiamazol mit einem TSH-Anstieg > 2 mU/l sollte vermieden werden, um ein Strumawachstum zu verhindern (**Empfehlungsgrad A;** Lehnert 2015; Möller, Mann 2010).

Die Häufigkeit von **Nebenwirkungen** ist dosisabhängig. Bei einer Dosis von 10 mg/d liegt sie < 15 %. Bei täglichen Dosen von 60 mg steigt die Nebenwirkungsrate auf 25 % an. Zu den Nebenwirkungen gehören allergische Exantheme, Kopfschmerzen, Haarausfall, Gelenk- und/oder Muskelschmerzen sowie Leberenzymerhöhungen. Gefürchtet sind schwerwiegende seltene Nebenwirkungen wie Agranulozytose (0,1–0,6 %), Thrombozytopenie, Panzytopenie und Vaskulitiden. Bei einer Therapie mit Propylthiouracil sind Kontrollen der Leberwerte unabdingbar, da unter Therapie mit diesem Präparat schwere Leberschäden berichtet wurden.

Therapie der Wahl bei Hyperthyreosen in der **Schwangerschaft** sind Thyreostatika. Eine Radiojodtherapie ist kontraindiziert. Die Medikamente sollten mit einer möglichst niedrigen Dosis gegeben werden; Ziel ist es, die Serumspiegel von fT_4 im hochnormalen Bereich und die von TSH im unteren Normalbereich zu halten. Dies ist mit einer Thiamazol-Dosis von 5–10 mg/d möglich. Wegen des Risikos einer Thiamazol-Embryopathie (1 : 1000–1 : 10.000) mit Aplasia cutis, Choanalatresie u. a. m. wird im 1. Trimenon Propylthiouracil (2–3 × 50 mg/d) eingesetzt, später wegen der potenziellen Lebertoxizität von Propylthiouracil dann Thiamazol in niedriger Dosis empfohlen. Die Schwangerschaftshyperthyreose wird durch die partialagonistische Wirkung von HCG verursacht und ist nicht behandlungsbedürftig (Lehnert 2015; Laurberg, Andersen 2014; Möller, Mann 2010; Schott 2023).

Die **Radiojodtherapie** wird zum einen bei einer fokalen Autonomie, zum anderen auch bei Rezidivhyperthyreose oder Persistenz der Hyperthyreose bei Morbus Basedow durchgeführt. Auf Wunsch des Patienten kann sie auch in der Primärtherapie des Morbus Basedow angeboten werden, insbesondere wenn im Fall eines medikamentösen Behandlungsversuchs eine hohe Rezidivgefährdung zu erwarten ist. Als Zieldosis gelten bei einem funktionsoptimierten Konzept ca. 150 Gy (Autonomie); hierbei ist in etwa 90 % der Fälle mit einer dauerhaften Beseitigung der Hyperthyreose zu rechnen. Bei einem ablativen Konzept (Morbus Basedow) mit ca. 250 Gy wird von vornherein die Hypothyreose angestrebt.

Absolute **Kontraindikationen** für die Radiojodtherapie sind neben der Gravidität auch Laktation, Kinderwunsch innerhalb der nächsten 4 Mon., schwere Hyperthyreose ohne thyreostatische Vorbereitung. Relative Kontraindikationen sind große Strumae, insbesondere mit ausgeprägter Trachealeinengung und kalte Knoten mit Malignomverdacht (Dietlein et al. 2016b).

Bei vorbestehender endokriner Orbitopathie (EO) werden Glukokortikoide (ca. 0,5 mg/kg KG/d Prednisolon-Äquivalent initial) in abnehmender Dosierung über einen Zeitraum von ca. 6 Wo. gegeben, um einer Verschlechterung der EO unter der Radiojodtherapie vorzubeugen (Kahaly et al. 2018).

Operationsindikationen sind:

- Rezidivhyperthyreose nach thyreostatischer Primärtherapie
- Wachsende bzw. große Strumae unter thyreostatischer Therapie
- Zusätzliche malignitätsverdächtige Knoten
- Nebenwirkungen der Thyreostatika
- Kontraindikationen der Radiojodtherapie (Schwangerschaft, Laktation, Alter < 18 J.)
- Jodinduzierte, thyreostatisch schlecht behandelbare Hyperthyreose
- Thyreotoxische Krise

Die operative Behandlung strebt eine sichere Beseitigung der Hyperthyreose an. Das Restvolumen sollte unbedingt < 2 g betragen. Vorzuschlagen ist eine komplette Thyreoidektomie in einem spezialisierten Zentrum. In ausgewählten Fällen ist auch eine Langzeittherapie mit Thionamiden in niedriger Dosis effektiv und sicher (Azizi, Malboosbaf 2017).

Die **endokrine Orbitopathie (EO)** wird nach standardisierten Kriterien hinsichtlich Aktivität und Schweregrad beurteilt (www.eugogo.eu; Bartalena et al. 2021). Sie sollte je nach Stadium entsprechend dem Aktivitätsscore in einem ausgewiesenen Zentrum durch einen spezialisierten Augenarzt behandelt werden. Die Prävalenz wurde früher überschätzt. In einer aktuellen italienischen Untersuchung lag bei 346 Patienten zum Zeitpunkt der Manifestation des Morbus Basedow nur bei 26 % der Patienten eine EO, davon bei 20 % eine milde, inaktive Form, bei 6 % eine moderate bis schwere und nur in einem Fall eine visusbedrohende EO (dysthyreote Optikusneuropathie, DON) vor. Im Verlauf der Behandlung kam es bei > 50 % zur kompletten Remission. Differenzialdiagnostisch müssen eine Myositis der Augenmuskeln und andere retroorbitale Raumforderungen ausgeschlossen werden. Eine Befundbesserung tritt häufig unter optimaler Stoffwechsellage (TSH niedrig normal) ein. Eine Nikotinkarenz sollte unbedingt angestrebt werden (Risikosteigerung durch Rauchen um den Faktor 7). Bei geringer Krankheitsaktivität genügen Lokalmaßnahmen (getönte Brille, Tränenersatzmittel, Augensalbe nachts, Lymphdrainage). Nach der Empfehlung der European Group of Graves' Orbitopathy (EUGOGO) sollte die Behandlung bei aktiver moderater bis schwerer EO mittels i. v. Methylprednisolon-Gabe erfolgen (Kahaly et al. 2018). Empfohlen wird eine Infusion von 500 mg 1 ×/Wo. in den ersten 6 Wo. und eine halbierte Dosis in den folgenden 6 Wo. Erwartet werden dürfen eine ophthalmologische Befundbesserung bei ca. 35 % sowie eine Verbesserung der Lebensqualität. Nebenwirkungen (Flush-Symptomatik, Cushingisierung, Blutdruckanstieg, selten Diabetes mellitus, Infektionen, Muskelschwäche und Psychosen) sind tendenziell seltener als bei täglicher p. o. Prednisolon-Gabe.

Eine alternative oder zusätzliche Retrobulbärstrahlentherapie wirkt bei frischer Augenmuskelbeteiligung am besten und bessert die Weichteilbeteiligung. Der Exophthalmus und eine länger bestehende Augenmuskelbeteiligung sprechen dagegen schlecht an. Grundsätzlich ist der Verlauf einer endokrinen Orbitopathie unter thyreostatischer Medikation, aber auch nach Thyreoidektomie, günstiger als nach einer Radiojodtherapie (Villagelin et al. 2015).

Die Strahlentherapie (12 Gy) wird als Second-Line-Therapie der aktiven moderaten bis schweren EO empfohlen. Kontraindikationen sind eine diabetische Retinopathie und eine schwere Hypertonie. Der Wert einer zusätzlichen Thyreoidektomie wird noch kontrovers diskutiert (Duntas 2010). Bei ausgeprägter Protrusion, Hornhautkomplikationen und Visusbeeinträchtigung werden operative Dekompressionsverfahren eingesetzt. Schieloperationen erfolgen im inaktiven Stadium bei Persistieren von Doppelbildern. Die milde Form der EO kann symptombessernd mit Selen (2 × 100 µg/d) behandelt werden. Nach Erreichen der Euthyreose unter thyreostatischer Therapie tritt häufig eine Spontanremission auch der EO ein. Eine interessante Entwicklung ist die Verabreichung eines IGF-1-Rezeptor-Antikörpers (Teprotumumab) bei Patienten mit EO (Douglas et al. 2022; Smith et al. 2017). Die Gabe der noch nicht zugelassenen Substanz ist aber mit zahlreichen Nebenwirkungen belastet (z. B. Hyperglykämie, Schädigungen des Gehörs).

Bei der Therapie der **thyreotoxischen Krise** sind unverzüglich Notfallmaßnahmen einzuleiten (Lehnert 2015; Brabant et al. 2010). Auslösende Ursachen sind hier meist eine Jodexposition, schwere Infektionen, Stress oder Trauma bei unerkannter Hyperthyreose. Unverändert besteht eine sehr hohe Letalität von 20–30 % (Lehnert 2015; Schott 2023). Wichtigste Maßnahmen sind eine intensivmedizinische Betreuung und eine frühzeitige Thyreoidektomie.

2.4.5 Nachkontrolle und Prognose

Bei einer Therapie des Morbus Basedow kommt es in ungefähr 50 % der Fälle zu einem Rezidiv; eine definitive Therapie ist dann indiziert (Operation bzw. Radiojodtherapie). Verlaufskontrollen bestehen in der Bestimmung von TSH und fT_4 nach 1 Mon., 3 Mon. und später mindestens jährlich. Auch die klinische Untersuchung hinsichtlich einer EO ist wichtig; trotz ausreichender Behandlung einer immunogenen Hyperthyreose und fehlender oder geringer EO kann es innerhalb von Jahren noch zu einer floriden EO kommen.

2.4.6 Prophylaxe bei Jodexposition

Liegt eine Indikation zur Anwendung jodhaltiger Kontrastmittel vor (CT, Angiographie) oder müssen jodhaltige Medikamente wie z. B. Amiodaron gegeben werden, empfiehlt sich folgendes Vorgehen:

- 3 × 15 Tropfen/d (= 900 mg) Natriumperchlorat
- Zusätzlich bei großen Strumae und/oder subklinischer Hyperthyreose (supprimiertes TSH, normales fT_4 und/oder fT_3) 20 mg/d Thiamazol
- Beginn der Prophylaxe: spätestens 2–4 h vor Kontrastmittelapplikation, besser 24 h vorher
- Dauer der Therapie: 7–14 d

Bei manifester Hyperthyreose (supprimiertes TSH, erhöhtes fT_4 und/oder fT_3) möglichst keine Gabe jodhaltiger Röntgenkontrastmittel. Gadolinium (Gd)-haltige Kontrastmittel bei der MRT sind möglich.

Bei **unvermeidlicher Kontrastmittelgabe:**

- 3 × 15–20 Tropfen/d Natriumperchlorat
- Zusätzlich 40–60 mg/d Thiamazol
- Beginn der Therapie: spätestens 2–4 h vor Kontrastmittelgabe, besser 24 h vorher
- Dauer der Therapie: mind. 14 d; Thiamazol in angepasster Dosis weiterführen

Bei bereits durchgeführter Jodkontamination bei Risikopatienten: Vorgehen wie oben beschrieben.

Kontrollen: Differenzialblutbild, Leberenzyme nach 8 und 14 d. Absetzen der Medikation sicherstellen.

Bei **manifester jodinduzierter Hyperthyreose** muss Thiamazol aufgrund der Kompetition zu Jod hoch dosiert (40–80 mg) und über längere Zeit (Wochen) gegeben werden. Eine Kombination mit Perchlorat verkürzt die Zeit zum Erreichen der Euthyreose (Dosierung 3 × 10 Tropfen/d, entsprechend 600 mg). Jodinduzierte Hyperthyreosen können über viele Wochen behandlungsbedürftig bleiben. Bei der amiodaroninduzierten Hyperthyreose unterscheidet man Typ I mit vorbestehender Schilddrüsenerkrankung und Typ II ohne Vorerkrankung und entzündlich-thyreodestruktivem Verlauf. Typ I zeigt duplexsonographisch eine verstärkte, Typ II eine verminderte Vaskularisation (Schott 2023). Das hohe Jodangebot hat einen direkten toxischen Effekt auf die Thyreozyten und kann immunologische Prozesse auslösen (Typ II). Dabei kommt es zu einer inflammatorisch-destruierenden Entzündung ähnlich einer subakuten Thyreoiditis, allerdings ohne Schmerzen und mit gesteigerter passiver Freisetzung von Schilddrüsenhormonen. Die Therapie erfolgt bei

Typ II mit Steroiden, bei Typ I mit Thionamiden als Monotherapie oder in Kombination mit Perchlorat. Mischtypen werden durch Kombination beider Therapieprinzipien behandelt. Bei Therapieresistenz ist eine Thyreoidektomie notwendig. Bei unzureichendem Therapieerfolg ist eine Frühoperation unumgänglich.

2.5 Thyreoiditiden

2.5.1 Definition

Die Thyreoiditiden werden wie folgt eingeteilt:

- Chronische Autoimmunthyreoiditis Hashimoto (➤ Abb. 2.7; ➤ Abb. 2.8)
- Akut-subakute Thyreoiditis de Quervain
- Akute bakterielle Thyreoiditis (sehr selten)
- Fibrosierende Thyreoiditis (Riedel-Struma, extrem selten)

2.5.2 Diagnostik

Bei der chronischen Autoimmunthyreoiditis steht klinisch die Hypothyreose im Vordergrund oder es handelt sich um einen Zufallsbefund. Laborchemisch sind in etwa 80 % der Fälle die TPO-AK erhöht. Sonographisch findet sich eine diffuse oder felderförmige Echoarmut der Schilddrüse. Klinisch bedeutsam ist die Assoziation mit anderen endokrinen Autoimmunerkrankungen, z. B. Morbus Addison, Diabetes mellitus Typ 1, perniziöse Anämie, Typ-A-Gastritis, Sprue (Demers, Spencer 2003; Lehnert 2015; Hintze, Derwahl 2010). Bei den anderen seltenen Formen treten häufig Schmerzen auf.

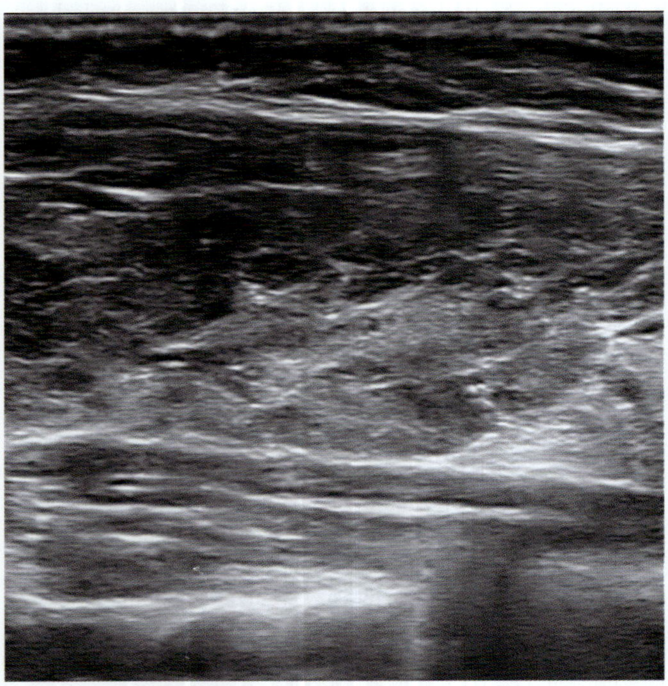

Abb. 2.7 Autoimmunthyreoiditis [M1630]

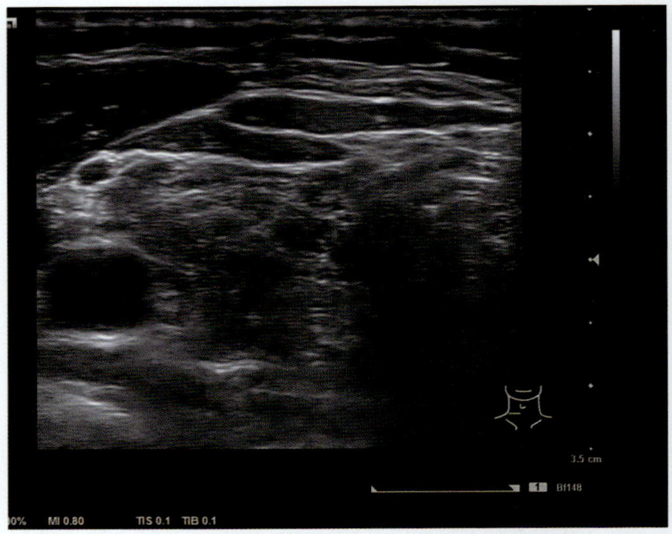

Abb. 2.8 Hashimoto-Thyreoiditis [M1630]

Die Ursache der subakuten Thyreoiditis de Quervain ist nicht eindeutig geklärt. Klinisch entscheidend sind hier rasch zunehmende Schmerzen im Bereich des Halses mit wechselnder Lokalisation, Sonographie zum Nachweis unregelmäßig begrenzter, echoarmer Areale und Labor mit dem Nachweis einer beschleunigten BSG, eines erhöhten CRP und weiteren Entzündungszeichen. Die Abklärung der Schilddrüsenfunktion ist auch hier obligat. Eine Szintigraphie muss nicht durchgeführt werden, kann aber bei der Abgrenzung gegen eine maligne Infiltration im Einzelfall hilfreich sein.

2.5.3 Therapie

Die Therapie der Immunthyreoiditis vom Typ Hashimoto erfolgt ausschließlich mit Schilddrüsenhormonen zur Behandlung der Hypothyreose. Zumeist erfolgt die Substitutionstherapie lebenslang. Eine antioxidative Therapie mit Selen (200 µg/d) begünstigt den Antikörpertiter-Verlauf (**Empfehlungsgrad A;** Lehnert 2015) und verbessert möglicherweise die Befindlichkeit (Duntas 2010; Nacamulli et al. 2010).

Eine Besonderheit in der **Schwangerschaft** ist, dass hier die Levothyroxin-Dosis dem erhöhten Bedarf (+ 30–50 %) angepasst werden muss. Zusätzlich ist zur Strumaprophylaxe des Fetus eine Jodidgabe von 100–150 µg/d indiziert (**Empfehlungsgrad A;** Lehnert 2015). Bei schwangeren Frauen mit TPO-AK kann mit Selen (200 µg/d) die Häufigkeit der Post-partum-Thyreoiditis und der Hypothyreose vermindert werden.

Die extrem seltene **Riedel-Struma** muss bei lokalen Komplikationen operativ angegangen werden; ggf. Einsatz von Glukokortikoiden.

Die Therapie der subakuten **Thyreoiditis de Quervain** wird bevorzugt und rasch, insbesondere bei starken Schmerzen und Allgemeinsymptomatik, mit Glukokortikoiden eingeleitet. Die Initialdosis der Glukokortikoide (Prednisolon-Äquivalent) liegt bei 0,5 mg/kg KG/d. Die Dosisreduktion erfolgt schrittweise in Abhängigkeit vom klinischen Befund nach 4 Wo. mit einer Ausschleichphase über 3 Mon. Bei milder Symptomatik können auch in zweiter Linie Antiphlogistika (Azetylsalizylsäure 2 g/d, Indometacin 50–150 mg/d) eingesetzt werden. Durch die antiphlogistische Therapie wird der natürliche Verlauf der Erkrankung nicht verkürzt. In der Regel heilt die Thyreoiditis de Quervain nach 3 bis 6 Mon. vollständig aus.

2.5.4 Nachkontrolle und Prognose

Die Prognosen dieser Erkrankungen sind sehr gut. Bei der Thyreoiditis de Quervain erfolgt in der Mehrzahl der Fälle eine vollständige Restitutio. Bei der Hashimoto-Thyreoiditis ist i. d. R. eine lebenslange Substitution notwendig.

2.6 Maligne Schilddrüsentumoren

2.6.1 Definition

Es überwiegen epitheliale Tumoren (95 %). Hier sind differenzierte Karzinome (follikulär, papillär, medullär) von gering differenzierten und undifferenzierten (in erster Linie anaplastischen) Tumoren zu unterscheiden (➤ Tab. 2.4; Haugen et al. 2016; Lehnert 2015; Dietlein et al. 2016b; Pacini et al. 2006; Drake et al. 2013; Cooper et al. 2009; Filetti et al. 2019; Krajewska et al. 2016; Verburg et al. 2013).

Tab. 2.4 Klassifikation der Schilddrüsenkarzinome

Klassifikation	Karzinome
I. Karzinome mit Follikelzelldifferenzierung	A) Differenzierte Karzinome (DTC) 1. Papilläres Karzinom (PTC) a) Konventioneller Typ b) Varianten (insgesamt 15) 2. Follikuläres Karzinom (FTC) a) Minimalinvasiv b) Breitinvasiv 3. NOS (Not Otherwise Specified) B) Gering differenziertes Karzinom (PDTC) C) Anaplastisches (undifferenziertes) Karzinom (ATC)
II. Karzinome mit C-Zell-Differenzierung	1. Medulläres Karzinom (MTC) a) Sporadisch b) Hereditär (multiple endokrine Neoplasie MEN 2) 2. Gemischte C-Zell-Follikelzell-Differenzierung
III. Seltene Schilddrüsenkarzinome	1. Plattenepithelkarzinom 2. Mukoepidermoides Karzinom 3. Mukoepidermoides Karzinom mit Eosinophilie 4. Muzinöses Karzinom 5. Spindelzelltumor mit thymusähnlicher Differenzierung (SETTLE) 6. Karzinom mit thymusähnlicher Differenzierung (CASTLE)

2.6.2 Diagnostik

Ein wesentliches klinisches Problem besteht darin, dass Schilddrüsenkarzinome häufig erst in späten Stadien symptomatisch werden. Die Knotenprävalenz wurde mit bis zu 65 % der Erwachsenen angegeben (Durante et al. 2018; Grani et al. 2020). In Jodmangelgebieten wie Deutschland ist es daher schwierig, die relativ seltenen Malignome herauszufinden. Hypofunktionelle Knoten mit unscharfem Rand, Mikrokalk und erhöhter Binnenvaskularisation haben das größte Malignitätsrisiko (je nach Krankengut 5–15 %). Das Malignitätsrisiko wird mit 7–15 % angegeben (Haugen et al. 2016; Gharib et al. 2016). Für Deutschland werden Inzidenzraten für das Schilddrüsenkarzinom von 1,3–1,6/100.000 Einwohner für Männer und 2,5–3,7/100.000 Einwohner für Frauen geschätzt (Lehnert 2015). Eine aktuelle Studie aus Deutschland kam jedoch zu niedrigeren Zahlen (Grußendorf et al. 2022). Eine höhere Inzidenzrate eines papillären Karzinoms findet sich beim Vorliegen einer lymphozytären Infiltration und/oder erhöhten TPO-AK (Veit et al. 2017).

Medulläre Karzinome machen ca. 5–10 % aller malignen Schilddrüsentumoren aus. Sie können sporadisch (bis 70 %) oder familiär (autosomal-dominant) auftreten.

Die klinische Untersuchung beschreibt im Wesentlichen Spätzeichen, z. B. eine Einflussstauung, Lymphknoten, Stridor oder Heiserkeit.

Neben dem allgemeinen Labor ist die **hormonelle Diagnostik** mittels TSH, fT_3, fT_4, ggf. präoperativ Kalzium, 25(OH)-Vitamin D und PTH notwendig. Bei V. a. ein medulläres Schilddrüsenkarzinom muss das basale und durch Kalziumgabe stimulierte Calcitonin bestimmt werden. Pentagastrin ist zurzeit nicht verfügbar. Ergänzend sollte CEA bestimmt werden. Zum Beleg/Ausschluss familiärer Formen des MTC (MEN 2a, b u. a.) ist eine molekulargenetische Untersuchung des RET-Protoonkogens erforderlich. In Abhängigkeit von der Mutation wird das chirurgische Therapiekonzept (OP-Zeitpunkt, z. T. schon um das 1. Lj.) festgelegt.

Eine humangenetische Beratung und Diskussion in einem spezialisierten Tumorboard sind obligatorisch. Der Nachweis dieser spezifischen Keimbahnmutationen ist Grundlage des heute obligaten präsymptomatischen Screenings bei Familienangehörigen. Bei positivem Nachweis muss eine prophylaktische Thyreoidektomie erfolgen (Pacini et al. 2006; Drake et al. 2013; Brabant et al. 2010; Chambon et al. 2011; Herrmann et al.2010; Valle, Kloos 2011).

Bildgebung: Typische, sonographische Befunde für maligne Knoten sind Echoarmut, Mikrokalk, unregelmäßige Randbegrenzungen und zentral verstärkte Vaskularisation. Die Szintigraphie ist als Screeningmethode sonographisch oder palpatorisch gesicherter Knoten indiziert; Mehranreicherungen stellen fokale Autonomien dar, die praktisch nie maligne sind. Die Abgrenzbarkeit eines hypofunktionellen Knotens ist erst für Knotendurchmesser > 1 cm methodisch möglich. Weiterhin wird bei einem Schilddrüsenkarzinom die Röntgenaufnahme des Thorax durchgeführt. CT und MRT der Halsregion eignen sich zur exakten Größenangabe und Verlaufskontrolle von Metastasen, sind jedoch bei der Primärdiagnostik i. d. R. entbehrlich. Bei malignomsuspekten Knoten bzw. vor einer Radiojodtherapie muss die Anwendung jodhaltiger Röntgenkontrastmittel unterbleiben.

2

2

Die **Feinnadelpunktion** ist bei allen kalten oder kühlen Knoten > 1 cm indiziert. Immunperoxidasemethoden für Calcitonin, Thyreoglobulin, TPO und andere Antigene müssen für spezielle Fragestellungen zur Verfügung stehen. Molekularbiologische Methoden ergänzen bei speziellen Fragestellungen heute das histo- und zytopathologische Methodenspektrum. Die Treffsicherheit der Punktionszytologie in der Karzinomdiagnostik ist allen anderen Methoden überlegen (Sensitivität 79 %, Spezifizität 78 %, Genauigkeit 80 %; Pacini et al. 2006; Drake et al. 2013).

Zunehmende Bedeutung erlangt in diagnostischer, insbesondere aber prognostischer Hinsicht das ^{18}FDG-PET. Präoperativ kann es aber (noch) nicht empfohlen werden.

2.6.3 Therapie

Die Behandlung des Schilddrüsenkarzinoms bedarf einer besonders guten interdisziplinären Abstimmung zwischen Chirurgen, Nuklearmedizinern, Strahlentherapeuten und Internisten. Die Primärtherapie ist grundsätzlich chirurgisch. Wird die Diagnose zufällig nach Entfernung eines Schilddrüsenknotens gestellt, ist eine Zweitoperation erforderlich, um eine ausreichende Radikalität zu gewährleisten. Operativer Regeleingriff ist die totale Thyreoidektomie ggf. mit zentraler Lymphknotendissektion unter Identifizierung der Nn. recurrentes inferiores und mit Erhaltung mindestens einer Nebenschilddrüse. Ausgenommen von der Notwendigkeit einer totalen Thyreoidektomie sind zufällig entdeckte kleine, unifokale, papilläre Karzinome < 1,0 cm im Tumorstadium pT1 N0 M0, sog. Mikrokarzinome (Pacini et al. 2006; Gharib et al.2016; Drake et al. 2013).

MERKE

Schilddrüsenkarzinome sollten nur in spezialisierten Zentren behandelt werden.

Nachfolgend wird bei den differenzierten papillären und follikulären Schilddrüsenkarzinomen die **Radiojodtherapie** durchgeführt; Voraussetzung ist eine möglichst komplette Thyreoidektomie. Die Ersttherapie mit Radiojod erfolgt i. d. R. 3–5 Wo. nach der Operation in Hypothyreose. TSH-Spiegel > 30 mU/l sind für einen ausreichenden Uptake erforderlich. In der Regel wird rekombinantes TSH (rTSH, Thyrogen®) für die Erst-, regelhaft für die Folgetherapien eingesetzt. Dies erspart dem Patienten die ausgeprägten Symptome der Hypothyreose, verbessert die Lebensqualität und ist medizinökonomisch nützlich (Dietlein 2016b). Anhand der ^{131}J-Ganzkörperszintigraphie werden noch verbliebenes Restschilddrüsengewebe, ein lokalregionäres Rezidiv oder jodspeichernde Metastasen erkannt. Eine neuere prospektive randomisierte Studie zeigte bei Patienten mit low-risk-differenziertem Schilddrüsenkarzinom eine Nichtunterlegenheit der abwartenden Vorgehensweise verglichen mit der Radiojodtherapie nach durchgeführter Thyreoidektomie (Leboulleux et al. 2022). Die ergänzende Radiojodtherapie erfolgt nicht beim medullären Schilddrüsenkarzinom.

Nach der Radiojodtherapie erhält der Patient eine **TSH-suppressive Dosis Levothyroxin.** Dies bedeutet bei Erwachsenen ca. 2,0–2,5 µg/d L-T_4/kg KG. Zumeist wird ein TSH-Zielwert von 0,01–0,05 mU/l angestrebt. Bei Patienten mit niedrigem Risiko sollte wegen potenzieller Nebenwirkungen (Flimmerarrhythmie, Osteopenie u. a. m.) nach 5 J. die Dosis so weit zurückgenommen werden, dass TSH im unteren Normalbereich liegt. Eine langfristige TSH-suppressive Therapie ist nicht grundsätzlich erforderlich. Beim MTC genügt postoperativ eine substitutive Dosierung mit einem TSH-Zielbereich der Euthyreose. Eine perkutane **Strahlentherapie** ist bei der allgemein geringen Strahlensensibilität nur in ausgewählten Fällen mit radiojodrefraktären, lokal nicht resektablen Metastasen indiziert. Die perkutan maximal erreichbaren Tumordosen liegen bei 60 Gy. Die Indikationen sind nicht radiojodspeichernde und lokal nicht resektable Metastasen.

Die **Chemotherapie** ist bei differenzierten Schilddrüsenkarzinomen (DTC) wenig wirksam (z. B. Doxorubicin 60 mg/m^2 alle 3 Wo., Ansprechrate um 30 %) und wird derzeit durch eine zielgerichtete Therapie mit **Multikinase-Inhibitoren** (TKI) abgelöst (Pacini et al. 2006). Lenvatinib und Sorafenib sind zur Behandlung des fortgeschrittenen, radiojodrefraktären differenzierten Schilddrüsenkarzinoms zugelassen (Ito et al. 2016; Lorusso et al. 2016). Indikationen sind gegeben bei Patienten mit Radiojodrefraktärität (5–10 %), Progress (nach RECIST-Kriterien) unter Radiojodtherapie und Inoperabilität von Metastasen. Nebenwirkungen (Hand-Fuß-Syndrom, Diarrhö, Alopezie, Exanthem, Fatigue, Kopfschmerzen, Hypertonie) sind jedoch häufig. Zu beachten sind auch Ödeme, Elektrolytstörungen, Stomatitis, gastrointestinale Blutungen, Alopezie, Herzrhythmusstörungen mit QT-Syndrom u. a. m. Aufgrund des Nebenwirkungsprofils sollte daher die Behandlung durch einen diesbezüglich erfahrenen Arzt erfolgen. Die Behandlung mit TKI zeigte eine signifikante Verbesserung des mittleren progressionsfreien Überlebens (z. B. Sorafenib, Lenvatinib, Apatinib; Brose et al. 2014; Lin et al. 2022; Schlumberger et al. 2015).

Derzeit untersucht wird der Stellenwert von Mutationen wie der TERT-Promotor oder BRAF zur Vorhersage von Fernmetastasen (Vuong et al. 2017).

Beim **medullären Schilddrüsenkarzinom (MTC)** ist für die Prognose entscheidend, ob bei der Erstoperation eine vollständige lokale Sanierung mittels totaler Thyreoidektomie und (zentraler) Lymphknotendissektion durchgeführt werden kann. Präoperativ durch Calcitonin-Screening entdeckte Mikro-MTC (< 1 cm) haben eine im Vergleich zur Vorära des CT-Screenings deutlich verbesserte Rate an Vollremissionen (55 vs. 21 %). Bereits ab einer Größe von 5 mm des Primärtumors steigt das Risiko einer Lymphknotenmetastasierung deutlich an (Drake et al. 2013).

Patienten mit postoperativ persistierend erhöhtem Calcitonin-Spiegel bis 1000 pg/ml profitieren von einer erneuten Operation, die dann in bis zu 44 % der Fälle zu einer Normalisierung des Tumormarkers und einer Remission führt.

Das MTC ist wenig strahlensensibel. Beim nuklearmedizinischen Nachweis von Somatostatin-Rezeptoren mittels DOTATOC-PET und hoher Nuklidanreicherung kann eine DOTATOC-Therapie zur Teilremission und Überlebensverlängerung führen. Bei Lebermetastasen ist eine regionale Therapie mit Yttrium (SIRT) zu erwägen.

Die Indikation zur medikamentösen Tumortherapie besteht bei inoperablen Patienten mit eindeutigem Progress (RECIST-Kriterien) und ansteigenden Tumormarkern (Calcitonin, CEA) mit kurzer Tumorverdopplungszeit. Auch hier wurde die Chemotherapie durch TKI abgelöst. Die Patienten sollten in multizentrische Studien eingeschlossen werden. Zugelassen zur Therapie des fortgeschrittenen medullären Schilddrüsenkarzinoms sind die Substanzen Vandetanib und Cabozantinib (Campbell et al. 2013; Koehler et al. 2021; Krajewska et al. 2016; Tiedje et al. 2016).

2.6.4 Therapiekontrolle und Nachsorge

Die Kontrolluntersuchungen bei differenzierten Schilddrüsenkarzinomen erfolgen zunächst kurzfristig zur optimalen Levothyroxin-Dosierung, dann in den ersten 5 J. alle 6 Mon., später jährlich. Obligat ist neben der klinischen Untersuchung die Bestimmung von TSH, fT_3, fT_4, initial auch Tg-AK und Kalzium sowie Thyreoglobulin (supersensitiv). Bei der Vorbereitung auf eine Radiojodtherapie erfolgt die Tg-Bestimmung nach endogener bzw. bevorzugt exogener Stimulation mit rekombinantem TSH (Thyrogen®; Verburg et al. 2013).

Bildgebend steht die Halssonographie an erster Stelle (lokales Rezidiv? Lymphknotenstatus?). Ergänzende Methoden wie Hals-CT, MRT – evtl. in Kombination mit FDG-PET – werden fallbezogen eingesetzt.

Beim MTC werden Calcitonin und CEA sequenziell im gleichen Labor ermittelt und die Tumorverdopplungszeit der Tumormarker errechnet. Sie ist zur Beurteilung der Krankheitsdynamik und der Notwendigkeit einer Eskalation der Therapie wichtig (Campbell et al. 2013; Krajewska et al. 2016).

Die Prognose wird durch Tumorgröße (besonders beim MTC), Tumorstadium, histologischen Befund, Patientenalter und Primärtherapie wesentlich beeinflusst. Die Anbindung an ein erfahrenes Zentrum für endokrine Tumoren sollte gewährleistet sein.

INFO

Für Patienten stehen Angebote von Selbsthilfeeinrichtungen zur Verfügung (z. B. Bundesverband Schilddrüsenkrebs – ohne Schilddrüse leben. Rungestraße 12, 10179 Berlin, info@sd-krebs.de).

LEITLINIEN UND LEHRBÜCHER

Alexander EK, Pearce EN, Brent GA et al.: 2017 Guidelines of the American Thyroid Association for the Diagnosis and Management of Thyroid Disease During Pregnancy and the Postpartum. Thyroid 27 (3) (2017) 315–389.

Bartalena L, Kahaly GJ, Baldeschi L et al.; The 2021 European Group on Graves´ disease (EUGOGO): Clinical practice guidelines for the medical management of Graves´ disease. Eur J Endocrinol 27 (2021) G 43–G 67.

Cooper DS, Doherty GM, Haugen BR et al.: Revised American Thyroid Association management guidelines for patients with thyroid nodules and differentiated thyroid cancer. Thyroid 19 (2009) 1167–1214.

Demers LM, Spencer CA: Laboratory Medicine Practice Guidelines. Laboratory Support for the Diagnosis and Monitoring of Thyroid Diseases. Thyroid 13 (2003) 3–104.

Dietlein M, Eschner W, Grünwald F et al.: [Procedure guidelines for radioiodine therapy of differentiated thyroid cancer. Version 4]. Nuklearmedizin 55 (3) (2016b) 77–89.

Dietlein M, Grünwald F, Schmidt F et al.; Deutsche Gesellschaft für Nuklearmedizin: Radioiodine therapy for benign thyroid diseases (version 5). German Guideline. Nuklearmedizin 55 (6) (2016a) 213–220.

Drake H, Musholt TJ, Schabram J et al.; German Societies of General and Visceral Surgery; Endocrinology; Nuclear Medicine; Pathology; Radiooncology; Oncological Hematology; and the German Thyroid Cancer Patient Support Organization: Ohne Schilddrüse leben e. V.: German Association of Endocrine Surgeons practice guideline for the surgical management of malignant thyroid tumors. Langenbecks Arch Surg 398(3) (2013) 347–375.

Filetti S, Durante C, Hartl D et al.: Thyroid cancer: ESMO clinical practice guidelines for diagnosis, treatment and follow-up. Ann Oncol 30 (12) (2019) 1856–1883.

Garber JR, Cobin RH, Gharib H et al.: Clinical Practice Guidelines for Hypothyroidism in Adults: Cosponsered by the American Association of Clinical Endocrinologists and the American Thyroid Association. Thyroid 22(12) (2012) 1200–1235.

Gharib H, Papini E, Garber JR et al.; American Association of Clinical Endocrinologists, American College of Endocrinology, Associazione Medici Endocrinologi: Medical guidelines for clinical practice for the diagnosis and management of thyroid nodules: 2016 update. J Endocr. Pract 22 (2016) 622–639.

Haugen BR, Alexander EK, Bible KC et al.: 2015 American Thyroid Association Management Guidelines for Adult Patients with Thyroid Nodules and Differentiated Thyroid Cancer: The American Thyroid Association Guidelines Task Force on Thyroid Nodules and Differentiated Thyroid Cancer. Thyroid 26 (1) (2016) 1–133.

Kahaly GJ, Bartalena L, Hegedüs L et al.: 2018 European Thyroid guideline for the management of Graves´ disease. Eur Thyroid J 7 (2018) 167–186.

Lehnert H: Rationelle Diagnostik und Therapie in Endokrinologie, Diabetologie und Stoffwechsel. 4. Auflage. Hrsg.: Deutsche Ges. für Endokrinologie. Stuttgart: Thieme, 2015.

Pacini F, Schlumberger M, Dralle H et al.; European Thyroid Cancer Taskforce: European consensus for the management of patients with differentiated thyroid carcinoma of the follicular epithelium. Eur J Endocrinol 154 (2006) 787–803.

Ross DS, Burch HB, Cooper DS et al.: 2016 American Thyroid Association Guidelines for Diagnosis and Management of Hyperthyroidism and Other Causes of Thyrotoxicosis. Thyroid 26 (10) (2016) 1343–1421.

Wells SA Jr, Asa SL, Dralle H et al.: Revised American Thyroid Association guidelines for the management of medullary thyroid carcinoma. Thyroid 25 (6) (2015) 567–610.

LITERATUR

Alexander LF, Patel NJ, Caserta MP, Robbin ML: Thyroid ultrasound: diffuse and nodular disease. Radiol Clin North Am 58 (2020) 1041–1057.

Azizi F, Malboosbaf R: Long-term antithyroid drug treatment: a systemic review and meta-analysis. Thyroid 27 (20) (2017) 1223–1231.

Bauer DC, Ettinger B, Nevitt MC, Stone KL: Study of osteoporotic fractures Research Group. Risk for fracture in women with low serum levels of thyroid-stimulating hormone. Ann Intern Med 134 (2001) 561–568.

Brabant G, Dietlein M, Schmid KW et al.: Update zur Behandlung des Schilddrüsenkarzinoms. Der Onkologe 16 (2010) 643–720.

Brauer VF, Brauer WH, Führer D, Paschke R: Iodine nutrition, nodular thyroid disease, and urinary iodine excretion in a German university study population. Thyroid 15 (4) (2005) 463–370.

Brose MS, Nutting CM, Jarzab B et al., DECISION investigators: Sorafenib in radioactive iodine-refractory, locally advanced or metastatic differentiated thyroid cancer: a randomised, double-blind, Phase 3 trial. Lancet 384 (2014) 319–328.

Campbell MJ, Seib CD, Gosnell J: Vandetanib and the management of advanced medullary thyroid cancer. Curr Opin Oncol 25(1) (2013) 39–43.

Chambon G, Alovisetti C, Idoux-Louche C et al.: The use of preoperative routine measurement of basal serum thyrocalcitonin in candidates for thyroidectomy due to nodular thyroid disorders: results from 2733 consecutive patients. J Clin Endocrinol Metab 96(1) (2011) 75–81.

Cheung K, Roman SA, Wang TS et al.: Calcitonin measurement in the evaluation of thyroid nodules in the United States: a cost-effectiviness and decision analysis. J Clin Endocrinol Metab 93 (2008) 2173–2180.

Cibas ES, Ali S.Z: The Bethesda System for Reporting Thyroid Cytopathology. Thyroid 19 (2009) 1159–1165.

Dhillon-Smith RK, Middleton LJ, Sunner KK et al.: Levothyroxine in women with thyroid peroxidase antibodies before conception. N Engl J Med 380 (2019) 1316–1325.

Douglas, RS, Kahaly GJ, Ugradar S et al.: Teprotumumab: efficacy, safety, and durability in longer-duration thyroid eye disease and re-treatment. Ophthalmology 129 (2022) 438–449.

Doyle P, Düren C, Nerlich K et al.: Potency and tolerance of calcitonin stimulation with high-dose calcium versus pentagastrin in normal adults. J Clin Endocrinol 94 (2009) 2970–2974.

Duntas LH: Selenium and the thyreoid: a close-knit connection. J Clin Endocrinol Metab 95(12) (2010) 5180–5188.

Durante C, Grani G, Lamartina I et al.: The diagnosis and management of thyroid nodules: a review. JAMA 319 (2018) 914–924.

Führer D, Bockisch A, Schmid KW: Euthyreote Struma mit und ohne Knotendiagnose und Therapie. Dtsch Ärztebl Int 109(29–30) (2012) 506–516.

Görges R, Kandror T, Kuschnerus S et al.: [Scintigraphically „hot" thyroid nodules mainly go hand in hand with a normal TSH]. Nuklearmedizin 50 (2011) 179–188.

Graf D, Helmich-Kapp B, Graf S et al.: [Functional activity of autonomous adenoma in Germany]. Dtsch Med Wochenschr 137 (2012) 2089–2092.

Grani G, Sponziello M, Pecce V et al.: Contemporary thyroid nodule evaluation and management. J Clin Endocrinol Metab 105 (2020) 2869–2883.

Grußendorf M, Ruschenburg I, Brabant G: Malignancy rates in thyroid nodules: a long-term cohort study of 17,592 patients. Europ Thyroid J 11(4) (2022) 3220027.

Herrmann BL, Schmid KW, Goerges R et al.: Calcitonin screening and pentagastrin testing: predictive value for the diagnosis of medullary carcinoma in nodular thyroid disease. Eur J Endocrinol 162(6) (2010) 1141–1145. Epub 2010 Mar 23.

Hey I, Thamm M, Thamm R: Monitoring der Jodversorgung bei Kindern und Jugendlichen, Studie zur Gesundheit von Kindern und Jugendlichen in Deutschland (KiGGS Welle 2). Berlin: Robert-Koch-Institut; 2019.

Hintze G, Derwahl M: Hypothyreose. Von der latenten Funktionsstörung zum Koma. Der Internist 51(5) (2010) 568–573.

Hong Y, Liu X, Li Z et al.: Real-time ultrasound elastography in the differential diagnosis of benign and malignant thyroid nodules. J Ultrasound Med 28 (2009) 861–867.

Ito Y, Suzuki S, Ito K et al.: Tyrosine kinase inhibitors to treat radioiodine-refracted, metastatic, or recurred and progressive differentiated thyroid carcinoma (review). Endocr J 63 (7) (2016) 597–602.

Kara Kosta P, Alega Kis D, Georgion V et al.: Thyroid Dysfunction and Autoantibodies in Early Pregnancy are Associated with Increased Risk of Gestational Diabetes and Adverse Birth Outcomes. J Clin Endocrinol Metab 97(12) (2012) 4464–4472.

Koehler VF, Adam P, Frank-Raue K et al.: Real-world efficacy and safety of cabozantinib and vandetanib in advanced medullary thyroid cancer. Thyroid 32 (2021) 459–469.

Krajewska J, Olczyk T, Jarzab B: Cabozantinib for the treatment of progressive metastatic medullary thyroid cancer. Expert Rev Clin Pharmacol 9 (1) (2016) 69–79.

Laurberg P, Andersen SL: Therapy of endocrine disease: antithyroid drug use in early pregnancy and birth defects: time windows of relative safety and high risk? Europ J Endocrinol 171 (2014) R 13–R 20.

Leboulleux S, Bournaud C, Chougnet CN et al.: Thyreoidectomy without radioiodine in patients with low-risk thyroid cancer. New Engl J Med 386 (2022) 923–932

Lin Y, Qin S, Li Z et al.: Apatinib vs placebo in patients with locally advanced or metastatic, radioactive iodine-refractory differentiated thyroid cancer. The REALITY randomized clinical trial. JAMA Oncol 8 (2022) 242–250.

Lorusso L, Pieruzzi L, Biagini A et al.: Lenvatinib and other kinase inhibitors for the treatment of radioiodine refractory, advanced, and progressive thyroid cancer. Onco Targets Ther 20 (2016) 6467–6477.

Möller L, Mann K: Update Hyperthyreose. Der Internist 51(5) (2010) 574–583.

Nacamulli D, Mian C, Petricca D et al.: Influence of physiological dietary selenium supplementation on the natural course of autoimmune thyroiditis. Clin Endocrinol 73 (4) (2010) 545–539.

Parle JV, Maisonneuve P, Sheppard MC et al.: Prediction of allcause and cardiovascular mortality in elderly people from one low serum thyrotropin result: a 10-year cohort study. Lancet 358 (2001) 861–865.

Rago T, Scutari M, Santini F et al.: Real-time elastosonography: useful tool for refining the presurgical diagnosis in thyroid nodules with indeterminate or nondiagnostic cytology. J Clin Endocrinol Metab 95(12) (2010) 5274–5280.

Razavi SA, Hadduck TA, Sadigh G et al.: Comparative effectiveness of elastographic and B-mode ultrasound criteria for diagnostic discrimination of thyroid nodules: a metaanalysis. Am J Roentgenol 200(6) (2013) 1317–1326.

Remer T, Johner SA, Thamm M: DONALD – ein Sensor für die Jodversorgung in Deutschland: Vergleich der Jodversorgung von Kindern mit Daten aus KiGGS & DEGS, ErnährungsUmschau 8 (2016) M470–M473.

Russ G, Bonnema SJ, Erdogan MF et al.: European Thyroid Association Guidelines for Ultrasound Malignancy Stratification of Thyroid Nodules in Adults: The EU-TI-RADS. Eur Thyroid J 6 (2017) 225–237.

Schlumberger M, Tahara M, Wirth LJ et al.: Lenvatinib versus placebo in radioiodine-refractory thyroid cancer. New Engl J Med 372 (2015) 621–630.

Schott M: Krankheiten der Schilddrüse. In: Wolff HP, Weihrauch TR (Hrsg.): Internistische Therapie 2022/2023. 24. Aufl. München: Elsevier; 2023; S. 988–1006.

Smith TJ, Kahaly GJ, Ezra DG et al.: Teprotumumab for thyroid-associated ophthalmopathy, New Engl J Med 376 (2017) 1748–1761.

Tiedje V, Ting S, Walter RF et al.: Prognostic markers and response to vandetanib in sporadic medullary thyroid cancer patients. Europ J Endocrinol 175 (2016) 173–180.

Valle LA, Kloos RT: The Prevalence of Occult Medullary thyroid carcinoma at autopsy. J Clin Endocrinol Metab 96(1) (2011) E109–E113.

Veit F, Graf D, Momberger S et al.: Papillary thyroid cancer and coexisting autoimmune thyroiditis. Horm Metab Res 49 (11) (2017) 869–872.

Verburg FA, Mäder U, Tanase K et al.: Life Expectancy is Reduced in Differentiated Thyroid cancer Patients > 45 years old with Extensive Local Tumor Invasion, Lateral Lymph Node, or Distant Metastases at Diagnosis and Normal in All Other DTC Patients. J Clin Endocrinol Metas 98(1) (2013) 172–180.

Villagelin D, Romaldini JH, Santos RB et al.: Outcomes in relapsed Graves' disease following radioiodine or prolonged low dose of methimazole treatment. Thyroid 25 (12) (2015) 1282–1290.

Vuong HG, Altibi AM, Duong UN et al.: Role of molecular markers to predict distant metastases in papillary thyroid carcinoma: promising value of TERT promotor mutations and insignificant role of BRAF mutations – a meta-analysis. Tumour Biol 39 (10) (2017) 1010428317713913.

Yassa L, Marqusee E, Fawcett R et al.: Thyroid hormone early adjustment in pregnancy (The THERAPY trial). J Clin Endocrinol Metab 95 (2010) 3234–3241.

Zentrum für Krebsregisterdaten und Gesellschaft der epidemiologischen Krebsregister in Deutschland e. V. (ZfKD): Krebs in Deutschland 2017/2018. https://www.krebsdaten.de/Krebs/DE/Home/homepage_node.html – Krebs in Deutschland für 2017/2018.

2

KAPITEL

3 Hyper- und hypokalzämische Erkrankungen, Nebenschilddrüsenerkrankungen

Stephan H.J. Scharla

3.1 Hyperkalzämie

3.1.1 Definition und Basisinformation

Die Hyperkalzämie ist definiert als Erhöhung der Kalziumkonzentration im Serum oder Plasma über die obere Normgrenze hinaus (in den meisten Laboren > 2,6 mmol/l). Von einigen Laboren werden altersabhängige Normbereiche für das Kalzium angegeben.

Primärer Hyperparathyreoidismus

Ursache der Hyperkalzämie ist im ambulanten Bereich am häufigsten der **primäre Hyperparathyreoidismus (pHPT),** der mit einer Inzidenz von etwa 200 Neuerkrankungen/1 Mio. Einwohner/J. eine wichtige endokrine Erkrankung darstellt (Bilezikian et al. 2022; Schulz 2012). Es besteht eine autonome Mehrsekretion von Parathormon (PTH), der meist ein singuläres Nebenschilddrüsenadenom zugrunde liegt. Selten finden sich mehrere Nebenschilddrüsenadenome. Bei < 10 % liegt eine Hyperplasie aller Epithelkörperchen vor. Dies ist regelhaft beim pHPT im Rahmen einer multiplen endokrinen Neoplasie (MEN) der Fall.

Tumorhyperkalzämie

Die im ambulanten Bereich zweithäufigste Ursache der Hyperkalzämie ist die **Tumorhyperkalzämie** aufgrund einer paraneoplastischen Sekretion von PTHrP (z. B. bei Plattenepithelkarzinomen) oder von lokal osteolytischen Faktoren (z. B. beim Plasmozytom) im fortgeschrittenen Tumorstadium.

3.1.2 Symptomatik und klinisches Bild

Eine milde Hyperkalzämie führt oft zu keinen spezifischen Symptomen. Eine stärker ausgeprägte Hyperkalzämie kann sich auf multiple Organsysteme auswirken und eine vielfältige Symptomatik auslösen:

- Renal: Polyurie, Polydipsie, bei nicht ausreichendem Nachtrinken Dehydratation, Elektrolytverlust (Kalium, Magnesium)
- Gastrointestinal: Obstipation, Übelkeit, Erbrechen
- Psychisch: Antriebsschwäche, Adynamie, depressive Stimmung; im Extremfall Somnolenz und Koma
- Muskulär: Muskelschwäche
- Kardial: EKG-Veränderungen (verkürzter QT-Abstand und Arrhythmien)

3.1.3 Symptomatik bei primärem Hyperparathyreoidismus

Beim pHPT kommen als mögliche Organmanifestationen zu Veränderungen an Knochen (Minderung der Dichte besonders des kortikalen Knochens, sekundäre Osteoporose mit Frakturen, Osteolysen; Kanis et al. 2023), Nieren (Nephrokalzinose, [rezidivierende] Nephrolithiasis) und im Gastrointestinum (peptische Ulzera) hinzu. Weiterhin wurden ein erhöhtes allgemeines kardiovaskuläres Risiko und eine arterielle Hypertonie beschrieben. Auch Aortenklappenverkalkungen sind beim pHPT häufiger. Die Mortalität ist erhöht (Axelsson et al. 2022).

Aufgrund der heute verbreiteten kostengünstigen Verfügbarkeit der laboranalytischen Bestimmung des Serum-Kalziums wird der pHPT heute häufiger im Rahmen von Routine-Screening-Untersuchungen als im Rahmen der Abklärung von Organmanifestationen entdeckt. Das Spektrum an Symptomen des pHPT hat sich deshalb in den letzten Jahren verschoben. Es wird häufig ein **asymptomatischer pHPT** diagnostiziert. Umgekehrt sollten typische Organmanifestationen, z. B. Nierensteine oder Osteoporose, regelhaft Anlass sein, einen möglichen pHPT abzuklären (Bilezikian et al. 2022).

PRAXISTIPP

Bei Osteoporose, Nierensteinen oder gastrointestinalen Erkrankungen sollte auch an einen primären Hyperparathyreoidismus gedacht werden

3.1.4 Diagnostik und Differenzialdiagnose

Zuerst ist zu klären, ob tatsächlich eine Hyperkalzämie besteht, da nur das freie (= ionisierte) Kalzium im Plasma biologisch relevant ist, dieses aber nur etwa 50 % des Gesamtserum-Kalziums ausmacht. Die Werte sollten zweimal an voneinander unabhängigen Tagen bestimmt werden. Der Normalbereich für das Gesamt-Kalzium beträgt 2,1–2,6 mmol/l, wobei die Normgrenzen abhängig von Labormethode und Alter auch geringfügig abweichen können. Der nicht freie Kalziumanteil ist überwiegend an Albumin gebunden (ca. 40 %). Daher muss bei Hyperkalzämie/Hypokalzämie das Albumin oder Gesamt-Protein mitgemessen werden und bei einer

3

Abweichung von der Norm die Kalziumkonzentration z. B. nach folgenden Formeln korrigiert werden (gilt auch für Hypokalzämien):
- Korrigiertes Kalzium = gemessenes Kalzium [mmol/l] – 0,025 × (Albumin [g/l]) + 1
- Korrigiertes Kalzium = gemessenes Kalzium [mmol/l] : (0,6 + Gesamteiweiß [g/dl] : 19,4).

Ursachen und Differenzialdiagnosen der Hyperkalzämie

Ursachen der Hyperkalzämie (pHPT und Tumorhyperkalziämie zu > 90 % ursächlich):
- Primärer Hyperparathyreoidismus (pHPT)
- Tumorhyperkalzämie (paraneoplastisch durch Sekretion von Parathormon-related Peptide [PTHrP] und/oder infolge gesteigerter Osteolyse im Bereich von Skelettmetastasen)
- Hämatologische Systemerkrankungen: Lymphome (Hodgkin-/Non-Hodgkin-Lymphom), Leukämie
- Granulomatöse Erkrankungen (Sarkoidose, Tuberkulose, eosinophiles Granulom).
- Immobilisation
- Endokrine Ursachen (Hyperthyreose, akuter Glukokortikoidentzug bei Addison-Krise oder nach OP eines Cushing-Syndroms)
- Medikamente (Thiaziddiuretika, Lithium, Vitamin-D-Intoxikation, Vitamin-A-Überdosierung, Kalziumkarbonat in großen Mengen, Theophyllin in großen Mengen, Teriparatid, Parathormon, NSAR, Aluminium, Antiöstrogene bei Mammakarzinommetastasen, Hepatitis-B-Impfung, Manganvergiftung, Foscarnet, Omeprazol bei akuter Nephritis)
- Fortgeschrittene chronische Lebererkrankung
- Nierenerkrankungen (fortgeschrittene Niereninsuffizienz, Zustand nach Nierentransplantation)
- Rheumatische Erkrankung (juvenile rheumatoide Arthritis, Lymphödem bei systemischem Lupus erythematodes)
- Genetische Erkrankungen: *CDC73*-assoziierte Erkrankungen: Hyperparathyreoidismus-Kiefertumor-Syndrom (HPT-JT), nonsyndromischer familiärer isolierter Hyperparathyreoidismus (FIHP), Nebenschilddrüsenkarzinom, Mutationen der 24-Hydroxylase (Abbaustörung von Calcitriol; Pilz et al. 2022)

Diagnostik

Die Diagnose wird durch Anamnese, Untersuchung und Labordiagnostik (➤ Tab. 3.1) gestellt (Bilezikian et al. 2022). Dabei nimmt die Bestimmung des intakten Parathormons eine zentrale Rolle ein. Bei erhöhtem Parathormon liegt mit großer Wahrscheinlichkeit ein pHPT vor. Umgekehrt ist das intakte Parathormon in 95 % aller Fälle von pHPT erhöht. Vor allem bei Erkrankungsbeginn des pHPT in jüngerem Alter (< 50 J.) sollte auch an das Vorliegen einer multiplen endokrinen Neoplasie (MEN) gedacht und nach dem Vorliegen weiterer Endokrinopathien gefahndet werden. Selten kommt als Differenzialdiagnose auch die familiäre hypokalziurische Hyperkalzämie (FHH) infrage; dies kann durch die Bestimmung der Kalziumausscheidung im Urin differenziert werden. Bei der FHH ist das Verhältnis von renaler Kalzium-Clearance zur Kreatinin-Clearance erniedrigt (< 0,01). Orientierend kann auch die Kalziumausscheidung im 24-h-Sammelurin bestimmt werden: Ist die Kalziumausscheidung erhöht, ist die FHH unwahrscheinlich.

Tab. 3.1 Labordiagnostik bei Hyperkalzämie

Parameter	Bemerkung
Primäre Diagnostik	
Serum-Kalzium	
Gesamteiweiß u./o. Albumin	Zur Korrektur des Kalziumspiegels
Intaktes Parathormon	↑: pHPT DD: FHH, Tumorhyperkalzämie, andere Ursachen
Serum-Phosphat	↓: bei pHPT u. bei Tumorhyperkalzämie mit PTHrP-Sekretion
Urin-Kalziumausscheidung	↓: bei FHH; Beurteilung der Kalziumversorgung Bei Hyperkalziurie erhöhtes Nierensteinrisiko
Alkalische Phosphatase	Veränderter Knochenumbau
Kreatinin u. Harnstoff	Beurteilung der Nierenfunktion
Erweiterte Diagnostik	
Blutbild, BSG	V. a. hämatologische Systemerkrankung
Serum-Eiweißelektrophorese/Immunfixation	Bei V. a. Plasmozytom
Angiotensin Converting Enzyme (ACE)	Bei V. a. Sarkoidose
25-OH-Vitamin D	Bei V. a. Vitamin-D-Intoxikation
1,25-Dihydroxy-Vitamin D	Bei V. a. Lymphom o. granulomatöse Erkrankung
Knochenumbaumarker	Beurteilung des Knochenumbaus; deutlich erhöht bei Metastasen
Genetische Testung	Bei V. a. genetische Ursachen (z. B. FHH), bei V. a. MEN sowie bei V. a. Hyperparathyreoidismus-Kiefertumor-Syndrom (HPnT-JT) o. V. a. nonsyndromischen familiären isolierten Hyperparathyreoidismus (FIHP)

Bei der Tumorhyperkalzämie ist das intakte Parathormon erniedrigt oder im unteren Normalbereich. Ist ein Tumorleiden bereits bekannt, ist beim Vorliegen eines „typischen" Tumors (Mammakarzinom, Bronchialkarzinom, Hypernephrom, Plasmozytom, Malignom mit Plattenepithelhistologie) das Vorliegen einer Tumorhyperkalzämie sehr wahrscheinlich.

Liegt weder ein pHPT noch ein Tumorleiden vor, ist die komplette Differenzialdiagnose der Hyperkalzämie mit Suche nach weiteren möglichen Ursachen notwendig.

Berechnung der Kalzium-Clearance im Verhältnis zur Kreatinin-Clearance: Clearance (Kalzium) : Clearance (Kreatinin) = Kalzium (Urin) × Kreatinin (Serum) : [Kreatinin (Urin) × Kalzium (Serum)]

Diese Berechnung kann aus einer angesäuerten Spontanurinprobe erfolgen: In die Formel werden die jeweiligen Konzentrationen eingesetzt.

Alternativ kann auch der angesäuerte 24-h-Sammelurin verwendet werden.

Ergibt sich aus Anamnese und Familienanamnese sowie aus der Labordiagnostik der V. a. eine MEN oder eine FHH oder andere genetische Formen, kann die Diagnose heute durch eine molekulargenetische Diagnostik verifiziert werden, die auch von Laboratorien der Regelversorgung angeboten wird.

Bildgebende Diagnostik bei primärem Hyperparathyreoidismus

Ergibt sich labordiagnostisch der dringende V. a. pHPT, sollte eine bildgebende Nebenschilddrüsendiagnostik angeschlossen werden (primär Sonographie, bei nicht eindeutigen Befunden auch die MIBI-Szintigraphie; ➤ Abb. 3.1). Sowohl Sonographie als auch Szintigraphie haben nur eine Sensitivität von 80–90 % für das Lokalisieren eines Nebenschilddrüsenadenoms. Im Zweifel muss die chirurgische Exploration auch bei negativen Befunden erfolgen. Insbesondere vor einer Rezidivoperation scheinen Zusatzuntersuchungen wie das Methionin-Positronenemissionstomographie (PET)-CT bzw. das ^{18}F-FCH-PET (FCH = ^{18}F-Fluorocholin) geeignet zu sein, ein Adenom zu lokalisieren (Khan et al. 2023). Weitere Methoden sind MRT und 4-dimensionales CT (Tay et al. 2021). Eine sichere Lokalisationsdiagnostik bietet den Vorteil, dass die operative Entfernung des Nebenschilddrüsenadenoms dann in minimalinvasiver Technik möglich ist.

3.1.5 Therapie der Hyperkalzämie

Allgemeine Therapie der symptomatischen oder schweren Hyperkalzämie

- Reichliches Trinken von > 3 l/d und/oder NaCl 0,9 % i. v./24 h zur Erzielung eines Umsatzes von 3–6 l/d. Durchbrochen werden muss die drohende oder bereits bestehende hyperkalzämiebedingte eingeschränkte Konzentrationsfähigkeit der Niere mit daraus resultierender Polyurie, die konsekutiv zu einer Dehydratation führt und im Sinne eines Teufelskreises wiederum die Fähigkeit der Niere beeinträchtigt, Kalzium auszuscheiden.
- Förderung der Diurese, soweit erforderlich, mit einem Schleifendiuretikum, z. B. Furosemid. Dies hat aber eine direkte kalziurische Wirkung erst bei > 1 g/d. Keine Thiazide!
- **Cave:** Hypokaliämie! Gegebenenfalls Substitution z. B. mit 80 mval KCl i. v. über 24 h.

Bei einer **hyperkalzämischen Krise** (Bewusstseinsstörungen, gastrointestinale Störungen wie Erbrechen etc., meist bei Kalziumwerten > 3,5–4 mmol/l; **Notfall!**) Intensivierung der o. g. Maßnahmen (Schulz 2012):

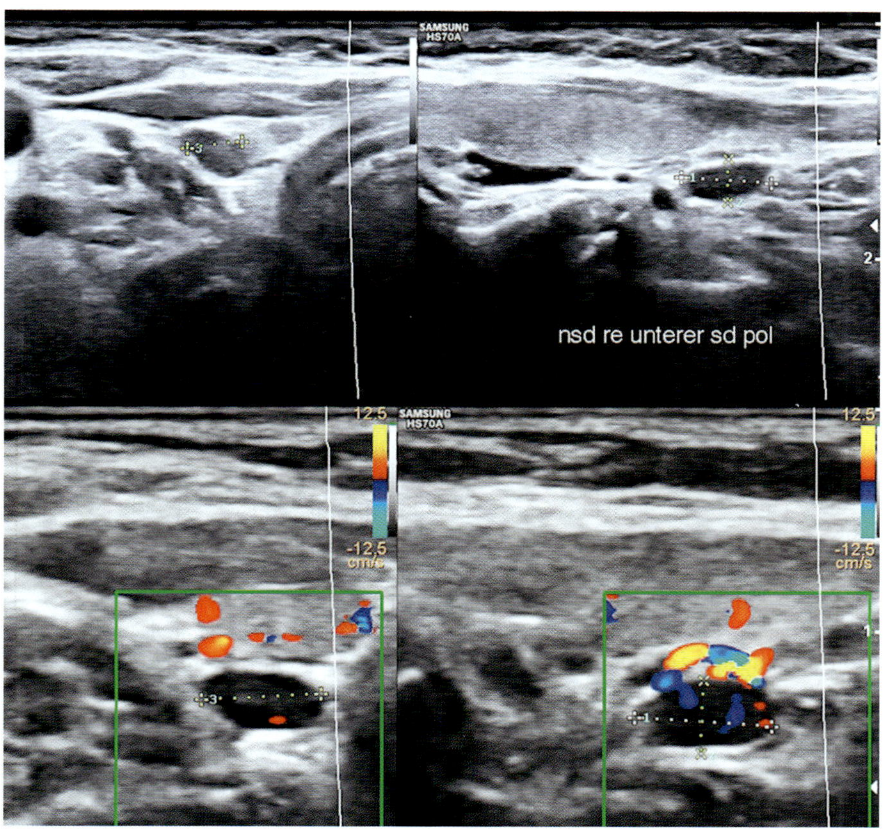

Abb. 3.1 Sonographie eines Nebenschilddrüsenadenoms [M1631]

3

- Erhöhung der Einfuhr auf bis zu 6–8 l 0,9 % NaCl/24 h i. v. in Abhängigkeit vom kardialen Status des Patienten. Eine intensivmedizinische Überwachung inklusive Messung des zentralvenösen Drucks ist erforderlich.
- Furosemid bis 50 mg/h i. v. (zur Aufrechterhaltung der Diurese; **cave:** erst nach Behandlung der Dehydratation).
- **Bisphosphonate** (insbesondere bei Tumorhyperkalzämie). Empfohlene ED: i. v. Verabreichung als Infusion, z. B. Pamidronat 15–45 mg (wiederholbar), Ibandronat 2–4 mg oder Zoledronat 4 mg. Die Wirkung tritt nach 1–2 d ein. Die Anwendung der i. v. Bisphosphonate kann durch schwergradige Niereninsuffizienz eingeschränkt sein. Eine erhöhte Flüssigkeitszufuhr ist zu empfehlen, unter Berücksichtigung der kardialen Situation (s. o.).
- **Kalzitonin** (Kalzitonin-Generika sind verfügbar): 100 IE s. c. oder i. m. alle 6–8 h, Steigerung bis max. 400 IE alle 6–8 h, in schweren Fällen 5–10 IE/kg i. v. über 6 h. Vorteil: Wirkungseintritt innerhalb von Stunden, allerdings verbunden mit einem Wirkungsverlust bei fortdauernder Anwendung innerhalb von Tagen.
- Denosumab, ein Antikörper gegen RANK-Ligand, ist auch bei Tumorhyperkalzämie wirksam, allerdings für diese Indikation nicht zugelassen (Scharla 2013).
- **Kortikoide** sind bei Tumorerkrankungen sowie bei Sarkoidose zur Senkung des Kalziums wirksam (kombinierbar mit anderen Maßnahmen). Kein Effekt hingegen bei Hyperparathyreoidismus oder Vitamin-D-Intoxikation.
- **Hämodialyse** gegen kalziumarmes Dialysat (Ultima Ratio bei Nierenversagen, allerdings jeweils nur kurz anhaltender Effekt).
- Bei einer parathyreogenen hyperkalzämischen Krise sollte eine Parathyreoidektomie innerhalb von 24–48 h angestrebt werden. Diese darf nicht durch den meist frustranen Versuch, zuerst eine vollständige Normalisierung des Serum-Kalziums zu erreichen, unnötig verzögert werden. Bei differenzialdiagnostischen Schwierigkeiten muss die Parathormon-Bestimmung als Schnellbestimmung durchgeführt werden, um die Diagnose zu klären.

Therapie des primären Hyperparathyreoidismus

Die wirksamste Therapie des pHPT ist grundsätzlich die operative Entfernung des oder der zugrunde liegenden Nebenschilddrüsenadenom(e) (**Empfehlungsgrad A;** Bilezikian et al. 2022; NICE Guideline 2019; Ambrogini et al. 2007; Caillard et al. 2007). Der Eingriff kann bei einem Teil der Patienten an einigen Zentren inzwischen auch minimalinvasiv durchgeführt werden. Die Operation des pHPT muss durch einen in der Nebenschilddrüsenchirurgie erfahrenen Chirurgen erfolgen. Die Möglichkeit der intraoperativen Parathormon-Bestimmung ist von Vorteil, da hierdurch der OP-Erfolg höher ist und die Rate von notwendigen Re-Operationen sinkt (Quinn et al. 2021). Eine Lokalisationsdiagnostik ist bei einem Ersteingriff am Hals nicht zwingend erforderlich, aber sinnvoll zur Planung der OP sowie zur Reduktion der OP-Zeit. Bei eindeutiger Lokalisation kann auch ein minimalinvasiver Eingriff erfolgen. Zum Ausschluss einer Schilddrüsenpathologie (z. B. Struma nodosa), die evtl. ebenfalls mitoperiert wird, ist eine Sonographie des Halses grundsätzlich zu empfehlen, ebenso, wenn ein minimalinvasiver Eingriff mit dem Aufsuchen nur einer Halsseite erwogen wird. Zu beachten ist, dass ein fehlender Nachweis eines Nebenschilddrüsenadenoms in der bildgebenden Diagnostik (auch inklusive Szintigraphie oder MRT) einen pHPT keinesfalls ausschließt (die Sensitivität aller Methoden beträgt nur ca. 80–90 %).

Indikation zu Nebenschilddrüsen-Operation (Parathyreoidektomie)

Bei pHPT mit klinischen Symptomen ist in jedem Fall die operative/chirurgische Behandlung anzustreben. Nach einer chirurgischen Therapie kommt es zu einer Abnahme des Fraktur- und Nierensteinrisikos (Khan et al. 2017) und zu einer Verbesserung der Symptome und der Lebensqualität (Caillard et al. 2007).

Bei der heute häufigen oligo- oder asymptomatischen Form des pHPT ist aber nicht in jedem Fall im weiteren Verlauf mit Folgekomplikationen zu rechnen. Nach 10 J. kam es bei asymptomatischen Patienten bei 27 % zu einer Krankheitsprogression. Eine Konferenz im Jahr 2002 an den National Institutes of Health in Bethesda, USA, entwickelte daher Leitlinien zur Indikationsstellung für die Operation, die zuletzt 2022 aktualisiert wurden (Bilezikian et al. 2022). Die kanadischen Empfehlungen von 2017 sind weitgehend gleichlautend (Khan et al. 2017), ebenso die Empfehlung des NICE von 2019 (NICE Guideline 2019).

Auch bei Patienten mit mildem pHPT kann die chirurgische Therapie im Laufe einer 10-jährigen Nachbeobachtung mit einer Verbesserung der Lebensqualität einhergehen (Pretorius et al. 2021). Auch wirkte sich die chirurgische Therapie positiv auf die Knochendichte aus (Frey et al. 2024; Lundstam et al. 2023). Auf die Morbidität und die Mortalität hatte die chirurgische Therapie jedoch keinen Effekt (Pretorius et al. 2022). Ebenso fand sich kein Effekt auf den Erhalt der Nierenfunktion (Heck et al. 2024).

Auf der anderen Seite kann auch bei normokalzämischem Hyperparathyreoidismus die Parathyreoidektomie zu einer Verbesserung der Knochendichte führen (Lui et al. 2023)

Ausgehend von der Studienlage ist für Patienten mit mildem oder normokalzämischem Hyperparathyreoidismus ein konservatives Beobachten zu rechtfertigen **(Empfehlungsgrad C).**

Dem Patienten sollte spätestens dann zu einer Operation geraten werden, wenn einer der folgenden Punkte zutrifft:

- **Vertebrale Fraktur** (diagnostiziert durch Röntgen, CT, MRT oder vertebrale Frakturanalyse mittels DXA-Gerät)
- **Verminderung der Knochendichte** > 2,5 Standardabweichungen im Vergleich zu einem jungen Vergleichskollektiv (T-Score), gemessen an der Lendenwirbelsäule, am Schenkelhals, am Gesamtfemur und am distalen Drittel des Radius (mittels der DXA-Methode, 4 Messorte)
- **Renale Manifestation** des pHPT, z. B. morphologisch als Nephrolithiasis oder Nephrokalzinose (Röntgen, Ultraschall oder CT), oder **Einschränkung der Nierenfunktion** (Kreatinin-Clearance) auf < 60 ml/min
- **Erhöhung des Serum-Kalziums** > 1 mg% (entsprechend 0,25 mmol/l) über die Normobergrenze der verwendeten Messmethode

- **Hyperkalziurie** mit Urin-Kalziumausscheidung > 250 mg/d (Frauen) oder > 300 mg/d (Männer), da hierunter ein erhöhtes Nierensteinrisiko besteht (Saponaro et al. 2020)
- Lebensalter < 50 J.
- Unmöglichkeit oder Ablehnung einer regelmäßigen Verlaufskontrolle

MERKE

Allen Patienten mit primärem Hyperparathyreoidismus sollte eine operative Therapie (Entfernung des Nebenschilddrüsenadenoms) angeboten werden.

Medikamentöse Behandlung des primären Hyperparathyreoidismus

In der Vergangenheit wurden bei der konservativen Behandlung des pHPT Medikamente eingesetzt, die am Knochen antiresorptiv wirken und somit die Kalziumfreisetzung aus dem Knochen hemmen. Damit lässt sich zwar die Parathormon-Sekretion aus den Nebenschilddrüsen nicht beeinflussen, aber die Serum-Kalziumkonzentration kann zum Teil gesenkt, der Knochenabbau gehemmt werden (Chow et al. 2003). Östrogenpräparate führen zu einer leichten Absenkung des Serum-Kalziums (um ca. 0,5 mg/dl oder 0,125 mmol/l), ebenso der selektive Östrogenrezeptormodulator Raloxifen (generisch verfügbar; um 0,1 mmol/l über 8 Wo.), ohne dass ein Nutzen hinsichtlich der Verhinderung von Organkomplikationen gesichert ist (Rubin et al. 2003). Eine Behandlung mit Alendronat (generisch verfügbar) ist möglich und führt (1 × 10 mg/d über 48 Wo.) zu einer Zunahme der Knochendichte an Schenkelhals und Lendenwirbelsäule um ca. 4 % und einer Abnahme des Serum-Kalziums um ca. 0,1 mmol/l, ohne wesentliche Beeinflussung des PTH-Spiegels (Chow et al. 2003). Auch hier ist nicht bewiesen, ob sich Komplikationen des pHPT verzögern oder verhindern lassen.

Zu beachten ist weiterhin, dass Bisphosphonate bei fortgeschrittener Niereninsuffizienz (GFR < 35 ml/min) nicht eingesetzt werden sollten.

PRAXISTIPP

In Deutschland ist Alendronat nur als 70 mg-Wochentbl. verfügbar, die aber für Männer nicht zugelassen ist. Beim Vorliegen einer (sekundären) Osteoporose kann alternativ Zoledronat (5 mg-Infusion jährlich) auch bei Männern angewandt werden.

Ein anderes Therapieprinzip in der medikamentösen Behandlung des pHPT stellt das Kalzimimetikum **Cinacalcet** dar, das für die Indikation pHPT zugelassen ist, wenn zwar eine Behandlungsindikation vorliegt (s. o.), aber eine OP nicht möglich ist (z. B. zu hohes OP-Risiko, andere, auch subjektive Gründe). Kalzimimetika erhöhen die Sensitivität des kalziumsensitiven Rezeptors (Calcium Sensing Receptor, CaSR) in den Nebenschilddrüsen für die extrazelluläre Kalziumkonzentration und hemmen somit die PTH-Sekretion. In einer placebokontrollierten Studie wurden 78 Patienten mit pHPT und einem Serum-Kalzium zwischen 2,57 und 3,12 mmol/l untersucht. Cinacalcet (p. o. Dosis 60–100 mg/d) konnte bei 73 % der Patienten eine Normalisierung des Kalziums erzielen; auch eine Absenkung des Parathormons konnte erreicht werden **(Empfehlungsgrad B).** Der Effekt blieb über die gesamte Studiendauer von 1 J. erhalten. Die Knochendichte veränderte sich durch Cinacalcet nicht. Hinsichtlich anderer Organkomplikationen des pHPT liegen keine Aussagen vor (Peacock et al. 2005). Mittlerweile liegen Daten über einen 5-jährigen Behandlungszeitraum vor (Peacock et al. 2009). Zusätzlich hat eine nicht interventionelle Studie gezeigt, dass auch in der allgemeinen Behandlungspraxis bei 60 % der Patienten, für die eine Operation nicht möglich war, mit Cinacalcet das Serum-Kalzium um > 0,25 mmol/l gesenkt werden konnte (Schwarz et al. 2014).

Der Langzeitnutzen der Cinacalcet-Behandlung hinsichtlich sekundärer Organkomplikationen ist aber nicht nachgewiesen, sodass die Möglichkeit einer OP bei diesen Patienten auch im Verlauf neu evaluiert werden sollte.

Therapie:

- Parathyreoidektomie: Option für alle Patienten
- Präoperative Bildgebung: Ultraschall, ^{99m}TC-sestamibi-Szintigrafie, PET/CT
- Falls keine OP möglich ist: Bisphosphonat, Denosumab, Cinacalcet, auch in Kombination
- Konservativ (Beobachtung) für asymptomatische Patienten optional möglich
- Überwachung bei konservativer Therapie: Ca, Kreatinin, GFR, 24-h-Kalziurie jährlich, Knochendichtemessung alle 1–2 J.

3.1.6 Nachsorge

Konservatives Management des primären Hyperparathyreoidismus

Kommt es, warum auch immer, nicht zu einer Operation des pHPT, sind regelmäßige Verlaufskontrollen notwendig, um Komplikationen rechtzeitig zu erkennen und ggf. doch die Operationsindikation zu stellen. Empfohlen wird eine jährliche Diagnostik (Bilezikian et al. 2022; Khan et al. 2017):

- Zwischenanamnese und körperliche Untersuchung
- Serum-Kalzium
- Kreatinin, glomeruläre Filtrationsrate
- Bei V. a. Nierenstein: 24-h-Urin (biochemisches Steinrisiko), Bildgebung (Röntgen, Ultraschall oder CT)
- Osteodensitometrie alle 1–2 J. (Lendenwirbelsäule, Hüfte gesamt, Femurhals und distaler Radius)
- Wenn klinisch indiziert (Rückenschmerz, Körpergrößenabnahme): Röntgen oder vertebrale Deformitätsuntersuchung im DXA-Verfahren mit dem Ziel der Erkennung von Wirbelfrakturen

Bei Anstieg des Serum-Kalziums (> 0,25 mmol/l über obere Normgrenze), beim Abfall der Knochendichte auf einen T-Wert < –2,5 oder bei signifikanter Reduktion der Knochendichte, beim Auftreten von Wirbelfrakturen, beim Abfall der Kreatinin-Clearance < 60 ml/min oder beim Auftreten von Nierensteinen ist die Indikation zur Nebenschilddrüsenchirurgie gegeben.

Therapeutische Empfehlungen zur **Langzeitbehandlung** bei milder Hyperkalzämie:

- Normale Kalziumzufuhr: Eine streng kalziumarme Ernährung ist nicht sinnvoll.
- Moderate Vitamin-D_3-Zufuhr (800–1000 E/d). Ziel: Serum-25-OH-Vitamin D > 50 nmol/l (> 20 ng/ml).
- Ausreichende Trinkmenge von > 2 l/d (zur Vermeidung einer Dehydratation).
- **Cave:** Kontraindiziert sind Digitalispräparate und Thiaziddiuretika.
- **Cave:** Exazerbation bei Immobilisation, intensiver Sonnenbestrahlung (erhöhte Synthese von 25-OH-Vitamin D_3), Hitze und reduzierter Trinkmenge.

Patienten mit pHPT haben häufig einen Vitamin-D-Mangel mit erniedrigtem 25-Hydroxy-Vitamin D und gesteigertem 1,25-Dihydroxy-Vitamin D (infolge der parathormoninduzierten hohen 1α-Hydroxylase-Aktivität). Nach neueren Arbeiten wird bei Patienten mit pHPT der Ausgleich eines Vitamin-D-Mangels empfohlen (**Empfehlungsgrad C;** Bilezikian et al. 2022). Ein Vitamin-D-Mangel ist mit höheren Parathormon-Spiegeln, höheren Adenomgewichten und höherer Frakturrate assoziiert. Der Ausgleich des Vitamin-D-Mangels führt meist nicht, wie früher befürchtet, zu einer Verstärkung der Hyperkalzämie. Über eine Hemmung der Parathormonsekretion in den Nebenschilddrüsen führt Vitamin D, das in den Nebenschilddrüsen lokal und extrarenal zu Kalzitriol aktiviert werden kann, häufig zu einem Abfall des Parathormons; das Kalzium im Serum kann sogar absinken. Da es aber bei einzelnen Patienten durch eine Vitamin-D-Substitution auch zu einem Anstieg des Serum-Kalziums kommen kann, ist auf jeden Fall eine Überwachung des Serum-Kalziums und ggf. auch der Urin-Kalziumausscheidung notwendig.

Postoperatives Management des primären Hyperparathyreoidismus

Nach Operation eines schweren und schon lange bestehenden HPT kann es zum Hungry Bone Syndrome kommen, bei dem die Knochenmatrix nach dem Abfall des hohen PTH-Spiegels rasant Mineralsalz aufnimmt und so ausgeprägte Hypokalzämien entstehen. Dann ist eine Behandlung mit hoch dosierten Kalzium- und Vitamin-D-Präparaten erforderlich. Ein Hypoparathyreoidismus muss erkannt werden (➤ Kap. 3.1.2). Eine tägliche Serum-Kalziumbestimmung in den ersten 3 d postoperativ und dann noch einmal nach mehreren Wochen erscheint deshalb sinnvoll (Rathi et al. 2008).

Bei einigen Patienten bleibt nach OP der erhöhte Parathormon-Spiegel bestehen, bei gleichzeitiger Normokalzämie. Ursachen für einen sekundären Hyperparathyreoidismus sollten dann sorgfältig ausgeschlossen, ein Vitamin-D-Mangel ausgeglichen werden. Kalziumsupplemente können in einem Teil der Fälle den Parathormon-Spiegel normalisieren (de la Paza Llamas et al. 2018).

3.2 Hypokalzämische Erkrankungen

3.2.1 Definition und Basisinformation

Die Hypokalzämie ist definiert als eine Erniedrigung der freien Kalziumkonzentration im Serum oder Plasma unter die untere Normgrenze (< 2,1 mmol/l). Die häufigste Ursache ist der postoperative Hypoparathyreoidismus (nach Schilddrüsen-, Nebenschilddrüsen- oder Halsoperation). Auch bei der Thyreoidektomie wegen nichtmaligner Erkrankung, z. B. wegen Basedow-Hyperthyreose, kommt es in bis zu 2,2 % der Fälle zu einem postoperativen Hyperparathyreoidismus, wobei höheres Alter ein Risikofaktor ist (Seib et al. 2023). Die Inzidenz liegt in Deutschland bei etwa 10 Neuerkrankungen/1 Mio. Einwohner/J. Andere Ursachen der Hypokalzämie sind wesentlich seltener.

3.2.2 Symptomatik und klinisches Bild

Als klassische Zeichen der Hypokalzämie treten neuromuskuläre Irritationen mit Tetanien, Krämpfen und Muskelspasmen auf. Die Symptomatik kann von peroralem Kribbeln oder milden Parästhesien an den Extremitäten bis hin zu schwersten tetanischen Krämpfen reichen.

Differenzialdiagnostisch muss auch an die nicht seltene Hyperventilationstetanie gedacht werden, die durch eine Änderung der Konzentration von ionisiertem Kalzium infolge pH-Änderung verursacht wird (therapierbar durch Normalisierung der Atmung, ggf. auch mithilfe der Plastikbeutelrückatmung). Klinische Tests sind (verstärkt nach Hyperventilation auslösbar) das **Chvostek-Zeichen** (Zuckungen der Wangenmuskulatur im Fazialisgebiet bei Beklopfen), das **Trousseau-Zeichen** (Krampf im Unterarm, Karpalspasmus mit Pfötchenstellung der Hand bei Kompression der Blutdruckmanschette am Oberarm über 3 min) und das **Lust-Zeichen** (Krampf im Unterschenkel beim Schlag mit dem Reflexhammer auf die Fibula unterhalb des Köpfchens).

Bei länger bestehender Hypokalzämie mit Hyperphosphatämie können Organveränderungen entstehen. Spätfolgen der Hypokalzämie sind v. a. eine Nierenfunktionseinschränkung, Nierensteine oder eine Nephrokalzinose (Swartling et al. 2022), epileptische Anfälle, eine erhöhte Rate an Infektionen, eine Katarakt und Basalganglienverkalkung, Nagelbrüchigkeit, Zahnschmelzdefekte, Herzklappenverkalkungen (Polonine et al. 2022), psychische Veränderungen sowie trockene und spröde Haut (➤ Abb. 3.2; Astor et al. 2016; Mitchell et al. 2012; Underbjerg et al. 2014). Bei Kindern kann es zu Wachstumsstörungen kommen.

Beim Hypoparathyreoidismus können mentale Symptome wie Depressionen auch nach therapeutischem Ausgleich der Hypokalzämie persistieren, was auf eine mögliche Wirkung von Parathormon im zentralen Nervensystem hinweist. Mittlerweile konnte eine deutliche Einschränkung der Lebensqualität bei den Betroffenen festgestellt werden, deren genaue Ursache noch unklar ist. Hier kommt die Erkrankung selbst mit dem fehlenden PTH, möglicherweise aber auch die durchgeführte Therapie infrage (Astor et al. 2016; Hadker et al. 2014; Mannstadt et al. 2017).

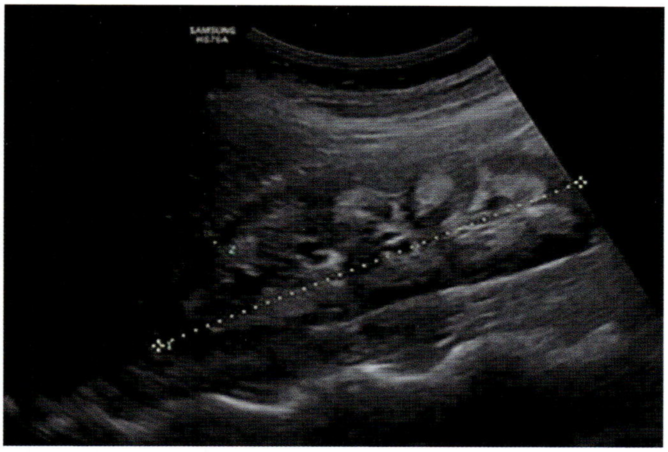

Abb. 3.2 Sonographie: Nephrokalzinose, Marklagerverkalkung [M1631]

3.2.3 Diagnostik und Differenzialdiagnose

Diagnostik

Primär erfolgt die laboranalytische Messung der Kalziumkonzentration im Serum oder Plasma. Zum Ausschluss eines erniedrigten Gesamtkalziums bei Eiweißmangel (z. B. nephrotisches Syndrom) sollten das Gesamteiweiß, das Albumin oder direkt das ionisierte Kalzium bestimmt werden. Die erweiterte Differenzialdiagnostik umfasst die Bestimmung von Phosphat, alkalischer Phosphatase, Vitamin-D-Status (zuerst 25-Hydroxy-Vitamin D als Speicherform, bei V. a. Vitamin-D-Stoffwechselstörung auch 1,25-Dihydroxy-Vitamin D) und Parathormon.

Eine Hypokalzämie bei gleichzeitig erniedrigtem (oder im Einzelfall im untersten Normalbereich gelegenem) intaktem PTH sichert die Diagnose eines Hypoparathyreoidismus. Klinische Zeichen müssen für die Diagnosestellung eines Hypoparathyreoidismus nicht vorhanden sein. Beim Hypoparathyreoidismus unklarer Ursache sind ein Familien-Screening und ggf. eine genetische Testung anzuraten.

Ursachen des Hypoparathyreoidismus:

- Postoperativer Hypoparathyreoidismus (Hals-OP)
- Zerstörung der Nebenschilddrüse durch Infiltration (granulomatös, Eisenüberladung, Metastasen) oder Bestrahlung
- Angeborener Hypoparathyreoidismus
  - DiGeorge-Syndrom und andere genetische Störungen
  - Mutationen im Gen des Parathormons
  - Mutationen im Gen des kalziumsensitiven Rezeptors (autosomal-dominante hypokalzämische Hyperkalziurie, ADHH)
- Hypoparathyreoidismus infolge Autoimmunerkrankung, z. B. autoimmunes polyglanduläres Syndrom
- Hungry Bone Syndrom (nach Nebenschilddrüsen-OP)
- HIV-Infektion
- Hypomagnesiämie, z. B. Protonenpumpenhemmer

Differenzialdiagnosen

Einer Hypokalzämie liegt meist ein Hypoparathyreoidismus, eine chronische Nierenerkrankung oder eine Störung des Vitamin-D-Stoffwechsels zugrunde. Eine Hypokalzämie ist nicht gleichzusetzen mit einem Kalziummangel.

Die **Ursachen für Störungen des Vitamin-D-Stoffwechsels** können sein:

- Vitamin-D-Mangel durch Mangelernährung und/oder mangelnde UV-Exposition
- Mangelnde Aufnahme von Kalzium und Vitamin D im Dünndarm durch gastrointestinale Erkrankungen (Dünndarmerkrankung, Sprue, Gastrektomie, exokrine Pankreasinsuffizienz)
- Gestörter Vitamin-D-Stoffwechsel (schwere Lebererkrankung, Antikonvulsiva)
- Erbliche Rachitisformen (selten):
  - Typ 1: Mangel des renalen 1α-Hydroxylase-Enzyms
  - Typ 2: Vitamin-D-Rezeptor-Defekt

Diese Hypokalzämieursachen gehen regelhaft mit einer reaktiven Mehrausschüttung von PTH (sekundärer Hyperparathyreoidismus) einher und lassen sich so laborchemisch leicht abgrenzen. Beim seltenen **Pseudohypoparathyreoidismus** besteht zwar auch eine Hypokalzämie, aber der Plasma-PTH-Spiegel ist aufgrund der PTH-Endorganresistenz erhöht, sodass hier differenzialdiagnostisch ein sekundärer Hyperparathyreoidismus ausgeschlossen werden muss. Insbesondere der Pseudohypoparathyreoidismus Typ 1a ist mit anderen endokrinen Störungen (TSH-Resistenz, Wachstumshormonresistenz) und dem Albright-Syndrom (Kleinwuchs, Brachydaktylie, Zahndefekte, heterotope Ossifikationen) assoziiert. Heute kann die Diagnose Pseudohypoparathyreoidismus durch genetische Testung gesichert werden (Molinaro et al. 2015).

Nach Parathyreoidektomie kann vorübergehend eine Hypokalzämie beim **Hungry Bone Syndrome** auftreten.

Eine Hypokalzämie kann aber auch als Folge bzw. Nebenwirkung medikamentöser Behandlungen auftreten (starke Hemmer der Knochenresorption wie i. v. Bisphosphonate oder Denosumab, auch Romosozumab), aber auch seltene Ursachen wie Eiseninfusionen sind möglich (Yamamoto et al. 2013). Im Rahmen einer Hypomagnesiämie, z. B. durch Protonenpumpen-Inhibitoren, kann es durch Interaktion am Kalziumrezeptor zu einem Hypoparathyreoidismus kommen. Auch bei systemischen Erkrankungen (Hämochromatose, Amyloidose, Sarkoidose, Morbus Wilson, Thalassämien) kann es zu Hypokalzämien durch einen Hypoparathyreoidismus kommen.

3.2.4 Therapie

Akuttherapie der Tetanie

Eine i. v. Kalziumzufuhr ist nur im tetanischen Anfall notwendig: 20 ml einer 10-prozentigen Kalziumlösung (z. B. Calciumgluconat 10 % B. Braun Injektionslösung) langsam i. v. (über Minuten) bis zum Wirkungseintritt, bei Bedarf Wiederholung nach 10–30 min. Eine zu schnelle Injektion muss vermieden werden (Auftreten von Hitzesensationen, Schweißausbruch, Übelkeit/Erbrechen,

Herzrhythmusstörungen). Bei Status tetanicus mit gesicherter Hypokalzämie kann eine i. v. Kalziuminfusion (insgesamt 10–20 Ampullen, verdünnt, zur Vermeidung einer Venenreizung) über 24 h durchgeführt werden. Kontrollen des Serum-Kalziums sind zur Vermeidung einer Hyperkalzämie erforderlich (**cave:** digitalisierte Patienten, Monitorkontrolle erforderlich).

Kausale Therapie der Hypokalzämie

Bei Hypovitaminosis D: Vitamin-D-Supplementation bzw. Behandlung der Ursachen des Vitamin-D-Mangels (z. B. Therapie der Zöliakie). Bei kalziumarmer Ernährung Steigerung der nutritiven Kalziumzufuhr.

Therapie des Hypoparathyreoidismus

Ein Hypoparathyreoidismus muss wegen ansonsten später drohender Organschäden auch ohne das Auftreten von Tetanien immer behandelt werden **(Evidenzgrad A).** Therapieziele sind die Anhebung des Serum-Kalziums in den unteren Normalbereich (2,0–2,2 mmol/l Gesamtserum-Kalzium adaptiert für Albumin) und ein Serum-Phosphat innerhalb der Norm. Das Kalzium-Phosphat-Produkt sollte < 4,4 $mmol^2/l^2$ (55 mg^2/dl^2) betragen (Vermeidung von Verkalkungen). Bei einer stärkeren Anhebung des Serum-Kalziums kommt es wegen der fehlenden PTH-Wirkung an den Nieren zu einer unerwünschten Hyperkalziurie und dem Risiko einer Nierensteinbildung oder Nephrokalzinose. Die 24-h-Urinausscheidung von Kalzium sollte im Normalbereich liegen. Die Therapie erfolgt durch die Gabe von supraphysiologischen Dosen verschiedener Vitamin-D-Präparate zusammen mit Kalzium. Weiterhin sollte auch der Magnesiumspiegel im Normalbereich liegen (ggf. Supplemente).

MERKE

Das Serum-Kalzium sollte in den Bereich der unteren Normgrenze eingestellt werden.

Es gibt nur eine schwache Evidenz aus kontrollierten Studien über die bestmögliche Therapie des Hypoparathyreoidismus. Eine Konsensus-Leitlinie wurde von der European Society of Endocrinology zuletzt 2022 publiziert (Bollerslev et al. 2022; Khan et al. 2022a). In der Regel ist eine Dauertherapie mit Kalzium und Vitamin D oder Vitamin-D-Metaboliten notwendig.

Ein ausreichendes Kalziumangebot ist notwendig. In der Regel müssen wenigstens 1000 mg/d **Kalzium** (entspricht z. B. 2500 mg Kalziumkarbonat-Salz) rezeptiert werden. Kalzium in Mengen > 2 g/d führt häufig zu Diarrhöen. Kalzium sollte in geteilten Dosen über den Tag verteilt zum oder nach dem Essen gegeben werden (max. 500 mg Kalzium auf einmal).

- Kalziumzufuhr erhöhen.
- Phosphatzufuhr limitieren.
- Kalziumhaltige Mineralwässer.
- Kalzium-Supplemente: Kalziumkarbonat ist gleichzeitig ein Phosphatbinder: Dosierung bis 1000 mg/d Kalzium (= 2500 mg Kalziumkarbonat-Salz), verteilt.
- Bei PPI-Therapie oder chronisch-atrophischer Gastritis: Calciumgluconat.
- Höhere Kalziummengen sind gastrointestinal schlecht verträglich.

Zusätzlich ist meist eine pharmakologische Behandlung mit **Vitamin D oder Vitamin-D-Derivaten** in individueller Dosierung erforderlich.

Dihydrotachysterol wurde früher häufig in Deutschland eingesetzt, ist aber nicht mehr verfügbar und aufgrund schlechter Pharmakokinetik obsolet. Auch die Behandlung mit nativem Vitamin D (Colecalciferol) wird heute nicht mehr empfohlen: Infolge des fehlenden Parathormons ist die 1α-Hydroxylase in der Niere wenig aktiv und Vitamin D wird deshalb kaum in die hormonell aktive Form Kalzitriol metabolisiert. Deshalb müssen sehr hohe Vitamin-D-Dosierungen eingesetzt werden (meist 0,5–2,5 mg/d = 20.000–100.000 IE/d). Präparate sind z. B. Vigantol® Öl, Dekristol® 20.000 Kapseln. Die Therapie mit nativem Vitamin D ist aufgrund der langen Halbwertszeit schlecht steuerbar und bringt die Gefahr der Hyperkalzämie mit sich (Blind et al. 2001), die aufgrund der langen Halbwertszeiten (Wochen) der Präparate auch lange anhalten kann. Die Konsensus-Leitlinie präferiert deshalb die Therapie mit aktiven Vitamin-D-Metaboliten (**Empfehlungsgrad B;** Bollerslev et al. 2022; Khan et al. 2022a).

Die 1α-hydroxylierten Vitamin-D-Präparate **Kalzitriol** (1α-25-Dihydroxy-Vitamin D_3) und **Alfacalcidol** (1α-Hydroxy-Vitamin D_3) haben eine kurze Halbwertszeit und sind deshalb gut steuerbar. Sie müssen nicht mehr durch die Niere aktiviert werden und sind deshalb auch bei Niereninsuffizienz einsetzbar. Eine Behandlung kann z. B. mit 0,5 µg Kalzitriol begonnen werden, es sind Dosen bis zu etwa 1,5 µg/d erforderlich.

Auch in der Schwangerschaft sollte vorzugsweise Kalzitriol verwendet werden (Callies et al. 1998). Die Blutwerte müssen engmaschig kontrolliert werden. Eine weitere Indikation für Kalzitriol ist die gleichzeitige Behandlung mit Antiepileptika, da diese mit der 25-Hydroxylase der Leber interferieren können. Die Therapie mit Kalzitriol ist heute als Therapie der 1. Wahl bei der kurzfristigen Einstellung des Hypoparathyreoidismus anzusehen (**Empfehlungsgrad A;** Petersenn et al. 2019).

Auch wenn die Behandlung mit Kalzitriol oder Alfacalcidol zur Einstellung des Kalziumspiegels sehr gut geeignet ist, empfiehlt die europäische Leitlinie dennoch bei niedrigem Serum-25-OH-Vitamin D eine zusätzliche Vitamin-D_3-Supplementierung (1000 IE/d), um Substrat für die pleiotropen Effekte von Vitamin D (außerhalb der Kalziumhomöostase, extrarenale lokale 1α-Hydroxylasen z. B. im Immunsystem) bereitzustellen **(Empfehlungsgrad C).**

Beim Hypoparathyreoidismus ist es in einigen Fällen nicht möglich, mit Kalzium und Vitamin-D-Präparaten eine ausreichende Anhebung des Kalziumspiegels zu erreichen, ohne dass der Phosphatspiegel zu stark ansteigt. Auch kann nicht immer eine Hyperkalziurie vermieden werden. Für diese Patienten gibt es jetzt die Möglichkeit, das fehlende Parathormon medikamentös zu ersetzen. Parathormon 1–84 ist in Deutschland zur Therapie nicht mehr verfügbar. Mittlerweile ist jedoch ein Parathormon-1–34-Präparat mit kontinuierlicher systemischer Wirkung zugelassen, das Palopegteriparatid (➤ Abb. 3.3). Dabei ist das PTH (1–34) über einen TransCon-Linker mit Methoxypolyetylenglykol (mPEG) konjugiert, was zu einer gleichmäßigen Freisetzung aus dem s. c. Fettgewebe führt. Palopegteriparatid führt neben der Normalisierung von Kalzium und Phosphat zu einer Verbesserung von klinischen Symptomen wie Muskelkrämpfen, Schmerzen, Schwächegefühl und kognitiven Symptomen sowie der Lebensqualität (Khan et al. 2022b; Khan et al. 2023). Der Vorteil gegenüber der Standard-Therapie besteht weiterhin in einem Erhalt oder sogar der Verbesserung der Nierenfunktion (Rejnmark et al. 2024). Somit stellt eine Verschlechterung der Nierenfunktion bei Patienten mit Hypoparathyreoidismus ebenfalls eine Indikation zur Einstellung auf Palopegteriparatid dar **(Empfehlungsgrad B).**

Begleittherapie:

- Bei niedrigem 25-OH-Vitamin D: Vitamin D-Supplementation mit 1000 IE Vitamin D_3; Ziel: Bereitstellung von Vitamin D für die pleiotropen Effekte
- Ausgleich eines Magnesiummangels (erhöhte renale Verluste)
- Bei Hyperkalziurie Kochsalzrestriktion, evtl. Thiaziddiuretika

Nachsorge

Zu Beginn der Behandlung und bei jeder Therapieumstellung bzw. Dosismodifikation sind engmaschige Kontrollen des Kalziumspiegels erforderlich (alle 1–2 Wo.). So kann es z. B. bei Überdosierung von Kalzium und Kalzitriol zu einer Hyperkalzämie mit Alkalose kommen (ähnlich wie beim „Milch-Alkali-Syndrom“; Tal, Powers 1996). Bei stabiler Einstellung können die Kontrollintervalle auf alle 3–6 Mon. ausgeweitet werden (Kontrolle von Kalzium, protein-adjustiertem Kalzium oder ionisiertem Kalzium, Phosphat, Magnesium, Kreatinin/GFR; klinische Symptome). Einmal jährlich sollte die Urin-Kalziumausscheidung bestimmt werden. Bei Hinweisen auf Nierensteine sollte eine entsprechende Bildgebung erfolgen, hier ist die CT ohne Kontrastmittel die sensitivste Methode. Auch bzgl. anderer Komplikationen sollte jährlich gescreent werden. In den Leitlinien wird auch die Messung der Lebensqualität empfohlen (Khan et al. 2022a); mittlerweile wurde ein spezifischer Fragebogen für die Erfassung der Lebensqualität für Patienten mit Hypoparathyreoidismus entwickelt und evaluiert (Wilde et al. 2020).

Therapieprobleme sind nicht selten. Eine Neigung zur Hyperphosphatämie besteht häufig, resultierend aus der fehlenden Parathormon-Wirkung an der Niere, die durch die Vitamin-D-induzierte gesteigerte Phosphataufnahme noch verstärkt wird. Es sollte dann von einer kalzium- und phosphatreichen Ernährung (z. B. Milch und Milchprodukte) auf eine Erhöhung der Kalzium-Medikation um 500–1500 mg/d Kalzium umgestellt werden. Kalziumkarbonat ist zu bevorzugen, da dieses als Phosphatbinder wirkt. Im Einzelfall kann aber sogar die Verwendung eines spezifischen Phosphatbinders nötig sein.

Tritt eine Hyperkalziurie schon bei Anhebung des Serum-Kalziums im niedrig-normalen Bereich auf, kann – besonders beim Vorliegen einer Nierensteinanamnese – die Gabe eines Thiaziddiuretikums (Hydrochlorothiazid 12,5–25 mg/d) zur Senkung der Kalziumausscheidung versucht werden. Häufig sind aber deutlich höhere Dosierungen erforderlich und werden besonders wegen des Effekts auf den Blutdruck nicht gut vertragen. Wichtig ist, dass eine Kochsalzrestriktion in der Ernährung eine Hyperkalziurie reduzieren kann.

Wegen des erhöhten renalen Magnesiumverlusts beim Hypoparathyreoidismus sollte ein bestehender Magnesiummangel ausgeglichen werden.

Eine routinemäßige Messung der Knochendichte wird nicht empfohlen. Ein erhöhtes Frakturrisiko wurde nur bei Patienten mit

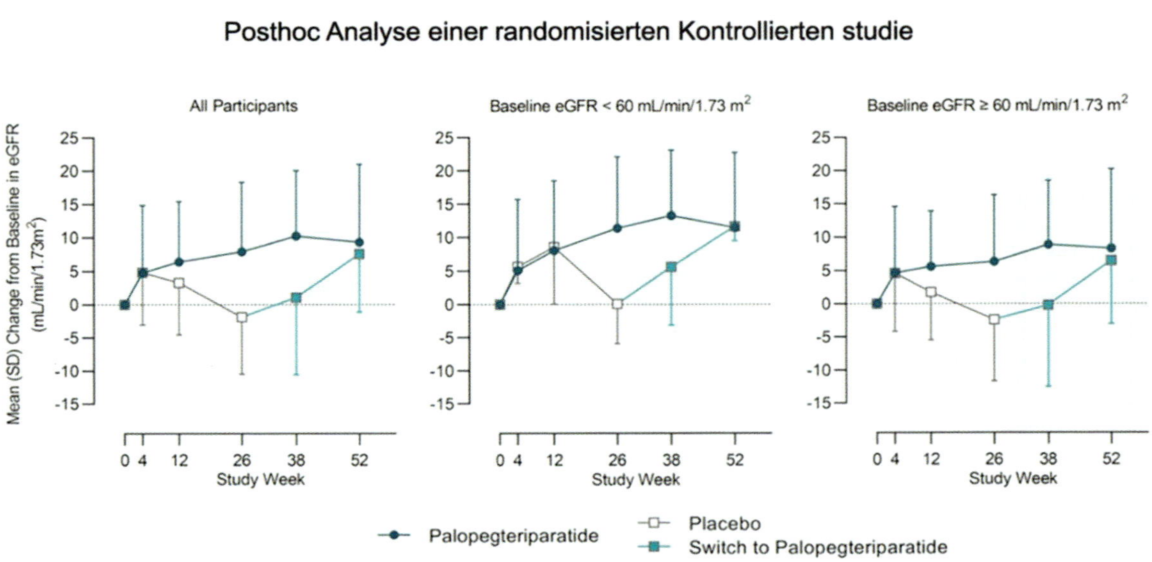

Abb. 3.3 Protektiver Effekt von Palopegteriparatid auf die Nierenfunktion [H622-001]

Hypoparathyreoidismus ohne vorhergehenden chirurgischen Eingriff gefunden (Pal et al. 2021).

Nachsorge:

- Bei Therapieänderung kurzfristige Kontrollen, bei stabiler Einstellung alle 3–12 Mon.
- Kontrollparameter: Kalzium (auch proteinkorrigiert), Phosphat, Magnesium, Kreatinin/GFR, klinische Symptomatik (evtl. Messung der Lebensqualität)
- Kalzium im Urin alle 6–24 Mon.
- 25-OH-Vitamin D alle 6–12 Mon.
- Bei Bedarf: Bildgebung der Nieren (Sono, CT)
- Keine Messung der Knochendichte

3

LEITLINIEN

Bilezikian JP, Khan AA, Silverberg SS et al.: Evaluation and Management of Primary Hyperparathyroidism: Summary Statement Guidelines from the Fifth International Workshop. Journal of Bone and Mineral Research 37 (2022) 2293–2314.

Bollerslev J, Reijnmark L, Zahn A et al.: European expert consensus on practical management of specific aspects and in pregnancy: recommendations of the ESE Educational Program of Parathyroid Disorders (PARAT 2021) European Journal of Endocrinology 186 (2022) R33–R63.

Khan AA, Guyatt G, Ali DS et al.: Management of Hypoparathyroidism. Journal of Bone and Mineral Research 37 (2022) 2663–2677.

NICE Guideline (NG132): Hyperparathyroidism (primary): diagnosis, assessment and initial management (2019). www.nice.org.uk/guidance/ng132.

LITERATUR

Ambrogini E, Cetani F, Cianferotti L et al.: Surgery or surveillance for mild asymptomatic primary hyperparathyroidism: a prospective, randomized clinical trial. J Clin Endocrinol Metab 92 (2007) 3114–3121.

Astor MC, Lovas K, Debowska A et al.: Epidemiology and health related quality of life in hypoparathyroidism in Norway. J Clin Endocrinol Metab 101 (2016) 3045–3053.

Axelsson KF, Wallander M, Johansson H et al.: Analysis of Comorbitities, Clinical Outcomes, and Parathyroidectomy in Adults With Primary Hyperparathyreoidism. JAMA Netw Open 5 (2022) e2215396.

Blind E, Fassnacht M, Körber C et al.: Schwere Vitamin-D (Dihydrotachysterol)-Intoxikation mit spontan reversibler Anämie und Bisphosphonat-responsiver Hyperkalziämie. Dtsch Med Wschr 126 (2001) T21–T24.

Caillard C, Sebag F, Mathonnet M et al.: Prospective evaluation of quality of life (SF-36v2) and nonspecific symptoms before and after cure of primary hyperparathyroidism (1-year follow-up). Surgery 141 (2007) 153–159.

Callies F, Arlt W, Scholz HJ et al.: Management of hypoparathyroidism during pregnancy – report of twelve cases. Eur J Endocrinol 139 (1998) 284–289.

Chow CC, Chan WB, Li JK et al.: Oral alendronate increases bone mineral density in postmenopausal women with primary hyperparathyroidism. J Clin Endocrinol Metab 88 (2003) 581–587.

de la Plaza Llamas R, Ramia Angel JM, Arteaga Peralta V et al.: Elevated parathyroid hormone levels after successful parathyroidectomy for primary hyperparathyreoidism. A clinical review. Eur Arch Otorhinolarynol 275 (2018) 659–669.

Frey S, Gérard M, Guillot P et al.: Parathyroidectomy improves Bone Density in Women With Primary Hyperparathyroidism and Preoperative Osteopenia. J Clin Endocrinol Metab 109 (2024) 1494–1504.

Hadker N, Egan J, Sanders J et al.: Understanding the burden of illness associated with hypoparathyroidism reported among patients in the paradox study. Endocr Pract 20 (2014) 671–679.

Heck A, Pretorius M, Lundstam K et al.: No Effect of Surgery on Kidney and Cardiocascular Risk Factors in Mild Primary Hyperparathyroidism: Secondary analyses from a 10-year Randomized Controlled Trial. Eur J Endocrinol (2024) lvae109. doi: https://doi.org/10.1093/ejendo/lvae109. Online ahead of print.

Kanis JA, Harvey NC, Liu E et al.: Primary hyperparathyroidism and fracture probability. Osteoporos Int 34 (2023) 489–499.

Khan AA, Hanley DA, Rizzoli R et al.: Primary hyperparathyreoidism: review and recommendations on evaluation, diagnosis, and management. A Canadian and international consensus. Osteoporos Int 28 (2017) 1–19.

Khan AA, Rejnmark L, Rubin M et al.: PaTH Forward: A Randomized, Double-Blind, Placebo-Controlled Phase 2 Trial of TransCon PTH in Adult Hypoparathyroidism. J Clin Endocrinol Metab 107 (2022) e372–e385.

Khan AA, Rubin M, Schwarz P et al.: Efficacy and Safety of Parathyreoid Hormone Replasement With TransCon PTH in Hypoparathyreoidism: 26-Week Results from the Phase 3 PaTHwax Trial. Journal of Bone and Mineral Research 38 (2023) 14–25

Kluijfhout WP, Pasternak JD, Drake FT et al.: Use of PET tracers for parathyroid localization: a systematic review and meta-analysis. Langenbecks Arch Surg 401 (2016) 925–935.

Lui MS, Clemente-Gutierrez U, Vodopivec DM et al. Parathyroidectomy for Normocalcemic Primary Hyperparathyreoidism is Associated with Improved Bone Mineral Density Regardless of Posoperativ Parathyroid Hormone Levels. World J Surg 47 (2023) 363–370.

Lundstam K, Pretorius M, Bollerslev J et al. Positive Effect of Parathyroidectomy Compared to Observation on BMD in a Randomized Controlled Trial of Mild Primary Hyperparathyroidsm. Journal of Bone and Mineral Research 38 (2023) 372–380.

Mannstadt M, Bilezikian JP, Thakker RV et al.: Hypoparathyroidism. Nat Rev Dis Primers 3 (2017) 1–20.

Mitchell DM, Regan S, Cooley MR et al.: Long-term follow-up of patients with hypoparathyroidism. J Clin Endocrinol Metab 97 (2012) 4507–4514.

Molinaro A, Tiosano D, Takatani R et al.: TSH elevations as the first laboratory evidence for pseudohypoparathyreoidism Type Ib (PHP-Ib). J Bone Miner Res 30 (2015) 906–912.

Pal R, Bhadada SK, Mukherjee S et al.: Fracture risk in hypoparathyroidism: a systematic review and meta-analysis. Osteoporos Int 32 (2021) 2145–2153.

Peacock M, Bilezikian JP, Klassen PS et al.: Cinacalcet hydrochloride maintains long-term normocalcemia in patients with primary hyperparathyroidism. J Clin Endocrinol Metab 90 (2005) 135–141.

Peacock M, Bolognese MA, Borofsky M et al.: Cinacalcet treatment of primary hyperparathyroidism: biochemical and bone densitometric outcomes in a five-year study. J Clin Endocrinol Metab 94 (2009) 4860–4867.

Petersenn S, Bojunga J, Brabant G et al.: Hypoparathyreoidismus – ein unterschätztes Problem? MMW-Fortschritte der Medizin 161(S7) (2019) 12–20.

Pilz S, Theiler-Schwetz V, Pludowski P et al. Hypercalcemia in Pregnancy Due to CYP24A1 Mutations: Case Report and Review of the Literature. Nutrients 14 (2022) 2518. DOI: https://doi.org/10.3390/nu14122518.

Polonine S, de Santa Rosa RG, Farias MLF et al.: Hyperphosphatemia is associated with cardiac valve calcification in chronic hypoparathyroidism. J Endocrinol Invest 45 (2022) 1359–1366.

Pretorius M, Lundstam K, Hellström M et al.: Effects of Parathyroidectomy on Quality of Life: 10 Years of data from a prospective randomized controlled trial on primary hyperparathyroidism (the SIPH-Study). J Bone Miner Res 36 (2021) 3–11.

Pretorius M, Lundstam K, Heck Ansgar et al. Mortality and Morbidity in Mild Primary Hyperparathyreoidsm: Results From a 10-Year Prospective Randomized Controlled Trial of Parathyroidectomy Versus Observation. Annals of Internal Medicine 175 (2022) 812–819.

Quinn AJ, Ryan EJ, Garry S et al.: Use of intraoperative parathyreoid hormone in minimally invasive parathyroidectomy for primary hyperparathyroidism. A systematic Review and Meta-analysis. JAMA Otolaryngol Head Neck Surg 147 (2021) 135–143.

Rathi MS, Ajjan R, Orme SM: A Case of parathyroid carcinoma with severe hungry bone syndrome and review of literature. Exp Clin Endocrinol Diabetes 116 (2008) 487–490.

Rejnmark L, Gosmanova EO, Khan AA et al. Palopegteriparatide Treatment Improves Renal Function in Adults with Chronic Hypoparathyreoidism: 1-Year Results from the Phase 3 PaTHway Trial. Advances in Therapy 41 (2024) 2500–2518. doi: https://doi.org/10.1007/s12325-024-02843-8. Epub 2024 Apr 30. PMID: 38691316; PMCID: PMC11133178.

Rubin MR, Lee KH, McMahon DJ et al.: Raloxifene lowers serum calcium and markers of bone turnover in postmenopausal women with primary hyperparathyroidism. J Clin Endocrinol Metab 88 (2003) 1174–1178.

Saponaro F, Cetani F, Mazoni L et al.: Hypercalciuria: its value as a predictive risk factor for nephrolithiasis in asymptomatic primary hyperparathyroidism? J Endocrinol Invest 43 (2020) 677–682.

Scharla S: Tumorhyperkalzämie. Nieren- und Hochdruckkrankheiten 42 (2013) 445–450.

Seib CD, Meng T, Cisco RM et al.: Risk of permanent hypoparathyroidism requiring calcitriol therapy in a population-based cohort of adults older than 65 undergoing total Thyroidectomy for Graves' disease. Thyroid 33 (2023) 223–229.

Schulz W: Hyperkalzämie. München: Dustri-Verlag Dr. Karl Feistle, 2012.

Schwarz P, Body JJ, Cap J et al.: The PRIMARA study: a prospective, descriptive, observational study to review cinacalcet use in patients with primary hyperparathyroidism in clinical practice. Eur J Endocrinol 171 (2014) 727–735.

Swartling O, Evans M, Spelman T et al.: Kidney Complications and Hospitalization in Patients with Chronic Hypoparathyroidism: A Cohort Study in Sweden. J Clin Endocrinol Metab 107 (2022) e4098–e4105.

Tal A, Powers K: Milk-Alkali Syndrome induced by 1,25(OH)2D in a patient with hypoparathyroidism. J Natl Med Assoc 88 (1996) 313–314.

Tay D, Das JP, Yeh R: Preoperative Localization for primary hyperparathyreoidism: A clinical Review. Biomedicines 9 (2021) 390.

Underbjerg L, Sikjaer T, Mosekilde L, Rejnmark L: Postsurgical hypoparathyroidism – risk of fractures, psychiatric diseases, cancer, cataract, and infections. J Bone Miner Res 29 (2014) 2504–2510.

Wilde D, Wilken L, Stamm B et al.: Quantification of Symptom Load by a Disease-Specific Questionnaire HPQ 28 and Analysis of Associated Biochemical Parameters in Patients With Postsurgical Hypoparathyroidism. JBMR Plus Jun 5; 4(7) (2020) e10368. doi: https://doi.org/10.1002/jbm4.10368. PMID: 32666019; PMCID: PMC7340443.

Yamamoto S, Okada Y, Mori H et al.: Iatrogenic Osteomalacia: Report of two cases. J UOEH 35 (2013) 25–31.

KAPITEL

4 Diabetes mellitus

Klaus G. Parhofer[1]

4.1 Definition und Basisinformation

Als Diabetes mellitus (DM) bezeichnet man eine chronische Hyperglykämie, die mit dem Risiko einer Mikroangiopathie mit Organschäden an Augen, Nieren und Nerven sowie einer beschleunigt verlaufenden Makroangiopathie mit erhöhtem Risiko für Herzinfarkt, Herzinsuffizienz, Schlaganfall und periphere arterielle Verschlusskrankheit (PAVK) einhergeht.

In Deutschland gibt es derzeit anhand verschiedener Datenquellen mind. 8 Mio. Menschen (10 % der Gesamtbevölkerung) mit einem bekannten Diabetes mellitus. Davon sind > 90 % Typ-2-Diabetiker und etwa 5 % Typ-1-Diabetiker. Die tatsächliche Prävalenz dürfte noch höher liegen, da weiter von einer hohen Dunkelziffer auszugehen ist, auch wenn aufgrund eines besseren Screenings die Anzahl der nicht diagnostizierten Diabetes-Fälle zurückgegangen ist.

In der KORA-S4/F4-Kohortenstudie in der Region Augsburg wurde das neue Auftreten eines Typ-2-Diabetes in der Altersgruppe von 55–74 J. erfasst. Die auf die Bundesrepublik standardisierte Inzidenzrate (55–74 J.) lag insgesamt bei 15,5/1000 Personenjahre (PJ): Sie betrug bei den Männern 20,2/1000 PJ, bei den Frauen 11,3/1000 PJ. Dies entspricht ca. 270.000 Neuerkrankungen/J. in der älteren deutschen Bevölkerung. Aktuelle epidemiologische Studien in Europa ergaben eine Spannbreite der Inzidenz in der erwachsenen Bevölkerung von 8–19/1000 PJ. Die Typ-2-Diabetes-Inzidenz in der Region Augsburg gehört zu den höchsten bisher berichteten in Europa und liegt höher als die Mitte der 1980er-Jahre im nationalen DDR-Register beobachtete Neuerkrankungsrate.

In Deutschland war in den letzten 20 J. ein relativer Anstieg der Neuerkrankungsrate des Typ-1-Diabetes im Kindes- und Jugendalter um jährlich etwa 3,5–4,5 % zu beobachten. Trotz der Zunahme von Übergewicht und Adipositas in dieser Altersgruppe ist bisher aber nur eine geringe Zunahme des Typ-2-Diabetes festzustellen. Aktuell beträgt die Neuerkrankungsrate des Typ-1-Diabetes in Deutschland bei Kindern und Jugendlichen etwa 20/100.000 PJ, die des Typ-2-Diabetes etwa 1/100.000 PJ. Der Typ-1-Diabetes tritt also im Kindes- und Jugendalter etwa 20-mal häufiger auf als der Typ-2-Diabetes und ist in dieser Altersgruppe ebenso wie im benachbarten Europa der vorherrschende Diabetes-Typ.

Nach der von der Amerikanischen Diabetes-Gesellschaft (ADA) vorgeschlagenen und von der Deutschen Diabetes-Gesellschaft (DDG) übernommenen Einteilung werden folgende Formen unterschieden (**Empfehlungsgrad C;** Kellerer, Siegel 2023):

- Diabetes mellitus Typ 1
- Diabetes mellitus Typ 2
- Andere Diabetesformen:
  - Genetische Defekte der Betazellfunktion
  - Genetische Defekte der Insulinwirkung
  - Erkrankungen des exokrinen Pankreas
  - Diabetes mellitus bei Endokrinopathien
  - Medikamenteninduzierter Diabetes
  - Diabetes mellitus bei bestimmten Infektionen
  - Seltene Formen eines immunmediierten Diabetes
  - Andere genetische Syndrome mit Diabetes
- Schwangerschaftsdiabetes (Gestationsdiabetes = GDM)

4.2 Diagnostik

Die wichtigste diagnostische Maßnahme ist die Messung des Blutglukosespiegels, entweder zu einer beliebigen Tageszeit oder besser morgens nüchtern oder im oralen Glukosetoleranztest (oGTT). Der Nachweis typischer Symptome geht in die Diagnosekriterien mit ein. HbA_{1c} wurde zusätzlich als diagnostisches Kriterium aufgenommen.

Nach den Leitlinien der DDG lauten die **Diagnosekriterien** (Kellerer, Siegel 2023):

- Nachweis typischer Symptome des Diabetes mellitus (Polyurie, Polydipsie, ansonsten unerklärlicher Gewichtsverlust) und
- Nüchternplasmaglukose ≥ 7,0 mmol/l (≥ 126 mg/dl) oder
- Gelegenheitsplasmaglukose (nicht nüchtern) ≥ 11,1 mmol/l (≥ 200 mg/dl) oder
- oGTT mit 75 g Glukose und 2-h-Wert der Plasmaglukose ≥ 11,1 mmol/l (≥ 200 mg/dl) oder
- HbA_{1c} ≥ 6,5 % (≥ 48 mmol/mol).

Bei Abwesenheit diabetestypischer Symptome müssen die Laborbefunde (Nüchternplasmaglukose oder Gelegenheitsglukose) durch einen zweiten Test an einem anderen Tag bestätigt werden.

Zur Diagnostik bei Patienten mit bekanntem Diabetes gehört die **Erkennung von Begleit- und Folgekrankheiten.** Dazu gehören insbesondere die Blutdruckmessung zur Erkennung der arteriellen Hypertonie und die Messung von Gesamt-, HDL- und LDL-Cholesterin sowie Triglyzeriden zur Erkennung von Fettstoffwechselstörungen. Des Weiteren müssen Untersuchungen auf diabetesassoziierte Organschäden durchgeführt werden, die beim Typ-2-Diabetes schon zum Zeitpunkt der Diagnosestellung vorliegen können. Dabei

[1] Dieser Beitrag ist eine Überarbeitung der letzten Fassung von 2017, die von K. G. Parhofer und W. A. Scherbaum erstellt wurde.

handelt es sich um eine Untersuchung des Augenhintergrunds zur Erkennung einer Retinopathie und die Untersuchung auf das Vorliegen einer Nephropathie u. a. mit Bestimmung der Albuminurie sowie der errechneten Kreatinin-Clearance. Der Nachweis oder Ausschluss einer diabetischen Neuropathie erfolgt mithilfe der klinischen Untersuchung, insbesondere der Untersuchung der Muskeleigenreflexe, der Vibrationssensitivität, der Thermosensitivität und evtl. der Nervenleitgeschwindigkeit. Die Untersuchung auf das Vorliegen einer Makroangiopathie erfolgt klinisch (u. a. mittels Untersuchung auf Gefäßgeräusche, Pulsstatus) und ggf. durch Doppler- und Duplexuntersuchung der Gefäße sowie EKG und ggf. Ergometrie (Belastungs-EKG; **Empfehlungsgrad A;** Kellerer, Siegel 2023). Darüber hinaus werden eine Bestimmung der Leberwerte und ggf. eine Oberbauchsonographie empfohlen, um eine Fettleber zu erkennen und eine Leberfunktionsstörung ggf. bei der Auswahl der oralen Antidiabetika berücksichtigen zu können.

4.3 Therapie

Eine regelmäßige oder kontinuierliche Erfassung des **Blutzuckerspiegels** stellen die Basis für die Diabetes-Therapie mit Insulin dar. Wenn keine kontinuierliche Blutzuckermessung erfolgt, sollten Patienten mit Diabetes mellitus Typ 1 i. d. R. mind. 4 ×/d den Blutzucker messen (vor dem Frühstück, vor dem Mittagessen, vor dem Abendessen, vor dem Zubettgehen), um die Insulindosis entsprechend anzupassen. Häufigere Blutzuckermessungen sind bei ungewöhnlichen Situationen (Krankheit, Sport, Reisen) notwendig. Daneben ist es oft notwendig, akut eine Hyper- oder Hypoglykämie auszuschließen. In den letzten Jahren ist die überwiegende Zahl der Patienten mit Diabetes mellitus Typ 1 auf eine kontinuierliche Blutzuckermessung umgestellt worden. Dies stellt eine erhebliche Verbesserung der Lebensqualität der Betroffenen dar, da der Blutzucker wesentlich öfter und ohne erneute Blutgewinnung bestimmt werden kann. Studien zeigen auch, dass darunter die Blutzuckereinstellung besser ist.

Auch bei Patienten mit Diabetes mellitus Typ 2, die ihre Therapie anhand des Blutzuckers verändern, sind regelmäßige Blutzuckermessungen notwendig. Die Mehrzahl der Patienten mit Diabetes mellitus Typ 2 wird allerdings mit oralen Antidiabetika behandelt und es erfolgen normalerweise keine akuten Veränderungen der Therapie. Bei manchen Patienten kann deshalb auf eine Blutzuckerselbstmessung komplett verzichtet werden, bei anderen ist eine gelegentliche Blutzuckermessung (z. B. 1–2 ×/Wo. 1 Messung) ausreichend. Dies sollte individuell festgelegt werden, wobei im Vordergrund die Überlegung steht, ob sich aus den Messungen eine Konsequenz ergibt.

4.4 Typ-2-Diabetes

Folgende Überlegungen sind von Bedeutung:
- 80 % der Typ-2-Diabetiker sind übergewichtig.
- Der Typ-2-Diabetes geht häufig mit Begleiterkrankungen wie einer arteriellen Hypertonie oder einer Dyslipoproteinämie einher.
- Neben der diabetesspezifischen Mikroangiopathie ist häufig eine frühzeitige und beschleunigte Arteriosklerose (Makroangiopathie) nachweisbar, die zu schweren Komplikationen wie Herzinfarkt, Herzinsuffizienz, plötzlichem Herztod, Schlaganfall und PAVK führen kann.
- Die Exzessmortalität ist insbesondere auf kardiovaskuläre Erkrankungen zurückzuführen.
- Die Hälfte der Menschen mit Typ-2-Diabetes ist älter als 65 J.

Der Typ-2-Diabetes ist keineswegs nur eine „milde" Form des Diabetes; aufgrund der Folgeerkrankungen sind für Menschen mit Typ-2-Diabetes im jüngeren und mittleren Lebensalter die gleichen Therapieziele zu fordern wie für Menschen mit Typ-1-Diabetes.

INFO

Allgemeine Behandlungs- und Betreuungsziele (nach DDG-Praxisempfehlung 2023)

- Erhaltung bzw. Wiederherstellung der Lebensqualität
- Kompetenzsteigerung (Empowerment) der Betroffenen im Umgang mit der Erkrankung
- Verminderung eines Krankheitsstigmas
- Behandlungszufriedenheit
- Förderung der Therapieadhärenz
- Reduktion des Risikos für kardiale, zerebrovaskuläre und sonstige makrovaskuläre Folgekomplikationen
- Vermeidung und Behandlung mikrovaskulärer und neurologischer Folgekomplikationen
- Vermeidung und Behandlung des diabetischen Fußsyndroms
- Behandlung und Besserung von Begleitkrankheiten
- Minimierung der Nebenwirkungen der Therapie (z. B. schwere Hypoglykämien, Gewichtszunahme) und Belastungen durch komplexe Therapien (Polypharmazie, Medikamenteninteraktionen)
- Reduktion der Morbidität
- Normalisierung der verkürzten Lebenserwartung bei guter Lebensqualität

Die Zielwerte der Stoffwechseleinstellung sind abhängig von Lebensalter, Begleiterkrankungen, Gesamtprognose sowie Einvernehmen mit dem Patienten und seiner Fähigkeit zur Mitarbeit.
Therapieziele: ➤ Tab. 4.1.

Basis der Therapie sind **Schulung** sowie **Lebensstilmaßnahmen** (geeignete Ernährung und körperliche Aktivität).

Folgende Aspekte sollten bei der **Ernährung** berücksichtigt werden: Patienten sollten zu einer gesunden, ausgewogenen Kostform unter Berücksichtigung der bisherigen Ernährungsroutine motiviert werden. Eine kohlenhydratarme Kost ist nach neueren Erkenntnissen zu bevorzugen. Ein generelles Zuckerverbot gibt es nicht, jedoch sollten große Mengen an Haushaltszucker, Fruchtzucker, Polyolen bzw. an Getränken, die diese Stoffe enthalten, vermieden werden. Pflanzliche Fette sowie Lebensmittel, die reich an Ballaststoffen sind, sollten bevorzugt werden. Sogenannte Diabetiker- bzw. Diätlebensmittel sind bei Diabetes nicht erforderlich und auch nicht nützlich. Bei übergewichtigen oder adipösen Diabetikern sollte eine Gewichtsreduktion angestrebt werden. Für Diabetiker mit Niereninsuffizienz wird eine tägliche Eiweißzufuhr von 0,8 g/kg KG empfohlen. Im Stadium der Dialysepflichtigkeit sollte die Eiweißzufuhr auf 1,2–1,3 g/kg KG erhöht werden.

Tab. 4.1 Therapieziele

Indikator	**Therapieziele**
Orientierungsgrößen der Therapieziele	
Nüchternplasmaglukose (venös) bzw. Blutglukose-selbstmessung	100–125 mg/dl (5,6–6,9 mmol/l) Bei bestimmten Komorbiditäten u./o. hohem Lebensalter: 130–150 mg/dl (7,2–8,3 mmol/l)
Postprandiale Plasmaglukose (venös) 1–2 h postprandial	140–199 mg/dl (7,8–11 mmol/l)
Individualisierung der Therapieziele	
HbA_{1c}	Zielkorridor zur Primärprävention von Folgekomplikationen: 6,5–7,5 % Bei bestimmten Komorbiditäten u./o. hohem Lebensalter: 7,5–8,0 % (siehe Text)
Lipide	LDL-Cholesterin-Senkung in Abhängigkeit vom Absolutrisiko für kardiovaskuläre Erkrankungen auf Zielwert < 55 mg/dl (< 1,4 mmol/l), < 70 mg/dl (< 1,8 mmol/l) o. < 100 mg/dl (< 2,6 mmol/l)
Gewichtsabnahme bei Übergewicht/Adipositas	• BMI 27–35 kg/m²: > 5 % Gewichtsabnahme • BMI > 35 kg/m²: > 10 % Gewichtsabnahme
Blutdruck	• Systolischer Blutdruck: 120–140 mmHg (> 65 J. 130–140 mmHg; < 65 J. 120–129 mmHg) • Diastolischer Blutdruck: < 80 mmHg; wenn die Therapie ohne relevante Nebenwirkungen ist

Ein generelles, für alle Diabetiker gültiges HbA_{1c}-Ziel existiert nicht. Der „HbA_{1c}-Zielkorridor", gültig für die meisten Diabetiker, beträgt 6,5–7,5 %. Höhere Zielwerte gelten generell für Patienten, die durch Hypoglykämien gefährdet sind, die eine begrenzte Lebenserwartung haben, die fortgeschrittene mikro- oder makrovaskuläre Komplikationen haben, bei denen eine ausgeprägte Komorbidität vorliegt. Bezüglich des Behandlungsalgorithmus nach Praxisempfehlungen der DDG 2024 ➤ Abb. 4.1, ➤ Abb. 4.2 und ➤ Abb. 4.3

4.4.1 Pharmakotherapie

Zur Pharmakotherapie des Diabetes mellitus stehen eine Reihe von Medikamenten zur Verfügung, die sich in ihrem Wirkprofil, Nebenwirkungsprofil und in der Studienevidenz sehr deutlich unterscheiden. Nur für Metformin (begrenzt) sowie SGLT-2-Inhibitoren und die GLP-1-Analoga konnte eine kardiovaskuläre Risikoreduktion in entsprechenden Endpunktstudien gezeigt werden. Hingegen haben viele Untersuchungen gezeigt, dass alle Antidiabetika zu einer Reduktion mikrovaskulärer Komplikationen führen, wenn eine bessere Blutzuckereinstellung erreicht wird. Diese Erkenntnisse haben dazu geführt, dass heute neben Metformin v. a. SGLT-2-Inhibitoren und GLP-1 Analoga zum Einsatz kommen.

Metformin ist das Mittel der 1. Wahl sowohl bei übergewichtigen als auch bei normalgewichtigen Menschen mit Typ-2-Diabetes bei fehlender Kontraindikation und ohne Atheroskleroseerkrankung oder Endorganschaden (z. B. Nephropathie Retinopathie oder Neuropathie; **Empfehlungsgrad A;** Kellerer, Siegel 2023; ADA

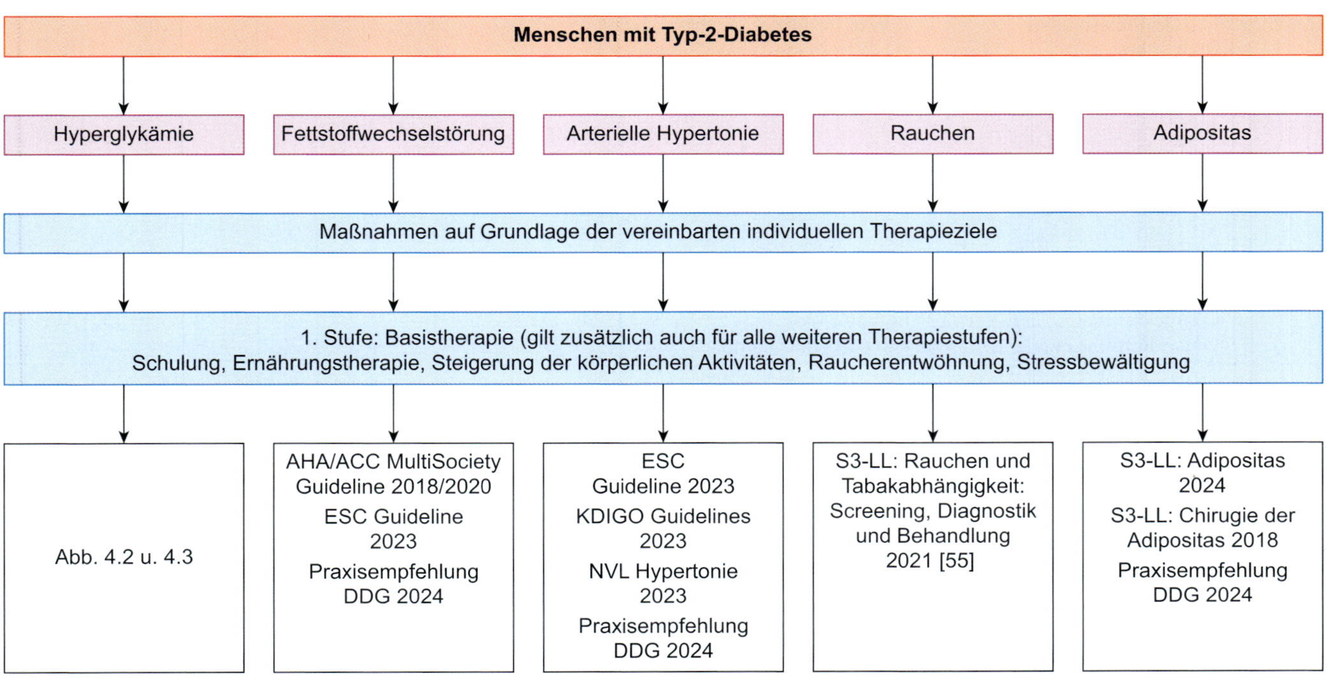

Abb. 4.1 Therapiealgorithmus bei Typ-2-Diabetes. Lebensstilmodifizierende, nichtmedikamentöse Therapiemaßnahmen stellen auf jeder Therapiestufe die Basistherapie dar. [F847-012]
AHA = American Heart Association; ACC = American College of Cardiology; ESC = European Society of Cardiology; EAS = European Atherosclerosis Society; EASD = European Association for the Study of Diabetes; KDIGO = Kidney Disease: Improving Global Outcomes; LL = Leitlinie; NVL = Nationale VersorgungsLeitlinie

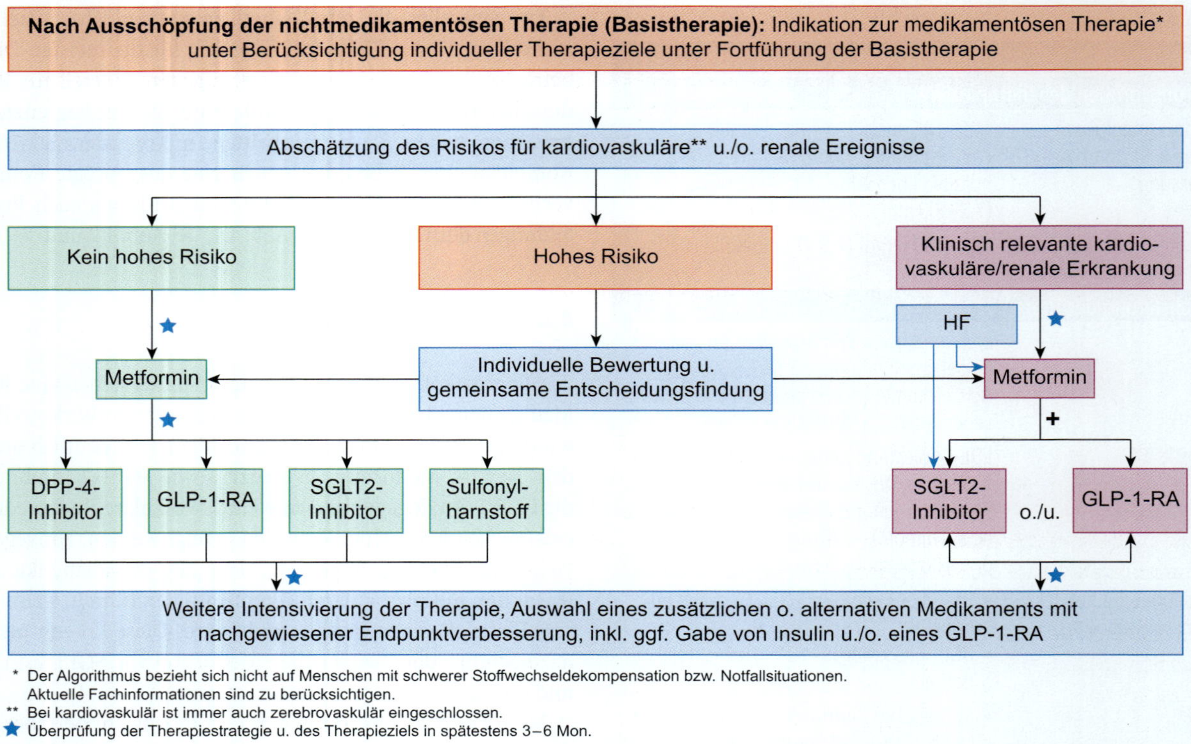

Abb. 4.2 Algorithmus zur medikamentösen Therapie bei Typ-2-Diabetes nach DDG-Praxisempfehlungen (2024) [F847-012]
HF = Herzfrequenz; SGLT2 = Sodium-Glukose-Transporter 2; GLP-1-RA = Glucagon-like-peptide-1-Rezeptor-Agonist; DPP-4 = Dipeptidylpeptidase-4.

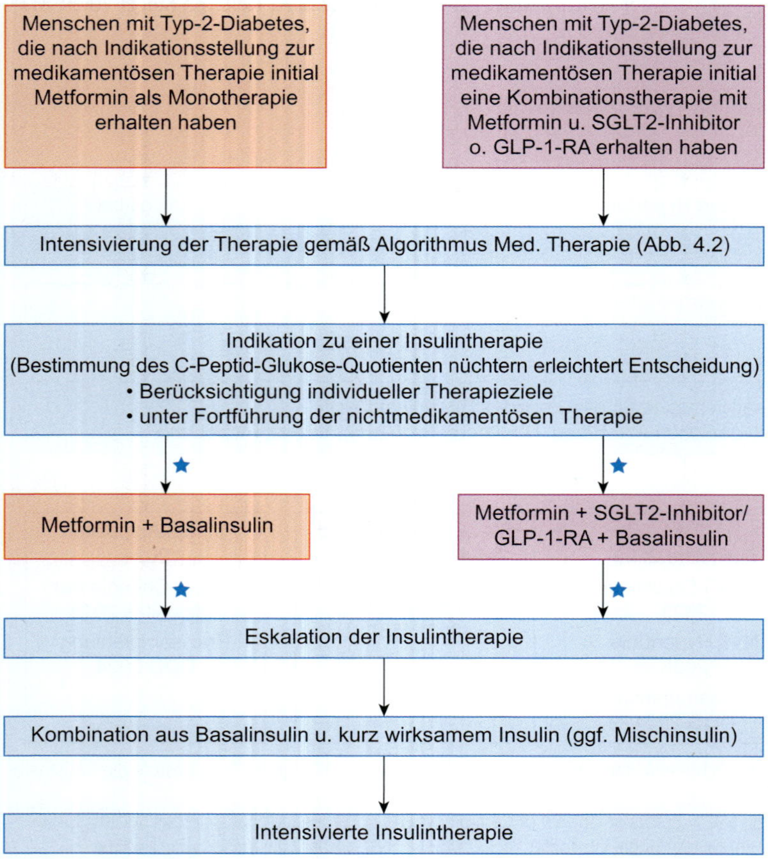

Abb. 4.3 Algorithmus zur glukosesenkenden Therapie bei Typ-2-Diabetes nach DDG-Praxisempfehlungen (2024) [F847-012]
Algorithmus zur Insulintherapie. Quelle: Nationale Versorgungs-Leitlinien. NVL-2-Diabetes – Teilpublikation, 2. A. www.leitlinien.de/themen/diabetes. Diese Abbildung dient als Ergänzung zu ➤ Abb. 4.1. Der Algorithmus bezieht sich nicht auf Menschen mit schwerer Stoffwechseldekompensation bzw. Notfallsituationen. Aktuelle Fachinformationen sind zu berücksichtigen. Hochgestellter blauer Stern: Überprüfung der Therapiestrategie und des Therapieziels in spätestens 3–6 Mon.

2024). Wesentliche Mechanismen sind die Hemmung der Glukoseaufnahme aus dem Darm und der Glukoseproduktion in der Leber sowie die Förderung des Glukosetransports in die Insulinzielgewebe. Die Dosierung liegt bei 2–3 × 500 mg/d bis max. 3 × 1000 mg/d. Meist sind 2 × 1000 mg/d ausreichend. Das Medikament wird nach den Hauptmahlzeiten eingenommen. Wegen der Gefahr der Laktatazidose müssen die Kontraindikationen beachtet werden: Hier ist insbesondere die Niereninsuffizienz ab einer Kreatinin-Clearance < 30 ml/min bedeutsam. Das Medikament sollte vor, während und bis 48 h nach Gabe jodhaltiger Röntgenkontrastmittel abgesetzt werden. Ähnliches gilt für Situationen, bei denen es zu einem Abfall der Nierenfunktion kommen kann, und für Interventionen, bei denen es zu einem Laktatabfall kommen kann.

Sulfonylharnstoffe besitzen eine relativ selektive Wirkung auf die insulinproduzierenden Betazellen. In Deutschland werden meistens Glibenclamid und das lang wirksame Glimepirid eingesetzt. Bei Niereninsuffizienz sollte Gliburid als Sulfonylharnstoff eingesetzt werden, da es überwiegend hepatisch abgebaut wird.

Der Einsatz von Sulfonylharnstoffpräparaten bei übergewichtigen oder adipösen Typ-2-Diabetikern ist problematisch, da häufig eine weitere Gewichtszunahme erfolgt und eine bestehende Insulinresistenz verstärkt wird.

Glinide stimulieren ebenfalls die Insulinsekretion. Die Wirkung ist glukoseabhängig, rasch einsetzend und nur kurz andauernd. Nateglinid ist nur in Kombination mit Metformin zugelassen. Die Dosis beträgt 3 × 60 bis max. 3 × 180 mg/d. Bei einer endogenen Kreatinin-Clearance von 15–60 ml/min ist eine Dosisreduktion erforderlich. Repaglinid wird beginnend mit 0,5 mg zu den Hauptmahlzeiten dosiert, bei Bedarf Steigerung auf max. 3 × 2 mg/d.

DPP-4-Inhibitoren hemmen u. a. die Degradation des Inkretinhormons Glucagon-like Peptid-1 (GLP-1) und verstärken dadurch die Wirkung des endogenen GLP-1. Sie wirken dadurch antihyperglykämisch und beinhalten, allein gegeben, kein Hypoglykämierisiko. DPP-4-Inhibitoren werden meist gut vertragen.

GLP-1-Rezeptoragonisten (GLP-1-Analoga) aktivieren den Rezeptor für GLP-1. Sie führen damit zu einer glukoseabhängigen Stimulation der Insulinsekretion, zu einer Suppression des postprandialen Glukagonanstiegs, zu einer Verzögerung der Magenentleerung und meist auch zu einer Appetithemmung. Während früher Präparate eingesetzt wurden, die 1 ×/d (Liraglutid) oder 2 ×/d (Exenatid) appliziert werden, kommen heute meist Präparate zum Einsatz, die 1 ×/Wo. appliziert werden müssen (Dulaglutid, Semaglutid, Albiglutid; Letzteres ist in Deutschland nicht verfügbar). Als unerwünschte Nebenwirkungen treten bei GLP-1-Analoga häufig meist in den ersten Wochen der Behandlung Übelkeit, Brechreiz, Erbrechen und Diarrhö auf. Daher ist eine langsame Dosissteigerung entsprechend der Fachinformation erforderlich. Bei der Kombination allein mit Metformin oder mit einem SGLT-2-Hemmer treten keine Hypoglykämien auf. Unter GLP-1-Analoga kommt es zu einer signifikanten Gewichtsabnahme (ca. 3–6 kg). Semaglutid ist zur Behandlung des Diabetes mellitus und zur Behandlung der Adipositas zugelassen.

Tirzepatid (dualer Agonist an GIP und GLP-1 Rezeptoren) aktivieren ähnlich wie GLP-1-Analoga den Rezeptor für GLP-1 und zusätzlich den Rezeptor für glukoseabhängiges insulinotropes Peptid (GIP). Tirzepatid wird 1 ×/Wo. s.c. appliziert und muss ähnlich wie GLP-1-Analoga langsam gesteigert werden. Die Blutzuckersenkung und die Gewichtsabnahme ist ausgeprägter als bei GLP-1-Analoga. Tirzepatid ist zur Behandlung des Diabetes mellitus und der Adipositas zugelassen.

SGLT-2-Inhibitoren hemmen die Wiederaufnahme von Glukose aus dem Urin, senken so den Blutzucker und führen zu einem Kalorienverlust. Sie kommen in der Therapie des Typ-2-Diabetes sowohl in der Mono- als auch in der Kombinationstherapie mit allen anderen Medikamenten zum Einsatz. Ihr Wirkungsprofil ist günstig, da das Hypoglykämierisiko gering ist, die Patienten Gewicht reduzieren und es zu einer klinisch relevanten Absenkung des Blutdrucks kommt. Zudem reduzieren sie signifikant kardiovaskuläre und renale Endpunkte wie auch die Gesamtmortalität. Es besteht ein erhöhtes Risiko für Genitalinfekte. Daneben wurden beim Einsatz von SGLT-2-Inhibitoren vereinzelt Ketoazidosen beobachtet.

Glitazone („Sensitizer") wirken über eine Aktivierung des nukleären Rezeptors PPAR-gamma (Peroxisom-Proliferator-aktivierter Rezeptor)-Komplex. Die Insulinempfindlichkeit wird insbesondere in der peripheren Muskulatur erhöht.

Derzeit ist in Deutschland nur noch Pioglitazon im Handel. Kontraindikation ist jeder Grad von Herzinsuffizienz. Glitazone können auch bei leichter bis mittelschwerer Niereninsuffizienz gegeben werden. Glitazone werden in Deutschland nur noch selten eingesetzt.

Alpha-Glukosidasehemmer bewirken eine reversible Hemmung der auf dem Oberflächenepithel des Dünndarms lokalisierten α-Glukosidase. Hieraus resultiert eine Resorptionsverzögerung von Disacchariden und komplexeren Kohlenhydraten. Die Dosierung erfolgt einschleichend mit 1 × 50 mg/d. Die mittlere effektive Tagesdosis liegt bei 3 × 100 mg/d. Der blutzuckersenkende Effekt ist gering; gastrointestinale Nebenwirkungen in Form von Blähungen, Durchfall oder Bauchschmerzen sind häufig. Alpha-Glukosidasehemmer werden in Deutschland nur noch selten eingesetzt.

4.4.2 Insulinbehandlung beim Typ-2-Diabetes

Eine Insulintherapie ist bei Patienten mit Typ-2-Diabetes indiziert, wenn mit ernährungstherapeutischen Maßnahmen, oralen Antidiabetika und Inkretinmimetika die Zielwerte der Stoffwechseleinstellung nicht erreicht werden. Eine vorübergehende Insulintherapie kann in Ausnahmesituationen, z. B. bei schwerer Stoffwechseldekompensation im Rahmen der Erstmanifestation oder bei größeren Operationen, Schwangerschaft, schweren Infektionen oder schweren anderen interkurrenten Erkrankungen, notwendig werden (**Empfehlungsgrad A;** Kellerer, Siegel 2023; ADA 2024).

Bei der Insulinbehandlung des Typ-2-Diabetes stehen verschiedene Therapieregime zur Verfügung:

- Kombinationstherapie mit oralen Antidiabetika
- Konventionelle Insulintherapie (z. B. 2 ×/d Mischinsulin)
- Intensivierte Insulintherapie (➤ Kap. 4.2)

Für eine größere Gruppe von Patienten mit Typ-2-Diabetes stellt die Kombinationstherapie von Insulin mit oralen Antidiabetika und/oder Inkretinmimetika eine in der Praxis leicht zu handhabende effektive und meist risikoarme Therapieform dar (**Empfehlungsgrad A;** Kellerer, Siegel 2023; ADA 2024).

Bei der Kombinationstherapie wird Insulin meist als Basalinsulin (NPH-Insulin, Analog-Insulin Detemir oder Glargin) meist nur 1 ×/d (abends) appliziert. Bei Gabe in Form eines Mischinsulins (z. B. 25–30 % Normal- und 70–75 % Verzögerungsinsulin) hat sich die morgendliche Gabe vor dem Frühstück bewährt.

Bei manchen, insbesondere jüngeren, insulinbedürftigen Typ-2-Diabetikern lässt sich mit einer Kombinationstherapie keine gute Stoffwechseleinstellung erzielen. In diesen Fällen ist bei entsprechenden Therapiezielen auch bei diesen Patienten in gleicher Weise wie bei Typ-1-Diabetikern (➤ Kap. 4.2) eine intensivierte Insulintherapie angezeigt. Auch in dieser Situation kann die Kombination mit Metformin (evtl. auch anderen oralen Antidiabetika) sinnvoll sein, um eine bessere Blutzuckereinstellung zu erreichen.

Wenn die in der Schwangerschaft erforderliche straffe Stoffwechseleinstellung bei Typ-2- oder Gestationsdiabetes mit Lebensstilmaßnahmen allein nicht möglich ist, kommt für die medikamentöse Therapie nur eine Insulintherapie in Betracht (**Empfehlungsgrad A;** Kellerer, Siegel 2023; ADA 2024). Dabei sind i. d. R. 3–5 Injektionen/d erforderlich. Die Zahl der Insulininjektionen und die Dosis müssen an den unterschiedlichen Insulinbedarf im Laufe der Schwangerschaft angepasst werden. In Einzelfällen ist die erforderliche straffe Einstellung nur durch die Verwendung einer Insulinpumpe zu erzielen, bei der eine kontinuierliche subkutane Insulininfusion (CSII) erfolgt.

4.5 Typ-1-Diabetes

Eine umfassende Schulung muss unmittelbar nach Diagnosestellung stattfinden, damit sich der Patient auf die neue Lebenssituation einstellen kann. Er muss zunächst Sicherheit bei der Insulininjektion, bei der Selbstkontrolle und im Umgang mit Hypoglykämien gewinnen sowie den Zusammenhang zwischen Insulindosis, Kohlenhydratmenge und -verteilung sowie körperlicher Aktivität kennenlernen.

Bei den Insulinen sind kurz, mittellang und lang wirksame Insuline zu unterscheiden. Die kurz wirksamen Insuline zeichnen sich durch einen raschen Wirkeintritt nach 30–60 min, ein Wirkmaximum nach 1–3 h sowie eine Gesamtwirkdauer von 5–6 h aus. Die mittellang wirksamen oder Verzögerungsinsuline haben einen Wirkbeginn nach 1–2 h, ein Wirkmaximum nach 2–6 h sowie eine maximale Wirkdauer von 10–12 h und werden daher i. d. R. zur Abdeckung des basalen Insulinbedarfs eingesetzt. Die Wirkdauer des lang wirksamen Insulinanalogons Glargin beträgt 16–36 h, die des Insulinanalogons Detemir 16–24 h. Bei diesen Insulinen wird kein ausgeprägter Gipfel erzeugt, sodass die Wirkung besser kalkulierbar ist. Die Wirkdauer eines Präparats kann von Tag zu Tag gewissen Schwankungen unterliegen (z. B. in Abhängigkeit von körperlicher Aktivität, Umgebungstemperatur oder Höhe der Insulindosis).

Derzeit sind drei Insuline verfügbar, die durch Modifikation des Insulinmoleküls einen sehr schnellen Wirkungseinstritt und eine ultrakurze Wirkdauer entfalten: Insulin-Lispro, Insulin-Aspart und Insulin-Glulisin. Bei diesen Insulinen ist i. d. R. kein Spritz-Ess-Abstand erforderlich. Und wegen der kurzen Wirkdauer können bei geeigneter Dosis des Verzögerungsinsulins Zwischenmahlzeiten entfallen, ohne eine Hypoglykämie zu riskieren. Allerdings muss bei Anwendung der ultrakurz wirksamen Insulinanaloga oft 3 ×/d NPH-Insulin verabreicht oder auf die Gabe von Glargin oder Detemir als lang wirksames Verzögerungsinsulin umgestellt werden.

Die Blutzuckermessung erfolgt bei Typ-1-Diabetes meist über kontinuierlich messende Sensoren, die alle 6–14 d s. c. appliziert werden. Daneben gibt es auch einen Sensor, der implantiert wird und alle 6 Mon. gewechselt werden muss. Die Blutzuckerwerte werden über eine App oder ein separates Lesegerät angezeigt. Die kontinuierliche Blutzuckermessung erlaubt die Bestimmung eines weiteren Parameters zur Beurteilung der Einstellungsqualität: Zeit im Zielbereich (Time in Range, TIR). Für die meisten Patienten mit Typ-1-Diabetes wird ein Zielbereich von 70–180 mg/dl festgelegt und eine TIR von 70 % angestrebt. Sowohl der Zielbereich als auch die angestrebte TIR kann angepasst werden (z. B. strengere Werte in der Schwangerschaft oder weniger strenge Werte bei ausgeprägter Hypoglykämiegefahr). Der Vorteil der kontinuierlichen Blutzuckermessung ist, dass manche Geräte auch eine Interaktion mit der Insulinpumpe zulassen.

Die **intensivierte Insulintherapie oder die Insulinpumpentherapie** ist heute die Therapie der Wahl beim Typ-1-Diabetes. Sie sind am besten geeignet, die erwünschte normnahe Regulation des Blutzuckers zu erreichen (**Empfehlungsgrad A;** Kellerer, Siegel 2023; ADA 2024).

Die intensivierte Insulintherapie beruht darauf, den basalen Insulinbedarf, der etwa 40–50 % des täglichen Gesamtbedarfs ausmacht, durch eine relativ konstante Dosis eines mittellang oder lang wirksamen Insulins zu decken und vor den Hauptmahlzeiten zusätzlich rasch wirksames Insulin zu verabreichen. Die präprandiale Dosis des schnell wirkenden Insulins orientiert sich jeweils an der aktuellen Blutzuckerhöhe, der vorgesehenen Kohlenhydratzufuhr und der geplanten körperlichen Aktivität. Die Injektion eines mittellang oder lang wirksamen Insulins erfolgt meist vor dem Schlafengehen. Weitere Modifikationen der intensivierten Insulintherapie sind möglich (z. B. mittags und spätabends Verzögerungsinsulin plus früh, mittags und vor dem Abendessen Normalinsulin). Sie beruhen aber alle auf dem Prinzip der flexiblen, individuell adaptierten Insulinzufuhr bei regelmäßiger Blutzuckerselbstmessung. Bei Anwendung schnell wirksamer Insulinanaloga muss zur Abdeckung des Basalbedarfs NPH-Insulin immer 2–3 × gegeben oder mit 1 ×/d Insulin Glargin oder 1–2 ×/d Insulin Detemir eingestellt werden.

Der individuelle **Insulinbedarf** kann sehr variabel sein und muss in jedem Einzelfall empirisch ermittelt werden. Der übliche Tagesbedarf liegt meist zwischen 0,5 und 1,0 IE/kg KG. Während die Dosen des mittellang oder lang wirksamen Insulins stabil gehalten und nur in Abständen von einigen Tagen geändert werden sollten, richtet sich die Menge des präprandialen Normalinsulins nach dem Blutzuckerspiegel im Tagesprofil. Auf diese Weise können Abweichungen vom Zielbereich von geschulten Patienten rasch korrigiert werden.

Beim Erwachsenen muss pro Kohlenhydratportion (1 Broteinheit entspricht 10–12 g reinen Kohlenhydraten) am Morgen mit einem Insulinbedarf von etwa 1,5–2 IE, zur Mittagszeit mit einem Bedarf von etwa 1 IE und abends mit einem Bedarf von etwa 1–1,5 IE gerechnet werden (= sog. BE-Faktor). Pro Blutzuckerabweichung von 30–60 mg/dl (zirkadiane Empfindlichkeit!), z. B. morgens ca. 30, mittags ca. 60, abends ca. 40 von der erwünschten Ausgangsblutzuckerhöhe (80–120 mg/dl bzw. 4,4–6,7 mmol/l; „Korrektur-Faktor"), muss die präprandiale Normalinsulindosis um etwa 1 IE angepasst werden. Ist der individuelle Bedarf eines Patienten bekannt, kann die Dosisfindung durch Erstellung eines individuellen Anpassungsplans erleichtert werden. Bei Verwendung von Normalinsulin als prandiales Insulin sollte ein Spritz-Ess-Abstand von 15–30 min eingehalten werden. Bei Verwendung von schnell wirkenden Analoga ist meist kein Spritz-Ess-Abstand notwendig. Bei gesteigerter Unterhautdurchblutung (z. B. nach heißem Bad, Sauna, Massage oder nach körperlicher Aktivität) ist die Insulinresorption beschleunigt, sodass der Spritz-Ess-Abstand verkürzt werden muss. Bei den ultraschnell wirksamen Insulinanaloga ist im Allgemeinen kein Spritz-Ess-Abstand notwendig.

Die **kontinuierliche s. c. Insulininfusion** mittels tragbarer Minipumpen stellt eine Sonderform der intensivierten Therapie dar. Sie stellt neben der klassischen intensivierten Insulintherapie die zweite gebräuchliche Therapieform bei Patienten mit Typ-1-Diabetes dar. Sie sollte insbesondere bei folgenden Konstellationen in Betracht gezogen werden:

- Ausgeprägtes Dawn-Phänomen (= hohe Blutzuckerwerte am frühen Morgen)
- Einstellungsprobleme in der Schwangerschaft
- Trotz intensivierter Insulintherapie und guter Compliance schlecht einstellbarer Typ-1-Diabetes
- Erhöhte Anforderungen an die Therapie (z. B. durch Schichtarbeit), die durch die übliche intensivierte Insulintherapie nicht befriedigend lösbar sind

MERKE

Eine ungenügende Stoffwechseleinstellung infolge mangelhafter Compliance darf nicht als Indikation für die Insulinpumpentherapie angesehen werden.

Die Kombination Insulinpumpe mit kontinuierlicher Blutzuckermessung ist eine Voraussetzung für AID-Systeme (automatisierte Insulindosierung), die zunehmend mehr zum Einsatz kommen. Ein AID-System besteht aus einem kontinuierlichem Glukosemesssystem, einem Algorithmus, der basierend auf den Glukosewerten die Insulindosierung berechnet, und einer Insulinpumpe. Alle aktuell auf dem Markt befindlichen Systeme beruhen auf dem Prinzip der teilautomatisierten Insulinabgabe, d. h., sie sind z. B. für eine optimale prandiale Insulindosierung weiterhin auf eine manuelle Eingabe des Nutzers angewiesen.

Die **konventionelle Insulintherapie** wird bei den Diabetikern eingesetzt, die die intensivierte Insulintherapie wegen des höheren Aufwands ablehnen, aufgrund einer stabilen Stoffwechsellage gut eingestellt sind oder die Vorteile der intensivierten Insulintherapie nicht in Anspruch nehmen wollen. Dies sind überwiegend insulinbedürftige Typ-2-Diabetiker, aber z. T. auch Typ-1-Diabetiker, bei denen ein stabil geregelter Tagesablauf vorliegt und aufgrund des hohen Alters oder bestimmter Komorbiditäten bescheidene Therapieziele gesetzt werden.

Die zweimalige Gabe einer Mischung aus kurz und mittellang wirksamem Insulin zu relativ festen Zeiten vor dem Frühstück und vor dem Abendessen ermöglicht grundsätzlich eine Sicherstellung des Insulinbedarfs rund um die Uhr. Dieses Regime programmiert den Tagesablauf stärker vor und erfordert eine verhältnismäßig strikte Einhaltung der Essenszeiten und der dabei vorgesehenen Kohlenhydratmengen.

Die **Pankreastransplantation** steht inzwischen als akzeptierte Therapieform für Typ-1-Diabetiker mit fortgeschrittenen Sekundärkomplikationen, d. h. i.d.R. nach oder zusammen mit einer Nierentransplantation, zur Verfügung. Beim größten Teil der Patienten lassen sich damit ohne zusätzliche Insulininjektion eine Normoglykämie erreichen und die Lebensqualität entscheidend verbessern. Die Pankreastransplantation ist mit einem 1-Jahres-Transplantatüberleben von 70–90 % fast so erfolgreich wie die Nierentransplantation. Wegen des hohen Operationsrisikos bedarf die Pankreastransplantation einer strengen Indikationsstellung. Infrage kommen nur insulinpflichtige Diabetiker mit präterminaler oder terminaler Niereninsuffizienz ohne fortgeschrittene Gefäßkomplikationen an Herz und Gehirn. Bei diesen Patienten wird i. d. R. eine Simultantransplantation von Niere und Pankreas angestrebt. Eine alleinige Pankreastransplantation kann auch bei Patienten mit schwerem instabilem Typ-1-Diabetes erwogen werden. Eine wichtige Vorbedingung ist ferner eine stabile psychosoziale Situation des Patienten. Für die Indikationsstellung und Risikoabschätzung sind umfangreiche Voruntersuchungen einschließlich einer Koronarangiographie unverzichtbar. Zu den meisten Folgeerkrankungen des Diabetes liegen Studien mit positiven Effekten der Pankreastransplantation hinsichtlich Inzidenz und Progression vor (**Empfehlungsgrad B;** Kellerer, Siegel 2023; ADA 2024).

Im Gegensatz dazu befindet sich die **Inselzell- und Inseltransplantation** weiter in einem experimentellen Stadium. Insulinfreiheit ist damit beim Typ-1-Diabetes nur bei einem kleinen Prozentsatz möglich. Sie kommt i. d. R. nur bei Typ-1-Diabetikern in Betracht, die bereits nierentransplantiert sind und deshalb ohnehin immunsuppressiv behandelt werden müssen. Im Vergleich zur Organtransplantation ist dieses Verfahren wesentlich risikoärmer.

4.6 Therapie akuter Komplikationen

4.6.1 Ketoazidotisches Koma

Die Behandlung des ketoazidotischen Komas umfasst sechs wichtige Punkte:

- Zufuhr von freiem Wasser zur Rehydratation
- Insulingabe zur Durchbrechung des Katabolismus (Ketoazidose) und Senkung der Hyperglykämie
- Elektrolytersatz (Kaliumspiegel!)
- Evtl. Azidoseausgleich durch Bikarbonatgabe (**cave:** bei Kindern)
- Allgemeine Maßnahmen
- Behandlung der die Ketoazidose auslösenden Faktoren

Die **Intensivüberwachung und -therapie** entspricht den Regeln, die für alle präkomatösen und komatösen Patienten gelten:
- Legen einer Magensonde, insbesondere bei Diabetikern mit Gastroparese
- Legen eines Blasenkatheters bei längerfristiger Intensivtherapie
- Kontrolle des ZVD
- EKG-Monitoring und Blutdrucküberwachung
- Heparinisierung zur Thromboseprophylaxe, falls keine Kontraindikationen bestehen, da Diabetiker insbesondere in einer diabetischen Ketoazidose (DKA) eine starke Thrombophilie zeigen

INFO

Die größte Gefahr für den Patienten entsteht durch die metabolische Azidose sowie die meist schwere Exsikkose mit Steigerung der Plasma-Osmolalität.

4

Der Volumenmangel beträgt insgesamt meist 6–10 l. Innerhalb der 1. h ist die Zufuhr von 500–1000 ml 0,9 %-NaCl-Lösung, danach von etwa 300 ml/h notwendig. Faustregel: 10 % des Körpergewichts in den ersten 24 h. Die Infusionsrate muss an den aktuellen ZVD und die Nierenfunktion adaptiert werden.

INFO

Cave: Überwässerung beim älteren Patienten mit Herzinsuffizienz und Nierenfunktionsstörung. Bei eingeschränkter Nierenfunktion kommt es bei exzessiver Kochsalzzufuhr zu einer hyperchlorämischen Azidose (niedriger pH, niedriges Standardbikarbonat, normale Anionenlücke, erhöhtes Serum-Chlorid).

Beträgt der Serum-Natriumspiegel > 155 mmol/l, sollte er langsam (max. 0,5 mmol/h) normalisiert werden, ein weiterer Anstieg muss verhindert werden. Hierzu kann die Verwendung einer hypotonen NaCl-Lösung (0,45 %) sinnvoll sein.

Die wichtigste Maßnahme, um die metabolische Azidose zu behandeln, ist die Gabe von Insulin, da dadurch der auslösende Mechanismus beseitigt wird. Eine Bikarbonatzufuhr sollte nur dann erwogen werden, wenn der Blut-pH < 7,0 liegt! Erst bei einem pH < 7,0 kommt es zu einer peripheren Vasodilatation, einer negativen Inotropie, einer Hypotonie, zentralnervösen Funktionsstörungen und zu einer Verstärkung der Insulinresistenz. Die grundsätzliche Bikarbonatgabe bei DKA ist abzulehnen, da die Gewebeoxygenierung verschlechtert wird, die Gefahr einer Hypokaliämie droht, es zu einer zu raschen Verschiebung des intrazerebralen pH und nicht selten bei ausreichender Insulinisierung zu einer gefährlichen Rebound-Alkalose kommt.

Berechnung der Anionenlücke:

$$(Na^{+} + K^{+}) - (Cl^{-} + HCO_{3-}) = 9 - 16 \text{ mEq (Normalwert)}$$

Insulin sollte i. v. gegeben werden (Bolus von 0,1 IE/kg, gefolgt von einer i. v. Infusion mit 0,1 IE/kg/h). Der Blutzuckerspiegel muss engmaschig kontrolliert und die Insulindosis ggf. angepasst werden. Die Gefahren einer zu massiven Insulinzufuhr wie Hypoglykämie, Hypokaliämie, Laktatüberproduktion mit Verstärkung der Azidose, Hypophosphatämie und osmotisches Disäquilibrium-Syndrom können vermieden werden, wenn eine niedrig dosierte gesteuerte kontinuierlich i. v. Insulintherapie erfolgt. Eine s. c. Insulintherapie sollte wegen schlechter Steuerbarkeit in dieser Situation nicht erfolgen. Eine Hypoglykämie muss verhindert werden. Deshalb Beginn einer Glukoseinfusion (5 %) neben der weiteren Zufuhr von NaCl-Lösung, wenn der Blutglukosespiegel < 250 mg/dl sinkt.

Trotz häufig hohem oder normalem Serum-Kalium besteht bei DKA ein erhebliches Kaliumdefizit, das unbedingt mit Beginn der Insulintherapie ausgeglichen werden muss (**cave:** Herzrhythmusstörungen!). Von der durchschnittlichen Kaliumzufuhr von 13–20 mmol/h sollte nur abgewichen werden, wenn das Serum-Kalium > 6 mmol/l oder < 4 mmol/l liegt.

Die Behandlung von Koma auslösenden Krankheiten ist selbstverständlich notwendig, wobei besonders auf eine frühzeitige Antibiotikatherapie hinzuweisen ist. Die Letalität der DKA beträgt je nach den therapeutischen Möglichkeiten, dem Ausbildungsstand des behandelnden Teams und den Begleiterkrankungen oder Auslösern zwischen 5 und 20 %. Neben der Suche nach den auslösenden Faktoren muss der Patient nach Beseitigung der DKA unbedingt einer eingehenden Schulung zugeführt werden. Nur so sind erneute schwere, lebensbedrohliche Stoffwechselentgleisungen rechtzeitig vom Patienten erkennbar (Blutglukoseselbstkontrolle, Testung auf Ketonurie) und somit vermeidbar.

4.6.2 Hyperosmolares nichtketoazidotisches Koma

Das **hyperosmolare nichtketoazidotische Koma** hat ein höheres Mortalitätsrisiko als das ketoazidotische Koma, da es häufig nicht rechtzeitig erkannt und dadurch nicht adäquat behandelt wird und besonders ältere Menschen mit einem Typ-2-Diabetes daran erkranken (Durchschnittsalter 55–60 J.). Das hyperosmolare, nichtketoazidotische Koma ist gekennzeichnet durch Blutglukosekonzentrationen > 600 mg/dl (Werte > 2000 mg/dl können auftreten), eine Serum-Osmolalität > 350 mosmol/kg, einen Blut-pH von meist > 7,3 und ein Standardbikarbonat > 15 mmol/l.

Die Behandlung unterscheidet sich nur unwesentlich von der eines ketoazidotischen Komas. Eine Azidosebehandlung entfällt i. d. R. Eine ausreichende Substitution von freiem Wasser durch Infusion von hypoosmolarer NaCl-Lösung (0,45 %) ist die entscheidende Maßnahme, während die Gabe von Insulin initial weniger wichtig ist. Viele Patienten werden nach Behebung der Dehydratation rasch insulinempfindlich. Es wird deshalb dringend vor einer Überinsulinisierung gewarnt, die bei diesen Patienten aufgrund der exzessiven Hyperosmolarität zu einer schweren osmotischen zerebralen Disäquilibrierung führen kann.

4.6.3 Hypoglykämie

Die **Therapie einer Hypoglykämie** ist zunächst Aufgabe des Patienten und dessen sozialen Umfelds. Sie kann nur adäquat erfolgen, wenn der Patient und sein soziales Umfeld eingehend geschult wurden. Bei jeder Bewusstseinsstörung besteht die Gefahr einer Aspiration.

Folgende Maßnahmen sind erforderlich:

- Beim ansprechbaren Patienten 1–2 „schnelle" BE, z. B. 120 ml Orangensaft plus 1 Scheibe Brot oder 8 Stück Würfelzucker oder 120 ml Cola (keine Schokolade).
- Falls sehr schnelle Wirkung notwendig ist, 20–25 g Traubenzucker (beim zusätzlich mit Acarbose therapierten Patienten wirkt nur Glukose, z. B. Dextro-Energen, schnell).
- Beim nicht ansprechbaren Patienten mind. 60–100 ml einer 40-prozentigen Glukoselösung i. v., falls nicht möglich 1–2 mg Glukagon s. c./i. m. oder i. v. Beim Aufwachen sofort Kohlenhydrate zuführen und Blutglukose messen! Falls Patient nicht rasch wieder ansprechbar wird, Notarzt rufen!
- Sulfonylharnstoffinduzierte schwere Hypoglykämien sind besonders gefährlich, da sie vorwiegend ältere Diabetiker betreffen und auch nach dem Aufwachen rezidivieren können (Hypoglykämiegefahr bis 72 h). Ursache für die lang anhaltenden Unterzuckerungen ist die Langzeitwirkung der meisten Sulfonylharnstoffpräparate, insbesondere von Glibenclamid oder Glimepirid und bei Nierenfunktionsstörungen. Deshalb muss nach akuter Therapie der Hypoglykämie, die nicht durch den Patienten selbst sicher beherrscht werden kann, eine stationäre Überwachung erfolgen.

4.7 Therapie chronischer Komplikationen

4.7.1 Diabetische Retinopathie und Makulopathie

Die diabetische Retinopathie ist die führende Ursache neuer Erblindungen in der industrialisierten Welt. Sie zeigt sich bei insgesamt etwa 90 % aller Diabetiker innerhalb der ersten 15 J. der Erkrankung. Eine proliferative Retinopathie besteht nach 20-jähriger Diabetesdauer bei etwas über der Hälfte der Typ-1- und einem Viertel der Typ-2-Diabetiker. Ein Makulaödem findet sich bei 20 % der älteren Diabetiker. Die Komorbidität einer Retinopathie mit Nephropathie, Neuropathie und Makroangiopathie ist hoch. Beim Nichtvorliegen einer Retinopathie sollte grundsätzlich einmal jährlich eine Untersuchung durch den Augenarzt erfolgen. Bei Retinopathie erfolgen ggf. engmaschige Kontrollintervalle nach Maßgabe des Augenarztes.

4.7.2 Diabetische Nephropathie

Die diabetische Nephropathie beim Typ-1- und Typ-2-Diabetes ist charakterisiert durch

- eine Erhöhung der Albuminausscheidung im Urin,
- die Gefahr für eine Abnahme der glomerulären Filtrationsleistung sowie
- die Entwicklung oder Verstärkung von Hypertonie, Dyslipoproteinämie und weiteren diabetestypischen Komplikationen.

Als Mikroalbuminurie wird eine Albuminausscheidung von 20–200 mg/l (entsprechend 30–300 mg/24 h) bezeichnet. Bei höheren Werten spricht man von Makroalbuminurie. Die Albuminurie schwankt, insbesondere bei Messungen im 24-h-Urin, um 30–50 %. Daher sollte die Mikroalbuminurie in über Nacht gesammeltem Urin oder besser noch im ersten Morgenurin bestimmt werden. Heute ist die Bestimmung des Albumin-Kreatinin-Quotienten (Albumin/Kreatinin-Ratio, ACR) als Goldstandard anzusehen. Dabei entfällt die tageszeitliche Variation. Mikroalbuminurie ist dabei definiert durch einen Albumin-Kreatinin-Quotienten von 30–300 mg/g Kreatinin bei Frauen bzw. 20–200 mg/g Kreatinin bei Männern, Makroalbuminurie durch einen Albumin-Kreatinin-Quotienten > 300 mg/g Kreatinin.

Da die Entwicklung einer diabetischen Nephropathie durch unzureichende Blutzuckereinstellung, Hypertonie, Nikotinkonsum und erhöhte Eiweißzufuhr beschleunigt werden kann, müssen diese Faktoren konsequent behandelt werden (**Empfehlungsgrad A;** Kellerer, Siegel 2023; ADA 2024). Die tägliche Eiweißzufuhr sollte auf 0,8–1,0 g/kg KG reduziert werden. Gleichzeitig wurde gezeigt, dass ACE-Inhibitoren und Angiotensin-Rezeptor-Blocker den Progress einer bestehenden Nephropathie aufhalten können. Aus diesem Grund gelten beide Medikamentengruppen als Antihypertensiva der 1. Wahl bei Diabetikern. Bei Patienten mit Nephropathie sollten diese Substanzgruppen unabhängig vom Blutdruck eingesetzt werden. Schwangerschaft stellt allerdings eine wichtige Kontraindikation dar. Zur Hochdruckbehandlung gelten bei Nephropathie besondere Zielwerte (➤ Kap. 4.7.4).

Für die fortgeschrittene Niereninsuffizienz stehen mit der Hämodialyse, der Hämofiltration, der Peritonealdialyse (CAPD und CCPD) und der Nierentransplantation erprobte Nierenersatztherapien zur Verfügung, die bei Patienten mit Diabetes mellitus eher frühzeitig (z. B. bei GFR < 30 ml/min) zum Einsatz kommen sollten. Bei einer eingeschränkten Nierenfunktion, spätestens bei einer GFR < 60 ml/min, sollte eine Mitbehandlung durch den Nephrologen erfolgen. Welches medizinische und sozioökonomische Problem die diabetische Nephropathie heute darstellt, spiegelt sich in der Tatsache wider, dass ca. 30–50 % aller Dialysepatienten heute bereits Diabetiker sind (90 % davon sind Typ-2-Diabetiker).

4.7.3 Diabetische Neuropathie

Die häufigste Form der peripheren Neuropathie ist die symmetrische distale sensomotorische Neuropathie. Seltener ist die asymmetrische Neuropathie, die häufig von starken Schmerzen begleitet wird. Bei der Mononeuropathie können sowohl Hirnnerven als auch periphere Nerven betroffen sein. Im Vordergrund stehen bei allen Formen Schmerzen, Parästhesien, Taubheitsgefühl und/oder Muskelschwäche bis zur Parese.

Bei der **autonomen Neuropathie** treten kardiovaskuläre Störungen mit Ruhetachykardie, orthostatische Hypotonie, gastrointestinale Störungen mit Gastroparese, Obstipation oder Stuhlinkontinenz, urogenitale Störungen mit Blasenatonie und erektiler Impotenz und Störungen der Schweißregulation auf.

Die Grundlage einer kausalen Therapie und einer möglichen Prävention jeder Form und jedes Stadiums der diabetischen Polyneuropathie ist allein eine optimale Stoffwechseleinstellung. Der statistische Zusammenhang zwischen der Güte der Stoffwechseleinstellung und dem Risiko des Auftretens neuropathischer Veränderungen ist mehrfach in Studien belegt (**Empfehlungsgrad A;** Kellerer, Siegel 2023; ADA 2024). Eine nahezu normoglykämische Stoffwechselkontrolle ist nicht nur die beste Prophylaxe für eine diabetische Polyneuropathie, sie kann in vielen Fällen bei bereits bestehender Polyneuropathie die Progression verzögern (**Empfehlungsgrad A;** Kellerer, Siegel 2023; ADA 2024).

Alle anderen derzeit zur Verfügung stehenden Behandlungsmöglichkeiten sind unspezifisch und orientieren sich an den jeweils bestehenden Symptomen.

Als unspezifische, aber wirksame Basismaßnahme ist die Physiotherapie zu empfehlen.

Alpha-Liponsäure hat in verschiedenen Studien bei Typ-1- und Typ-2-Diabetes zum Teil positive Einflüsse auf Symptome, neurologische Defizite und Nervenleitgeschwindigkeit gezeigt (**Empfehlungsgrad B;** Kellerer, Siegel 2023; ADA 2024).

Die weitere **symptomatische** Therapie der schmerzhaften peripheren diabetischen Neuropathie erfolgt mit verschiedenen Substanzen (**Empfehlungsgrad C;** Kellerer, Siegel 2023; ADA 2024):

- Antikonvulsiva (Carbamazepin, Gabapentin)
- Selektive Serotonin-Wiederaufnahmehemmer (Citalopram, Paroxetin)
- Tramadol
- Trizyklische Antidepressiva (z. B. Amitriptylin, Clomipramin, Desipramin, Imipramin)

Neuropathische Ödeme können versuchsweise mit Diuretika oder Ephedrin behandelt werden. Für das gustatorische Schwitzen wurde Clonidin in niedriger Dosierung empfohlen. Bei der kardiovaskulären autonomen diabetischen Neuropathie können kardioselektive Betablocker in niedriger Dosierung versucht werden, auch wenn die Erfolgsrate als gering anzusehen ist. Eine asymptomatische, gering ausgeprägte Sinustachykardie im Rahmen der autonomen Neuropathie bedarf keiner Therapie. Die orthostatische Hypotonie ist mit physikalischen Maßnahmen oder Kochsalzzufuhr, gelegentlich mit Mineralokortikoiden (Fludrocortison) zu behandeln (**Empfehlungsgrad C;** Kellerer, Siegel 2023; ADA 2024). Die autonome Neuropathie des Gastrointestinaltrakts spricht auf Metoclopramid und Domperidon an (**Empfehlungsgrad C;** Kellerer, Siegel 2023; ADA 2024). Die Therapie der diabetischen Diarrhö ist nur begrenzt möglich. Nach einem Versuch mit einem Breitspektrumantibiotikum wie Doxicyclin kann Clonidin als alphaadrenerger Agonist versucht werden. Neuropathische Harnentleerungsstörungen sollten tagsüber in 3- bis 4-stündigen Intervallen durch manuelle suprapubische Druckerhöhungen behandelt werden, erst in zweiter Linie kommen Parasympathomimetika wie Carbachol infrage. Der Effekt einer medikamentösen Therapie ist sehr begrenzt. Das Gleiche gilt für Alpha-Rezeptorenblocker wie Prazosin.

Bei der i. d. R. neurogen bedingten erektilen Impotenz (erektile Dysfunktion) der Diabetiker ist die Behandlung mit Testosteron nicht indiziert. Am besten wirksam sind hier 5-Phosphodiesterasehemmer (5-PDE-Hemmer; Sildenafil, Tadalafil, Vardenafil), die bei Diabetikern allerdings höher zu dosieren sind als bei Nichtdiabetikern: z. B. Sildenafil beginnend mit 50 mg, bei insuffizientem Erfolg nach drei Versuchen Steigerung auf 100 mg (**Empfehlungsgrad A;** Kellerer, Siegel 2023; ADA 2024). Länger wirksam sind allerdings Tadalafil und Vardenafil. Bei ungenügender Wirksamkeit der Bedarfsmedikation kann auch eine kontinuierliche niedrig dosierte Gabe z. B. von 5 mg Tadalafil/d versucht werden. Die Verfügbarkeit von 5-PDE-Hemmern hat die anderen Therapieverfahren ganz in den Hintergrund gerückt. Bei Unverträglichkeit oder Unwirksamkeit von 5-PDE-Hemmern kann die intraurethrale Applikation von Alprostadil (MUSE) oder die intrakavernöse Gabe von Papaverin oder Phentolamin in Form der Schwellkörperautoinjektionstherapie (SKAT) versucht werden. Bei zentralen Formen kann Apomorphin hilfreich sein. Daneben werden mechanische Erektionshilfen wie die Vakuumpumpe angeboten. Intrakavernös implantierte Penisprothesen kommen nur für wenige Patienten in Betracht.

4.7.4 Makroangiopathie

Die Prävention der **Arteriosklerose** und ihrer Komplikationen schließt die Vermeidung und Beseitigung aller Risikofaktoren für die Arteriosklerose ein. Patienten mit Diabetes haben ein erhöhtes Risiko für eine Arteriosklerose. Diese setzt i. d. R. frühzeitiger ein, ist rascher progredient und führt häufiger zu Organkomplikationen als bei Nichtdiabetikern. Ähnlich wie bei Nichtdiabetikern zeigt sich aber in den letzten Jahren eine deutliche Reduktion der kardiovaskulären Mortalität. Dies ist auf eine bessere Akutversorgung, v. a. aber auf eine bessere Prävention (Lipidsenkung, Blutdruckeinstellung), zurückzuführen.

Makrovaskuläre Komplikationen des Diabetes mellitus beinhalten u. a.

- koronare Herzkrankheit (KHK) und Herzinsuffizienz,
- zerebrovaskuläre Durchblutungsstörungen,
- periphere arterielle Verschlusskrankheit (PAVK) sowie
- andere Atherosklerosemanifestationen (Nieren, Aorta etc.).

Folgende Maßnahmen sind notwendig:

- Allgemeine Lebensstilmaßnahmen (körperliche Aktivität, gesunde Ernährung, Nikotinverzicht)
- Blutzuckereinstellung
- Blutdruckeinstellung
- Lipidsenkung

Kardiovaskuläre Morbidität und Mortalität sind bei schlechter Stoffwechsellage deutlich höher als bei guter Einstellung des Diabetes. Durch intensivierte Insulintherapie beim Typ-1-Diabetes können das Auftreten von Folgeerkrankungen hinausgezögert sowie die Progression von mikro- und makrovaskulären Folgeerkrankungen verlangsamt werden. Allerdings zeigt sich der Benefit einer guten Blutzuckereinstellung bezüglich makrovaskulärer Komplikationen erst nach vielen Jahren. Bei bereits vorliegenden kardiovaskulären Komplikationen sollten die glykämischen Therapieziele bescheidener angesetzt werden (HbA_{1c} < 7,5 %), da sonst ein höheres Risiko für Hypoglykämien und Todesfälle besteht (**Empfehlungsgrad A;** Kellerer, Siegel 2023; ADA 2024).

Eine konsequente **antihypertensive Langzeittherapie** führt zu einer deutlichen Absenkung des kardio- und zerebrovaskulären Risikos (**Empfehlungsgrad A;** Kellerer, Siegel 2023; ADA 2024). Dies gilt nicht nur für Patienten mit einer höhergradigen arteriellen Hypertonie, sondern auch für Patienten mit grenzwertig erhöhten Blutdruckwerten. Beim Diabetiker stellt eine frühzeitige und konsequente Behandlung des Bluthochdrucks ein wesentliches therapeutisches Prinzip dar. Insbesondere beim übergewichtigen Typ-2-Diabetiker besitzen zunächst die nichtmedikamentösen Maßnahmen in der Hochdruckbehandlung einen hohen Stellenwert. Sie unterscheiden sich nicht von den Empfehlungen für Nichtdiabetiker mit arterieller Hypertonie. Diese Richtlinien gelten auch für Typ-1-Diabetiker, zumindest was die Reduktion des Kochsalz-, Nikotin- und Alkoholkonsums sowie die körperliche Aktivität betrifft. Eine Gewichtsreduktion bei Übergewicht und arterieller Hypertonie wirkt sich nicht nur günstig auf den Blutdruck, sondern auch auf andere Risikofaktoren der Arteriosklerose wie Blutzuckereinstellung und Lipoproteinkonzentrationen aus (**Empfehlungsgrad A;** Kellerer, Siegel 2023; ADA 2024). Eine gesteigerte körperliche Aktivität ist für Typ-2-Diabetiker neben der Blutdrucksenkung auch wegen der metabolischen Wirkungen wichtig (Verbesserung der Glukosetoleranz, Abnahme der partiellen Insulinresistenz, Abnahme der Triglyzeridkonzentration).

Neben diesen allgemeinen Maßnahmen stellt heute die frühzeitige und konsequente medikamentöse Behandlung evtl. grenzwertig erhöhter Blutdruckwerte noch innerhalb des oberen Normbereichs ein wesentliches Therapieprinzip zur Prävention der diabetischen Makro- und Mikroangiopathie dar. Bei Diabetikern sollte abhängig von speziellen Begleitbefunden und von Kontraindikationen primär ein Medikament oder eine Kombination der folgenden Medikamente gegeben werden: ACE-Hemmer (alternativ AT_1-Rezeptorenblocker), lang wirksame Kalziumantagonisten und Diuretika.

ACE-Hemmer sind das Mittel der 1. Wahl, insbesondere bei Patienten mit Mikro- oder Makroalbuminurie und bei Diabetikern mit einer Hypertrophie des Herzmuskels. Unabhängig vom Vorhandensein möglicher Folgeerkrankungen zeigen ACE-Hemmer sowohl bei Typ-1- als auch bei Typ-2-Diabetikern sehr gute antihypertensive Wirkungen (**Empfehlungsgrad A;** Kellerer, Siegel 2023; ADA 2024). Allgemein zeigen ACE-Hemmer eine renoprotektive Wirkung (s. u.). Häufige Nebenwirkung ist ein nicht produktiver Husten.

Bei Unverträglichkeit von ACE-Hemmern sollten diese durch AT_1-Rezeptorantagonisten ersetzt werden. Die Wirksamkeit von AT_1-Rezeptorenblockern für die Hemmung der Progression einer Nephropathie und Niereninsuffizienz ist bei Typ-2-Diabetes durch Endpunktstudien exzellent belegt (**Empfehlungsgrad A;** Kellerer, Siegel 2023; ADA 2024). AT_1-Rezeptorenblocker können auch primär alternativ zu ACE-Hemmern zur Hochdruckbehandlung bei Diabetes mellitus eingesetzt werden. Eine Kombination von AT_1-Rezeptorenblockern und ACE-Hemmern kann trotz einer guten Blutdruckwirkung negative Effekte auf die Progression einer Niereninsuffizienz hervorrufen und sollte daher möglichst vermieden werden. Es ist zu beachten, dass AT_1-Blocker und ACE-Hemmer wegen ihrer teratogenen Wirkung in der Schwangerschaft absolut kontraindiziert sind. Daher sind diese Medikamente schon bei der Planung einer Schwangerschaft abzusetzen.

Betablocker sind bei hypertensiven Diabetikern mit KHK, insbesondere zur Sekundärprophylaxe von Myokardinfarkten, das Mittel der Wahl (**Empfehlungsgrad A;** Kellerer, Siegel 2023; ADA 2024). Dabei sollten ausschließlich β_1-selektive Rezeptorenblocker verwendet werden, da durch eine Hemmung der β_2-Rezeptoren die Glukosefreisetzung bei Hypoglykämien gehemmt wird, sodass Hypoglykämien maskiert und protrahiert verlaufen könnten. Diabetiker mit nachgewiesener KHK profitieren ähnlich wie Nichtdiabetiker von einer Behandlung mit Betablockern.

Für die **Differenzialtherapie der arteriellen Hypertonie** bei Typ-1- und Typ-2-Diabetes ist zu berücksichtigen, dass bei Diabetikern ohne Begleit- oder Folgeerkrankungen prinzipiell die gleichen Gesichtspunkte gelten wie bei Patienten mit essenzieller Hypertonie.

Bei beginnender Nephropathie sind ACE-Hemmer Mittel der 1. Wahl. Beim Typ-1-Diabetes ist der positive Effekt der ACE-Hemmer und beim Typ-2-Diabetes der der AT_1-Rezeptorenblocker am besten durch Endpunktstudien belegt (**Empfehlungsgrad A;** Kellerer, Siegel 2023; ADA 2024). Es konnte gezeigt werden, dass durch Behandlung von Typ-1-Diabetikern mit Mikroalbuminurie bei Blutdruckwerten noch im normotonen Bereich die weitere Progression der Nephropathie verlangsamt werden kann. Bei unzureichender Blutdruckeinstellung können zusätzlich niedrig dosierte Diuretika (z. B. Hydrochlorothiazid 12,5–25 mg/d) oder lang wirksame Kalziumantagonisten gegeben werden. Bei einer Makroalbuminurie sind i. d. R. wegen der günstigen Wirkung auf die intraglomeruläre Hämodynamik ACE-Hemmer oder AT_1-Rezeptorenblocker einzusetzen. Bei ungenügendem Ansprechen kann auch hier mit Diuretika kombiniert werden. Allerdings sind dann i. d. R. Schleifendiuretika erforderlich.

Die **Dyslipoproteinämie** gehört beim Typ-2-Diabetes zu den häufigsten Begleiterkrankungen. Die Lipidkonstellation ist dabei durch eine Erhöhung von VLDL-Triglyzeriden und LDL-Cholesterin sowie eine Erniedrigung von HDL-Cholesterin gekennzeichnet. Typ-2-Diabetiker mit hohen Triglyzeridwerten und niedrigem HDL-Cholesterin sind als Hochrisikopatienten hinsichtlich der Entwicklung einer KHK anzusehen. Erhöhte Triglyzeride können darüber hinaus von sich aus die Blutzuckereinstellung beeinträchtigen. Entsprechend ist durch eine Umstellung des Lebensstils und neben einer Normalisierung des Glukosestoffwechsels auch eine Normalisierung des Fettstoffwechsels anzustreben (**Empfehlungsgrad A;** Kellerer, Siegel 2023; ADA 2024). Die Absenkung des LDL-Cholesterins durch Statine hat dabei den größten Stellenwert. Dabei orientieren sich die anzustrebenden Zielwerte an den Empfehlungen der kardiologischen Fachgesellschaften von 2019. Patienten mit nachgewiesener Atheroskleroseerkrankung oder Endorganschaden (insbesondere Nephropathie) oder mit mehr als drei zusätzlichen Risikofaktoren werden der sehr hohen Risikogruppe zugeordnet und sollten ein LDL-Cholesterin < 55 mg/dl (< 1,4 mmol/l) erreichen. Patienten in der hohen Risikogruppe (Diabetes-Dauer > 10 J., ein oder zwei zusätzliche Risikofaktoren) sollten ein LDL-Cholesterin < 70 mg/dl (< 1,8 mmol/l) erreichen. Bei jüngeren Patienten mit kurzer Diabetes-Dauer und keinen zusätzlichen Risikofaktoren und keinem Endorganschaden ist ein LDL-Cholesterin < 100 mg/dl (< 2,6 mmol/l) ausreichend. Wichtig ist neben dem Erreichen des Absolutziels auch, dass bei Patienten mit hohem Risiko bzw. sehr hohem Risiko eine Absenkung um mind. 50 % vom Ausgangswert erfolgt. Reicht die Therapie mit Statinen nicht aus, um den Zielwert für das LDL-Cholesterin zu erreichen, sollte eine Kombination mit Ezetimib und ggf. Bempedoinsäure erfolgen.

INFO

In den letzten Jahren gibt es Bestrebungen bei Patienten mit sehr hohem Risiko und deutlicher Distanz zum Zielwert primär mit einer Kombinationstherapie (Statin mit Ezetimib) zu beginnen, um sicherzustellen, dass die Zielwerte rasch und sicher erreicht werden.

Ist die orale Kombinationstherapie nicht ausreichend (oder wird diese nicht toleriert), stehen die PCSK9-Antikörper Evolocumab und Alirocumab und eine siRNA gegen PCSK9 (Inclisiran) zur Verfügung. Die Antikörper werden in Abständen von 2 bzw. 4 Wo. s. c. gespritzt, die siRNA 6-monatlich. Die Erreichung des LDL-Cholesterinziels stellt das primäre lipidologische Ziel dar, das für die Reduktion von kardio- und zerebrovaskulären Komplikationen des Diabetes von großer Bedeutung ist.

Eine effektive Maßnahme zur Behandlung der Hypertriglyzeridämie ist die Beseitigung des Übergewichts. An spezifischen Ernährungsmaßnahmen kommt ein weitgehender Verzicht auf Alkohol und eine Reduktion der Zufuhr schnell verstoffwechselbarer Kohlenhydrate zum Einsatz. Ob die zusätzliche Gabe eines Fibrats bei weiter bestehender Hypertriglyzeridämie einen weiteren Nutzen vermittelt, ist umstritten.

Bezüglich einer ausführlicheren Darstellung ➤ Kap. 8.

Hämorrheologische und hämostaseologische Störungen sind eine wichtige Komponente der Pathogenese makro- und mikrovaskulärer Komplikationen bei Diabetikern. Vor allem bei länger bestehendem Diabetes mellitus finden sich u. a. eine inadäquate Autoregulation der Mikrozirkulation (endotheliale Dysfunktion), eine erhöhte Plasma- und Vollblutviskosität sowie eine erhöhte Aggregationsbereitschaft der Thrombozyten. Neben gesteigerter intravasaler Thrombinbildung und einer verminderten Fibrinolyse führen v. a. primär funktionsgesteigerte Thrombozyten zu einem präthrombotischen Zustand. Der Stellenwert der Thrombozytenaggregationshemmung mit Azetylsalizylsäure ist in der Primärprophylaxe beim Diabetiker allerdings weiter umstritten. In drei großen placebokontrollierten Studien konnte diesbezüglich kein positiver Effekt einer niedrig dosierten Gabe von Azetylsalizylsäure belegt werden.

4.7.5 Diabetisches Fußsyndrom

Gangrän und Amputationen sind bei Diabetikern 30–50 × häufiger als bei Nichtdiabetikern. 96 % aller Amputationen werden bei Diabetikern im Alter > 45 J. durchgeführt und 64 % bei > 65-Jährigen. 25 % der Gesamtkosten für die stationäre Behandlung und fast 50 % aller Krankenhaustage bei Diabetikern entfallen auf notwendige Maßnahmen beim diabetischen Fußsyndrom.

Die therapeutischen Planungen beim diabetischen Fußsyndrom richten sich nach der Ätiologie und der Schwere der Läsionen. Die rein neuropathisch bedingten Fußläsionen (ca. 50 % aller Fälle) bedürfen einer anderen therapeutischen Strategie als die rein vaskulären Fußkomplikationen (ca. 25 % der Fälle). Die gemischt neurogen-vaskulär verursachten Fußprobleme stellen die größte therapeutische Herausforderung dar und sind prognostisch am ungünstigsten.

Die Behandlung des diabetischen Fußsyndroms bedarf einer interdisziplinären Betreuung, bestehend aus einem Diabetes-Team mit Diabetologen, Angiologen, Gefäßchirurgen, Allgemeinchirurgen, Mikrobiologen, interventionell tätigen Radiologen sowie einem orthopädischen Schuhmachermeister, am besten in einer speziell dafür eingerichteten Fußambulanz oder Fußklinik.

PRAXISTIPP

Strategie der Behandlung eines diabetischen Fußsyndroms (DFS)

- Genaue Anamnese, körperliche Untersuchung, insbesondere im Hinblick auf Risikofaktoren eines DFS, und Inspektion des Schuhwerks
- Dokumentation des DFS:
  - Strukturierter Untersuchungsbogen
  - Fotografie
- Ursachenklärung:
  - Neurologische Untersuchung
  - Angiologische Untersuchung (Gefäß-Doppler, Angiographie)
  - Röntgenaufnahme des Fußes (diabetische Osteoarthropathie? Charcot-Fuß? Mediasklerose?)
- Lokalbehandlung:
  - Entfernung von Hyperkeratosen
  - Entfernung nekrotischen Gewebes
  - Aggressive konventionelle Intervention bei phlegmonösen oder abszedierenden Veränderungen (Inzisionen und Drainagetherapie)
  - Spülbehandlung (Kurzzeit- oder kontinuierliche Spülung mit Streptokinase oder Streptodornase)
  - Druckentlastung und absolute Ruhigstellung des Fußes (speziell beim neuropathisch bedingten DFS)
  - Initial 2 ×/d steriler Verbandwechsel
  - Revaskularisierungsmaßnahmen (lokale Lyse, PTCA, Gefäßoperation)
  - Minimalchirurgische Maßnahmen wie Sequesterotomie, Resektion von Sehnen oder Metatarsalköpfchen, myokutane Transplantation
  - Nur nach Ausschöpfung aller Maßnahmen an größere Amputationen denken!
- Systemische Behandlung:
  - Optimale Blutglukoseeinstellung
  - Langfristige Antibiotikatherapie (3–4 Wo. oder länger) nach Antibiogramm
  - Heparinisierung
  - Langfristige Thrombozytenaggregationshemmung mit Low-dose-ASS
  - Antihypertensive Therapie
  - Einstellen des Rauchens
- Präventive Maßnahmen:
  - Fußschulung, Fußgymnastik, Optimierung der Diabeteseinstellung
  - Therapie von Risikofaktoren
  - Optimale Strümpfe und Schuhe (spezielle Einlagen, orthopädische Fertigschuhe, maßgefertigte Schuhe)

LEITLINIEN

Diabetes-Leitlinien der Amerikanischen Diabetes-Gesellschaft (ADA): Standards of Medical Care in Diabetes – 2024. Diabetes Care 47 (Suppl 1) (2024) S1–308.

Kellerer M, Siegel E (Hrsg.) im Auftrag der DDG: Praxis-Leitlinien der Deutschen Diabetes-Gesellschaft. Diabetologie und Stoffwechsel Suppl. 2 (2023) S81–480. Stuttgart, New York: Thieme.

LITERATUR

Aktuelle Informationen, evidenzbasierte Leitlinien, Praxisempfehlungen und Patientenempfehlungen zum Diabetes: www.ddg.info, www.diabetes-deutschland.de

Deutsche Diabetes Gesellschaft (DDG): Praxisempfehlungen 2024. www.ddg.info/fileadmin/user_upload/DuS_2024_S02_Praxisempfehlungen_Gallwitz_TherapieTyp-2.pdf

KAPITEL

5 Neuroendokrine Neoplasien des gastroenteropankreatischen Systems

Alexander von Werder

5.1 Basisinformation

Neuroendokrine Neoplasien (NEN) sind eine Gruppe seltener Tumoren, die sich in allen Organen, die dem embryonalen Verdauungstrakt einschließlich den Bronchien entstammen, bilden können. Innerhalb des gastroenteropankreatischen (GEP-)Systems finden sie sich daher in nahezu allen Organen (➤ Abb. 5.1).

NEN haben ihren Ursprung im disseminierten neuroendokrinen Zellsystem und bilden spezifische sekretorische Vesikel, die sowohl für endokrine Zellen als auch für neuronale Synapsen charakteristisch sind, daher die Bezeichnung „neuroendokrin". Endokrine Tumoren der Nebennieren, der Schilddrüse, der Nebenschilddrüse(n) und der Hypophyse werden nicht zu den NEN gerechnet.

Neuroendokrine Neoplasien des gastroenteropankreatischen (GEP-)Systems sind im Hinblick auf klinische Manifestation, Therapie und Prognose eine heterogene Gruppe.

Nach der WHO-Klassifikation aus dem Jahr 2022 fasst der Begriff neuroendokrine Neoplasien (NEN) alle Tumoren unabhängig von ihrer primären Lokalisation zusammen (Solcia, Vanoli 2014). NEN werden seit 2017 (Pankreas) und 2019 (Gastrointestinaltrakt) in gut differenzierte neuroendokrine Tumoren (NET) und schlecht differenzierte neuroendokrine Karzinome (NEC) unterteilt (Perren et al. 2017; Jonasch et al. 2021; Stelwagen et al. 2021; Jonasch et al. 2021; Tirosh et al. 2018; WHO. 2022). Die eigentlichen neuroendokrinen Tumoren werden in langsam wachsende mit niedrigem Grading (NET G1), mittelschnell wachsende mit mittlerem Grading (NET G2) und schnell wachsende mit hohem Grading (NET G3) eingeteilt. Die gering differenzierten neuroendokrinen Karzinome sind immer schnell wachsend und werden wiederum in kleinzellig und großzellig unterschieden (s. u., ➤ Tab. 5.1). Die Proliferation der gut differenzierten NET G3 liegt häufig zwischen 20 und 55 %. NEC wiederum haben sehr häufig eine Proliferation > 55 %, ein definierter Cut-off existiert jedoch nicht (Coriat et al. 2016). In der WHO-Klassifikation existieren daneben noch die gemischt neuroendokrinen Neoplasien mit nicht neuroendokrinen Anteilen, die früher meist als MANEC- bzw. MANEC-Tumoren zusammengefasst wurden. Diese heterogene Gruppe an Tumoren werden nun als MiNEN (Mixed Neuroendocrine and Non-Neuroendocrine Neoplasm) klassifiziert, da nicht nur eine Adenokarzinom-Komponente, wenn auch häufig der Fall, neben der NEN-Komponente vorliegen kann (Solcia, Vanoli 2014).

Neuroendokrine Neoplasien, v. a. neuroendokrine Tumoren, können funktionell (hormonaktiv) oder nonfunktionell (hormoninaktiv) sein. Aber nicht der Nachweis eines Hormons im Gewebe oder Blut per se, sondern ausschließlich das **klinische manifeste Hormonhypersekretionssyndrom (Funktionalität)** klassifiziert den NET als funktionell aktiv. Ist kein klinisches Syndrom nachweisbar, gilt ein NET als nonfunktionell (ca. 50–60 % aller NET; Falconi et al. 2016; Grozinsky-Glasberg etz al. 2022; Hofland et al. 2023; Kaltsas et al. 2017; Lamarca et al. 2024; Niederle et al. 2016; Oberg et al. 2017; Auernhammer et al. 2018; Felder et al. 2019; Fottner et al. 2017).

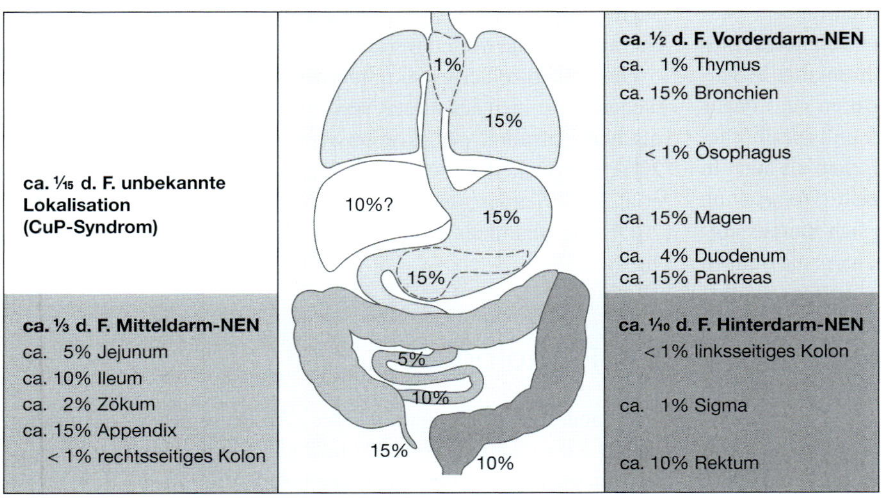

Abb. 5.1 Primärlokalisation und nach Literaturangaben geschätzte Häufigkeiten von NEN [L231]

Tab. 5.1 Aktuelle WHO-Klassifikation neuroendokriner Neoplasien (2022)

Ki-67-Index [%]	Grad	Differenzierung	WHO-Klassifikation
< 3	G1	Gut differenziert	NET G1
3–20	G2	Gut differenziert	NET G2
> 20	G3	Gut differenziert	NET G3
> 20	G3	Gering differenziert • Kleinzellig • Großzellig	NEC
			MiNEN (früher MANEC)
Cave: Es gibt nur noch hohe/gute o. geringe/schlechte, aber keine „mäßige" Differenzierung mehr.			

G1/2/3 = Grading; MANEC = Mixed Adeno-Neurocrine Carcinoma; MiNEN = Mixed Neuroendocrine Non-Neuroendocrine Neoplasm; NEC = neuroendokrines Karzinom; NET = neuroendokriner Tumor

5

NET exprimieren wie die endokrinen Zellen des diffusen endokrinen Systems (DES) **Somatostatinrezeptoren (SSTR)** zur Regulation durch Somatostatin, das u. a. die Sekretionsaktivität der endokrinen Zellen steuert. Dabei sind fünf verschiedene SSTR voneinander zu unterscheiden (Typ 1–5). Vor allem der SSTR-2 spielt bei NET eine wichtige Rolle. Er ist von großer diagnostischer, aber auch therapeutischer Bedeutung, da bei vorhandener SSTR-2-Expression eine spezifische SSTR2-PET-Diagnostik möglich ist und die SSTR-2-Expression sowohl die logische Voraussetzung für eine Somatostatinanaloga-Therapie (Kasajima et al. 2018) als auch für eine Radiorezeptor-Therapie (PRRT) ist. Aber auch die anderen SSTR werden exprimiert und in Studien bzgl. ihrer diagnostischen und therapeutischen Wertigkeit untersucht (Papotti et al. 2002).

5.2 Epidemiologie

Neuroendokrine Tumoren (NET) stellen mit < 5 % innerhalb der malignen epithelialen Neoplasien des Gastrointestinaltrakts (Dasari et al. 2017; Klöppel 2017) eine im Vergleich zu den Adenokarzinomen kleine Gruppe von Tumoren dar. Allerdings nimmt ihre Bedeutung aufgrund mehrerer wesentlicher Einflussfaktoren zu: Erstens wird die Diagnose eines NET aufgrund sensitiverer und spezifischerer diagnostischer Methoden (sowohl in der klinischen als auch in der histopathologischen Diagnostik) häufiger gestellt (Dasari et al. 2017; Scherübl, Cardiot 2017). Zweitens ergeben sich hieraus aufgrund neuer Studienergebnisse und Medikamentenzulassungen zunehmend therapeutische Konsequenzen, und – drittens – führt die zunehmende Diagnosestellung früherer Tumorstadien auch zu einem zunehmenden Nachsorgebedarf und damit einer höheren Prävalenz von NET. Nach Orphanet zählen NET weiterhin zu den „seltenen" Tumoren (www.orpha.net/de/disease).

Eine Analyse der SEER-Datenbank in den USA (Dasari et al. 2017) hat eine Zunahme der Inzidenz maligner NET von ca. 1/100.000/J. Anfang der 1980er-Jahre auf zuletzt 7/100.000/J. gezeigt. Dies zeigte sich über alle Primärtumor-Lokalisationen hinweg, aber v. a. in Bezug auf frühe, lokalisierte Tumorstadien. In Europa zeigen verschiedene Untersuchungen auch eine Zunahme der Inzidenz (Scherübl, Cadiot 2017). Die Prävalenz von NET ist aufgrund der vergleichsweise langen Überlebensraten geschätzt bis zu 10-fach höher bei ca. 15–30/100.000/J. (Dasari et al. 2017). Insgesamt werden NET mit Tumormanagement und Tumornachsorge sowie mit der Umsetzung verschiedener Therapien eine zunehmende Rolle im internistisch-onkologischen Alltag spielen.

5.3 Pathogenese und Pathophysiologie

NET des GEP-Systems stammen vermutlich wie andere epitheliale Neoplasien auch von intestinalen bzw. pankreatischen Stammzellen ab, die sich aufgrund von Mutationen entlang ihres Differenzierungspfads der Proliferationskontrolle entziehen und so maligne entarten können. Sie leiten sich somit von den gemeinsamen Vorläuferzellen des diffusen endokrinen Systems (DES) des Verdauungstrakts ab. Die Funktion des DES ist v. a. die Steuerung von Verdauung, postprandialem und Nüchternstoffwechsel (Salazar et al. 2022).

Grundsätzlich sind alle NET durch die **Expression sekretorischer Vesikel** charakterisiert, die auch anhand eines immunhistochemischen Nachweises von Markermolekülen dieser Vesikel die Artdiagnose begründen. So wird die histopathologische Verdachtsdiagnose eines NET durch den immunhistochemischen Nachweis von **Synaptophysin** (als Vesikelbestandteil von sog. Small Synaptic Vesicle Analogues, SSV) und/oder von **Chromogranin A** (als Vesikelbestandteil von sog. Large Dense Core Vesicles, LDCV) belegt (Klöppel 2017; Solcia, Vanoli 2014; Stelwagen et al. 2021; Tirosh et al. 2018). Der Nachweis mindestens eines dieser beiden Moleküle wird von der WHO als **Conditio sine qua non (unerlässliche Bedingung)** für die Definition einer Neoplasie als „neuroendokrin" betrachtet (Klöppel 2017; Stelwagen et al. 2021; Tirosh et al. 2018).

Die sekretorischen Vesikel können neben dem jeweiligen neuroendokrinen Markerprotein auch – vor allem in LDCV – Peptidhormone bzw. ihre entsprechenden Prohormone (z. B. Proinsulin, Progastrin oder Proglukagon) oder – in SSV – biogene Amine (vor allem Serotonin) speichern; diese können ebenfalls immunhistochemisch nachgewiesen werden.

Die unkontrollierte Sekretion von Peptidhormonen und/oder biogenen Aminen aus diesen Vesikeltypen kann zu spezifischen klinischen Hormonhypersekretionssyndromen führen (Falconi et al. 2016; Grozinsky-Glasberg et al. 2022; Hofland et al. 2023; Kaltsas et al. 2017; Lamarca et al. 2024; Niederle et al. 2016; Oberg et al. 2017; Auernhammer et al. 2018; Felder et al. 2019; Fottner et al. 2017).

5.4 Pathologie

Die neueste Klassifikation der Weltgesundheitsorganisation (WHO-Klassifikation) von 2022 fasst alle neuroendokrinen Neoplasien unabhängig von ihrer primären Lokalisation zusammen (Solcia, Vanoli 2014). Der histopathologische Befundbericht sollte die aktuelle WHO-Klassifikation 2019 für NEN des Gastrointestinaltrakts und WHO-Klassifikation 2017 für NEN des Pankreas (Perren et al. 2917; Rinke et al. 2018; Klöppel 2017; WHO 2022; WHO 2017; WHO 2019) und die TNM-Klassifikation nach der 8. UICC 2017 (Rinke et al. 2018; Wittekind 2017) benutzen.

Die immunhistochemischen Standardmarker zur Diagnosestellung umfassen Synaptophysin und Chromogranin A (Baudin et al. 2021; WHO 2022; WHO 2017; WHO 2019). Für das histopathologische Grading ist eine Bestimmung des Proliferationsindex Ki-67 (Mib-1) mittels Immunhistochemie zu fordern (Perren et al. 2017; Rinke et al. 2018; WHO 2022; WHO 2017; WHO 2019). Das Grading unterscheidet Ki-67 < 3 % (G1), Ki-67 3–20 % (G2) und Ki-67 > 20 % (G3; Baudin et al. 2021; Ambrosini et al. 2021; Auernhammer, Reincke 2018; Auernhammer et al. 2018; ➤ Tab. 5.2). Ergänzend kann auch der sog. Mitoseindex (Mitosezahl pro 10 hochauflösende Gesichtsfelder im Mikroskop, HPF) zum Grading herangezogen werden (Rinke et al. 2018; Klöppel 2017; WHO 2022; WHO 2019; WHO 2017).

Die aktuelle WHO-Klassifikation (Baudin et al. 2021; WHO 2022; WHO 2017; WHO 2019) geht von einem prinzipiellen Malignitätspotenzial aller neuroendokrinen Neoplasien aus und unterscheidet gut differenzierte neuroendokrine Tumoren NET G1, neuroendokrine Tumoren NET G2 sowie in seltenen Fällen auch NET G3 von den gering differenzierten neuroendokrinen Karzinomen NEC vom kleinzelligen und vom großzelligen Typ. Für die neuroendokrinen Tumoren NET G1 kann alternativ auch der historische Begriff des „Karzinoids“ verwendet werden.

Das proliferationsbasierte Grading anhand des Ki-67-Index bzw. der Mitoserate korreliert mit der Prognose und ist essenziell für die Behandlungsplanung (Rinke et al. 2018; Baudin et al. 2021; Del Rivero et al. 2023, Delle Fave 2016; Falconi et al. 2016; Garcia-Carbonero et al. 2017; Garcia-Carbonero 2016; Hicks et al. 2017; Hofland et al. 2023; Kaltsas et al. 2017; Kaltsas et al. 2023; Knigge et al. 2017; Kos-Kudła et al. 2023; Lamarca et al. 2024; Niederle et al. 2016; Oberg et al. 2017; Panzuto et al. 2023; Pape et al. 2016; Partelli et al. 2017; Pavel et al. 2020; Pavel et al. 2016; Pavel et al. 2017). So liegen über alle Stadien hinweg die 5-Jahres-Überlebensraten für NET G1 bei 80–90 %, für NET G2 bei 65–80 % und für NEC bei 10–30 %. Die häufig für die Pathologie schwierige Unterscheidung von NET G3 und NEC G3 ist von großer Relevanz hinsichtlich der Prognose aber auch der Therapie, sodass ab 2017 zwischen NET G3 und NEC G3 in der WHO-Klassifikation differenziert wird. Allerdings zeigt sich auch eine Abhängigkeit von der Tumorlast bzw. -ausbreitung im Sinne des TNM-basierten Stagings. So liegen bei NET G1/2 die 5-Jahres-Überlebensraten bei lokalen Tumorstadien (I/II) bei 95–100 %, im Stadium III (ausgedehnter lokaler, organüberschreitender NET und/oder Lymphknotenbefall) bei 80–95 % und im Stadium IV (Fernmetastasen) bei 40–70 %. Bei NEC liegen die 5-Jahres-Überlebensraten im Stadium I/II bei ca. 40–50 %, im Stadium III bei ca. 10–30 % und im Stadium IV bei < 10 %.

INFO

Die Klassifikation von NEN des GEP-Systems mit Angabe des Proliferationsindex ist entscheidend für die Prognose und die Therapie.

Entsprechend ihrer **Primariuslokalisation** werden NET des GEP-Systems unterschieden in NET ausgehend von Magen, Duodenum/Papille, Jejunum/Ileum, Appendix, Kolon, Rektum oder Pankreas (Rinke et al. 2018; Perren et al. 2017; WHO 2022; WHO 2017, WHO 2019; Wittekind 2017). Es existieren jeweils spezifische Diagnostik- und Therapieempfehlungen für die einzelnen Primariuslokalisationen, da sich die Tumorbiologie und das Metastasierungspotenzial der einzelnen Lokalisationen signifikant unterscheiden (Baudin et al. 2021; Del Rivero et al. 2023, Delle Fave 2016; Falconi et al. 2016; Garcia-Carbonero et al. 2017; Garcia-Carbonero 2016; Hofland et al. 2023; Kaltsas et al. 2017; Kaltsas et al. 2023; Knigge et al. 2017; Kos-Kudła et al. 2023; Lamarca et al. 2024; Niederle et al. 2016; Oberg et al. 2017; Panzuto et al. 2023; Pape et al. 2016; Partelli et al. 2017; Pavel et al. 2020; Pavel et al. 2016; Pavel et al. 2017). In den letzten Jahren konnte in molekularen Analysen gezeigt werden, dass sich NEN auch molekular erheblich unterscheiden, typisch ist z. B. ein Verlust von RB1 (Retinoblastomgen-1) sowie eine Überexpression von p53 bei NEC (Mafficini, Scarpa 2019). Der Verlust von ATRX, DAXX und Menin ist wiederum häufig bei pankreatischen NET. Insbesondere bei pankreatischen NET zeigt sich zunehmend eine molekulare Tumorheterogenität, die zukünftig zur Abschätzung der Prognose, aber auch zur Vorhersage des Therapieansprechens helfen kann (Scarpa et al. 2017). In etwa 17 % der Fälle treten neuroendokrine Neoplasien bei hereditären Tumorerkrankungen wie der multiplen endokrinen Neoplasie Typ 1 (MEN1), aber auch MEN4, dem Von-Hippel-Lindau (VHL)-Syndrom sowie der Neurofibromatose Typ 1 (NF1) und der tuberösen Sklerose (TSC) auf.

Tab. 5.2 Hereditäre Tumorerkrankungen mit neuroendokrinen Tumoren (Pankreas)

Erkrankung	Gen	Locus	Vererbung	Häufigkeit von pNET [%]	Besonderheiten
MEN1	MEN1	11q13.1	AD	30–80	Gastrinom/Insulinom
MEN4	CDKN1B	12p13.1	AD	8	Gastrinom
VHL	VHL	3p25.2	AD	9–17	Hormoninaktiv
NF1	NF1	17q11.2	AD	< 2	Insulinom/Somatostatinom
TSC	TSC1/TSC2	9q34.13/16p13.3	AD	1–2	Insulinom

MEN1 = multiple endokrine Neoplasie Typ 1; MEN4 = multiple endokrine Neoplasie Typ 4; VHL = Von-Hippel-Lindau-Syndrom; NF1 = Neurofibromatose Typ 1; TSC = tuberöse Sklerose; AD = autosomal-dominant; pNET = pankreatischer neuroendokriner Tumor

Hierbei handelt es sich überwiegend um NET des Pankreas (➤ Tab. 5.2; Hofland et al. 2023; Marini et al. 2021; Tirosh et al. 2017).

Bei der autosomal-dominant vererbten oder auch durch Spontanmutation entstandenen multiplen endokrinen Neoplasie Typ 1 (MEN-1; Wermer-Syndrom) können neben NET des Pankreas aber auch NET von Lunge und Thymus gemeinsam mit Nebenschilddrüsen- und Hypophysenadenomen bzw. -hyperplasien vorkommen. Die pankreatischen NET sind häufig multifokal und prognosebestimmend und bedürfen daher eines engen interdisziplinären Managements (Hofland et al. 2023; Marini et al. 2021).

Besonderheit: Eine spezifische Veränderung zeigt sich bei pankreatischen NET bei der Von-Hippel-Lindau-Erkrankung. HIF-2α, ein konstitutiv aktiver hypoxieinduzierter Faktor-2α (HIF-2α), der als onkogener Treiber bei pankreatischen NET gilt, steht im Zusammenhang mit der Von-Hippel-Lindau-Genmutation. Belzutifan ist ein oral wirksamer niedermolekularer Inhibitor von HIF-2α, der bereits in einer Phase-II-Studie ein Therapieansprechen bei pankreatischen NET in 91 % der Fälle gezeigt hat und in Zukunft eine hochspezifische Therapie bei NET bei der Von-Hippel-Lindau-Erkrankung sein wird (Else et al. 2024; Jonasch et al. 2021).

Es existiert eine eigene **TNM-Klassifikation für NET** (8. UICC 2017) der jeweiligen Primariuslokalisationen (Perren et al. 2017; Wittekind 2017). Die Metastasierung von NET erfolgt vornehmlich in Lymphknoten (80–85 %), Leber (60–75 %), Peritoneum (15–20 %), Knochen (ca. 10 %), Lungen (5–10 %) und Ovarien (ca. 5 %). Seltene Metastasen finden sich in nahezu allen denkbaren Lokalisationen, z. B. in Mammae, Haut, Nieren, Gehirn, Herz.

5.5 Symptomatik und Diagnostik von funktionell aktiven NET

5.5.1 Symptome

Die Funktionalität von NET wird ausschließlich über die Klinik beurteilt (Falconi et al. 2016; Grozinsky-Glasberg et al. 2022; Hofland et al. 2023; Kaltsas et al. 2017; Lamarca et al. 2024; Niederle et al. 206; Oberg et al. 2017; Auernhammer, Reincke 2018; Felder et al. 2019; Fottner et al. 2017). **Funktionell aktive Tumoren** machen nur 25–30 % aller NEN aus und führen definitionsgemäß zu symptomatischen Patienten mit einem klinischen Syndrom, das durch Hormonhypersekretion verursacht ist (Kos-Kudła et al. 2023; Lamarca et al. 2024). Funktionell aktive Tumoren können häufig über das jeweilige durch die Hormonhypersekretion verursachte klinische Syndrom zur Diagnose führen (➤ Tab. 5.3). Bei den **funktionell nicht aktiven NET** sind insbesondere bei nicht weit fortgeschrittenen Tumoren häufig keine Symptome zu erwarten und wenn, dann nur durch die raumfordernde Wirkung (z. B. Oberbauchschmerzen oder Subileus), lokale Komplikationen (z. B. Ikterus, gastrointestinale Blutung) sowie unspezifische Symptome oder einen unerklärlichen Gewichtsverlust.

Tab. 5.3 Übersicht über funktionell aktiven NET

Syndrom/Tumor	Sezernierte(s) Hormon(e)	Primärtumorlokalisation	Klinik
(Klassisches) Karzinoidsyndrom	Serotonin (Substanz P, Neuropeptid K, Kinine)	Dünndarm (v. a. Ileum), Bronchialsystem, (selten), Pankreas u. Rektum (sehr selten)	Flush (85 %), sekretorische Diarrhö (75 %), Karzinoidherz-/Hedinger-Syndrom (30 %), Bronchospasmus (< 10 %)
Atypisches Karzinoidsyndrom	Histamin	Magen (selten)	Flush, Bronchospasmus
Gastrinom/Zollinger-Ellison-Syndrom	Gastrin	Duodenum (30 %), Pankreas (70 %)	Rezidivierende Magen-Darm-Ulzera (v. a. in atypischer Lokalisation u. multipel), sekretorische Diarrhöen, Steatorrhöen, Maldigestion
Insulinom	Insulin	Pankreas	Hyperinsulinämische Hypoglykämie Whipple-Trias: Nüchternhypoglykämie, Neuroglykopenie, Reversibilität bei Glukosegabe
Glukagonom	Glukagon	Pankreas	Diabetes mellitus, nekrolytisches migratorisches Erythem, Anämie, Malnutrition
VIPom/Verner-Morrison-Syndrom (WDHA)	Vasoaktives intestinales Peptid (VIP)	Pankreas (90 %)	Wässrige Diarrhöen, Hypokaliämie, Achlorhydrie u. Azidose, gelegentlich atypischer Flush
Somatostatinom	Somatostatin	Pankreas (50 %), Duodenum (50 %)	Steatorrhöen, Diarrhöen, Cholelithiasis, Diabetes mellitus
ACTHom	ACTH	Vor allem Bronchialsystem, Thymus (selten), Pankreas (selten)	Cushing-Syndrom
PTHrPom	PTHrP	Pankreas	Hyperkalzämie
Calcitoninom	Calcitonin	Pankreas	Diarrhöen, Flush
GHRHom	IGF-1/GHRH	Pankreas/Dünndarm	Akromegalie
Nonfunktionelle NET	Keine	Gesamtes GEP-System	Keine

ACTH = adrenokortikotropes Hormon; WDHA = Watery Diarrhea, Hypokalemia, Achlorhydria

5

Leitsymptome des Karzinoidsyndroms

Leitsymptome des Karzinoid-Syndroms bei serotoninproduzierenden Tumoren sind chronische, sekretorische Diarrhöen und/oder Flush (➤ Abb. 5.2; Grozinsky-Glasberg et al. 2022; Lamarca et al. 2024; Niederle et al. 20165).

Die Symptomatik tritt allerdings i. d. R. jedoch erst in einem fortgeschrittenen Tumorstadium mit Lebermetastasen auf. Ursächlich sind meisten NET G1 bzw. NET G2 des Dünndarms (Jejunum/Ileum) mit hepatischer Metastasierung. Bei exzessiver Hormonfreisetzung kann es zur lebensbedrohlichen Karzinoidkrise mit schwerer Hypotonie aufgrund von Vasodilatation kommen. Ein Karzinoid-Syndrom kann selten auch z. B. durch Karzinoide der Lunge verursacht werden (Fottner et al. 2017; Jin et al. 2018). In bis zu 30 % aller Fälle ist auch eine Herzbeteiligung mit serotoninvermittelter Endokardfibrose und rechtskardialen Klappenveränderungen – v. a. Trikuspidalinsuffizienz – vorhanden (sog. Karzinoidherz- oder Hedinger-Syndrom; Grozinsky-Glasberg et al. 2022). Die Herzbeteiligung ist für die Prognose der Patienten mit Karzinoid-Syndrom entscheidend und sollte aus diesem Grund frühzeitig erkannt und behandelt werden. Asthmatische Beschwerden durch eine serotoninvermittelte Bronchokonstriktion im Rahmen eines Karzinoid-Syndroms sind eher selten.

Zur Hormondiagnostik wird die Ausscheidung des Serotoninabbauprodukts 5-Hydroxyindolessigsäure (5-HIES) im angesäuerten 24-h-Urin bestimmt (➤ Tab. 5.4); wegen zahlreicher Interferenzen muss eine entsprechende adäquate Patienteninformation bzgl. erlaubter Nahrungsmittel und Medikamente erfolgen (➤ Tab. 5.5; Grozinsky-Glasberg et al. 2022; Lamarca et al. 2024). Eine Echokardiographie zur Evaluation einer Endokardfibrose und Klappenveränderungen sollte elektiv bei Diagnosestellung und in jährlichen Abständen durchgeführt werden (Grozinsky-Glasberg et al. 2022; Lamarca et al. 2024; Rinke et al. 20186). Die Bestimmung des NT-proBNP kann bei entsprechender Erhöhung einen Hinweis auf eine beginnende rechtskardiale Dekompensation geben und sollte Anlass zur weiteren kardiologischen Diagnostik sein (Grozinsky-Glasberg et al. 2022). Bei Dyspnoe/Zyanose unklarer Genese ist eine transthorakale Echokardiographie inklusive Kontrastmittelgabe zur Erkennung eines möglichen Rechts-links-Shunts bei persistierendem Foramen ovale (PFO) zu fordern. Durch den gesteigerten Tryptophan-Stoffwechsel beim Karzinoidsyndrom kann es gelegentlich bei sehr ausgeprägtem Syndrom zu einem Niacinmangel mit Pellagra kommen. Hinweis kann hier insbesondere eine Dermatitis unklarer Genese sein (Grozinsky-Glasberg et al. 2022).

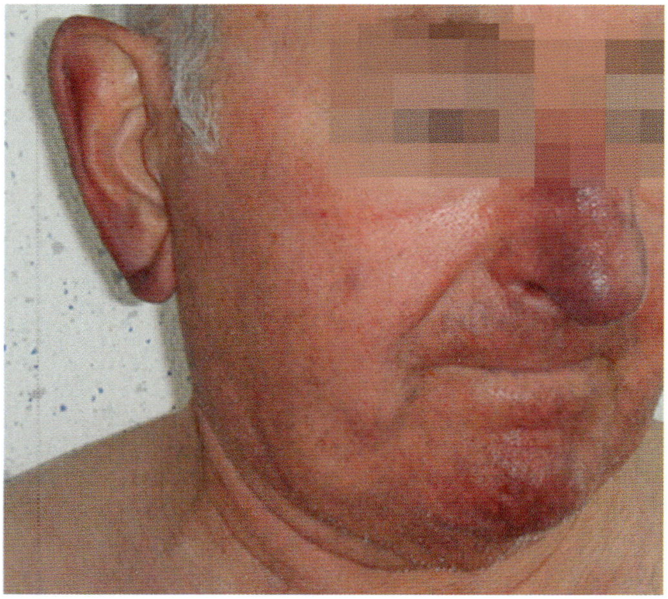

Abb. 5.2 Typische Flush-Symptomatik [M529]

Tab. 5.4 Labordiagnostik bei NET

Syndrom/Tumor	Spezifische Labordiagnostik
Alle NET	Tumormarker Chromogranin A (CgA)
Alle NEC	Tumormarker CgA, neuronenspezifische Enolase (NSE), LDH
(Klassisches) Karzinoid-Syndrom	5-HIES im 24-h-Urin
Zollinger-Ellison-Syndrom	Gastrin im Serum, pH-Metrie Magen
Insulinom	72-h-Fasten-Test, Glukose, Insulin, C-Peptid, Proinsulin i. S.
Glukagonom	Glukose i. S., Glukagon im Plasma
Verner-Morrison-Syndrom (WDHA)	Vasoaktives intestinales Peptid (VIP) im Plasma, venöse BGA
Ektopes ACTHom	Kortisol im 24-h-SU, ACTH im Plasma, ggf. 1-mg-Dexamethason-Hemmtest (➤ Kap. 1.3.3)

BGA = Blutgasanalyse; SU = Sammelurin

Tab. 5.5 Mögliche Ursachen für falsch positive/negative 5-HIES-Diagnsotik

Erhöhte 5-HIES-Ausscheidungswerte nach Einnahme von	Erniedrigte 5-HIES-Ausscheidungswerte nach Einnahme von
• Cumarin • Paracetamol • Reserpin • Nikotin • Koffein • Schwarzem Tee • Schokolade • Tomaten • Auberginen • Avocados • Ananas • Bananen • Kiwis • Melonen • Pekannüssen • Pflaumen • Walnüssen	• Aspirin • Heparin • Imipramin • Phenothiazinen • Promethazin • Ranitidin • Alkohol
Konsequenz: entsprechende Medikamente, Genuss- und Nahrungsmittel möglichst 2 d vor und während der Sammelperiode meiden	

Leitsymptom des Insulinoms

Leitsymptom des Insulinoms ist die Whipple-Trias mit rezidivierenden spontanen Nüchternhypoglykämien (Falconi et al. 2016; Hofland et al. 2023; Oberg et al. 2017). Ursächlich sind häufig kleine insulinsezernierende NET des Pankreas. Nur etwa 10–20 % sind bei Diagnosestellung bereits metastasiert (N1 oder M1). Bei Hypoglykämieneigung sollte im Rahmen der Differenzialdiagnostik unter stationären Bedingungen eine Testmahlzeit als verlängerter 5-h-Glukosetoleranztest, gefolgt von einem max. 72-h-Hungerversuch erfolgen. Bereits nach 48 h zeigt sich in 95 % der Fälle bereits eine signifikante Hypoglykämie im Fall eines Insulinoms (Hofland et al. 2023). Diagnostisch wegweisend für ein Insulinom ist eine Hypoglykämie mit inadäquater/fehlender Suppression von Insulin (Delle Fave et al. 2016; Kos-Kudła et al. 2023; de Mestier et al. 2017; Dieckhoff et al. 2014; Eick et al. 2016) am spezifischsten durch inadäquat nicht supprimierte C-Peptid-Serum-Spiegel belegt. Eine Serum-Glukose < 2,5 mmol/l (< 45 mg/dl) mit zeitgleich inadäquater/fehlender Suppression von Insulin > 3 mU/l (> 20,8 pmol/l), C-Peptid > 0,6 ng/ml (> 0,2 nmol/l) und Proinsulin > 5 pmol/l führt somit zur Diagnose eines Insulinoms (➢ Tab. 5.6; Hofland et al. 2023).

Leitsymptom des Gastrinoms

Leitsymptom des Gastrinoms ist das Zollinger-Ellison-Syndrom mit rezidivierenden, meist *Helicobacter-pylori*-negativen und häufig atypisch (v. a. postbulbär im Duodenum oder proximalen Jejunum) lokalisierten Ulzera bei Hyperazidität des Magens und Hypergastrinämie, die sogar zu teilweise rezidivierenden Dünndarmperforationen an den ulzerierten Darmwandabschnitten führen können. Gelegentlich können auch chronische, charakteristischerweise PPI-sensible sekretorische Diarrhöen beim Gastrinom auftreten (Hofland et al. 2023; Falconi et al. 2016). Ursächlich sind gastrinsezernierende NET von Pankreas oder Duodenum. Die Primärtumoren sind häufig sehr klein und multipel. Über 50 % aller Gastrinome sind bei Diagnosestellung bereits metastasiert (N1 oder M1). Die Tumoren treten in bis zu 25 % der Fälle im Rahmen einer multiplen endokrinen Neoplasie Typ 1 (MEN1) auf. Vor Bestimmung des Serum-Gastrins sollte zunächst mittels Endoskopie plus pH-Metrie des Magens und Biopsien aus Antrum und Fundus eine Hypo-/Anazidität bzw. chronisch-atrophische Gastritis ausgeschlossen sein. Vor Bestimmung des Serum-Gastrins sollten PPI (sofern klinisch vertretbar) für 7–10 d pausiert werden, da es unter PPI ansonsten regelhaft zu einem Anstieg des Serum-Gastrins kommt.

Tab. 5.6 Differenzialdiagnosen der Hormondiagnostik bei funktionellen pankreatischen NET

Laborbefund	Differenzialdiagnosen u. weitere endokrinologische Diagnostik	
Hypergastrinämie	**Differenzialdiagnostik**	
	Hypergastrinämie mit Hyperazidität: • Gastrinom, sporadisch o. familiär • G-Zell-Hyperplasie	**Hypergastrinämie ohne Hyperazidität:** • Perniziöse Anämie • Chronisch-atrophische Gastritis • Medikamentöse Magensäureblockade (H_2-Rezeptor-Blocker, PPI)
	• Lokalisationsdiagnostik mit dem Ziel der histologischen Sicherung des Gastrinoms, da Sekretintest nicht verfügbar • **Sekretintest** (Sekretin derzeit auf absehbare Zeit nicht verfügbar, Stand 11/2024): – Indikation: Gastrin i. S. < 10-fach erhöht u. fragliche Hyperazidität – Durchführung: 2-malige Bestimmung des basalen Gastrinspiegels i. S. im Abstand von 15 min, i. v. Gabe von 1–2 KE Sekretin/kg KG, Bestimmung des Gastrinspiegels i. S. nach 2, 5, 10 u. 15 min • **Diagnostisches Ergebnis:** pathologischer (paradoxer) Gastrinspiegelanstieg auf > 200 % des basalen Werts als Ausdruck der autonomen Hormonsekretion bzw. um > 120 pg/ml über den basalen Ausgangswert	
Hypoglykämie	**Differenzialdiagnostik**	
	Hypoglykämie mit Hyperinsulinismus: • Insulinom • Hypoglycaemia factitia (Einnahme von Sulfonylharnstoffen, Insulinapplikation) • Reaktive Hypoglykämie • Non-insulinoma Pancreatogenous Hypoglycemia Syndrome (NIPHS) • Post-gastric Bypass Hypoglycemia (PGBH) • Autoantikörper gegen Insulin	**Hypoglykämie ohne Hyperinsulinismus:** • Tumorassoziierte Hypoglykämie • Glykogenspeichererkrankung • Addison-Krise • Wachstumshormonmangel • Terminale Leberinsuffizienz • Sepsis
	Konsequenz: 5-h-oGTT gefolgt von 72-h-Fastentest (stationär): • Indikation: V. a. Nüchternhyperinsulinämie bei Insulinom • Vorbereitung: Während des Tests ist nur energiefreie Flüssigkeit erlaubt, letzte Mahlzeit um 24 Uhr des Vortags • Durchführung: Bestimmung der basalen Insulin- u. Blutglukose (BZ)-Spiegel, regelmäßige BZ-Spiegelbestimmung alle 2–4 h über max. 72 h; bei Hypoglykämiesymptomatik umgehend Bestimmung des BZ (venöses Plasma) und der Serum-Spiegel von Insulin, C-Peptid, Proinsulin bei BZ-Spiegel < 45 mg/dl (< 2,5 mmol/l, venöses Plasma) Testabbruch **Diagnostisches Ergebnis:** Hypoglykämiesymptomatik u. BZ-Spiegel < 45 mg/dl (< 2,5 mmol/l) mit zur Glukosekonzentration relativ inadäquat hohen Serum-Spiegeln von Insulin, C-Peptid u. Proinsulin als Ausdruck der autonomen Hormonsekretion (Baudin et al. 2021; Delle Fave et al. 2016; de Mestier et al. 2017; Dieckhoff et al. 2014; Eick et al. 2016)	

In der PPI-Pause kann zunächst bis zu 24–48 h vor der geplanten Nüchternblutentnahme noch eine überbrückende Therapie mit dem H_2-Blocker Ranitidin erfolgen. Unter diesen Voraussetzungen ist ein basales Nüchtern-Serum-Gastrin 10-fach (> 1000 ng/l) über der Norm (13–115 ng/l) bei Magensaft-pH < 2 beweisend für ein Gastrinom. Bei etwa 50 % aller Gastrinome finden sich nur mäßig erhöhte basale Serum-Gastrin-Spiegel im diagnostischen „Graubereich"; hier wurde früher ein Sekretin-Stimulationstest (Sekretin derzeit auf absehbare Zeit nicht verfügbar; Stand 11/2024) zur Diagnosesicherung durchgeführt. Beim klinischen V. a. ein Gastrinom und einem Gastrin-Spiegel im „Graubereich" empfiehlt die aktuelle Leitlinie der Europäischen Gesellschaft für Neuroendokrine Tumoren (ENETS) von 2023 eine frühzeitige Lokalisationsdiagnostik mittels ÖGD mit Endosonographie, ein CT oder MRT oder sogar eine Somatostatin-Rezeptor-PET-CT-Diagnostik mit dem Ziel einer histologischen Sicherung und dem Nachweis eines immunhistochemischen gastrinpositiven NET (Hofland et al. 2023).

Leitsymptom des VIPoms

Leitsymptom des VIPoms ist das WDHA-Syndrom (Watery Diarrhea, Hypokalemia und Achlorhydria/Acidosis; *Syn.:* Verner-Morrison-Syndrom). Typisch sind schwerste wässrige Diarrhöen mit Elektrolytentgleisungen und Exsikkose. Ursächlich sind meist große VIP-sezernierende NET des Pankreas; > 70 % aller VIPome sind bei Diagnosestellung bereits metastasiert (N1 oder M1). Labordiagnostik: venöse Blutgasanalyse, Bestimmung von VIP (nüchtern) im Plasma (Hofland et al. 2023).

Leitsymptome des Glukagonoms

Leitsymptome des Glukagonoms sind Erythema necrolyticum migrans und Diabetes mellitus. Ursächlich sind glukagonsezernierende NET des Pankreas. Über 30 % aller Glukagonome sind bei Diagnosestellung bereits metastasiert (N1 oder M1). Labordiagnostik: Beleg der gestörten Glukosetoleranz/des Diabetes mellitus und Bestimmung von Glukagon im Plasma (Hofland et al. 2023).

5.5.2 Diagnostik

Zur jeweils spezifischen Labordiagnostik und Bildgebung bei NEN sei insbesondere sowohl auf die deutschsprachige S2 K-Leitlinie (Rinke et al. 2018) und die Leitlinienempfehlungen der European Neuroendocrine Tumor Society (Knigge et al. 2017; Oberg et al. 2017; Sundin et al. 2017) als auch die Leitlinienempfehlungen der European Society of Medical Oncology (ESMO; Pavel et al. 2020) verwiesen.

In der Endoskopie werden häufig als Zufallsbefunde NET des Magens, des Duodenums und der Papille sowie des Rektums diagnostiziert (Delle Fave et al. 2016; Rinke et al. 2018; Ramage et al. 2016; Marini et al. 2021; Maasberg et al. 2016; Scherübl, Cadiot 2017). Die Endosonographie (EUS) ist entscheidend für das Staging der Tiefeninfiltration und der lokalen Lymphknotenbeteiligung. Für die Lokalisationsdiagnostik von kleinen, funktionell aktiven NET des Pankreas (Insulinom, Gastrinom) ist die EUS die derzeit sensitivste Methode (Rinke et al. 2018; Sundin et al. 2017). Bei nicht funktionell aktiven NET des Pankreas kann die endosonographische Feinnadel- oder Stanzbiopsie zur Diagnosesicherung beitragen. Auch das Grading der Tumoren lässt sich hierdurch mit relativ gutem prädiktivem Wert ermitteln.

Aufgrund der häufig vorhandenen Hypervaskularisation der NET sollte bei der Schnittbildgebung mittels **Multidetektor-CT immer ein triphasisches Protokoll inklusive arterieller Phase** zur Anwendung kommen (Ramage et al. 2016; Sundin et al. 2017), da hier v. a. hepatische und pankreatische NET-Manifestationen häufig am sensitivsten erkennbar sind. Ein portal- und spätvenöses Kontrastmittel-Wash-out sichert die maligne Entität und erlaubt die Differenzialdiagnose zu anderen (benignen) hypervaskularisierten Leberläsionen. Auch im **kontrastverstärkten Ultraschall (CEUS)** kann die Hypervaskularisation der NET diagnostisch ausgenutzt werden. **Hepatozytenspezifische Kontrastmittel beim MRT der Leber** ermöglichen eine sehr sensitive Diagnostik von Lebermetastasen (Sundin et al. 2017). Bei Lebermetastasierung als Initialbefund ist eine **sonographie- oder CT-gesteuerte Biopsie der Lebermetastasen** häufig zielführend in der Diagnosesicherung.

Die **nuklearmedizinische Bildgebung** wird bei V. a. metastasierten NET im Rahmen des Stagings empfohlen und beruht auf der in 80–95 % aller NET G1/2 vorhandenen SSTR-Expression. Die SSTR-Szintigraphie in SPECT-Technik mit dem Radiopharmazeutikum ^{111}In-Pentetreoide wurde durch neue spezifische PET/CT-Techniken mit ^{68}Gallium-markierten Somatostatin-Analoga wie z. B. das ^{68}Ga-DOTATATE-PET/CT (^{68}Ga-DOTA^{0}-Tyr^{3}-Octreotate), das ^{68}Ga-DOTATOC-PET/CT (^{68}Ga-DOTA^{0}-Tyr^{3}-Octreotide) oder aber das stabilere ^{18}Fluor-SiFAlin-TATE-PET/CT abgelöst. Diese PET/CT-Verfahren weisen im Vergleich zur Szintigraphie eine deutlich höhere Sensitivität auf (Kos-Kudła et al. 2023; Lamarca et al. 2024; Rinke et al. 2018; Sundin et al. 2017) und sollten entsprechend der Empfehlung nationaler und internationaler Leitlinien deshalb bevorzugt zum Einsatz kommen (Sundin et al. 2017). Diese SSTR-basierten PET-/CT-Verfahren sind an den meisten tertiären Zentren im deutschsprachigen Raum verfügbar. NEC weisen im Gegensatz zu NET G1/2 nur selten eine SSTR-Expression auf; bei NEC ist das ^{18}Fluor-Desoxy-Glukose (FDG)-PET/CT zur Darstellung eines gesteigerten intratumoralen Glukosemetabolismus zu bevorzugen (Rinke et al. 2018; Sundin et al.2017). Bei einem indolenten (benignen) Insulinom stellt bei in der konventionellen Bildgebung nicht lokalisierbaren Fällen die funktionelle Bildgebung mit Exenidin-PET/CT (GLP-1-Rezeptor-PET/CT) die sensitivste funktionelle Bildgebung dar. Die Exenidin-PET/CT ist allerdings nur an wenigen Zentren verfügbar.

Bei diagnostiziertem NET wird **Chromogranin A (CgA) im Serum als Tumormarker** empfohlen (Kos-Kudła et al. 2023; Lamarca et al. 2024; Oberg et al. 2017); von einem allgemeinen Tumor-Screening ist dagegen abzuraten. Häufige Ursachen für falsch positive Erhöhungen von CgA sind u. a. PPI, chronisch-atrophische Gastritis und Niereninsuffizienz (Kos-Kudła et al. 2023; Lamarca et al. 2024; Oberg et al. 2017).

5.6 Therapie von NET und NEC

Zur jeweils stadiengerechten operativen Therapie für die einzelnen Primariuslokalisationen und den verschiedenen palliativen Therapieoptionen sei insbesondere auf die entsprechenden Leitlinienempfehlungen der nationalen S2 K-Leitlinie „Neuroendokrine Tumoren" AWMF-Registernummer 021–027 (Rinke et al. 2018) und die zahlreichen der European Neuroendocrine Tumor Society (ENETS-Guidelines; Delle Fave et al. 2016; Falconi et al. 2016; Garcia-Carbonero et al. 2017; Garcia-Carbonero et al. 2016; Grozinsky-Glasberg et al. 2022; Hicks et al. 2017; Hofland et al. 2023; Kaltsas et al. 2017; Kaltsas et al. 2023; Kos-Kudła et al. 2023; Lamarca et al. 2024; Niederle et al. 2016; Oberg et al. 2017; Panzuto et al. 2023; Pape et al. 2016; Partelli et al. 2017) sowie der European Society of Medical Oncology (ESMO) (Pavel et al. 2020) und der American Society of Clinical Oncology (ASCO; Del Rivero et al. 2023) verwiesen.

PRAXISTIPP

GEN-NEN-Patienten sollten in einem spezialisierten Zentrum vorgestellt werden.

5

Bei NET von Magen, Duodenum und Papille sowie Rektum besteht nach Ausschluss von Metastasen (TNM-Staging) und in Abhängigkeit vom Grading bzw. von der Typisierung (NET des Magens Typ 1–3) die Möglichkeit einer lokalendoskopischen Resektion (Delle Fave et al. 2016; Panzuto et al. 2023; Rinke et al. 2023).

Für alle anderen Fälle und Primariuslokalisationen ist ansonsten die chirurgische Therapie als kurativer Ansatz indiziert. **Operationsstrategie und -ausmaß sind je nach Primariuslokalisation, TNM-Staging und -Grading in Anlehnung an die Leitlinien zu planen.** Eine aggressive Lebermetastasenchirurgie ± Radiofrequenzablation bei NET ist in vielen Fällen indiziert, sodass die Vorstellung an einem entsprechenden Zentrum und die Therapieplanung im interdisziplinären Tumorboard anzuraten sind (Pavel et al. 2016; Rinke et al. 2018). Bisher ist keine Überlegenheit einer konzeptionell „kurativen" Lebertransplantation gegenüber einer konservativen multimodalen Therapie bei inoperabler Lebermetastasierung bei NET gesichert. Die Indikation zur Lebertransplantation kann bei entsprechend geeigneten Patienten, die bei isolierter Lebermetastasierung eines GEP-NET mit Ki-67 < 10 % eine stabile Tumorlast über mind. 6 Mon. aufweisen, erwogen werden (Rinke et al. 2018; Richtlinien zur Organtransplantation 2017). Die Indikation „neuroendokrine Tumoren" ist seit 2017 gelistet als matchMELD-Standardkriterium (Standard-Exception) zur Lebertransplantation (Richtlinien zur Organtransplantation 2017).

Eine **adjuvante Therapie** nach R0-Resektion von NET G1, G2 und G3 des GEP-Systems ist bisher nicht etabliert und wird derzeit nicht empfohlen. Im Gegensatz hierzu sollte bei NEC eine adjuvante platinbasierte Chemotherapie in Anlehnung an die Leitlinienempfehlungen (Garcia-Carbonero et al. 2016; Rinke et al. 2018; Sorbye et al. 2023) interdisziplinär und individuell mit den Patienten besprochen werden. In Abhängigkeit von Primariuslokalisation, Staging und Grading muss in jedem Fall eine entsprechend angepasste Tumornachsorge erfolgen (s. u.). Analog gilt eine interdisziplinäre Diskussion und sorgfältige Selektion bei schwacher Evidenzlage als Voraussetzung für die in Einzelfällen sinnvolle neoadjuvante Therapieindikation vor potenziell kurativ intendierter Resektion.

5.6.1 Therapie bei funktionell aktiven NET

Zur Symptomkontrolle (v. a. NET G1 und G2) sind Somatostatin-Analoga (SSA) aufgrund ihrer die Hormonsekretion hemmenden Wirkung von einer herausragenden Bedeutung (Kaltsas et al. 2017; Lamarca et al. 2024; Pavel et al. 2017). Eine initiale Verträglichkeitstestung kann durch kurz wirksames Octreotid 3 × 50 µg bis 3 × 200 µg/d s. c. über einige Tage erfolgen. Zur Dauertherapie können hinsichtlich der Symptomkontrolle die als äquipotent zu beurteilenden Depotpräparationen Octreotid LAR 30 mg alle 28 d gluteal i. m. oder Lanreotid Autogel 120 mg alle 28 d gluteal tief s. c. eingesetzt werden. Eine adäquate Symptomkontrolle beim Karzinoidsyndrom kann hierdurch in etwa 65–75 % erwartet werden (Evidenzstärke Ic/IIa; Kaltsas et al. 2017; Pavel et al. 2016; Auernhammer et al. 2017; Jin et al. 2018). Sollte keine ausreichende Symptomkontrolle erreicht werden, kann bei den Depotpräparaten eine Verkürzung der Dosisintervalle auf alle 21 oder sogar 14 d zu einer Verbesserung der Symptomatik führen oder zusätzlich die Gabe eines kurz wirksamen SSA erfolgen (Grozinsky-Glasberg et al. 2022), auch wenn hierfür keine Zulassung besteht und im Zweifel ein Antrag bei der Krankenkasse zur Intensivierung der Therapie gestellt werden muss.

Zur Prävention einer potenziell lebensbedrohlichen Karzinoidkrise bei NET mit Karzinoidsyndrom sollte prä- und periinterventionell (Operation, Biopsie, Embolisation etc.) immer eine Therapie mit SSA eingeleitet werden. Im Falle einer Karzinoidkrise kann Octreotid auch i. v. als Bolus von bis zu 500 µg verabreicht oder über einen Perfusor mit 50–200 µg/h kontinuierlich appliziert werden (Grozinsky-Glasberg et al. 2022; Kaltsas et al. 2017; Pavel et al. 2017).

Bei Unverträglichkeit der SSA oder bei SSTR-negativen Tumoren kann zur Behandlung des Karzinoidsyndroms alternativ auch Interferon-α 3–5 Mio. I.E. 3 ×/Wo. oder auch (off-label!) PEGyliertes Interferon-α-2b 50–100 µg 1 ×/Wo. zur Symptom- und Tumorkontrolle eingesetzt werden (Garcia-Carbonero et al. 2017; Grozinsky-Glasberg et al. 2022; Eick et al. 2016; Kasajima et al. 2018; Klöppel 2017), auch wenn die Interferon-α-Therapie mehr und mehr als Therapieoption in den Hintergrund rückt (Lamarca et al. 2024).

Bei trotz SSA-Therapie inadäquat kontrolliertem Karzinoidsyndrom mit chronischen Diarrhöen kann zur Symptomkontrolle der periphere Serotoninsynthesehemmer (Inhibitor der Tryptophan-Hydroxylase, des für die Serotoninsynthese entscheidenden Enzyms) Telotristat Ethyl 3 × 250 mg/d p. o. als zusätzliche Therapie eingesetzt werden (Grozinsky-Glasberg et al. 2022; Kaltsas et al. 2017; Pavel et al. 2017; Auernhammer et al. 2017; Jin et al. 2018; Rinke et al. 2021).

Bei ausgeprägtem Karzinoidsyndrom mit V. a. Niacinmangel wird Nikotinsäureamid 200–250 mg/d p. o. empfohlen (Grozinsky-Glasberg et al. 2022).

Beim inoperablen malignen Insulinom werden v. a. Diazoxid oder auch Everolimus zur medikamentösen Hypoglykämiekontrolle eingesetzt (Hofland et al. 2023). Die gastrale Hyperazidität beim

Zollinger-Ellison-Syndrom kann sehr erfolgreich durch PPI, allerdings z. T. in sehr hohen Dosierungen von bis zu 5-facher Standarddosierung, kontrolliert werden (Hofland et al. 2023). Eine Überprüfung der adäquaten Magensäuresuppression mittels gastraler pH-Metrie unter Therapie ist anzuraten (Hofland et al. 2023). Bei Glukagonom und VIPom mit WDHA-Syndrom sind zur Syndromkontrolle SSA in vergleichbarer Dosierung zur Anwendung beim Karzinoidsyndrom wirksam (Hofland et al. 2023; Kaltsas et al. 2017). In der Regel führt auch jede Form der antiproliferativen Therapie bei Ansprechen ebenfalls immer zu einer Verringerung der Symptomatik bei funktionellen NET, da durch die Abnahme der Tumorlast auch die Hormonaktivität abnimmt.

5.6.2 Therapie zur Tumorkontrolle

Die **palliative antiproliferative Therapiestrategie** zur Tumorkontrolle bei inoperablen Tumoren ist u. a. abhängig von Primariuslokalisation, Staging und hepatischer/extrahepatischer Tumorlast, Grading, Tumordynamik sowie SSTR-Expression.

Bei **NET G1 und G2** steht zur palliativen Tumorkontrolle prinzipiell eine Reihe verschiedener Therapieverfahren zur Verfügung; die Therapieauswahl muss individualisiert anhand der o. g. Parameter erfolgen (Baudin et al. 2021; Del Rivero et al. 2023; Falconi et al. 2016; Garcia-Carbonero et al. 2017; Garcia-Carbonero et al. 2016; Hicks et al. 2017; Hofland et al. 2023; Kaltsas et al. 2017; Kos-Kudła et al. 2023; Lamarca et al. 2024; Niederle et al. 2016; Pavel et al. 2020; Pavel et al. 2016; Pavel et al. 2017). Die in den Leitlinien angeratenen Therapiealgorithmen beruhen zum großen Teil auf klinischer Erfahrung und Expertenmeinungen. Alle Patienten sollte der Zugang zu allen Therapieoptionen durch Kooperation mit entsprechenden Zentren ermöglicht werden. Eine Vorstellung und Diskussion der Fälle im Rahmen eines interdisziplinären Tumorboards unter Abwägung von Tumorbiologie, Vorbehandlungen, Progressionsverhalten, Nebenwirkungsspektrum und Komorbiditäten sowie spezifischer Zentrumsexpertise sollten erfolgen.

Somatostatin-Analoga (SSA)-Therapie

Die Effektivität von SSA zur Tumorkontrolle wurde in zwei placebokontrollierten Phase-III-Studien gezeigt (Grozinsky-Glasberg et al. 2022; Kasajima et al. 2018). Die PROMID-Studie zeigte bei 85 Patienten mit inoperablen NET aus dem Midgut (= NET des Dünndarms) unter Octreotid LAR 30 mg i. m. alle 28 d vs. Placebo eine signifikante Verlängerung der Zeit bis zur Tumorprogression (TTP) auf 14,3 vs. 6,0 Mon. Die CLARINET-Studie zeigte bei 204 Patienten mit nicht funktionellen NET des GEP-Systems (73 NET aus dem Midgut, 91 NET des Pankreas) unter Lanreotid Autogel 120 mg tief s. c. alle 28 d vs. Placebo eine signifikante Verlängerung des progressionsfreien Überlebens (PFS) mit „noch nicht erreicht" im Verum-Arm vs 18,0 Mon. im Placebo-Arm.

Die Biotherapie mit den SSA Octreotid LAR und Lanreotid Autogel ist bei funktionellen wie auch bei nicht funktionellen NET des Jejunums/Ileums mit niedrigem Proliferationsindex (Ki-67 bis max. 10 %) zur Tumorkontrolle gut geeignet. Der Einsatz von SSA in dieser Indikation zur Tumorkontrolle wird in verschiedenen Leitlinien empfohlen (Empfehlungsgrad A Evidenzstärke 1b; Lamarca et al. 2024).

Die Biotherapie mit dem SSA Lanreotid Autogel kann auch bei NET des Pankreas mit niedrigem Proliferationsindex < 10 % und zeitgleich niedriger Tumorlast zur Tumorkontrolle eingesetzt werden (Empfehlungsgrad A, Evidenzstärke 2b; Kasajima et al. 2023). Jedoch weisen NET des Pankreas per se eine ungünstigere Prognose auf als NET des Jejunums/Ileums und erfordern deshalb häufiger eine intensivere Therapie.

MERKE

Die Somatostatin-Analoga (SSA) sind bei metastasierten niedrigproliferativen GEP-NET G1/G2 (Proliferation < 10 %) und einer moderaten Tumorlast die Therapie der 1. Wahl und führen zu einem verzögerten Fortschreiten der Tumorerkrankung.

Interferon-α-Therapie

Interferon-α führt nach retrospektiven Fallserien ebenfalls häufig zu einer Tumorstabilisierung bzw. in bis 10 % der Fälle zu einer partiellen Remission und kann bei NET mit niedrigem Proliferationsindex eingesetzt werden (Lamarca et al. 2024; Niederle et al. 2016; Oberg et al. 2017; Pavel et al. 2017). Aufgrund seines im Vergleich zu SSA deutlich ungünstigeren Nebenwirkungsprofils wird Interferon-α von den meisten Zentren eher selten eingesetzt. Verbliebene Indikationen sind v. a. SSTR-negative NET bzw. fehlendes Therapieansprechen oder Unverträglichkeit gegenüber einer Therapie mit SSA.

Lokalablative Verfahren bei Lebermetastasen

Thermische und nicht thermische lokalablative Verfahren wie die Radiofrequenzthermoablation (RFTA) und die Brachytherapie sowie lokoregionale Verfahren wie transarterielle Embolisation (TAE), Chemoembolisation (TACE) oder selektive intraarterielle Radiotherapie (SIRT) werden bei ausschließlich hepatischer Metastasierung eingesetzt (Pape et al. 2016; Pavel et al. 2016; Rinke et al. 2018; Auernhammer et al. 2017). Mit diesen Verfahren lässt sich neben einer Tumorkontrolle häufig auch eine Symptomkontrolle bei funktionell aktiven NET erreichen (Empfehlungsgrad A, Evidenzstärke 2a). Auch die Stereotactic Body Radiation Therapy (SBRT) mittels CT- oder MRT-gesteuerter externer Radiochirurgie stellt eine Möglichkeit der lokalablativen Therapie in individualisierten Therapiekonzepten dar.

Radiorezeptor-Therapie

Die peptidbasierte Radiorezeptor-Therapie (PRRT) mit ^{177}Lutetium-(^{177}Lu-)DOTA-TATE, ist bei allen SSTR-positiven NET G1/2 mit ausreichendem Tracer-Uptake prinzipiell möglich (Baudin et al. 2021; Hicks et al. 2017; Niederle et al. 2016; Panzuto et al. 2023; Kasajima et al. 2018; Maasberg et al. 2016; Mafficini, Scarpa 2019). Zur Therapie ist derzeit ^{177}Lu-DOTA-TATE am gebräuchlichsten, ein Somatostatin-Agonist gekoppelt an das Nukleotid ^{177}Lutetium, das Beta-/Gammastrahlung emittiert. In der **NETTER-1-Studie,** einer Phase-III-Studie bei Patienten mit progredienten neuroendokrinen Dünndarmtumoren, zeigte die Therapie mit 4 Zyklen PRRT mit ^{177}Lu-DOTA-TATE vs. einer Hochdosistherapie mit Octreotid LAR 60 mg alle 28 d eine signifikante Verbesserung des PFS und des Overall Survival (OS) zugunsten der PRRT (Hicks et al. 2017; Kasajima et al. 2018; Maasberg et al. 2016; Mafficini, Scarpa 2019). Die **NETTER-2-Studie** ist die zweite große Phase-III-Studie, um die Effektivität einer Radiorezeptor-Therapie bei Patienten mit inoperablen höherproliferativen NET G2 (Proliferation 10–20 %) und NET G3 (Proliferation 20–55 %) zu untersuchen. Es zeigte sich, dass eine Therapie mit 4 Zyklen PRRT mit ^{177}Lu-DOTA-TATE vs. einer Hochdosistherapie mit Octreotid LAR 60 mg alle 28 d ebenfalls zu einer signifikanten Verbesserung des PFS zugunsten der PRRT mit eine Ansprechrate in 43 % der Fälle führt. Die PRRT mit ^{177}Lu-DOTA-TATE wurde für die Therapie von gastrointestinalen (Empfehlungsgrad A, Evidenzstärke 1b) und pankreatischen NET (Empfehlungsgrad B, Evidenzstärke 2b) jeweils zugelassen. Das Nebenwirkungsprofil der PRRT umfasst akut v. a. gastrointestinale Toxizitäten und subakut-chronisch insbesondere Nephro- und Myelotoxizität, schwerwiegende Toxizitäten wie terminale Niereninsuffizienz oder myelodysplastisches Syndrom treten unter Therapie mit ^{177}Lu-DOTA-TATE in jeweils 0,5–1 % bzw. 1–2 % auf (Hicks et al. 2017; Auernhammer et al. 2017; Rinke et al. 2021). Große Fallserien zeigen auch eine gute Effektivität der PRRT mit ^{177}Lu-DOTA-TATE in der Therapie von NET der Lunge (Baudin et al. 2021; Hicks et al. 2017; Auernhammer et al. 2017; Rinke et al. 2021). Die Radiorezeptor-Therapie ist mittlerweile eine wichtige Behandlungsoption bei der Behandlung von neuroendokrinen Tumoren in Hinblick auf Tumorstabilisierung und Ansprechen (Auernhammer et al. 2017). Weiterentwicklungen der PRRT in Kombination mit Radiosensitizern als Peptide Receptor Chemoradionuclide Therapy (PRCRT) oder die Verwendung neuer Radiopharmazeutika wie z. B. Somatostatinrezeptor-Antagonisten mit höherer Affinität zum SSTR oder höherenergetischen Alpha-Emittern als Radionuklide befinden sich bereits in klinischer Erprobung (Hicks et al. 2017; Ambrosini et al. 2021). Die OCLURANDOM-Studie, eine multizentrische Phase-II-Studie zeigte prospektiv eine deutliche bessere Tumorkontrolle durch eine Radiorezeptor-Therapie im Vergleich zu einer Therapie mit Sunitinib bei Patienten mit eine Pankreas-NET (Baudin et al. 2022). Weitere Studien bezüglich der Effektivität der Radiorezeptor-Therapie im Vergleich zu anderen Therapien sind derzeit auf dem Weg (COMPOSE-Chemotherapie vs. Radiorezeptor-Therapie oder COMPETE-Everolimus vs. Radiorezeptor-Therapie), um zukünftig über den bestmöglichen Therapiealgorithmus zu entscheiden. In der neuesten ENETS-Leitlinie wird der Radiorezeptor-Therapie bereits ein Stellenwert in der Zweitlinie eingeräumt (Kasajima et al. 2023; Lamarca et al. 2024).

5

Chemotherapie

Konventionelle Chemotherapieprotokolle sind für NET des Pankreas als Standardtherapieoption anerkannt (Del Rivero et al. 2023; Falconi et al. 2016; Garcia-Carbonero et al. 2017; Garcia-Carbonero et al. 2016; Kasajima et al. 2023; Pavel et al. 2020). Als Standard werden Streptozotocin (STZ)-basierte Protokolle in Kombination mit 5-Fluorouracil (5-FU) mit objektiven Response-Raten um 40 % empfohlen (Empfehlungsgrad B, Evidenzstärke 2b; Kasajima et al. 2023). Auf der ESMO-Tagung 2022 wurde eine erste vergleichende, multizentrische, randomisierte Phase-3-Studie mit dem mTOR-Inhibitor Everolimus und STZ/5-FU bei pankreatischen NET vorgestellt. In der SEQTOR-Studie wurden Patienten mit einem progredienten pankreatischen NET G1/G2 sequenziell zu Beginn mit STZ/5-FU oder Everolimus behandelt. Bei einem dokumentierten Progress wurde die jeweils andere Therapie fortgeführt, bis sich wieder ein Progress der Tumorerkrankung zeigte. Es zeigte sich in beiden Behandlungsarmen eine ähnliche Effektivität in Bezug auf das progressionsfreie Überleben mit einem mPFS von 21,5 Mon. im Therapiearm Everolimus, gefolgt von STZ/5-FU, vs. 23,8 Mon. im Therapiearm STZ/5-FU, gefolgt von Everolimus. Nach Chemotherapie mit STZ/5-FU, gefolgt von Everolimus, zeigte sich eine bessere Ansprechrate (ORR 30 % vs. 11 %; Salazar et al. 2022). Ein von vielen Zentren bevorzugt angewandtes und empfohlenes Alternativ-/Second-Line-Protokoll ist die orale Chemotherapie mit Capecitabin/Temozolomid mit hohen objektiven Response-Raten von > 50 % (Empfehlungsgrad B, Evidenzstärke 2b; Kasajima et al. 2023). Oxaliplatin-basierte Chemotherapieprotokolle wie 5-FU/Oxaliplatin (FOLFOX) oder 5-FU/Irinotecan (FOLFIRI) können im Einzelfall nach Ausschöpfen aller anderen etablierten Therapieoptionen eingesetzt werden, v. a. bei rascher proliferierenden (meist G3) NEN (Evidenzstärke 2b).

PRAXISTIPP

Sicherheitshinweis: In allen Fällen, in denen ein Fluoropyrimidin-basiertes (5-FU oder Capecitabin) Chemotherapieregime Anwendung finden soll, wird im Vorfeld immer eine humangenetische Untersuchung zum Ausschluss einer DPD-Defizienz empfohlen (Wörmann et al. 2020)!

Im Gegensatz zu den insgesamt positiven Ergebnissen bei NET des Pankreas gelten NET des Jejunums/Ileums als eher chemoresistent. Die Chemotherapie bei NET des Jejunums/Ileums wird deshalb nur als Ultima Ratio und v. a. bei Tumoren mit höherer Wachstumsfraktion (Ki-67) bzw. rasch progredienter Wachstumsdynamik (in der Bildgebung Progressive Disease innerhalb von 3–6 Mon.) empfohlen (Lamarca et al. 2024; Niederle et al. 2016). In diesen Fällen kommen dann bevorzugt Chemotherapieprotokolle wie 5-FU/Oxaliplatin (FOLFOX), 5-FU/Irinotecan (FOLFIRI) oder CAP/TEM zum Einsatz.

MERKE

Eine Chemotherapie ist nur bei pankreatischen NET G1/G2 empfohlen. Eine Chemotherapie kann bei hoher Tumorlast und/oder hoher Proliferation (> 10 %) primär erfolgen oder im Verlauf bei einem relevanten Progress. Eine Chemotherapie bei NET des Gastrointestinaltrakts ist i. d. R. Regel nicht wirksam.

Molekular zielgerichtete Therapien

Molekular zielgerichtete Therapien sind eine weitere wichtige Therapieoption bei NET. Der mTOR-Inhibitor **Everolimus** ist für die Therapie von NET G1/G2 des Pankreas (Empfehlungsgrad A, Evidenzstärke 1a), funktionell nicht aktiven NET G1/G2 des Gastrointestinaltrakts (Empfehlungsgrad A, Evidenzstärke 1b) und NET (typische/atypische Karzinoide) der Lunge zugelassen (Baudin et al. 2021; Kasajima et al. 2023; Lamarca et al. 2024; Pavel et al. 2016). Everolimus zeigte in einer weiteren placebokontrollierten Phase-III-Studie bei Patienten mit funktionell nicht aktiven NET G1/G2 des Gastrointestinaltrakts und NET (typische/atypische Karzinoide) der Lunge eine Verbesserung des PFS unter Everolimus von 11,0 vs. 3,9 Mon. unter Placebo (Evidenzstärke Ia); die Therapie zeigte in beiden Subgruppen Effektivität. Der Multityrosinkinase-Inhibitor **Sunitinib** ist für die Therapie von NET G1/2 des Pankreas zugelassen (Empfehlungsgrad A, Evidenzstärke 1a; Kasajima et al. 2023). In placebokontrollierten Phase-III-Studien zeigte sich bei Patienten mit NET des Pankreas jeweils eine Verbesserung des PFS unter Everolimus von 11,0 vs. 4,6 Mon. (Evidenzstärke Ib; Kasajima et al. 2018; Maasberg et al. 2016) bzw. unter Sunitinib von 11,4 vs. 5,5 Mon. (Evidenzstärke Ib; Kasajima et al. 2018; Maasberg et al. 2016). Zahlreiche weitere Tyrosinkinase-Inihibitoren wie Axitinib, Cabozantinib, Lenvatinib, Pazopanib und Surufatinib haben in verschiedenen klinischen Studien (Phase II und III) sowohl bei pankreatischen als auch bei extrapankreatischen NET eine Wirksamkeit gezeigt, auch bei Patienten mit teilweise zahlreichen Vortherapien. Bis jetzt sind jedoch bis auf Sunitinib keine weiteren TKI für die Indikation NET in Europa zugelassen (Stand 11/2024; Rinke et al. 2021). Die CABINET-Studie (NCT03375320), eine große Phase-III-Studie in den USA, zeigt eine Verbesserung des PFS unter Cabozantinib von 8,4 vs. 3,9 Mon. in extrapankreatischen NET und von 13,8 vs. 4,4 Mon. bei pankreatischen NET (Chan et al. 2024). Die Zulassung von Cabozantinib bei GEP-NET (G1/G2) und Lungen-NET ist sehr wahrscheinlich.

INFO

Verschiedene Multi-Tyrosinkinase-Inhibitoren sind bei GEP-NET-Tumoren in Studien untersucht worden und effektiv, bis jetzt ist jedoch nur Sunitinib bei pankreatischen NET G1/G2 zugelassen.

Neuroendokrine Karzinome (NEC)

Für die **klein- und großzelligen neuroendokrinen Karzinome (NEC)** extrapulmonalen Ursprungs wird als initiale Standardchemotherapie Cisplatin/Etoposid oder (bei Kontraindikationen/Unverträglichkeit) Carboplatin/Etoposid empfohlen (Empfehlungsgrad B, Evidenzstärke 2a; Del Rivero et al. 2023; Garcia-Carbonero et al. 2016; Panzuto et al. 2023; Sorbye et al. 2023; Maasberg et al. 2016; McNamara et al. 2020; Stelwagen et al. 2021). Für die Zweitlinientherapie von extrapulmonalen NEC existiert kein etablierter Standard. Aufgrund der publizierten Datenlage können für die Zweitlinientherapie Therapieprotokolle v. a. mit FOLFIRI, aber auch FOLFOX oder Capecitabin/Temozolomid (Empfehlungsgrad B, Evidenzstärke 2a; Sorbye et al. 2023; Garcia-Carbonero et al. 2016; Pavel et al. 2016) in Erwägung gezogen werden. Eine Therapie in Analogie zum kleinzelligen Lungenkarzinom (SCLC) kann ebenfalls erwogen werden, wobei die publizierten Ergebnisse zu Topotecan p. o. in dieser Indikation eher enttäuschend sind (McNamara et al. 2020; Stelwagen et al. 2021). Klinischer Hinweis: Da heutzutage in der Therapie des metastasierten kleinzelligen neuroendokrinen Karzinoms der Lunge (SCLC) und in der Therapie des Merkelzellkarzinoms (MCC) die Immuntherapie einen etablierten Stellenwert hat, werden neuroendokrine Karzinome nicht mehr pauschal mit Platin/Etoposid behandelt. Vor diesem Hintergrund ist eine sichere Primariuslokalisation, ggf. inkl. FDG-PET/CT, essenziell.

In Einzelfällen scheint auch bei (extrapulmonalen) NEC die Immuntherapie einen Stellenwert zu besitzen und ist v. a. bei Chemotherapierefraktärität in Betracht zu ziehen. Bei den GEP-NET G1/G2 spielt die Immuntherapie mit Checkpoint-Inhibitoren dagegen bisher keine Rolle. Alle bisherigen Studienergebnisse mit verschiedenen Checkpoint-Inhibitoren sind nach wie vor enttäuschend (Stand 11/2024). In Basket-Studien zeigten lediglich NET G3/NEC unter Immuntherapie mit Nivolumab plus Ipilimumab ein mäßiges Therapieansprechen (McNamara et al. 2021; Rinke et al. 2020). Weitere Studien zur Immuntherapie als Mono- und in Kombinationstherapien bei NET G3/NEC erscheinen deshalb indiziert.

Für die seltenen **Mixed Adeno-Neuroendocrine Carcinoma (MANEC) oder nach neuer Terminologie Mixed Neuroendocrine Non-Neuroendocrine Neoplasm (MiNEN)** wird im Allgemeinen eine Therapieplanung und eine adjuvante/palliative Chemotherapie mit Stratifizierung nach der jeweils prognostisch führenden Tumorkomponente empfohlen (de Mestier et al. 2017). Beim Vorliegen eines Mischtumors mit Anteilen eines neuroendokrinen Karzinoms (NEC) und eines Adenokarzinoms muss das neuroendokrine Karzinom als prognostisch führend angesehen werden (de Mestier et al. 2017). Beim Vorliegen eines Mischtumors mit Anteilen eines Adenokarzinoms und eines neuroendokrinen Tumors (NET) muss das Adenokarzinom als prognostisch führend angesehen werden (de Mestier et al. 2017).

5.7 Nachsorge

Grundsätzlich gilt für alle neuroendokrinen Neoplasien (NEN), dass eine langjährige (> 10–15 J. bzw. lebenslang) strukturierte Nachsorge (Klinik, Bildgebung, Tumormarker) indiziert ist (Knigge et al. 2017). Grundprinzip der lebenslangen Nachsorge ist, dass langsam wachsende Neoplasien auch lange Zeiträume benötigen, um bildgebend zum Rezidiv heranwachsen zu können (Dieckhoff et al. 2014; Pape et al. 2016). Für NET G1/2 werden i. d. R. 6-monatige, aber auch 12-monatige Nachsorgeintervalle als ausreichend erachtet, NET G3/NEC benötigen initial eine 2- bis 3-monatige Nachsorge (Knigge et al. 2017; Pavel et al. 2006; Richtlinien zur Organtransplantation 2017). Bezüglich detaillierterer Nachsorgeempfehlungen wird auf die Leitlinienempfehlungen der European Neuroendocrine Tumor Society (Knigge et al. 2017) verwiesen.

Ausnahmen: Sehr kleine Appendix-NET, die im Rahmen einer Appendektomie als Zufallsbefund diagnostiziert werden. Unter der Voraussetzung der kompletten R0-Resektion, der Lokalisation in der Appendixmitte oder -spitze, eines G1-Gradings, einer Größe ≤ 10 mm und fehlenden Risikofaktoren mit allenfalls minimaler Invasion in die Mesoappendix (< 3 mm), L0, V0, Pn0, sind diese Befunde als geheilt zu betrachten und bedürfen keiner weiteren Nachsorge (Kaltsas et al. 2023).

LEITLINIEN

Insbesondere sei auf die zahlreichen Leitlinienempfehlungen der European Neuroendocrine Tumor Society (ENETS) (www.enets.org/guidelines.html) verwiesen. Die deutschsprachigen S2 K-Leitlinie Neuroendokrine Tumoren AWMF Registernummer 021-27 (https://register.awmf.org/assets/guidelines/021-026l_S2k_Neuroendokrine_Tumore_2018-07-abgelaufen.pdf) wurde seit mehr als 5 J. nicht mehr aktualisiert und wird derzeit überarbeitet (Stand 11/2024). Weitere spezifische Leitlinienempfehlungen zu neuroendokrinen Neoplasien haben die North American Neuroendocrine Tumor Society (NANETS; https://nanets.net/net-guidelines-library), das National Comprehensive Cancer Networks (NCCN; www.nccn.org/professionals/physician_gls/default.aspx), die European Society of Medical Oncology (ESMO; www.esmo.org/Guidelines) und die American Society of Clinical Oncology (ASCO; www.asco.org/gastrointestinalcancer-guidelines). Die Leitlinien wurden jeweils in PubMed-gelisteten internationalen Fachzeitschriften publiziert und sind über die jeweilige Homepage der Fachgesellschaften zusätzlich frei zugänglich.

Baudin E, Caplin M, Garcia-Carbonero R et al.; ESMO Guidelines Committee: Lung and thymic carcinoids: ESMO Clinical Practice Guidelines for diagnosis, treatment and follow-up. Ann Oncol Jan 19 (2021) S0923-7534(21)00011–9. doi: https://doi.org/10.1016/j.annonc.2021.01.003. Epub 2021 Jan 19. PMID: 33482246.

Del Rivero J, Perez K, Kennedy EB et al.; Systemic Therapy for Tumor Control in Metastatic Well-Differentiated Gastroenteropancreatic Neuroendocrine Tumors: ASCO Guideline. J Clin Oncol 41, September 29 (2023) 5049–5067.

Delle Fave G, O'Toole D, Sundin A et al.; Vienna Consensus Conference participants: ENETS Consensus Guidelines Update for Gastroduodenal Neuroendocrine Neoplasms. Neuroendocrinology 103(2) (2016) 119–124. doi: https://doi.org/10.1159/000443168. Epub 2016 Jan 19. No abstract available. PMID: 26784901.

Falconi M, Eriksson B, Kaltsas G et al.; Vienna Consensus Conference participants: ENETS Consensus Guidelines Update for the Management of Patients with Functional Pancreatic Neuroendocrine Tumors and Non-Functional Pancreatic Neuroendocrine Tumors. Neuroendocrinology 103(2) (2016) 153–171. doi: https://doi.org/10.1159/000443171. Epub 2016 Jan 5. No abstract available. PMID: 26742109.

Garcia-Carbonero R, Rinke A, Valle JW et al.; Antibes Consensus Conference participants: ENETS Consensus Guidelines for the Standards of Care in Neuroendocrine Neoplasms. Systemic Therapy 2: Chemotherapy. Neuroendocrinology 105(3) (2017) 281–294. doi: https://doi.org/10.1159/000473892. Epub 2017 Apr 5. No abstract available. PMID: 28380493.

Garcia-Carbonero R, Sorbye H, Baudin E et al.; Vienna Consensus Conference participants: ENETS Consensus Guidelines for High-Grade Gastroenteropancreatic Neuroendocrine Tumors and Neuroendocrine Carcinomas. Neuroendocrinology 103(2) (2016) 186–194. doi: https://doi.org/10.1159/000443172. Epub 2016 Jan 5. No abstract available. PMID:26731334.

Grozinsky-Glasberg S, Davar J, Hofland J et al; European Neuroendocrine Tumor Society (ENETS): 2022 Guidance Paper for Carcinoid Syndrome and Carcinoid Heart Disease. J Neuroendocrinol. 34 (2022) e13146.

Hicks RJ, Kwekkeboom DJ, Krenning E et al.; Antibes Consensus Conference participants: ENETS Consensus Guidelines for the Standards of Care in Neuroendocrine Neoplasia: Peptide Receptor Radionuclide Therapy with Radiolabeled Somatostatin Analogues. Neuroendocrinology 105(3) (2017) 295–309. doi: https://doi.org/10.1159/000475526. Epub 2017 Apr 13. No abstract available. PMID:28402980.

Hofland J, Falconi M, Christ E et al.; European Neuroendocrine Tumor Society 2023 Guidance paper for functioning pancreatic neuroendocrine tumour syndromes. J Neuroendocrinol. 35 (2023) e13318.

Kaltsas G, Caplin M, Davies P et al.; Antibes Consensus Conference participants: ENETS Consensus Guidelines for the Standards of Care in Neuroendocrine Tumors: Pre- and Perioperative Therapy in Patients with Neuroendocrine Tumors. Neuroendocrinology 105(3) (2017) 245–254. doi: https://doi.org/10.1159/000461583. Epub 2017 Mar 2. No abstract available. PMID:28253514.

Kaltsas G, Walter T, Knigge U et al.; European Neuroendocrine Tumor Society (ENETS): 2023 Guidance paper for appendiceal neuroendocrine tumours (aNET). J Neuroendocrinol. 35 (2023) e13332.

Knigge U, Capdevila J, Bartsch DK et al.; Antibes Consensus Conference Participants: ENETS Consensus Recommendations for the Standards of Care in Neuroendocrine Neoplasms: Follow-Up and Documentation. Neuroendocrinology 105(3) (2017) 310–319. doi: https://doi.org/10.1159/000458155. Epub 2017 Feb 17. No abstract available. PMID: 28222443.

Kos-Kudła B, Castaño JP, Denecke T et al.; European Neuroendocrine Tumour Society (ENETS): 2023 Guidance paper for nonfunctioning pancreatic neuroendocrine tumours. J Neuroendocrinol. 35 (2023) e13343.

Lamarca A, Bartsch DK, Caplin M et al.; European Neuroendocrine Tumor Society (ENETS): 2024guidance paper for the management of well-differentiated small intestine neuroendocrine tumours. J Neuroendocrinol. 36 (2024) e13423.

Niederle B, Pape UF, Costa F et al.; Vienna Consensus Conference participants: ENETS Consensus Guidelines Update for Neuroendocrine Neoplasms of the Jejunum and Ileum. Neuroendocrinology 103(2) (2016) 125–138. doi: 10.1159/000443170. Epub 2016 Jan 12. No abstract available. PMID:26758972.

Oberg K, Couvelard A, Delle Fave G et al.; Antibes Consensus Conference participants: ENETS Consensus Guidelines for Standard of Care in Neuroendocrine Tumours: Biochemical Markers. Neuroendocrinology 105(3) (2017) 201–211. doi: https://doi.org/10.1159/000472254. Epub 2017 Apr 8. No abstract available. PMID: 28391265.

Panzuto F, Ramage J, Pritchard DM et al.; European Neuroendocrine Tumor Society (ENETS): 2023 Guidance paper for gastroduodenal neuroendocrine tumours (NETs) G1–G3. J Neuroendocrinol. 35 (2023) e13306.

Pape UF, Niederle B, Costa F et al.; Vienna Consensus Conference participants: ENETS Consensus Guidelines for Neuroendocrine Neoplasms of the Appendix (Excluding Goblet Cell Carcinomas). Neuroendocrinology 103(2) (2016) 144–152. doi: https://doi.org/10.1159/000443165. Epub 2016 Jan 5. No abstract available. PMID:26730583.

Partelli S, Bartsch DK, Capdevila J et al.; Antibes Consensus Conference participants: ENETS Consensus Guidelines for Standard of Care in Neuroendocrine Tumours: Surgery for Small Intestinal and Pancreatic Neuroendocrine Tumours. Neuroendocrinology 105(3) (2017) 255–265. doi: https://doi.org/10.1159/000464292. Epub 2017 Feb 25. No abstract available. PMID: 28237989.

Pavel M, O'Toole D, Costa F et al.; Vienna Consensus Conference participants: ENETS Consensus Guidelines Update for the Management of Distant Metastatic Disease of Intestinal, Pancreatic, Bronchial Neuroendocrine Neoplasms (NEN) and NEN of Unknown Primary Site. Neuroendocrinology 103(2) (2016) 172–185. doi: https://doi.org/10.1159/000443167. Epub 2016 Jan 5. No abstract available. PMID:26731013.

Pavel M, Öberg K, Falconi M et al.; ESMO Guidelines Committee: Gastroenteropancreatic neuroendocrine neoplasms: ESMO Clinical Practice Guidelines for diagnosis, treatment and follow-up. Ann Oncol Jul;31(7) (2020) 844–860. doi: https://doi.org/10.1016/j.annonc.2020.03.304. Epub 2020 Apr 6. PMID: 32272208.

Pavel M, Valle JW, Eriksson B et al.; Antibes Consensus Conference Participants: ENETS Consensus Guidelines for the Standards of Care in Neuroendocrine Neoplasms: Systemic Therapy – Biotherapy and Novel Targeted Agents. Neuroendocrinology 105(3) (2017): 66–280. doi: https://doi.org/10.1159/000471880. Epub 2017 Mar 29. No abstract available. PMID: 28351033.

Perren A, Couvelard A, Scoazec JY et al.; Antibes Consensus Conference participants Neuroendocrinology: ENETS Consensus Guidelines for the Standards of Care in Neuroendocrine Tumors: Pathology: Diagnosis and Prognostic Stratification. Neuroendocrinology 105(3) (2017) 196–200. doi: https://doi.org/10.1159/000457956. Epub 2017 Feb 11. No abstract available. PMID: 28190015.

Ramage JK, De Herder WW, Delle Fave G et al.; Vienna Consensus Conference participants: ENETS Consensus Guidelines Update for Colorectal Neuroendocrine Neoplasms. Neuroendocrinology 103(2) (2016) 139–143. doi: https://doi.org/10.1159/000443166. Epub 2016 Jan 5. No abstract available. PMID: 26730835.

Rinke A, Ambrosini V, Dromain C et al.; European Neuroendocrine Tumor Society (ENETS): 2023 Guidance paper for colorectal neuroendocrine tumours. J Neuroendocrinol. 35 (2023) e13309.

Rinke A, Wiedenmann B, Auernhammer C et al.: S2k Leitlinie Neuroendokrine Tumore AWMF Register Nr. 021–27. www.awmf.org/uploads/tx_szleitlinien/021-026l_S2k_Neuroendokrine_Tumore_2018-07.pdf. [Practice guideline neuroendocrine tumors – AWMF-Reg. 021–27]. Z Gastroenterol Jun;56(6) (2018) 583–681. doi: 10.1055/a-0604–2924. Epub 2018 Jun 11. German. PMID:29890561.

Sorbye H, Grande E, Pavel M et al.; European Neuroendocrine Tumor Society (ENETS): 2023 Guidance paper for digestive neuroendocrine carcinoma. J Neuroendocrinol. 35 (2023) e13249.

Sundin A, Arnold R, Baudin E et al.; Antibes Consensus Conference participants: ENETS Consensus Guidelines for the Standards of Care in Neuroendocrine Tumors: Radiological, Nuclear Medicine & Hybrid Imaging. Neuroendocrinology 105(3) (2017) 212–244. doi: https://doi.org/10.1159/000471879. Epub 2017 Mar 30. No abstract available. PMID 28355596.

LITERATUR

Ambrosini V, Kunikowska J, Baudin E et al.: Consensus on molecular imaging and theranostics in neuroendocrine neoplasms. Eur J Cancer Mar;146 (2021) 56–73. doi: https://doi.org/10.1016/j.ejca.2021.01.008. Epub 2021 Feb 12. PMID: 33588146.

Auernhammer CJ, Reincke M: [Functional diagnostics in endocrinology]. Internist (Berl) Jan;59(1) (2018) 38–47. doi: https://doi.org/10.1007/s00108-017-0360-7. Review. German. PMID: 29260252.

Auernhammer CJ, Spitzweg C, Angele MK et al.: Advanced neuroendocrine tumours of the small intestine and pancreas: clinical developments, controversies, and future strategies. Lancet Diabetes Endocrinol May;6(5) (2018) 404–415. doi: https://doi.org/10.1016/S2213–8587 (17)30401–1. Epub 2017 Dec 8. Review. PMID: 29229497

Baudin E, Walter T, Docao C et al.; First multicentric randomized phase II trail investigating randomized phase II trial investigating the antitumor efficacy of peptide receptor radionuclide therapy with 177Lutetium – Octreotate (OCLU) in unresectable progressive neuroendocrine pancreatic tumor: Results of the OCLURANDOM trial, on behalf of the ENDOCAN RENATEN network and GTE (2022).

Chan JA, Geyer S, Zemla T et al.; Phase 3 Trial of Cabozantinib to Treat Advanced Neuroendocrine Tumors. N Engl J Med. Sep 16 (2024) doi: https://doi.org/10.1056/NEJMoa2403991.

Coriat R, Walter T, Terris B; et al.; Gastroenteropancreatic Well-Differentiated Grade 3 Neuroendocrine Tumors: Review and Position Statement. Oncologist Jul 8;21(10) (2016) 1191–1199. doi: https://doi.org/10.1634/theoncologist.2015-0476.

Dasari A, Shen C, Halperin D et al.: Trends in the Incidence, Prevalence, and Survival Outcomes in Patients with Neuroendocrine Tumors in the United States. JAMA Oncol Oct 1;3(10) (2017) 1335–1342. doi: https://doi.org/10.1001/jamaoncol.2017.058 PMID: 28448665.

de Mestier L, Cros J, Neuzillet C et al.: Digestive System Mixed Neuroendocrine-Non-Neuroendocrine Neoplasms. Neuroendocrinology 105(4) (2017) 412–425. doi: https://doi.org/10.1159/000475527. Epub 2017 Aug 12. PMID: 28803232.

Dieckhoff P, Runkel H, Daniel H et al.: Well-Differentiated Neuroendocrine Neoplasia: Relapse-Free Survival and Predictors of Recurrence after Curative Intended Resections. Digestion Sep 4;90(2) (2014) 89–97.

Eick J, Steinberg J, Schwertner C, Ring W, Scherübl H: [Rectal neuroendocrine tumors: endoscopic therapy]. Chirurg Apr;87(4) (2016) 288–291. doi: https://doi.org/10.1007/s00104-015-0141-6. Review. German. PMID: 26801755.

Else T, Jonasch E, Iliopoulos O et al.; Belzutifan for von Hippel-Lindau Disease: Pancreatic Lesion Population of the Phase 2 LITESPARK-004 Study. Clin Cancer Res 30 (9) (2024) 1750–1757.

Felder S, Jann H, Arsenic R et al.: Gastric neuroendocrine neoplasias: manifestations and comparative outcomes. Endocr Relat Cancer 2019 Sep;26(9) (2019) 751–763.

Fottner C, Ferrata M, Weber MM: Hormone secreting gastro-entero-pancreatic neuroendocrine neoplasias (GEP-NEN): When to consider, how to diagnose? Rev Endocr Metab Disord Dec;18(4) (2017) 393–410. doi: https://doi.org/10.1007/s11154-017-9438-8. Review. PMID: 29256148.

Jin XF, Spampatti MP, Spitzweg C, Auernhammer CJ: Supportive therapy in gastroenteropancreatic neuroendocrine tumors: Often forgotten but important. Rev Endocr Metab Disord Feb 20 (2018). doi: https://doi.org/10.1007/s11154-018-9443-6. [Epub ahead of print] Review. PMID: 29464446.

Jonasch E, Donskov F, Iliopoulos O et al.: Belzutifan for Renal Cell Carcinoma in von Hippel-Lindau Disease N Engl J Med 385;22 (2021) 2036–2046.

Kasajima A, Papotti M, Ito W et al.: High interlaboratory and interobserver agreement of somatostatin receptor immunohistochemical determination and correlation with response to somatostatin analogs. Hum Pathol. 72 (2018) 144–152.

Klöppel G: Neuroendocrine Neoplasms: Dichotomy, Origin and Classifications. Visc Med Oct;33(5) (2017) 324–330. doi: https://doi.org/10.1159/000481390. Epub Oct 16. Review. (2017) PMID: 29177160.

Maasberg S, Jürgensen C, Scheerer F et al.: [Endoscopic therapy for gastroduodenal neuroendocrine neoplasms]. Chirurg Apr;87(4) (2016) 271–279. doi: https://doi.org/10.1007/s00104-016-0157-6. Review. German. PMID: 26960437.

Mafficini A, Scarpa A: Genetics and epigenetics of gastroenteropancreatic neuroendocrine neoplasms. Endocr Rev. 40(2) (2019) 506–536.

Marini F, Giusti F, Tonelli F, Brandi ML: Pancreatic Neuroendocrine Neoplasms in Multiple Endocrine Neoplasia Type 1. Int J Mol Sci Apr 14;22(8) (2021) 4041.

McNamara MG, Scoazec JY, Walter T: Extrapulmonary poorly differentiated NECs, including molecular and immune aspects. Endocr Relat Cancer Jul;27(7) (2020) R219–R238. doi: https://doi.org/10.1530/ERC-19–0483. PMID: 32357308.

Pape UF, Maasberg S, Jann H et al.: Management of follow-up of neuroendocrine neoplasias. Best Pract Res Clin Endocrinol Metab Jan;30(1) (2016) 129–140. doi: https://doi.org/10.1016/j.beem.2016.02.001. Epub 2016 Feb 23. Review. PMID: 26971849.

Papotti M, Bongiovanni M, Volante M et al.: Expression of somatostatin receptor types 1–5 in 81 cases of gastrointestinal and pancreatic endocrine tumors. A correlative immunohistochemical and reverse-transcriptase polymerase chain reaction analysis. Virchows Arch. 440(5) (2002) 461–475.

Pavel ME, Baum U, Hahn EG et al.: Efficacy and tolerability of pegylated IFN-alpha in patients with neuroendocrine gastroenteropancreatic carcinomas. J Interferon Cytokine Res Jan;26(1) (2006) 8–13.

Richtlinien zur Organtransplantation gemäß § 16 TPG Richtlinie gemäß § 16 Abs. 1 S. 1 Nrn. 2 u. 5 TPG für die Wartelistenführung und Organvermittlung zur Lebertransplantation – in Kraft seit 20.06.2017, www.bundesaerztekammer.de/fileadmin/user_upload/_old-files/downloads/pdf-Ordner/RL/RiliOrgaWlOvLeberTx20190924.pdf

Rinke A, Auernhammer CJ, Bodei L et al.: Treatment of advanced gastroenteropancreatic neuroendocrine neoplasia, are we on the way to personalised medicine? Gut Mar 10 (2021) gutjnl-2020–321300. doi: https://doi.org/10.1136/gutjnl-2020–321300. Online ahead of print. PMID: 33692095.

Salazar R, Tafuto S, Krogh M et al.: Randomized open label phase III study comparing the efficacy and safety of everolimus followed by chemotherapy (CT) with streptozotocin (STZ)-5FU upon progression or the reverse sequence, in advanced progressive panNETs: The SEQTOR study (GETNE 1206) Annals of Oncology 33 (suppl_7) (2022) S808–S869.
Scarpa A, Chnang DK, Nones K et al.: Whole-genome landscape of pancreatic neuroendocrine tumours. Nature. Mar 2;543(7643) (2017) 65–71.
Scherübl H, Cadiot G: Early Gastroenteropancreatic Neuroendocrine Tumors: Endoscopic Therapy and Surveillance. Visc Med Oct;33(5) (2017) 332–338. doi: https://doi.org/10.1159/000459404. Epub 2017 Oct 10. Review. PMID: 29177161.
Solcia E, Vanoli A: Histogenesis and natural history of gut neuroendocrine tumors: present status. Endocr Pathol Jun;25(2) (2014) 165–170.
Stelwagen J, de Vries EGE, Walenkamp AME: Current Treatment Strategies and Future Directions for Extrapulmonary Neuroendocrine Carcinomas: A Review. JAMA Oncol May 1; 7(5) (2021) 759–770. doi: https://doi.org/10.1001/jamaoncol.2020.8072. Online ahead of print. PMID: 33630040.
Tirosh A, Sadowski SM, Linehan WM et al.; Association of VHL Genotype with pancreatic neuroendocrine Tumor Phenotype in patients with von Hippel-Lindau Disease. JAMA Oncol. Jan; 4(1) (2018) 124–126. Published online 2017 Oct 26. Doi: https://doi.org/10.1001/jamaoncol.2017.3428.
WHO Classification of Tumours. Editorial Board: Endocrine and Neuroendocrine tumours, 2022, Vol. 8. 5th ed. (IARC, International Agency for Research on Cancer). Lyon France.
WHO Classification of Tumours of Endocrine Organs. 4th ed.: Lloyd RV, Osamura RY, Klöppel G, Rosai J: Lyon: IARC Press; 2017.
WHO Classification of Tumours. Digestive System Tumours. 5th ed. Edited by The WHO Classification of Tumours Editorial Board. Lyon: IARC Press (2019).
Wittekind C (Hrsg.): UICC International Union Against Cancer. TNM-Klassifikation maligner Tumoren. 8th ed: Wiley-VCH, 2017.
Wörmann B, Bokemeyer C, Burmeister T et al.: Dihydropyrimidine Dehydrogenase Testing prior to Treatment with 5-Fluorouracil, Capecitabine, and Tegafur: A Consensus Paper. Oncol Res Treat 43(11) (2020) 628–636. doi: https://doi.org/10.1159/000510258. Epub 2020 Oct 23. PMID: 33099551.

KAPITEL

6 Nebenniere

Stefanie Hahner und Irina Oana Chifu

6.1 Hyperkortisolismus

6.1.1 Definition

➤ Kap. 1.3.

6.1.2 Diagnostik

➤ Kap. 1.3.

Zum Ausschluss eines endogenen Cushing Syndroms wird in erster Linie die Suppression der Kortisolsekretion mittels 1-mg-Dexamethason-Hemmtest (Screening-Test) geprüft. Nach Einnahme von 1 mg Dexamethason um 23 Uhr erfolgt die Bestimmung des Serum-Kortisols am Folgetag um 8 Uhr (**Empfehlungsgrad A;** Fassnacht et al. 2023; Fleseriu et al. 2021; Nieman et al. 2015). Ein Kortisolspiegel < 1,8 µg/dl post Dexamethason schließt einen Hyperkortisolismus aus. Bei pathologischem Dexamethason-Hemmtest wird die Diagnostik um die Bestimmung des basalen ACTH-Spiegels im Plasma sowie um die wiederholte Messung des freien Kortisols im Speichel vor dem Zubettgehen (23 Uhr) und im 24-h-Sammelurin ergänzt (➤ Abb. 6.1; **Empfehlungsgrad A;** Fassnacht et al. 2023; Fleseriu et al. 2021; Nieman et al. 2015).

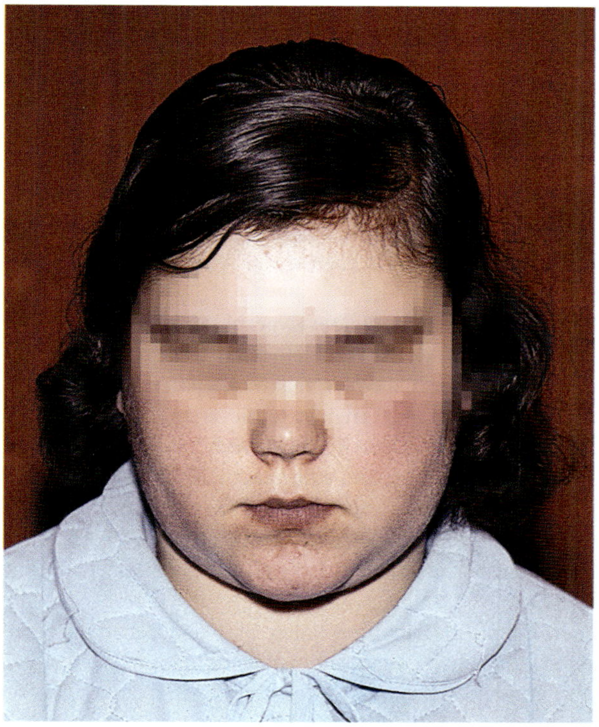

Abb. 6.1 15-jähriges Mädchen mit Facies lunata et rubra bei Cushing-Syndrom [M537]

INFO

Falsch erhöhte Kortisolwerte können durch Einnahme oraler Kontrazeptiva, in der Schwangerschaft, bei chronischer Hepatitis oder bei Adipositas entstehen. Medikamente, die mit der Diagnostik interferieren können, sollten idealerweise vorher pausiert werden. Bei Adipositas sollen aufgrund des gesteigerten peripheren Kortisol-Metabolismus 2 mg Dexamethason verabreicht werden.

Bei supprimiertem (oder niedrig normalem) ACTH wird im nächsten Schritt eine Bildgebung der Nebennierenregion (natives CT oder MRT) veranlasst (**Empfehlungsgrad A;** Fassnacht et al. 2023; Fleseriu et al. 2021; Nieman et al. 2015).

Bei normalen oder erhöhten ACTH-Konzentrationen wird eine weitere Differenzierung zwischen einer zentralen und einer ektopen ACTH-Quelle mittels eines CRH- oder Desmopressin-Stimulationstests vorgenommen. Da CRH seit 2022 auf unbestimmte Zeit nicht verfügbar ist, wird derzeit Desmopressin zur Stimulation der kortikotropen Achse verwendet. Zusätzlich kann auch ein 8-mg-Dexamethason-Hemmtest veranlasst werden (**Empfehlungsgrad A;** Fassnacht et al. 2023; Fleseriu et al. 2021; Nieman et al. 2015). Eine Stimulation der ACTH- und Kortisolwerte nach CRH- oder Desmopressin-Gabe bzw. eine partielle Suppression der kortikotropen Achse nach hoch dosiertem Dexamethason-Hemmtest sind hinweisend auf ein ACTH-abhängiges Cushing Syndrom (Morbus Cushing).

Daraufhin wird eine MRT-Aufnahme der Hypophysenregion (Sella-MRT) veranlasst (**Empfehlungsgrad A;** Fassnacht et al. 2023; Fleseriu et al. 2021; Nieman et al. 2015). Bei ausbleibender Stimulation bzw. (partieller) Suppression der ACTH- und Kortisolwerte ist von einem ektopen Cushing Syndrom auszugehen und eine entsprechende Tumordiagnostik zu veranlassen (**Empfehlungsgrad A;** Fassnacht et al. 2023; Fleseriu et al. 2021; Nieman et al. 2015).

Bei V. a. Morbus Cushing und unauffälliger Sella-MRT empfiehlt sich die Durchführung eines Sinus-petrosus-Katheters mit Messung des zentral-peripheren ACTH-Konzentrationsgradienten nach Stimulation mit CRH oder Desmopressin zur weiteren Differenzierung von einem ektopen Cushing (**Empfehlungsgrad A;** Fassnacht et al. 2023; Fleseriu et al. 2021; Nieman et al. 2015).

Bei bilateraler mikro- und makronodulärer Nebennierenhyperplasie empfiehlt sich eine genetische Untersuchung auf entsprechende

Mutationen, z. B. im *PRKAR1A*-Gen (Carney-Komplex) oder *ARMC5*-Gen (primäre bilaterale makronoduläre adrenale Hyperplasie; **Empfehlungsgrad A;** Fassnacht et al. 2023; Fleseriu et al. 2021; Nieman et al. 2015).

6.1.3 Therapie

Die Therapie der 1. Wahl bei ACTH-abhängigem Cushing Syndrom ist die operative Beseitigung der ACTH-Quelle. Bei hypophysär bedingtem Cushing Syndrom (Morbus Cushing) ist dies die operative Entfernung des Hypophysenadenoms über einen transsphenoidalen Zugang (**Empfehlungsgrad A;** Fassnacht et al. 2023; Fleseriu et al. 2021; Nieman et al. 2015; ➤ Kap. 1.3).

Bei einem ACTH-unabhängigen adrenalen Cushing-Syndrom auf dem Boden eines Nebennierenadenoms ist die Therapie der Wahl die laparoskopische unilaterale Adrenalektomie. Ziel der Therapie eines adrenalen Cushing-Syndroms beim seltenen Nebennierenkarzinom ist ebenso der Versuch einer operativen Sanierung.

Bei bilateraler mikronodulärer Hyperplasie der Nebennieren (z. B. bei Carney-Komplex) wird mit einer bilateralen Adrenalektomie behandelt. Bei einer bilateralen makronodulären Hyperplasie wird ebenfalls die bilaterale Adrenalektomie empfohlen, die teilweise als zweizeitiger Eingriff durchgeführt wird, zunächst mit Resektion der größeren Nebenniere, um eine dauerhaft substitutionspflichtige Nebennierenrindeninsuffizienz zunächst zu vermeiden. Beim Nachweis einer aberranten Rezeptorexpression kann im Einzelfall auch eine antagonistische medikamentöse Therapie erfolgen (Fassnacht et al. 2023).

Medikamentöse Therapieoptionen des endogenen Hyperkortisolismus bestehen insbesondere in einer adrenostatischen Therapie mit Metyrapon, Ketoconazol oder Osilodrostat (kortisolsenkende Wirkung insbesondere durch Inhibition der 11β-Hydroxylase). Für die medikamentöse Behandlung des Morbus Cushing können auch Dopamin-Agonisten (z. B. Cabergolin) oder Somatostatin-Analoga (Pasireotid) eingesetzt werden.

MERKE

Nach Beseitigung eines adrenalen Cushing-Syndroms, z. B. bei kortisolproduzierendem Nebennierenadenom, ist postoperativ vom Vorliegen einer substitutionspflichtigen Nebenniereninsuffizenz auszugehen.

6.1.4 Verlaufskontrolle und Prognose

Da die Lebenserwartung von Patienten mit einem unbehandelten Cushing-Syndrom erheblich verkürzt ist, ist eine nach Möglichkeit definitive Therapie indiziert. Nach erfolgreicher chirurgischer Sanierung eines Nebennierenadenoms besteht kein Rezidivrisiko. Bei erfolgreicher chirurgischer Therapie tritt postoperativ eine sekundäre/tertiäre Insuffizienz der Nebennierenrinde (NNR) auf, die viele Monate anhalten kann. In dieser Zeit ist eine Glukokortikoid-Substitutionstherapie obligat (**Empfehlungsgrad A;** Fassnacht et al. 2023; Fleseriu et al. 2021; Nieman et al. 2015). Die Prognose des NNR-Karzinoms ist hingegen in erster Linie abhängig von Initialstadium, Tumorhistologie und Erfolg der Primäroperation im Sinne einer R0-Resektion (➤ Kap. 6.5).

6.2 Primärer Hyperaldosteronismus

6.2.1 Definition

Unter einem primären Hyperaldosteronismus wird die Mehrsekretion von Aldosteron verstanden, die nicht durch Angiotensin II und damit nicht durch eine Aktivierung des Renin-Angiotensin-Aldosteron-Systems (RAAS) bedingt ist.

Als wichtigste **Ursachen** einer autonomen Aldosteronsekretion gelten das einseitige aldosteronproduzierende NNR-Adenom (Conn-Adenom) und die idiopathische bilaterale NNR-Hyperplasie. Letztendlich findet sich jedoch eine große Komplexität der aldosteronproduzierenden Läsionen bei Patienten mit primärem Hyperaldosteronismus. Mehrere aldosteronproduzierende NNR-Adenome können in derselben Nebenniere koexistieren, ebenso können einzelne oder multiple Cluster autonom aldosteronproduzierender Zellen ohne erkennbare Neoplasie uni- oder auch bilateral bestehen.

Makronoduläre Hyperplasien, ein aldosteronproduzierendes NNR-Karzinom und der genetisch determinierte glukokortikoid-reagible Hyperaldosteronismus (familiärer Hyperaldosteronismus Typ I–IV) sind sehr viel seltenere Ursachen eines primären Hyperaldosteronismus (➤ Tab. 6.1).

Seltene **Differenzialdiagnosen** eines primären Hyperaldosteronismus sind Formen der Mineralokortikoid-Hypertonie mit niedrigem Plasma-Aldosteron, die auch als Pseudohyperaldosteronismus bezeichnet werden (➤ Tab. 6.1). Beim „apparenten Mineralokortikoid-Exzess“ liegt ein Defekt der 11β-Hydroxy-Steroiddehydrogenase

Tab. 6.1 Ursachen des primären Hyperaldosteronismus und Differenzialdiagnosen der Mineralokortikoid-Hypertonie

Ursachen eines primären Hyperaldosteronismus	Unilaterales Aldosteron produzierendes Adenom
	Bilaterale diffuse NNR-Hyperplasie
	Uni- o. bilaterale einzelne o. multiple Aldosteronproduzierende Noduli o. Mikronoduli
	Dexamethason-supprimierbarer Hyperaldosteronismus (FH I) o. anderer familiärer Hyperaldosteronismus
	Aldosteronproduzierendes Nebennierenkarzinom (sehr selten)
Differenzialdiagnose Mineralokortikoid-Hypertonie mit erniedrigtem Plasma-Aldosteron (Pseudohyperaldosteronismus; insgesamt selten)	11β-Hydroxylase-Mangel[1]
	17β-Hydroxylase-Mangel[1] • „Apparenter Mineralokortikoid-Exzess“ (11β-OH-Steroiddehydrogenase-Mangel) • Familiär • Erworben (Lakritze, Carbenoxolon)

[1] Bei beiden Enzymdefekten: Desoxycorticosteron ↑

vor, die in der Niere Kortisol zu Kortison abbaut. Hierdurch kann Kortisol vermehrt am Mineralokortikoid-Rezeptor und identisch wie Aldosteron wirken.

6.2.2 Diagnostik

Die klassischen Leitsymptome sind arterielle Hypertonie mit gleichzeitiger Hypokaliämie und metabolischer Alkalose. Durch den Einsatz empfindlicher Screening-Parameter hat der Anteil an Patienten mit normalen Kaliumwerten (normokaliämisches Conn-Syndrom) deutlich zugenommen. Diese Patienten sind i. d. R. klinisch nicht von solchen mit essenzieller Hypertonie zu unterscheiden.

Als Indikationen für ein Screening auf einen primären Hyperaldosteronismus gelten eine schwere (Grad 2 und 3) oder therapieresistente Hypertonie, eine kontrollierte Hypertonie unter Einsatz von mind. 3 Antihypertensiva, eine Hypertonie bei Patienten mit einer zufällig entdeckten Raumforderung der Nebenniere und hypertensive Patienten mit einer spontanen oder diuretikainduzierten Hypokaliämie oder einem Schlafapnoe-Syndrom. Außerdem sollten Hypertonie-Patienten mit erstgradigen Verwandten mit einem primären Hyperaldosteronismus oder einer positiven Familienanamnese auf eine früh eintretende Hypertonie (< 40 J.) gezielt untersucht werden (Fassnacht et al. 2018).

Bei primär erhöhter adrenaler Aldosteronsekretion ist die Reninaktivität über verschiedene Rückkopplungsmechanismen vermindert. Die Kombination von erniedrigter bzw. nicht messbarer Reninkonzentration mit pathologisch erhöhtem Plasma-Aldosteron ist daher für einen primären Hyperaldosteronismus beweisend. In den letzten Jahren wurde als Screening-Test für den primären Hyperaldosteronismus deshalb der Aldosteron-Renin-Quotient (ARQ) etabliert. Zu beachten ist der Einfluss vieler Antihypertensiva auf den ARQ. Da durch die höhere Sensitivität des Screening-Tests die Rate der falsch pathologischen Testergebnisse ansteigt, ist zudem ein Bestätigungstest zur Diagnosesicherung erforderlich. Die Bestätigung erfolgt durch Funktionstests wie den Kochsalzbelastungstest oder den Captopril-Test. Im Gegensatz zur essenziellen Hypertonie ist bei Patienten mit primärem Hyperaldosteronismus mit einem fehlenden Abfall des Plasma-Aldosterons zu rechnen (Fassnacht et al. 2018).

Da sich die Behandlung der verschiedenen Formen unterscheidet (z. B. operative Entfernung eines Conn-Adenoms bzw. lebenslange medikamentöse Therapie mit Mineralokortikoid-Antagonisten bei bilateraler Hyperplasie), muss nach Sicherung der Diagnose der zugrunde liegende Subtyp ermittelt werden. In der Differenzialdiagnostik ist die konventionelle Bildgebung (MRT/Dünnschicht-CT der Nebennieren) nur eingeschränkt hilfreich. Kleine Raumforderungen können der Bildgebung entgehen und koinzidente hormoninaktive Tumoren der Nebenniere können irreführende Befunde liefern. Als Goldstandard der Differenzialdiagnostik wird daher für die Identifizierung einer operativ angehbaren unilateral dominanten Aldosteronmehrsekretion die Durchführung einer selektiven Nebennierenvenenblutentnahme erachtet (**Empfehlungsgrad A;** Funder et al. 2016). Hierbei erfolgt der Nachweis bzw. der Ausschluss eines Aldosterongradienten zur Lokalisation der Aldosteronquelle. Da die selektive Katheterisierung sehr schwierig und daher oftmals nicht erfolgreich ist, sollte diese invasive Diagnostik spezialisierten Zentren mit einem geübten interventionell tätigen Radiologen vorbehalten sein. Als nichtinvasive Alternative zum Nebennierenvenenkatheter wird an spezialisierten Zentren auch die CXCR4-gerichtete PET-Bildgebung eingesetzt, die jedoch weniger gut etabliert ist.

Wegweisend für die Diagnostik des apparenten Mineralokortikoid-Exzesses ist die Konstellation der Hypokaliämie bei supprimiertem Renin und supprimiertem Aldosteron. Die Diagnose des Dexamethason-supprimierbaren Hyperaldosteronismus wird durch den Nachweis des chimären Gens mit einer PCR-Diagnostik gestellt. Auch andere genetisch bedingte Formen können inzwischen im Verdachtsfall gezielt genetisch untersucht werden.

6.2.3 Therapie

Therapie der Wahl bei einem aldosteronproduzierenden Adenom ist die einseitige minimalinvasive endoskopische Entfernung des Nebennierenadenoms (**Empfehlungsgrad A;** Funder et al. 2016). Präoperativ wird der Patient mit Spironolacton über 4 Wo. vorbehandelt, um den postoperativen Hypoaldosteronismus bedingt durch eine Suppression des gesunden Glomerulosagewebes zu vermeiden.

Bei der bilateralen Hyperplasie ist die Therapie konservativ mit einer dauerhaften Gabe von Spironolacton mit einer Dosis von i. d. R. 25–75 mg/d (**Empfehlungsgrad A;** Funder et al. 2016). Limitierend sind die Nebenwirkungen, v. a. Gynäkomastie, Impotenz und Zyklusstörungen, die bei 10–20 % der Patienten eintreten. Der selektive Mineralokortikoid-Antagonist Eplerenon zeichnet sich durch eine geringere Nebenwirkungsrate aus und wird gemäß der Stellungnahme des Gemeinsamen Bundesausschusses (März 2024) bei der Indikation primärer Hyperaldosteronismus erstattet, sofern eine Therapie mit Spironolacton nicht möglich ist. Eine Kombination von Mineralokortikoid-Antagonisten und anderen Antihypertensiva ist möglich und häufig erforderlich.

6.2.4 Therapiekontrolle und Prognose

Insbesondere unter Mineralokortikoid-Rezeptor-Antagonisten ist eine mindestens jährliche Verlaufskontrolle wichtig. Ziel sind eine suffiziente Blutdruckkontrolle, normwertige Kaliumwerte und ein normwertiges Renin. Bei persistierend niedrigem Reninwert muss eine Dosiserhöhung des Mineralokortikoid-Rezeptor-Antagonisten erwogen werden. Nach Operation eines aldosteronproduzierenden Adenoms sind zwischen einem und zwei Drittel der Patienten normotensiv, in den restlichen Fällen kann zumindest mit einer Verbesserung der Blutdruckwerte gerechnet werden. Praktisch alle Patienten mit einer hypokaliämischen Verlaufsform sind bei korrekter Diagnose nach dem Eingriff nicht mehr substitutionspflichtig. In ca. 5 % der Fälle tritt trotz Vorbehandlung ein postoperatives Aldosterondefizit auf, sodass eine Überwachung des Serum-Kaliums vonnöten ist. Im Einzelfall kann zudem aufgrund einer Co-Sekretion von Kortisol eine postoperative Nebenniereninsuffizienz auftreten.

6.3 Androgen-/östrogenproduzierende Nebennierentumoren

6.3.1 Definition und Basisinformation

Androgenproduzierende Tumoren sind außerordentlich selten; sie werden ohne Bevorzugung eines bestimmten Lebensalters gefunden. Bei Jungen können die Tumoren zur Pseudopubertas praecox, bei Mädchen zur verfrühten Pubertät führen. Bei Frauen findet sich eine zunehmende Virilisierung mit ausgeprägtem Hirsutismus. Bei Männern werden diese Tumoren sehr selten diagnostiziert, da hier auch die phänotypischen Veränderungen (Virilisierung) weniger auffallen. Die Tumoren können benigne sein, sind jedoch zu einem signifikanten Anteil maligne. Eine Co-Sekretion von Kortisol ist häufig. In diesen Fällen besteht eine sehr hohe Wahrscheinlichkeit für das Vorliegen eines NNR-Karzinoms.

Östrogenproduzierende Tumoren sind ebenfalls außerordentlich selten. Bei Männern führen sie zu einer Gynäkomastie, bei Mädchen zur isosexuellen Pseudopubertas praecox. Bei Männern werden sie aufgrund von Beschwerden wie z. B. Gynäkomastie, Potenzstörungen, Verkleinerung der Hoden festgestellt.

6.3.2 Diagnostik

6

Anamnese und einige wesentliche klinische Symptome sind oben dargestellt. Die biochemische Diagnostik beruht auf der Bestimmung zirkulierender Androgene und Östrogene. Zur Sicherung einer Co-Sekretion von Kortisol muss an die Durchführung des Dexamethason-Kurztests gedacht werden.

Die **Lokalisationsdiagnostik** umfasst in erster Linie das Dünnschicht-CT der Nebennieren, bei den extrem seltenen Formen eines ektop gelegenen β-HCG-produzierenden Tumors kann auch ein Octreotid-Szintigramm durchgeführt werden. Differenzialdiagnostisch ist bei Frauen an androgenproduzierende Ovarialtumoren zu denken. In Einzelfällen ist neben der Bildgebung eine invasive Katheterdiagnostik zur Lokalisation der Androgenquelle in Erwägung zu ziehen.

6.3.3 Therapie

Die Therapie besteht in der Adrenalektomie. Bei auch kortisolproduzierenden Tumoren muss postoperativ bis zur Erholung der kortikotropen Achse Hydrocortison p. o. appliziert werden.

6.4 Inzidentalome

6.4.1 Definition und Basisinformationen

Unter einem Inzidentalom der Nebenniere versteht man eine Nebennnierenraumforderung, die zufällig im Rahmen eines zu anderen Zwecken geplanten bildgebenden Verfahrens festgestellt wurde. Der Begriff beschreibt noch keine finale Diagnose. Nebenniereninzidentalome umfassen ein breites Diagnosespektrum adrenokortikaler, adrenomedullärer und nichtadrenaler Tumoren. In ca. 80 % der Fälle liegt ein Nebennierenadenom vor, von denen die meisten hormoninaktiv sind. Bei Patienten mit malignen Grunderkrankungen sind Metastasen eine häufige Diagnose. Die Adenomprävalenz in der NNR steigt mit dem Alter an. Autopsiestudien konnten Nebennierentumoren in ca. 2 % (1,0–8,7 %) aller Fälle nachweisen (Fassnacht et al. 2023). In Computertomographie-Studien fand sich eine Prävalenz von bis zu 3 % bei Erwachsenen > 50 J. und bis zu 10 % bei Erwachsenen > 80 J. (Fassnacht et al. 2023). Dies würde bedeuten, dass in Deutschland etwa 800.000 Personen einen in der Schnittbildgebung darstellbaren Nebennierentumor aufweisen (Fassnacht et al. 2023).

6.4.2 Symptomatik und klinisches Bild

Hormoninaktive Nebennierenadenome sind i. d. R. asymptomatisch. Hormonaktive Nebennierenraumforderungen können je nach Art der Hormonsekretion Symptome eines Cushing-Syndroms, eines primären Hyperaldosteronismus, eines Phäochromozytoms oder einer Hyperandrogenämie hervorrufen.

6.4.3 Diagnostik

Für das therapeutische Prozedere (Tumorresektion oder konservatives Management) sind die Klärung eines Hormonexzesses und die Einschätzung des Malignitätsrisikos relevant. Generell gilt, dass zum Zeitpunkt der Erstdiagnose eines Inzidentaloms die Frage der Dignität definitiv geklärt werden sollte, um weitere Verlaufsbildgebungen mit der damit für den Patienten verbundenen Unsicherheit möglichst zu vermeiden. Eine exakte anamnestische Befragung und klinische Untersuchung sind notwendig, um gezielt Zeichen einer vermehrten adrenalen Hormonsekretion zu erkennen. Ziel der endokrinen Diagnostik ist der Nachweis einer adrenalen Hypersekretion im Sinne eines primären Hyperaldosteronismus, eines Hyperkortisolismus oder eines Katecholamin-Exzesses. Beim V. a. Vorliegen eines Nebennierenkarzinoms erfolgt zusätzlich die Bestimmung der Sexualhormone (Androgene/Androgenvorläufer und Östrogene). Die endokrinologische Diagnostik erfolgt dabei in mehreren Stufen (➤ Tab. 6.2).

Ziel sollte es sein, die bildgebende Diagnostik (➤ Abb. 6.2) bereits bei der ersten Abklärung voll auszunutzen (CT nativ, ggf. ^{18}F-FDG-PET bei nicht eindeutigen Befunden in der konventionellen Bildgebung). Bei den bildgebenden Verfahren sind Kernspin- und Computertomographie (CT) als prinzipiell gleichwertig zu erachten. Bei der Differenzierung maligner vs. benigner Tumoren erfolgt die Bestimmung der Dichtewerte zunächst im nativen CT in Hounsfield-Einheiten (HU). Im nativen CT wird ein Cut-off-Wert von 10 HU angewandt, wobei Werte < 10 HU für das Vorliegen einer benignen Raumforderung sprechen. Liegt im nativen CT eine Dichte < 10 HU vor, ist eine weitere Abklärung bzgl. der Dignität unabhängig von der Tumorgröße nicht erforderlich (**Empfehlungsgrad A;** Fassnacht et al. 2023). In der Kernspintomographie

Tab. 6.2 Endokrinologische Diagnostik beim Nebenniereninzidentalom (**Empfehlungsgrad A;** Fassnacht et al. 2023)

Stufe	Diagnostik
Hormon-Basisdiagnostik[1]	1. Metanephrine im Plasma o. 24-h-Urin 2. Serum-Kortisol im Dexamethason-Kurztest (1 mg Dexamethason um 23 Uhr p. o., Blutentnahme am Folgetag um 8 Uhr) 3. Aldosteron-Renin-Quotient bei hypertensiven Patienten 4. Sexualsteroide im Serum bei klinischen Zeichen eines Sexualhormonexzesses o. bildmorphologisch malignitätssuspektem Befund (Testosteron, DHEA-S, Androstendion, 17-OH-Progesteron, Östradiol)
Dignitätsabklärung	Natives CT mit Bestimmung der Hounsfield Units (HU) o. MRT mit Chemical Shift Bei V. a. Nebennierenkarzinom vollständiges Staging, ggf. ^{18}F-FDG-PET

[1] Weiterführende Diagnostik bei auffälliger Hormon-Basisdiagnostik ➤ Kap. 6.8 (Phäochromozytom), ➤ Kap. 6.1 (Hyperkortisolismus) und ➤ Kap. 6.2 (Primärer Hyperaldosteronismus)

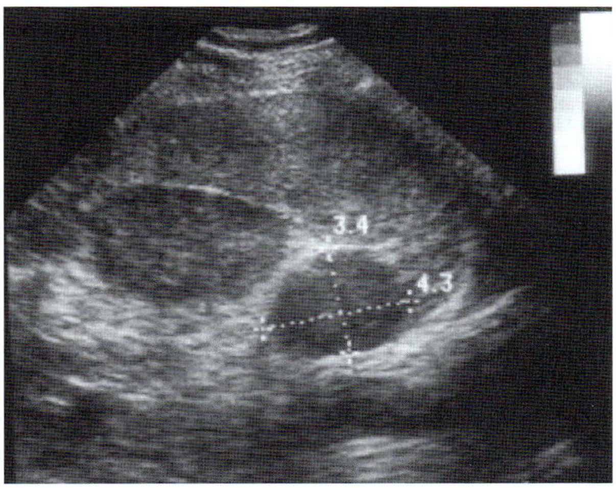

Abb. 6.2 Ultraschall der linken Nebenniere mit Inzidentalom (Markierung), links, oberer Nierenpol, kranial Milz [M889]

zeigen Adenome in T2-gewichteten Aufnahmen eine niedrigere Signalintensität als Nichtadenome und zeichnen sich durch eine schnelle Aufnahme und ein schnelles Auswaschen von Kontrastmittel sowie durch einen Signalverlust im Opposed-Phase-Bild aus. Maligne Raumforderungen weisen einen höheren Flüssigkeitsgehalt auf und erscheinen hyperintens in T2-gewichteten Bildern im Vergleich zur Leber, während sie hypo- bis isointens in T1-gewichteten Bildern sind. Sie weisen zudem eine starke Kontrastmittelaufnahme mit verzögertem Wash-out auf. Die Chemical-Shift-Bildgebung ermöglicht eine weitere Differenzierung zwischen Adenom und Nichtadenom.

Das weitere Vorgehen bei Tumoren mit einer Dichte > 10 HU im nativen CT hängt von der Größe und Homogenität des Tumors ab (➤ Abb. 6.3).

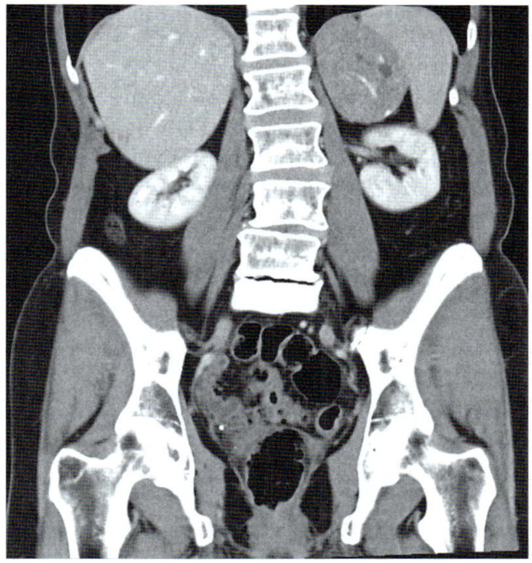

Abb. 6.3 Inzidentalom der linken Nebenniere [P1176]

Eine nuklearmedizinische Bildgebung mittels ^{18}F-FDG-PET kann bei V. a. einen malignen Tumor zusätzliche Informationen erbringen. Es muss jedoch berücksichtigt werden, dass ^{18}F-FDG keinen spezifischen Marker darstellt und z. B. auch inflammatorische Prozesse, Phäochromozytome und viele Nebennierenadenome eine erhöhte FDG-Aufnahme aufweisen. Ein Abgleich mit einer parallel durchgeführten CT (^{18}F-FDG-PET-CT) erlaubt eine erweiterte Beurteilung (Fassnacht et al. 2023).

Die Biopsie stellt keine Standarddiagnostik dar. Sie kann bei inoperablem Befund und nach sicherem Ausschluss eines Phäochromozytoms zur histologischen Klärung und weiteren Therapieplanung erfolgen (**Empfehlungsgrad A;** Fassnacht et al. 2023).

6.4.4 Therapie

Endokrin aktive und/oder malignomverdächtige Tumoren werden grundsätzlich operativ entfernt. Eine Ausnahme stellt die milde autonome Kortisolsekretion dar (MACS). Die Entscheidung hinsichtlich einer operativen Entfernung wird individuell getroffen und unter Berücksichtigung von Begleitmorbiditäten wie arterielle Hypertonie, Diabetes mellitus Typ 2 oder Osteoporose, die potenziell mit einem Hyperkortisolismus assoziiert sind. Je nachdem können zunächst klinische und laborchemische Verlaufskontrollen oder eine niedrig dosierte adrenostatische medikamentöse Behandlung erfolgen.

MERKE

Eine milde autonome Kortisolsekretion (MACS) wird durch einen pathologischen 1-mg-Dexamethason-Hemmtest (Kortisol > 1,8 µg/dl) ohne eindeutige klinische Cushing-Symptomatik definiert. Patienten mit MACS sollen auf arterielle Hypertonie, DM Typ 2 und Osteoporose untersucht werden (**Empfehlungsgrad A;** Fassnacht et al. 2023).

Bei endokrin inaktiven Tumoren, die in der Bildgebung eindeutig benigne erscheinen, besteht keine Operationsindikation, das Vorgehen beschränkt sich auf klinische Verlaufskontrollen.

6.4.5 Nachsorge

Im Verlauf bleiben die meisten Nebennierentumoren weitgehend größenkonstant. Das Risiko, bei initial fehlendem Nachweis einer endokrinen Aktivität im Verlauf einen manifesten Hormonexzess zu entwickeln, liegt bei < 0,3 % (Fassnacht et al. 2023).

6.5 Nebennierenrindenkarzinom

6.5.1 Definition und Basisinformation

Das NNR-Karzinom ist ein insgesamt sehr seltener Tumor mit einer Inzidenz von ca. 1–2/1 Mio. Einwohner/J. Das NNR-Karzinom ist in seinem Verlauf heterogen und umfasst hochdifferenzierte Tumoren bis hin zu entdifferenzierten rasch wachsenden Malignomen. Vorhandensein und Ausmaß einer endokrinen Aktivität sind ebenfalls variabel. Häufig findet sich eine Sekretion von Kortisol und/oder Sexualsteroiden, deutlich seltener ein Aldosteronexzess. Der Tumor tritt überwiegend im frühen Kindesalter sowie im 4. und 5. Lebensjahrzehnt auf. Neben dem Tumorstadium ist die Bestimmung des Ki67-Index für die prognostische Einschätzung relevant. Die Stadieneinteilung erfolgt nach der ENSAT-Klassifikation (➤ Tab. 6.3).

6.5.2 Symptomatik und klinisches Bild

Bei signifikanter endokriner Aktivität stehen bei Frauen häufig die Zeichen der Virilisierung im Vordergrund. Daneben können die Symptome eines Cushing-Syndroms bestehen. Bei Männern kann eine Gynäkomastie vorliegen. Hormoninaktive Tumoren werden oft inzidentell oder im Rahmen der Abklärung unspezifischer Symptome wie Rückenschmerzen oder B-Symptomatik diagnostiziert.

Tab. 6.3 Stadieneinteilung des NNR-Karzinoms (ENSAT-Klassifikation[1])

Stadium	TNM
I	T1, N0, M0
II	T2, N0, M0
III	T1–T2, N1, M0 T3–T4, N0–N1, M0
IV	T1–T4, N0–N1, M1

T1: Tumor ≤ 5 cm; T2: Tumor > 5 cm; T3: Tumor mit Infiltration in umliegendes Gewebe; T4: Tumor mit Infiltration in umliegende Organe o. Tumorthrombus in V. cava o. Nierenvene
N0: keine Lymphknotenbeteiligung; N1: Lymphknotenbeteiligung
M0: keine Metastasierung; M1: Metastasierung

[1] ENSAT = European Network for the Study of Adrenal Tumors

6.5.3 Diagnostik

In der **biochemischen** Diagnostik (Fassnacht et al. 2018; Fassnacht et al. 2023) gelten die genannten Regeln der endokrinen Diagnostik eines NNR-Tumors (➤ Tab. 6.2). Ziel der basalen Hormondiagnostik ist die Identifizierung möglicher Tumormarker.

Ein NNR-Karzinom kann mit den konventionell **bildgebenden Verfahren** CT und MRT vergleichbar gut dargestellt werden (Fassnacht et al. 2018; Fassnacht et al. 2023). Eine Schnittbildgebung von Thorax und Abdomen ist zum Primär-Staging, zur Klärung einer Metastasierung erforderlich. In Zweifelsfällen sollte eine ^{18}F-FDG-PET eingesetzt werden. Aus der Bildgebung zusammen mit dem operativen/histologischen Befund ergibt sich das initiale Tumorstadium. Präoperativ muss ein Phäochromozytom ausgeschlossen werden, das sich allein anhand der Bildgebung nicht mit Sicherheit von einem NNR-Karzinom unterscheiden lässt (**Empfehlungsgrad A;** Fassnacht et al. 2018; Fassnacht et al. 2023).

6.5.4 Therapie

Die Behandlung von Patienten mit einem NNR-Karzinom erfordert aufgrund der Seltenheit der Erkrankung die Koordination durch ein spezialisiertes Zentrum in interdisziplinärer Zusammenarbeit. Sofern eine R0-Resektion angestrebt werden kann, sollte prinzipiell eine operative Therapie erfolgen (Fassnacht et al. 2018). Dies kann auch mit dem Ziel einer Tumormassenreduktion geschehen, insbesondere, wenn ein Hormonexzess hierdurch gelindert werden kann. Die operative Therapie stellt nach wie vor den einzigen kurativen Ansatz dar.

Die **medikamentöse** Therapie umfasst im Tumorstadium IV als Standard die Gabe von Mitotane (Fassnacht et al. 2018). Dieses Medikament wirkt adrenolytisch und führt zur Zerstörung von Nebennierengewebe mit konsekutiver Nebenniereninsuffizienz sowie zur Hemmung der Steroidproduktion. Bei metastasierter Erkrankung wird die Mitotane-Therapie mit einer Polychemotherapie (in erster Linie Etoposid + Doxorubicin + Cisplatin) kombiniert (Fassnacht et al. 2018). Lokale Rezidive treten in > 50 % der Fälle auf. Eine adjuvante Therapie mit Mitotane auch nach R0-Resektion wird bei einem Ki67-Index des Tumorgewebes > 10 % zur Senkung des Rezidivrisikos befürwortet.

Lokaltherapeutische Maßnahmen wie eine Bestrahlung von Tumorherden können die medikamentöse Therapie ergänzen. Eine Bestrahlung des Tumorbetts ist auch bei unvollständiger Entfernung des Tumors zu erwägen (40–55 Gy über 4–6 Wo.).

6.5.5 Verlaufskontrolle und Prognose

Verlaufsbeobachtungen mit basaler Hormondiagnostik und Bildgebung werden entsprechend der Therapieprotokolle alle 8–12 Wo. durchgeführt (Fassnacht et al. 2018). Bei Patienten unter einer Therapie mit Mitotane muss der Blutspiegel kontrolliert (Zielspiegel 14–20 mg/dl) und die Dosis ggf. angepasst werden. Auf eine ausreichende Hydrocortison-Substitution unter einer Mitotane-Therapie ist zu achten. Die Substitutionsdosis liegt hier aufgrund der

Induktion von CYP3A4 durch Mitotane etwa doppelt so hoch (ca. 50–60 mg/d Hydrocortison) wie bei einer konventionellen Substitutionstherapie eines Patienten mit Morbus Addison. Die Prognose des NNR-Karzinoms ist variabel in Abhängigkeit vom Differenzierungsgrad des Tumors und vom Ausgang der Erstoperation. Für die einzelnen ENSAT-Stadien werden folgende 5-Jahres-Überlebenszeiten angegeben: Stadium I 80 %, Stadium II 60 %, Stadium III 50 %, Stadium IV < 15 % (Fassnacht et al. 2009).

6.6 Primäre Nebennierenrinden-insuffizienz

6.6.1 Definition und Basisinformation

Als primäre Nebennierenrindeninsuffizienz (NNR-Insuffizienz) wird der Verlust der NNR-Funktion durch Zerstörung der Zona glomerulosa und der Zona fasciculata mit daraus entstehendem Mangel an Glukokortikoiden (Kortisol) und Mineralokortikoiden (Aldosteron) bezeichnet.

Die primäre NNR-Insuffizienz gehört mit einer Prävalenz von 10–20/100.000 zu den seltenen Erkrankungen (Bornstein et al. 2016; Hahner et al. 2021). Das Durchschnittsalter bei Erstdiagnose beträgt 20–50 J. (Bornstein et al. 2016; Hahner et al. 2021). Frauen und Personen mit anderen autoimmunbedingten Erkrankungen sind häufiger betroffen (Bornstein et al. 2016; Hahner et al. 2021).

Die häufigste Ursache der primären NNR-Insuffizienz in Industrieländern ist eine Autoimmunadrenalitis (80–90 % der Fälle). Diese entsteht durch die Bildung von Antikörpern gegen das Enzym 21-Hydroxylase, welches an der Synthese von Steroidhormonen beteiligt ist. Die Autoimmunadrenalitis kann isoliert oder in Verbindung mit anderen Autoimmunerkrankungen endokriner und nichtendokriner Organe im Rahmen eines polyglandulären Autoimmunsyndroms auftreten (➤ Tab. 6.4). Am häufigsten werden im Verlauf Autoimmunthyreopathien (Hashimoto Thyreoiditis oder Morbus Basedow), ein Diabetes mellitus Typ 1 oder eine primäre Ovarialinsuffizienz (im Sinne eines polyglandulären Autoimmunsyndroms Typ II) diagnostiziert.

Sonstige, seltenere Ursachen einer primären NNR-Insuffizienz wie eine infektiöse Adrenalitis (z. B. im Rahmen einer Tuberkulose – häufigste Ursache in Entwicklungsländern), Meningokokkensepsis (Waterhouse-Friderichsen-Syndrom), Nebennierenblutungen, iatrogene (bilaterale Adrenalektomie, Immuncheckpoint Inhibitoren) oder genetische Ursachen (z. B. Adrenoleukodystrophie) sind in ➤ Tab. 6.5 aufgeführt.

Tab. 6.4 Polyglanduläre Autoimmunsyndrome in Kombination mit NNR-Insuffizienz – Phänotyp und Ätiologie (Hahner et al. 2021)

Polyglanduläres Autoimmun-syndrom	Phänotyp	Ursache
Typ I	Primäre NNR-Insuffizienz, Hypoparathyreoidismus, prämature Ovarialinsuffizienz, chronische mukokutane Candidose	Mutationen im *AIRE*-Gen (Chromosom 21)
Typ II	Primäre NNR-Insuffizienz, Hypo-/Hyperthyreose, prämature Ovarialinsuffizienz, Diabetes mellitus Typ 1, Vitiligo, Autoimmungastritis (perniziöse Anämie), Zöliakie	Assoziation mit HLA-Komplex (Chromosom 6), *CTLA-4*-Gen

6.6.2 Symptomatik und klinisches Bild

Die klinischen Symptome der NNR-Insuffizienz sind überwiegend unspezifisch und Ausdruck des Glukokortikoidmangels, des Mineralokortikoid-Mangels und einer verminderten DHEA-Sekretion mit Abnahme der zirkulierenden Androgene (➤ Tab. 6.6).

Tab. 6.5 Nicht autoimmunbedingte Ursachen der NNR-Insuffizienz (Hahner et al. 2021)

Ursache	Pathogenese
Infektiöse Adrenalitis	Bakteriell (Tuberkulose, Neisseria meningitidis), viral (HIV, HSV, CMV), Mikosen *(Pneumocystis jirovecii)*
Tumoren	Beidseitige infiltrative NN-Tumoren (Metastasen insbes. von Mamma-, Nieren-, Lungenkarzinom) o. bds. Lymphome
Einblutung	Antiphospholipid-Syndrom, Antikoagulanzien, disseminierte intravasale Gerinnung (DIC)
Iatrogen	Bilaterale Adrenalektomie Medikamente: • Steroid-Inhibitoren (Metyrapon, Osilodrostat, Ketokonazol, Mitotane etomidat) • Immuncheckpoint-Inhibitoren • CYP3A4-Induktoren (Rifampicin, Phenytoin, Barbiturate, Carbamazepin)
Infiltrative Erkrankungen	Sarkoidose, Amyloidose, Hämochromatose, Histiozytose
Genetisch	AGS (21-Hydroxylase-Mangel), Adrenoleukodystrophie (X-chromosomal-rezessiv), familiärer Glukokortikoid-mangel (ACTH-Insensitivität)

Tab. 6.6 Symptome und Laborauffälligkeiten

Hormon	Symptome	Allgemeine Laborauffälligkeiten
Glukokortikoide (Kortisol)	Adynamie Appetitlosigkeit/Gewichtsverlust, Übelkeit/Erbrechen Hypotonie Hypoglykämie Muskel-/Gelenkschmerzen, Dunkelpigmentierung der Haut	Hyponatriämie Hypoglykämie Anämie Lymphozytose, Eosinophilie
Mineralokortikoide (Aldosteron)	Orthostatische Hypotonie, Salzhunger	Hyponatriämie, Hyperkaliämie
Androgene (DHEAS)	Bei Frauen: Verlust der Sekundärbehaarung, Beeinträchtigung der Libido	

Die charakteristische Dunkelpigmentierung der Haut kommt bei einem Teil der Patienten mit primärer Nebenniereninsuffizienz vor und ist eine Folge der gegenregulatorisch erhöhten Freisetzung von melanozytenstimulierenden Peptiden, v. a. α-MSH, bei der Spaltung von ACTH aus der Vorstufe Proopiomelanocortin (POMC).

MERKE

Der Allgemeinzustand der Patienten kann sich schleichend über Monate/Jahre oder in kurzer Zeit verschlechtern, abhängig von der zeitlichen Entwicklung des Hormonmangels. Häufig werden die Patienten im Rahmen einer Nebennierenkrise diagnostiziert.

6.6.3 Diagnostik

Die endokrinologische Diagnostik umfasst die Messung der Basalwerte von ACTH, Kortisol, Aldosteron und Renin (diagnostische Paare) sowie die Durchführung eines ACTH-Stimulationstests (**Empfehlungsgrad A;** Bornstein et al. 2016; Hahner et al. 2021). Die Bestimmung der basalen ACTH- und Kortisolwerte soll bei klinisch stabilem Patienten idealerweise morgens erfolgen. Der ACTH-Stimulationstest prüft die Stimulation der Kortisolsekretion nach i. v. Gabe einer supraphysiologischen Menge an ACTH (250 µg synthetisches ACTH 1–24, Synacthen®). Bei NNR-Insuffizienz findet sich ein endogen erhöhtes ACTH (> 2-Fache des oberen Normwerts), ein niedriges basales Kortisol (< 5 µg/dl) sowie eine unzureichende Stimulierbarkeit der Kortisolfreisetzung auf < 18 µg/dl. Darüber hinaus findet sich typischerweise eine erniedrigte (oder niedrig normale) Konzentration des Serum-Aldosterons bei gleichzeitig erhöhter Plasma-Renin-Konzentration sowie ein erniedrigter DHEA-S Spiegel.

Bei eindeutiger Klinik und eindeutiger Basaldiagnostik (erhöhtes ACTH, niedriges Kortisol) kann auf den ACTH-Test verzichtet werden (**Empfehlungsgrad A;** Bornstein et al. 2016; Hahner et al. 2021).

MERKE

Bei einem dringenden klinischen V. a. eine NNR-Insuffizienz und reduzierten Allgemeinzustand sollte zur Vermeidung einer potenziell lebensbedrohlichen Nebennierenkrise unverzüglich eine Substitutionstherapie mit Glukokortikoiden (Hydrocortison) eingeleitet werden, noch bevor diagnostische Maßnahmen erfolgen (**Empfehlungsgrad A;** Bornstein et al. 2016; Hahner et al. 2021). Die Diagnostik sollte unmittelbar nach Erreichen einer klinischen Stabilisierung durchgeführt werden. Aufgrund der kurzen Halbwertszeit von Hydrocortison genügt vor der Diagnostik eine Therapiepause von 8–12 h.

Der Nachweis von Autoantikörpern gegen das Enzym 21-Hydroxylase gelingt in 40–80 % der Fälle. Bei männlichen Patienten mit primärer NNR-Insuffizienz und fehlendem Nachweis von Autoantikörpern soll eine Bestimmung der langkettigen Fettsäuren im Blut erfolgen, um eine Adrenoleukodystrophie auszuschließen bzw. nachzuweisen (**Empfehlungsgrad A;** Bornstein et al. 2016; Hahner et al. 2021).

Eine neu diagnostizierte primäre NNR-Insuffizienz ohne Anhalt für eine Autoimmunerkrankung oder eine Adrenoleukodystrophie soll bildmorphologisch mittels CT oder MRT abgeklärt werden (**Empfehlungsgrad A;** Bornstein et al. 2016; Hahner et al. 2021). Es sollen insbesondere malignitätsverdächtige Nebennierenraumforderungen, Einblutungen oder eine infektiöse Adrenalitis ausgeschlossen werden. Bei klinischem V. a. eine tuberkulöse Adrenalitis kann initial eine Vergrößerung der Drüsen mit zystoiden Arealen und verkäsenden Nekrosen nachgewiesen werden, später eine Atrophie und Verkalkung.

6.6.4 Therapie

Die primäre NNR-Insuffizienz bedarf einer lebenslangen Substitution mit Glukokortikoiden und Mineralokortikoiden (**Empfehlungsgrad A;** Bornstein et al. 2016; Hahner et al. 2021). Für die Substitution des Glukokortikoidmangels wird Hydrocortison bevorzugt. Hydrocortison ist ein kurz wirksames Glukokortikoidpräparat, welches dem körpereigenen Kortisol entspricht (**Empfehlungsgrad A;** Bornstein et al. 2016; Hahner et al. 2021). Der durchschnittliche tägliche Substitutionsbedarf beträgt 15–25 mg Hydrocortison. Zur Nachahmung der physiologischen zirkadianen Kortisolsekretion werden i. d. R. die Hälfte bis zwei Drittel der Tagesdosis am Morgen und der Rest mittags und ggf. nachmittags gegeben (z. B. 15 mg morgens und 5 mg mittags oder 10 mg morgens, 5 mg mittags und 5 mg nachmittags).

Ein einmalig morgens zu verabreichendes Hydrocortison-Präparat mit zweistufiger Wirkstofffreisetzung (Plenadren®) ist seit 2012 in Deutschland ebenfalls verfügbar. Plenadren besteht aus einer Hülle eines sofort verfügbaren Hydrocortisons und einem Kern (retardierter Anteil), welcher sich langsam über den Tag auflöst. Unter Plenadren wurden eine Verbesserung kardiovaskulärer Risikoparameter (Blutdruck, Gewicht, Lipidprofil, HbA1c), physiologischere Immunzellprofile und eine Verbesserung der Fatigue-Symptomatik beobachtet (Boesen et al. 2021; Isidori et al. 2018; Venneri et al. 2018). Die Umstellung von konventionellem Hydrocortison auf Plenadren erfolgt auf Basis einer individuellen Einschätzung, welche Aspekte wie die klinische Stabilität, bestehende kardiovaskuläre Begleiterkrankungen oder Belastbarkeit im Alltag berücksichtigen soll.

Weniger üblich ist die Substitution mit lang wirksamen Glukokortikoidpräparaten wie Prednisolon aufgrund der unphysiologisch langen Wirkung bis am späten Abend oder in der Nacht, welche ungünstige metabolische Nebenwirkungen (Gewichtszunahme, Bluthochdruck, Hyperlipidämie, verminderte Knochendichte) hervorrufen kann (**Empfehlungsgrad A;** Bornstein et al. 2016; Hahner et al. 2021).

Die Stärke, Wirkungsdauer und Dosierung verschiedener Glukokortikoidpräparate ist ➤ Tab. 6.7 zu entnehmen.

Die Mineralokortikoidsubstitution erfolgt durch Fludrocortison in einer Dosis von 0,05–0,2 mg/d (**Empfehlungsgrad A;** Bornstein et al. 2016; Hahner et al. 2021).

Tab. 6.7 Verfügbare Präparate für die Substitution mit Glukokortikoiden

Glukokortikoidpräparat	Dosis	Wirkstärke	Wirkdauer [h]
Hydrocortison	15–25 mg/d (zB 15-10-0)	1	6
Hydrocortison mit veränderter Wirkstofffreisetzung (Plenadren®)	20–25 mg/d (einmalig morgens)	~ 0,8	12
Prednison	3–5 mg/d (einmalig morgens)	~ 5–6	24
Hydrocortison mit verzögerter Wirkstofffreisetzung (Efmody®) Nur für AGS zugelassen	15–25 mg/d (⅔ der Dosis abends, ⅓ der Dosis morgens)	1	6

Der Ersatz der adrenalen Androgene gehört bisher nicht zur Standardtherapie der NNR-Insuffizienz. Die endogene DHEA-Sekretion kann durch p. o. Gabe von 25–50 mg DHEA 1 ×/d bei Zeichen eines Androgenmangels (reduzierte Libido, depressive Stimmung, Fatigue) im Rahmen eines individuellen Off-Label-Therapieeinsatzes ausgeglichen werden (Bornstein et al. 2016; Arlt, Allolio 2003; Hahner et al. 2021).

MERKE

Die Hydrocortison-Dosis muss in Stresssituationen, deren Glukokortikoidbedarf durch die übliche Substitution nicht abgedeckt wird, entsprechend der Stressantwort der gesunden NNR angepasst werden, um das Auftreten von Nebennierenkrisen zu vermeiden (**Empfehlungsgrad A;** Bornstein et al. 2016; Arlt, Allolio 2003; Hahner et al. 2021; Prete et al. 2020; Rushworth et al. 2019).

Nebennierenkrisen (Addison-Krise) , entstehen durch ein Missverhältnis zwischen Kortisolbedarf und -angebot insbesondere in Stresssituationen wie fieberhaften Infekten, Gastroenteritiden, anstrengenden körperlichen Tätigkeiten, Unfällen oder Operationen.

Von einer Nebennierenkrise muss ausgegangen werden, wenn ≥ 1 Typ-A-Kriterium und ≥ 2 Typ-B-Kriterien erfüllt sind (Kienitz et al. 2024):

Typ-A-Kriterien:

- Bekannte Nebenniereninsuffizienz oder kürzlich erfolgte Glukokortikoidtherapie wegen einer anderen Erkrankung
- Hyponatriämie ≤ 132 mmol/l
- Hyperkaliämie

Typ-B-Kriterien:

- Ausgeprägte körperliche Schwäche oder Fatigue
- Bewusstseinseinschränkungen
- Übelkeit und/oder Erbrechen
- Fieber
- Hypotension mit einem systolischen Druck ≤ 100 mmHg

Die häufigsten Auslöser einer Nebennierenkrise sind Magen-Darm-Infekte und fieberhafte Infekte (Arlt, Allolio 2003; Burger-Stritt et al. 2020; Hahner et al. 2021; Hahner et al. 2015). Weitere Auslöser, häufig in Verbindung mit suboptimaler Erhöhung der Glukokortikoiddosis, umfassen:

- Erhöhte körperliche Belastung über längere Zeit oder bei erhöhten Temperaturen
- Trauma/Unfall
- Medizinische Eingriffe (Operationen mit Vollnarkose, abführende Maßnahmen vor Koloskopie)
- Vaginale Geburt
- Anhaltender psychischer Stress (z. B. Prüfungen, Trauerfall)
- Reduktion oder Absetzen der Substitution mit Glukokortikoiden (z. B. aus Angst vor Nebenwirkungen)

Die Dosisanpassung in Stresssituationen kann von zusätzlicher Einnahme von 5–10 mg Hydrocortison (z. B. leichte sportliche Tätigkeit, leichtes Krankheitsgefühl) bis hin zur Verdopplung oder Verdreifachung der Gesamtdosis (z. B. Infekt mit hohem Fieber, Sick Day Rule 1, ➤ Tab. 6.8) variieren. Ist die p. o. Medikation in Stresssituationen beeinträchtigt (z. B. aufgrund von Erbrechen oder beeinträchtigter Vigilanz) oder ineffektiv, muss Hydrocortison parenteral substituiert und eine umgehende ärztliche Vorstellung veranlasst werden (Sick Day Rule 2, ➤ Tab. 6.8; **Empfehlungsgrad A;** Bornstein et al. 2016).

Die Schulung der Patienten hinsichtlich erforderlicher Dosisanpassungen in relevanten Stresssituationen sowie frühzeitiger Erkennung und Behandlung von (drohenden) Nebennierenkrisen ist ein wesentlicher Teil der Therapie der NNR-Insuffizienz. (Burger-Stritt et al. 2020; Burger-Stritt et al. 2016). Empfehlungen zu Dosisanpassungen in häufig vorkommenden Stresssituationen werden während der Schulung erläutert und in dem ausgehändigten Notfallausweis aufgeführt.

Patienten mit NNR-Insuffizienz müssen mit einem Notfallausweis, genug Hydrocortison-Tabletten und einem Notfallset ausgestattet sein (Ampulle mit 100 mg Hydrocortison sowie 2 ml-Spritzen und Nadel zur parenteralen i. m. Eigeninjektion, Glukokortikoidsuppositorium; **Empfehlungsgrad A;** Bornstein et al. 2016). In der Nebennierenkrise erfolgt eine hoch dosierte parenterale

Tab. 6.8 Sick Day Rules

Symptome	Empfohlene Maßnahme
Fieber, häusliche Versorgung möglich (Sick Day Rule 1)	Verdopplung (Temperatur > 38 °C) o. Verdreifachung (Temperatur > 39 °C) der p. o. Standarddosis u. Aufteilung in mehrere über den Tag verteilte Dosen, um auch den abendlich/nächtlich erhöhten Bedarf bis zur Erholung (ca. 2–3 d) abzudecken
Beeinträchtige Einnahme der p. o. Kortisonpräparate aufgrund von Erbrechen/Diarrhö, Trauma, hohem Fieber u. Verschlechterung des Allgemeinzustands/Vigilanzminderung (Sick Day Rule 2)	Parenterale Gabe von 100 mg Hydrocortison (i. m., s. c.) u. umgehende Alarmierung des medizinischen Personals

6

Glukokortikoidgabe (initial 100 mg Hydrocortison als Bolus i. m. oder i. v., anschließend 100–200 mg Hydrocortison als kontinuierliche Infusion über 24 h) sowie die Gabe von Kochsalzlösung 0,9 % zum Ausgleich des Natriummangels und der Dehydratation (**Empfehlungsgrad A;** Bornstein et al. 2016).

6.6.5 Prognose und Therapieüberwachung

Patienten sollten sich mind. 1 ×/J. endokrinologisch vorstellen. Die Nebennierenschulung sollte zeitnah nach Erstdiagnose veranlasst und im weiteren Verlauf je nach Bedarf (idealerweise jährlich in den ersten 3 J. nach Erstdiagnose) wiederholt werden. Patienten mit primärer NNR-Insuffizienz auf dem Boden einer Autoimmunadrenalitis werden jährlich auf das mögliche Auftreten folgender autoimmunbedingter Komorbiditäten standardmäßig gescreent: Diabetes mellitus Typ 1 (Nüchternglukose, HbA1c), Autoimmunthyreopathie (TSH, fT3, fT4), Autoimmungastritis (Vitamin-B_{12}-Spiegel).

Unter adäquater Substitutionstherapie mit Glukokortikoiden und Mineralokortikoiden ist die Prognose generell gut. Es gibt jedoch Hinweise auf eine erhöhte Mortalität infolge kardiovaskulärer Ereignisse sowie Infektionen (Bergthorsdottir et al. 2006; Chifu et al. 2023; Ngaosuwan et al. 2021a; Ngaosuwan et al. 2021b; Skov et al. 2019). Diesbezüglich erscheinen jedoch unphysiologische Substitutionsdosen sowie möglicherweise die inadäquate Behandlung von Nebennierenkrisen eine Rolle zu spielen.

Einschränkungen der allgemeinen Leistungsfähigkeit im Alltag mit Beeinträchtigung der Lebensqualität werden häufig berichtet. Eine gewisse Besserung lässt sich in manchen Fällen durch die Umstellung auf Plenadren oder durch die Hinzunahme einer Substitution mit DHEA erzielen.

6.7 Adrenogenitales Syndrom (AGS)

6.7.1 Definition und Basisinformation

Das adrenogenitale Syndrom (AGS) entsteht durch verschiedene autosomal-rezessiv vererbte Enzymdefekte der Steroidsynthese, welche einen Funktionsverlust mit unterschiedlicher Ausprägung des Kortisol- und Aldosteronmangels verursachen. Die kompensatorisch gesteigerte Sekretion von ACTH führt gleichzeitig zu einer vermehrten Synthese von Androgenen. AGS stellt die häufigste genetische Ursache der primären NNR-Insuffizienz dar (Prävalenz 0,5–1/10.000; Arlt, Allolio 2003; Hahner et al. 2021).

Es werden klassische (homozygot) von nicht klassischen (heterozygot, late-onset) Formen unterschieden. Mit Abstand die häufigste Form ist der 21-Hydroxylase-Defekt , der gut 90 % aller klassischen AGS-Formen und etwa 3–6 % aller Hirsutismusformen ausmacht.

Das klassische AGS beschreibt den vollständigen 21-Hydroxylase-Mangel mit daraus entstehendem Kortisolmangel und Androgenexzess. Es wird in eine Form mit Salzverlust (begleitender Aldosteronmangel) und eine Form ohne Salzverlust (erhaltene Aldosteronsynthese) unterteilt. Aufgrund des schwerwiegenden Phänotyps, welcher eine sofortige Substitution mit Glukokortikoiden und bei Salzverlust zusätzlich mit Mineralokortikoiden erfordert, werden alle Neugeborenen im Rahmen des routinemäßigen Neugeborenen-Screenings auf AGS getestet, sodass die Diagnose der klassischen Form früh gestellt wird. Beim nicht klassischen AGS ist der enzymatische Funktionsverlust geringer und geht i. d. R. mit einer weitgehend erhaltenen Kortisolsynthese und einem unterschiedlich ausgeprägten Androgenexzess einher. Die Diagnose erfolgt häufig später in der Pubertät oder im Erwachsenenalter.

Weitere, seltene Enzymdefekte betreffen insbesondere

- 3β-Hydroxy-Steroiddehydrogenase-(HSD-) mit verminderter Bildung von Kortisol und Aldosteron,
- 17α-Hydroxylase mit verminderter Bildung von Kortisol, nicht aber von Aldosteron,
- 11β-Hydroxylase mit verminderter Bildung von Kortisol und Aldosteron sowie
- 20,22-Desmolase-, 17,20-Desmolase- und die 18-Hydroxysteroid-Dehydrogenase, die zu einem isolierten Hypoaldosteronismus führen.

6.7.2 Diagnostik

Der Androgenexzess bewirkt bei Mädchen eine Virilisierung des äußeren Genitales sowie postnatal bei beiden Geschlechtern eine Pseudopubertas praecox. Im Übrigen bestehen auch klinische Symptome eines Mangels an Glukokortikoiden und/oder Mineralokortikoiden.

Das nicht klassische AGS wird insbesondere bei weiblichen Betroffenen häufig in der Pubertät oder im jungen Erwachsenenalter aufgrund von Virilisierungserscheinungen, Zyklusstörungen oder unerfülltem Kinderwunsch diagnostiziert. Der biochemische Nachweis eines AGS erfolgt durch die Bestimmung der Serum-Konzentration von 17-OHP, typischerweise im Rahmen des Neugeborenen-Screenings. Die Blutentnahme soll bei Frauen in der Follikelphase erfolgen, soweit möglich (**Empfehlungsgrad A;** Bornstein et al. 2016). Bei der nicht klassischen Form kann die Diagnose nur aufgrund von leicht erhöhten basalen Konzentrationen im ACTH-Stimulationstest anhand eines exzessiven Anstiegs von 17-OHP gestellt werden (**Empfehlungsgrad A;** Bornstein et al. 2016).

6.7.3 Therapie

Mittel der Wahl ist bei klassischem AGS die lebenslange Substitution der bestehenden Nebenniereninsuffizienz mit Glukokortikoiden und beim Salzverlustsyndrom zusätzlich mit Mineralokortikoiden (**Empfehlungsgrad A;** Bornstein et al. 2016).

Die Glukokortikoidsubstitution muss sowohl den physiologischen Kortisolbedarf abdecken als auch die überschießende ACTH-Produktion effektiv unterdrücken, um eine übermäßige Androgenproduktion zu vermeiden. Dabei ist eine sorgfältige Überwachung erforderlich, um eine optimale Balance zwischen Unter- und Überdosierung zu gewährleisten. Hydrocortison ist das Glukokortikoidpräparat der 1. Wahl für die Substitutionstherapie

(**Empfehlungsgrad A;** Bornstein et al. 2016). Die Tagesdosis beträgt 15–25 mg und wird auf 3 ED aufgeteilt. Die Morgendosis umfasst i. d. R. etwa 50 % der Tagesdosis.

Das laborchemische Monitoring der Therapie erfolgt durch die Messung von 17-OHP im Serum (**Empfehlungsgrad A;** Bornstein et al. 2016). Das klinische Monitoring beinhaltet die Beobachtung von Anzeichen einer Hyperandrogenämie bei Frauen sowie die sonographische Untersuchung der Hoden bei Männern, um testikuläre adrenale Resttumoren (TART) auszuschließen (**Empfehlungsgrad A;** Bornstein et al. 2016).

AGS-Patienten benötigen häufig eine zusätzliche Glukokortikoideinnahme am späten Nachmittag für die Kontrolle des ACTH-Anstiegs und somit des Androgenexzesses in den frühen Morgenstunden. Aufgrund der kurzen Wirkungsdauer reicht die Einnahme von Hydrocortison am Nachmittag häufig nicht bis in die zweite Nachthälfte und wurde teils durch die Einnahme von niedrig dosiertem Prednisolon oder Dexamethason ersetzt. Dies geht allerdings mit erhöhten Kortisolspiegeln in der ersten Nachthälfte einher, welche ungünstige glukokortikoide Nebenwirkungen langfristig hervorrufen können (Nowotny et al. 2021). In Anbetracht dessen wurde ein neues Hydrocortison-Präparat mit verzögerter Wirkstofffreisetzung (Efmody®) entwickelt, das ein zirkadianes Kortisolprofil ermöglicht (Nowotny et al. 2021). Es wird nach einem sog. „Zahnputzregime" um 22 Uhr (vor dem Schlafengehen, ⅔ der Gesamtdosis) und um 7 Uhr (nach dem Aufstehen, ⅓ der Gesamtdosis) eingenommen. Hydrocortison wird erst ca. 4 h nach der Einnahme freigesetzt. Die abendliche Einnahme wirkt zum Zeitpunkt des physiologischen Kortisolanstiegs gegen 3 Uhr morgens und sorgt sowohl für die Kontrolle des ACTH-Anstiegs in den frühen Morgenstunden als auch für die morgendliche Versorgung mit Kortisol. Die morgendliche Einnahme wirkt erst gegen Mittag und ersetzt somit die übliche Mittagsdosis.

Die Anpassung der Glukokortikoidsubstitution in Stresssituationen unterscheidet sich nicht von den Empfehlungen für die primäre NNR-Insuffizienz.

Beim Salzverlustsyndrom wird zusätzlich das Mineralokortikoid Fludrocortison entsprechend der Substitution bei primärer NNR-Insuffizienz verabreicht (➤ Kap. 6.6).

Bei den nicht klassischen AGS-Formen mit erhaltener Kortisolsynthese ist eine tägliche Glukokortikoidsubstitution i. d. R. nicht notwendig. Bei klinischen Zeichen einer Hyperandrogenämie (Hirsutismus, Akne, Zyklusstörungen) kann die Einnahme oraler Kontrazeptiva mit antiandrogener Wirkkomponente und/oder einer antiandrogenen Therapie mit Spironolacton (off label) empfohlen werden, solange kein Kinderwunsch besteht. Abhängig von der Schwere der Hyperandrogenämie kann präkonzeptionell die Einnahme eines Glukokortikoids notwendig sein, um die Ovulation zu regulieren.

6.7.4 Therapieüberwachung

Jeder Patient mit AGS muss individuell medikamentös eingestellt werden. Eine effektive Kontrolle der Hyperandrogenämie, ohne dabei eine Überdosierung von Glukokortikoiden zu riskieren, kann herausfordernd sein. Die Prognose des AGS ist bei adäquater Therapie gut. Zyklusunregelmäßigkeiten und das Auftreten polyzystischer Ovarien sind bei Patientinnen mit AGS und Salzverlust häufig. Die Fertilitätsprognose ist beim unkomplizierten AGS besser als beim AGS mit Salzverlustsyndrom. Durch eine regelmäßige Hodensonographie soll auf die Entwicklung von Hodentumoren (testikuläre adrenale Resttumoren, TART) geachtet werden. Diese können i. d. R. erfolgreich durch eine mittelfristige Erhöhung der Glukokortikoiddosierung behandelt werden. Operative Eingriffe verbessern die Fertilität nicht und sollten vermieden werden.

Beim Vorliegen eines AGS ist eine genetische Testung des Partners bei Kinderwunsch wichtig, um das Risiko einer Vererbung zu klären. Das AGS wird autosomal-rezessiv vererbt. Die genetische Untersuchung des Partners trägt dazu bei, das Risiko genauer zu ermitteln und ggf. eine Glukokortikoidbehandlung der Mutter mit einem plazentagängigen Glukokortikoid im ersten Trimester bis zur Geschlechtsdiagnostik einzuleiten, um eine Virilisierung eines weiblichen Fötus zu verhindern.

6.8 Phäochromozytom (intraadrenales Paragangliom)

6.8.1 Definition und Basisinformation

Das Phäochromozytom ist ein seltener katecholaminproduzierender Tumor. Phäochromozytome gehören zu der Gruppe der Paragangliome (PPGL), welche von den chromaffinen Zellen des Nebennierenmarks ausgehen (Lenders et al. 2014; Lehnert et al. 2002; Mete et al. 2022; Nölting et al. 2019).

Bei Patienten mit Hypertonie beträgt die Prävalenz 0,2–0,6 % (Lenders et al. 2014; Lehnert et al. 2002; Mete et al. 2022; Nölting et al. 2019). Die Inzidenz liegt bei ca. 2–9/1 Mio. Einwohner und J. Das Phäochromozytom kann in jedem Lebensalter auftreten, eine Geschlechtspräferenz besteht nicht. Bei ca. 30 % der Patienten finden sich Keimbahnmutationen und bei weiteren fast 50 % lassen sich somatische Mutationen in einem von mittlerweile mehr als 20 bekannten Genen nachweisen, die mit dem Auftreten von Paragangliomen assoziiert sind (Lenders et al. 2014; Lehnert et al. 2002; Mete et al. 2022; Nölting et al. 2019). Patienten mit hereditären PPGL weisen häufig multifokale Tumoren auf und sind bei der Erstdiagnose typischerweise jünger.

Bei Erwachsenen sind etwa 10 % aller Paragangliome primär extraadrenal lokalisiert, 10 % treten bilateral auf.

Das Risiko einer Malignität liegt bei 10 bis max. 25 %, bezogen auf extraadrenale Tumoren bei 29–40 % (Lenders et al. 2014; Lehnert et al. 2002; Mete et al. 2022; Nölting et al. 2019).

6.8.2 Symptomatik und klinisches Bild

Leitsymptom ist die schwere, oftmals anfallsartig auftretende Blutdruckerhöhung, oft in Form einer hypertensiven Krise, begleitet von Kopfschmerzen, Herzrasen, Schweißausbrüchen und Gesichtsblässe. Im Nachhinein fühlen sich die Patienten häufig müde. Bei etwa 60 %

Tab. 6.9 Spektrum der Begleitsymptome beim Phäochromozytom

Begleitsymptome	Häufigkeit [%]
Hypertonie • Davon Dauerhypertonie • Davon intermittierende Hypertonie	>90 • 50–60 • 40–50
Kopfschmerzen	70–90
Fieber	60–70
Schwitzen	60–70
Tachykardien	60–70
Tremor	40–50
Nervosität/Unruhe	35–40
Gewichtsverlust	30–60
Blässe	30–60

ist der Blutdruck dauerhaft erhöht. Auch können Phäochromozytome ohne Klinik, z. B. im Rahmen einer Inzidentalom-Abklärung, zur Diagnose kommen. Zu den wesentlichen Begleitsymptomen ➤ Tab. 6.9.

6.8.3 Diagnostik und Differenzialdiagnose

6

In der **biochemischen Diagnostik** ist als Screening-Verfahren die Bestimmung der Plasma-Metanephrine oder die Messung der Metanephrine im 24-h-Sammelurin empfohlen (**Empfehlungsgrad A;** Lenders et al. 2014). Hier zeigen Untersuchungen eine Sensitivität >95 % bei einer Spezifität von 90 % für die Plasma-Metanephrine. Die Blutentnahme zur Bestimmung der Plasma-Metanephrine sollte in Ruhe und nach mind. 30 min im Liegen durchgeführt werden (**Empfehlungsgrad A;** Lenders et al. 2014). Durch den Einsatz dieser Screening-Parameter und die verbesserte Diagnostik durch Anwendung massenspektrometrischer Verfahren ist der Clonidin-Suppressionstest als dynamisches Testverfahren in den Hintergrund getreten und wird nur noch bei wenigen, grenzwertigen Befunden eingesetzt.

PRAXISTIPP

Der Clonidin-Test eignet sich nur für noradrenalinproduzierende Paragangliome, da Clonidin die zentrale sympathische Aktivität hemmt und somit ausschließlich den Noradrenalinspiegel senkt. Beim Vorliegen eines adrenalinproduzierenden Tumors bleibt dieser Effekt aus (**Empfehlungsgrad A;** Lenders et al. 2014).

Eine ergänzende Bestimmung von 3-Methoxytyramin (nüchtern) ist empfohlen, v. a. bei V. a. ein malignes Phäochromozytom oder Paragangliom im Kopf-/Hals- oder Rumpfbereich (**Empfehlungsgrad A;** Lenders et al. 2014).

Eine sorgfältige Präanalytik ist entscheidend, um falsch erhöhte Werte zu vermeiden (**Empfehlungsgrad A;** Lenders et al. 2014). Medikamente und Substanzen, welche mit der Messung der Plasma-Metanephrine interferieren, sollten vor der Diagnostik pausiert werden. Auf koffeinhaltige Getränke und Nahrungsmittel sollte über 24 h vor Diagnostik verzichtet werden.

INFO

Medikamente und Substanzen, welche mit der Messung der Plasma-Metanephrine interferieren: Acetaminophen, Labetalol, Sotalol, alpha-Methyldopa, trizyklische Antidepressiva, Buspiron, Phenoxybenzamin, MAO-Inhibitoren, Sympathomimetika, Kokain, Sulfasalazin, Levodopa.

Phäochromozytome und Paragangliome kommen sporadisch oder familiär vor (Lenders et al. 2014). Der Anteil der **familiär** auftretenden Tumoren wird auf etwa ein Drittel geschätzt. Diese treten insbesondere im Rahmen von genetisch definierten Tumorsyndromen auf, zu denen die multiple endokrine Neoplasie (MEN) Typ 2, das Von-Hippel-Lindau-Syndrom (VHL), die Neurofibromatose Typ 1 (NF1) sowie das Phäochromozytom-Paragangliom-Syndrom zählen. Die genetische Diagnostik umfasst mittlerweile eine Reihe von Genen: *RET* (RET-Protoonkogen), *VHL, NF1, MAX* (MYC-assoziierter-Faktor-X), *TMEM127* (Transmembran-Protein-127), *SDH* (Succinatdehydrogenese), *FH* (Fumarathydratase), *MDH2* (Malatdehydrogenase 2), *IDH1* (Isocitratdehydrogenase 1), *PHD1/2* (Egl-9 Prolylhydroxylase-1 and -2), *Hypoxia-inducible Factor 2α* (HIF2A/EPAS1/2), *CSDE1* (Cold Shock Domain-containing E1) und *MAML3* (Mastermind-like Transcriptional Coactivator 3).

Orientiert an der zugrunde liegenden Genetik kann die Zuordnung zu entsprechenden Clustern erfolgen, an der sich unter Berücksichtigung klinischer Daten wie Diagnosealter, Tumorgröße und Lokalisation weitere Entscheidungen zu Diagnostik, Therapie und Nachsorge orientieren. Die genetische Diagnostik ist zudem entscheidend für die sichere und zeitgerechte Identifizierung von Genträgern bei familiären Phäochromozytomerkrankungen und stellt die Grundlage für eine frühzeitige Therapie eines Phäochromozytoms oder assoziierter Tumorerkrankungen dar (**Empfehlungsgrad A;** Lenders et al. 2014).

Nach der klinischen und biochemischen Diagnostik kommen **bildgebende Verfahren** zum Einsatz. Zur Lokalisation eines Phäochromozytoms werden i. d. R. eine Computer- (CT) und Magnetresonanztomographie (MRT) veranlasst (**Empfehlungsgrad A;** Lenders et al. 2014). Komplementär steht als weitere Lokalisationsmethode insbesondere bei V. a. ein malignes Phäochromozytom und zur ergänzenden Suche extraadrenaler Manifestationen die ^{123}I-MIBG-Szintigraphie zur Verfügung. Weiterhin kann eine PET mit ^{18}F-Fluorodopamin oder mit einem Somatostatin-Rezeptor-Antagonisten (z. B. ^{68}Ga-DOTA-TATE) eingesetzt werden. Die ^{18}F-FDG-PET-Diagnostik stellt ein unspezifisches, jedoch sehr sensitives Verfahren zur Diagnostik potenzieller Metastasen dar (Lenders et al. 2014). Entscheidend für die Indikationsstellung zur funktionellen Bildgebung ist hierbei die Erkenntnis, dass dieses Verfahren extraadrenale Tumoren häufig besser erkennt als die Schnittbildgebung. Je nach zugrunde liegender Genetik eignen sich die verfügbaren Radiotracer unterschiedlich.

6.8.4 Therapie

Therapie der Wahl ist bei Operabilität die chirurgische Entfernung des Tumors. Aufgrund des hohen peri- und intraoperativen Komplikationsrisikos mit intraoperativ drohendem Katecholaminexzess und damit verbundenen Blutdruckspitzen und Tachykardien, Herzinsuffizienz und postoperativ anhaltenden Blutdruckabfällen, sollte die operative Therapie an einem hierfür spezialisierten Zentrum erfolgen. Die leitliniengerechte mehrwöchige präoperative Vorbehandlung mit einem Alphablocker wird derzeit kontrovers diskutiert.

Die Prämedikation sollte üblicherweise mit einem Benzodiazepin am Vorabend erfolgen. Vermieden werden sollten Atropin- und Morphinderivate (aufgrund der Tachykardien bzw. der Freisetzung von Katecholaminen).

Operatives Verfahren der Wahl ist bei unilateralen Tumoren die einseitige minimalinvasive endoskopische Adrenalektomie. In jedem Fall sollte die eindeutige Diagnose vor der Operation feststehen. Bei sporadisch unilateralen Phäochromozytomen sollte aufgrund der häufigeren Malignominzidenz die unilaterale totale Adrenalektomie erfolgen. Bei den hereditären Formen sollen parenchymsparende Operationen zur Anwendung kommen. Die früher oft durchgeführte bilaterale Adrenalektomie erfordert notwendigerweise eine lebenslange Substitutionstherapie der nachfolgend entstehenden Nebenniereninsuffizienz und bedingt damit eine Einschränkung der Lebensqualität.

Das metastasierte maligne Phäochromozytom erfordert eine Behandlung, die spezialisierten Zentren vorbehalten ist und ggf. den Einschluss in klinische Studien ermöglicht. Behandlungsoptionen bestehen u. a. in der Durchführung einer Radionuklidtherapie wie der Behandlung mit ^{131}I-MIBG, kombiniert mit einer symptomatischen Therapie (Dibenzyran; **Empfehlungsgrad B;** Lenders et al. 2014). Alternativ kann eine Radiopeptidtherapie mit ^{177}Lu-DOTA-TATE erfolgen. Chemotherapeutische Therapieoptionen basieren auf einer geringen Datenlage. Zum Einsatz kommen u. a. antiangiogenetisch wirksame Tyrosinkinase-Inhibitoren wie Sunitinib oder Cabozantinib. Bei schnellerem Progress der Tumorerkrankung ist das etablierteste Therapieregime eine Kombination aus

- Cyclophosphamid (750 mg/m^2 KOF an d 1),
- Vincristin (1,4 mg/m^2 KOF an d 1) und
- Dacarbazin (600 mg/m^2 KOF an d 1 und d 2).

Alternativ werden auch Temozolomid oder Dacarbazin eingesetzt.

6.8.5 Nachsorge

Der Blutdruck normalisiert sich in etwa 70 % der Fälle, wobei die Patienten mit einer präoperativ nur intermittierenden Hypertonie hier eine offensichtlich bessere Prognose aufweisen. Hinsichtlich der Langzeitprognose kann davon ausgegangen werden, dass die 5-Jahres-Überlebensrate bei einem Phäochromozytom mit lokaler Erkrankung etwa bei 95 % und bei einem metastasierten Phäochromozytom etwa bei 45 % liegt. Problematisch ist allerdings die histologische Klassifikation des Phäochromozytoms, die nicht mit absoluter Sicherheit benigne von malignen Befunden unterscheiden kann. Follow-up-Untersuchungen mit Messung der Metanephrine in Plasma oder Urin sind daher in jedem Fall über mind. 10 J. erforderlich. Verlaufskontrollen von Patienten mit einem genetisch determinierten Phäochromozytom richten sich nach der jeweiligen Grunderkrankung, sollten jedoch routinemäßig 1 ×/J. erfolgen (Lenders et al. 2014).

LEITLINIEN

Berruti A, Baudin E, Gelderblom H et al.: Adrenal cancer: ESMO Clinical Practice Guidelines for diagnosis, treatment and follow-up. Ann Oncol Oct; 23 Suppl 7 (2012) vii131–138.

Bornstein SR, Allolio B, Arlt W et al.: Diagnosis and Treatment of Primary Adrenal Insufficiency: An Endocrine Society Clinical Practice Guideline. J Clin Endocrinol Metab. Feb;101(2) (2016) 364–389. doi: https://doi.org/10.1210/jc.2015-1710. Epub 2016 Jan 13. PMID: 26760044; PMCID: PMC4880116.

Fassnacht M, Dekkers OM, Else T et al.: European Society of Endocrinology Clinical Practice Guidelines on the management of adrenocortical carcinoma in adults, in collaboration with the European Network for the Study of Adrenal Tumors. Eur J Endocrinol Oct 1;179(4) (2018) G1–G46. doi: https://doi.org/10.1530/EJE-18-0608.

Fassnacht M, Tsagarakis S, Terzolo M et al.: European Society of Endocrinology clinical practice guidelines on the management of adrenal incidentalomas, in collaboration with the European Network for the Study of Adrenal Tumors. Eur J Endocrinol. Jul 20;189(1) (2023) G1–G42. doi: https://doi.org/10.1093/ejendo/lvad066. PMID: 37318239.

Fleseriu M, Auchus R, Bancos I et al.: Consensus on diagnosis and management of Cushing's disease: a guideline update. Lancet Diabetes Endocrinol. Dec;9(12) (2021) 847–875. doi: https://doi.org/10.1016/S2213-8587(21)00235-7. Epub 2021 Oct 20. PMID: 34687601; PMCID: PMC8743006.

Funder JW, Carey RM, Mantero F et al.: The Management of Primary Aldosteronism: Case Detection, Diagnosis, and Treatment: An Endocrine Society Clinical Practice Guideline. J Clin Endocrinol Metab May; 101(5) (2016) 1889–1916. doi: https://doi.org/10.1210/jc.2015-4061.

Lenders JW, Duh QY, Eisenhofer G et al.; Endocrine Society: Pheochromocytoma and paraganglioma: an endocrine society clinical practice guideline. J Clin Endocrinol Metab Jun;99(6) (2014) 1915–1942. doi: https://doi.org/10.1210/jc.2014-1498.

Nieman LK, Biller BM, Findling JW et al.: Treatment of Cushing's Syndrome: An Endocrine Society Clinical Practice Guideline. J Clin Endocrinol Metab. Aug;100(8) (2015) 2807–2831. doi: https://doi.org/10.1210/jc.2015-1818. Epub 2015 Jul 29. PMID: 26222757; PMCID: PMC4525003.

Plouin PF, Amar L, Dekkers OM et al.; Guideline Working Group: European Society of Endocrinology Clinical Practice Guideline for long-term follow-up of patients operated on for a phaeochromocytoma or a paraganglioma. Eur J Endocrinol May;174(5) (2016) G1–G10. doi: https://doi.org/10.1530/EJE-16-0033.

LITERATUR

Arlt W, Allolio B: Adrenal insufficiency. Lancet May 31;361(9372) (2003) 1881–1893.

Bergthorsdottir R, Leonsson-Zachrisson M, Odén A et al. Premature mortality in patients with Addison's disease: a population-based study. J Clin Endocrinol Metab. 91(12) (2006) 4849–4853.

Boesen VB, Borresen SW, Christoffersen T et al.: The effect of dual-release versus conventional hydrocortisone on fatigue, measured by ecological momentary assessments. Endocrine. 71(2) (2021) 467–475.

Burger-Stritt S, Eff A, Quinkler M et al.: Standardised patient education in adrenal insufficiency: a prospective multi-centre evaluation. Eur J Endocrinol. 183(2) (2020) 119–127.

Burger-Stritt S, Pulzer A, Hahner S: Quality of Life and Life Expectancy in Patients with Adrenal Insufficiency: What Is True and What Is Urban Myth? Front Horm Res. 46 (2016) 171–183.

Chen LC, Huang WC, Peng KY et al.; TAIPAI Study Groupi. Identifying KCNJ5 Mutation in Aldosterone-Producing Adenoma Patients With Baseline Characteristics Using Machine Learning Technology. JACC Asia. Jun 13;3(4) (2023) 664–675. doi: https://doi.org/10.1016/j.jacasi.2023.03.010. PMID: 37614534; PMCID: PMC10442871.

6

Chifu I, Quinkler M, Altieri B et al.: Morbidity in Patients with Chronic Adrenal Insufficiency – Cardiovascular Risk Factors and Hospitalization Rate Compared to Population Based Controls. Horm Metab Res (2023).

Deutsche Gesellschaft für Endokrinologie (Hrsg.); Redaktion: Lehnert H: Rationelle Diagnostik und Therapie in Endokrinologie, Diabetologie und Stoffwechsel. 3. A. Stuttgart: Thieme (2010).

Fassnacht M, Johanssen S, Quinkler M et al.; German Adrenocortical Carcinoma Registry Group; European Network for the Study of Adrenal Tumors: Limited prognostic value of the 2004 International Union Against Cancer staging classification for adrenocortical carcinoma: proposal for a Revised TNM Classification. Cancer Jan 15;115(2) (2009) 243–250.

Hahner S, Ross RJ, Arlt W et al.: Adrenal insufficiency. Nature Reviews Disease Primers. 7(1) (2021) 19.

Hahner S, Spinnler C, Fassnacht M et al.: High incidence of adrenal crisis in educated patients with chronic adrenal insufficiency: a prospective study. J Clin Endocrinol Metab. 100(2) (2015) 407–416.

Isidori AM, Venneri MA, Graziadio C et al.: Effect of once-daily, modified-release hydrocortisone versus standard glucocorticoid therapy on metabolism and innate immunity in patients with adrenal insufficiency (DREAM): a single-blind, randomised controlled trial. Lancet Diabetes Endocrinol. 6(3) (2018) 173–185.

Kienitz T, Bechmann N, Deutschbein T et al.: Adrenal Crisis – Definition, Prevention and Treatment: Results from a Delphi Survey. Horm Metab Res. 56(1) (2024) 10–15.

Kopf D, Goretzki PE, Lehnert H: Clinical management of malignant adrenal tumors. J Cancer Res Clin Oncol 127 (2001) 143–155.

Lehnert H, Hahn K, Dralle H: Benignes und malignes Phäochromozytom. Internist 43 (2002) 196–209.

Mallappa A, Merke DP: Management challenges and therapeutic advances in congenital adrenal hyperplasia. Nat Rev Endocrinol 18, 337–352 (2022). https://doi.org/10.1038/s41574-022-00655-w.

Mete O, Asa SL, Gill, AJ et al.: Overview of the 2022 WHO Classification of Paragangliomas and Pheochromocytomas. Endocr Pathol 33, 90–114 (2022). https://doi.org/10.1007/s12022-022-09704-6.

Ngaosuwan K, Johnston DG, Godsland IF et al.: Cardiovascular Disease in Patients With Primary and Secondary Adrenal Insufficiency and the Role of Comorbidities. J Clin Endocrinol Metab. 106(5) (2021a) 1284–1293.

Ngaosuwan K, Johnston DG, Godsland IF et al.: Increased Mortality Risk in Patients With Primary and Secondary Adrenal Insufficiency. J Clin Endocrinol Metab. 106(7) (2021b) e2759–e2768.

Nölting S, Ullrich M, Pietzsch J et al.: Current Management of Pheochromocytoma/Paraganglioma: A Guide for the Practicing Clinician in the Era of Precision Medicine. Cancers (Basel) Oct 8; 11(10) (2019) pii: E1505. Doi https://doi.org/10.3390/cnacers11101505. Review.

Nowotny H, Ahmed SF, Bensing S et al.: Therapy options for adrenal insufficiency and recommendations for the management of adrenal crisis. Endocrine. 71(3) (2021) 586–594.

Prete A, Taylor AE, Bancos I et al.: Prevention of Adrenal Crisis: Kortisol Responses to Major Stress Compared to Stress Dose Hydrocortisone Delivery. J Clin Endocrinol Metab. 105(7) (2020) 2262–2274.

Rushworth RL, Torpy DJ, Falhammar H: Adrenal Crisis. N Engl J Med. 381(9) (2019) 852–861.

Skov J, Sundström A, Ludvigsson JF et al.: Sex-Specific Risk of Cardiovascular Disease in Autoimmune Addison Disease-A Population-Based Cohort Study. J Clin Endocrinol Metab. 104(6) (2019) 2031–2040.

Venneri MA, Hasenmajer V, Fiore D et al.: Circadian Rhythm of Glucocorticoid Administration Entrains Clock Genes in Immune Cells: A DREAM Trial Ancillary Study. J Clin Endocrinol Metab. 103(8) (2018) 2998–3009.

Williams TA, Reincke M.: Pathophysiology and histopathology of primary aldosteronism. Trends Endocrinol Metab. Jan;33(1) (2022) 36–49. doi: https://doi.org/10.1016/j.tem.2021.10.002. Epub 2021 Nov 4. PMID: 34743804.

KAPITEL

7

Ivan Hoffmann und Hermann M. Behre

Erkrankungen der männlichen Gonaden

7.1 Hypogonadismus

7.1.1 Definitionen

Unter **männlichem Hypogonadismus** in der erweiterten Definition werden Störungen der Hodenfunktion verstanden, die eine Verminderung der Sexualhormonproduktion und/oder der Spermienproduktion umfassen (➤ Abb. 7.1). Im engeren Sinn und oft auch im klinischen Gebrauch wird unter Hypogonadismus primär die mangelnde Produktion und/oder Wirkung der im Hoden gebildeten männlichen Geschlechtshormone verstanden.

Ursachen des Hypogonadismus können auf der Ebene von Hypothalamus, Hypophyse, Hoden oder Androgenzielorganen lokalisiert sein (Dohle et al. 2018; Bhasin et al. 2018; Nieschlag et al. 2023). Liegt eine Störung des Hodengewebes vor, spricht man vom hypergonadotropen oder primären Hypogonadismus. Hypothalamisch oder hypophysär bedingte Funktionsstörungen werden als hypogonadotroper oder sekundärer Hypogonadismus zusammengefasst. Beim alternden Mann kann es zum Nachlassen sowohl der endokrinen Funktion des Hypothalamus, der Hypophyse als auch der Hoden kommen; deshalb bildet der Altershypogonadismus (Late-onset Hypogonadism, LOH) eine Mischform (**Empfehlungsgrad B,** Evidenzstärke V; Wang et al. 2010; Nieschlag 2020). Zu einem funktionellen Hypogonadismus kommt es infolge allgemeiner Erkrankungen (Dohle et al. 2018; Bhasin et al. 2018; Nieschlag et al. 2023). Kennzeichnend für diese Form des Hypogonadismus ist, dass er bei Behebung der Ursache reversibel ist.

Infertilität ist definiert als ungewollte Kinderlosigkeit eines Paares trotz ungeschützten Geschlechtsverkehrs über 1 J. Die Diagnose kann in den meisten Fällen nur für ein individuelles Paar gestellt werden. Fertilitätsrelevante Einschränkungen des Partners können durch optimale reproduktive Funktion der Partnerin kompensiert werden – dies gilt auch in der umgekehrten Richtung. Verschiedene Erkrankungen des Mannes können zu einer Minderung der Fertilität führen. Die Spermatogenese kann durch eine Funktionsminderung des Hodens oder der Hypothalamus-Hypophysen-Gonaden-Achse eingeschränkt sein. Störungen der Fortpflanzungsfähigkeit treten überwiegend ohne Zeichen eines Androgenmangels auf. In Deutschland weisen etwa 7 % aller Männer Fertilitätsstörungen auf; bei < 10 % der Betroffenen besteht auch ein Androgenmangel (Colpi et al. 2018; Nieschlag et al. 2023).

Mit **„Pubertas tarda"** wird ein um 2,5 Standardabweichungen (SD) gegenüber der mittleren Altersnorm verzögerter Pubertätsbeginn bezeichnet. Sie liegt vor, wenn das Testis-Volumen nach dem 14. Geburtstag noch < 4 ml oder die Zeitspanne für das Durchlaufen der Pubertät mehr als 5,5 J. beträgt (AWMF-LL 174-022).

Mit **„Pubertas praecox"** wird ein Auftreten der sekundären Geschlechtsmerkmale bzw. der Gonadarche um > 2,5 SD vor der mittleren Altersnorm bezeichnet; kennzeichnend ist ein Anstieg des Hodenvolumens auf ≥ 4 ml vor dem 9. Geburtstag. Begleitet wird sie i. d. R. von einer erhöhten Wachstumsgeschwindigkeit und Knochenalterakzeleration.

Eine Übersicht über die nach Lokalisation verschiedenen Krankheitsbilder, bei denen ein Hypogonadismus vorliegt, findet sich in ➤ Tab. 7.1 (Nieschlag et al. 2023). Einen kritischen Vergleich der verschiedenen Leitlinien zum Hypogonadismus liefern Swerdloff und Wang (2012).

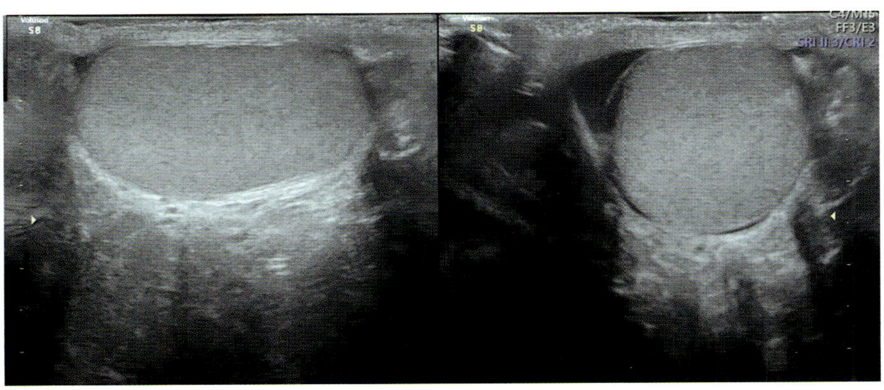

Abb. 7.1 Ultraschallbild eines normalen Hodens mit normaler Echogenität des Parenchyms und normalem Volumen (li. Longitudinalschnitt, re. Transversalschnitt) [M1633]

Tab. 7.1 Systematik der Störungen der Hodenfunktion, basierend auf der Lokalisation ihrer Ursache

Lokalisation/Krankheitsbild	ICD-10	Ursache	Androgenmangel	Infertilität
Hypothalamus/Hypophyse				
Kallmann-Syndrom, kongenitaler hypogonadotroper Hypogonadismus (CHH)	E23.0	Genetisch bedingte Störung der GnRH-Sekretion aufgrund von Mutationen der *KAL1-, FGFR1- (KAL2), PROK2-, PROKR2-, GnRHR-, KISS1R*-Gene (u. a.)	+	+
Prader-Labhart-Willi-Syndrom	Q87.1	Reduzierte Genexpression vom väterlichen Chromosom 15q11-q13	+	+
Konstitutionelle Entwicklungsverzögerung	E30.3	Genetische Disposition für verzögerten Pubertätsbeginn, „Spätentwickler"	+ (passager)	(+) (passager)
Sekundäre GnRH-Sekretionsstörung	E23.0	Tumor, Infiltration, Trauma, Bestrahlung, Durchblutungsstörung, Unterernährung, Allgemeinerkrankung	+	+
Hypopituitarismus	E23.0	Genetisch bedingte Störung der Hypophysenentwicklung, Tumor, Infiltration, Trauma, Operation, Bestrahlung, Ischämie	+	+
Pasqualini-Syndrom	E23.0	Isolierter LH-Mangel, Mutationen im LHB-Gen, „fertiler Eunuch"	+	(+)
Hyperprolaktinämie	E22.1	Adenom, Karzinom, Medikamente (Neuroleptika), Drogen	+	+
Testes				
Angeborene Anorchie	Q55.0	Fetaler Hodenverlust, „Vanishing Testes"	+	+
Erworbene Anorchie	E89.5	Trauma, Torsion, Tumor, Infektion, Operation	+	+
Lageanomalien der Hoden (Maldescensus testis)	Q53.9	Testosteronmangel, genetische Ursachen, anatomische Hindernisse	(+)	+
Varikozele	I86.1	Veneninsuffizienz	(–)	+
Orchitis	N45.-	Infektion mit Zerstörung des Keimepithels	(–)	+
Sertoli-Cell-Only-Syndrom (SCO)	N46	Genetische Ursachen o. erworben	–	+
Spermatogenesearrest	N46	Genetische Ursachen o. erworben	(+)	+
Globozoospermie	N46	Fehlende Akrosombildung, wahrscheinlich genetische Ursachen	–	+
Syndrom der immotilen Zilien	N46	Primäre ziliäre Dyskinesie, genetische Ursachen	–	+
Disorders of (Differences in) Sex Development (DSD)		Variation der sexuellen Differenzierung		
• Klinefelter-Syndrom, 47,XXY	Q98.0	Meiotische Non-Disjunction bei der Gametenbildung	+	+
• 46,XX-Männer, „XX-testicular DSD"	Q98.2	Translokation eines Y-Chromosomenanteils	+	+
• Gonadendysgenesie		Verschiedene genetische Störungen	+	+
• Oviduktpersistenz	–	*AMH-* o. *AMHR*-Mutation	–	(–)
• Leydig-Zell-Hypoplasie	E29.1	*LHR-* o. *LHB*-Mutation	+	(+)
• 46,XY-DSD	E29.1	Enzymdefekt in der Testosteronsynthese, z. B. infolge einer *SF1- (NR5A1-)* o. *DAX1- (NR0B1-)* Mutation	+	+
• Jacobs-Syndrom, 47,XYY	Q98.5	Meiotisches Non-Disjunction bei der Gametenbildung	(+)	(+)
Noonan-Syndrom	Q87.1	*z. B. PTPN11-, KRAS-, SOS1-* o. *RAF1*-Mutation	+	+
Strukturelle Chromosomenanomalien	Q99.-	*AZF*-Deletion, *SRY*-Translokation etc.	–	+
Hodentumoren	C62.-	Genetische Ursache, erworben?	+	+
Exogene u. durch Allgemeinerkrankungen verursachte Störungen	Div.	Medikamente, Bestrahlung, Hitze, Umwelt- u. Genussgifte, Leberzirrhose, Niereninsuffizienz	+	+
Idiopathische Infertilität	N46	?	–	+
Gemischt Hypothalamus/Hypophyse/Testes				
Altershypogonadismus		Rein altersbedingter primärer u./o. sekundärer Hypogonadismus	+	+
Funktioneller Hypogonadismus		Durch Adipositas, metabolisches Syndrom o. andere allgemeine Erkrankungen bedingter primärer u./o. sekundärer Hypogonadismus	+	+

Tab. 7.1 Systematik der Störungen der Hodenfunktion, basierend auf der Lokalisation ihrer Ursache *(Forts.)*

Lokalisation/Krankheitsbild	ICD-10	Ursache	Androgenmangel	Infertilität
Ableitende Samenwege und akzessorische Geschlechtsdrüsen				
Infektion	N49.-	Bakterien, Viren, Chlamydien, Ureaplasmen	–	+
Obstruktion	N50.8	Angeborene Anomalien, Vasektomie, akzidentiell bei Appendektomie, Herniotomie, Nierentransplantation	–	+
Zystische Fibrose	E84.-	Mutation im *CFTR*-Gen	–	+
CBAVD (Congenital Bilateral Aplasia of the Vas Deferens)	Q55.3	Mutation im *CFTR*- o. *ADGRG2*-Gen	–	+
Liquefizierungsstörung	–	?	–	+
Immunologische Infertilität	N46	Agglutination durch Spermienantikörper	–	+
Störungen der Samendeposition				
Ektope Mündungen der Urethra (Hypospadie)	Q54.- Q64.0	Angeboren	–	(+)
Penisdeformation	N48.8 Q55.6	Angeboren, erworben	–	(+)
Erektile Dysfunktion	F52.2	Multifaktorielle Genese	-	(+)
	N48.4	Arteriosklerose/Testosteronmangel		
Ejakulationsstörung	F52.3/4	Angeboren, erworben	–	+
Phimose	N47	Physiologisch beim Säugling u. Kleinkind, postentzündlich	–	(+)
Androgenzielorgane				
Komplette Androgeninsensitivität (engl. Complete Androgen Insensitivity Syndrome, CAIS)	E34.51	Kompletter Androgenrezeptordefekt	+	+
Reifenstein-Syndrom (PAIS)	E34.50	Partieller Androgenrezeptordefekt	+	+
Scrotum bipartitum u. Hypospadie	E34.50	Ungeklärte Ursache o. Untervirilisierung bei 46,XX-DSD	+	+
Bulbospinale Muskelatrophie (Kennedy-Syndrom)	G12.1	Funktioneller Androgenrezeptordefekt durch CAG-repeat-Verlängerung	(+)	–
Perineoskrotale Hypospadie	E29.1	46,XY DSD (z. B. 5α-Reduktasemangel)	+	+
Östrogenresistenz	E28.0	Östrogenrezeptordefekt	(–)	(–)
Östrogenmangel	–	Aromatasemangel	(–)	(–)
Gynäkomastie	N62	Multifaktoriell	(+)	(–)

+ = ausgeprägter Effekt; (+) = schwacher Effekt; – = kein Effekt; (–) = gelegentlich zu beobachten
AMH = Anti-Müller-Hormon; LH = luteinisierendes Hormon

7.1.2 Risiken und Folgeerscheinungen des Hypogonadismus

Ausprägung und Erhaltung des männlichen Phänotyps sind vom Testosteron abhängig. Bereits intrauterin hängt die sexuelle Differenzierung entscheidend von der Wirkung des Testosterons ab. Darüber hinaus prägt Testosteron perinatal Strukturen des Zentralnervensystems und führt schließlich in der Pubertät zur Ausbildung der sekundären Geschlechtsmerkmale. Zu den Wirkungen des Testosterons gehört u. a. auch sein Einfluss auf die Muskel- und Knochenmasse, auf Erythropoese und Lipidstoffwechsel, auf Libido und erektile Funktion, auf Stimmungslagen und kognitive Funktionen sowie auf Leistungsfähigkeit und Ausdauer, womit die Bedeutung einer intakten Gonadenfunktion für den gesamten Organismus deutlich wird. Hypogonadismus und Infertilität haben zwar keinen unmittelbar lebensbedrohlichen Charakter, können aber die physische und psychische Integrität erheblich beeinträchtigen. Die vom 16. bis ins 19. Jahrhundert geübte Frühkastration vor der Pubertät zur Erhaltung der hohen Singstimme hatte keinen lebensverkürzenden (aber auch keinen lebensverlängernden!) Effekt (Nieschlag, Nieschlag 2019). Allerdings führt ein vollständiger Androgenentzug bei erwachsenen Männern, z. B. wegen eines Prostatakarzinoms, zu erhöhter Mortalität infolge Arteriosklerose, Myokardinfarkt und Knochenfrakturen (**Empfehlungsgrad A,** Evidenzstärke Ia; Dohle et al. 2018). Auch ist das Klinefelter-Syndrom, die häufigste Form des primären Hypogonadismus, mit erhöhter Morbidität und Mortalität verbunden (**Empfehlungsgrad A,** Evidenzstärke Ia; Nieschlag 2013).

Übergewicht ist ein wesentlicher Faktor für die Entwicklung eines funktionellen Hypogonadismus. Zahlreiche Studien, in diesem Zusammenhang ist die EMAS-Studie hervorzuheben, belegten die Assoziation von Übergewicht und Gewichtszunahme und dem Risiko, einen funktionellen Hypogonadismus zu entwickeln (Rastrelli et al. 2015). Ebenfalls begünstigt das Übergewicht das Auftreten von Symptomen des metabolischen Syndroms wie Hyperglykämie, Insulinresistenz, Dyslipidämie und arteriellen Hypertonus (Muller et al. 2005).

Kurze intensive körperliche Anstrengung kann zu Erhöhung des Serum-Testosterons, längerfristige, erschöpfende körperliche Arbeit zu einem hypogonadotropen Hypogonadismus mit gestörtem Energiehaushalt und verminderter Knochenmasse führen (Sportler-Triade; Tenforde et al. 2016). Ebenso können jede schwere Erkrankung, insbesondere der Leber, der Niere und des Kreislaufsystems, sowie Stress, Narkose, Drogen und Medikamente zu einem passageren (funktionellen) Hypogonadismus führen.

Beim gesund alternden Mann kann die androgene endokrine Funktion und die Spermatogenese bis ins hohe Alter im Normalbereich erhalten bleiben (Haring et al. 2010; Latif et al. 2017). Die Komorbiditäten tragen zu einer steigenden Inzidenz des Hypogonadismus und der Sub-/Infertilität im Alter bei (Nieschlag 2020). In diesem Zusammenhang werden der androgene Status und die Ejakulatparameter als Barometer für die Gesundheit des alternden Mannes diskutiert.

MERKE

Funktionsstörungen der männlichen Gonaden umfassen

- Hypogonadismus und/oder
- Spermatogenesestörungen.

7

INFO

Folgen einer verminderten biologischen Wirkung von Androgenen reichen von schweren sexuellen Differenzierungsstörungen, wenn sie intrauterin oder präpubertär auftreten, bis zu allgemeiner Antriebs- und/oder Libidominderung sowie asymptomatischen Verläufen im Erwachsenenalter.

7.1.3 Diagnostik

Anamnese

Beim Erwachsenen sind eine Verschlechterung der allgemeinen Leistungsfähigkeit, eine Verminderung des Bartwuchses mit Abnahme der Rasurfrequenz, eine Abnahme der Erektionshäufigkeit, insbesondere der spontanen morgendlichen Erektionen, und eine Verminderung des Sexualantriebs Hinweise auf einen Androgenmangel. Aufgrund des Libidoverlusts kann der Leidensdruck der Patienten im Gegensatz zu nicht auf Testosteronmangel beruhenden Erektionsstörungen gering sein.

Wenn möglich, kann es sinnvoll sein, relevante Angaben zu Kindheit und Jugendalter zu dokumentieren: das Alter bei Eintritt der Pubertät (Hoden- und Peniswachstum) und der Stimmmutation als Zeichen der fortgeschrittenen Pubertät sowie ggf. der Beginn des Bartwuchses als Spätzeichen der pubertären Virilisierung, außerdem Lageanomalien der Hoden (Bauchhoden, Leistenhoden, Hodenektopie) zum Zeitpunkt der Geburt und der Zeitpunkt einer eventuellen medikamentösen oder operativen Korrektur.

Da auch Erkrankungen anderer Organsysteme zu funktionellem Hypogonadismus und/oder Infertilität führen können, ist nach entsprechenden Symptomen zu fragen. Rezidivierende Bronchitiden oder Nasennebenhöhlenentzündungen im Kindes- oder Erwachsenenalter geben Hinweise auf Krankheiten der Luftwege, die – wie das Kartagener-Syndrom oder die zystische Fibrose – mit Infertilität assoziiert sind. Infektionen des Urogenitaltrakts gehören zu den häufigsten Ursachen der männlichen Infertilität. Am relevantesten sind typische uropathogene Keime (Enterokokken, *E. coli* u. a.). Typische venerische Keime (Ureaplasmen, Mykoplasmen, Chlamydien, Gonokokken u. a.) werden in 6,4 % der Fälle nachgewiesen. Mumps ist das am meisten bekannte Virus, das zu einer isolierten Orchitis führt und eine dauerhafte schwerwiegende Störung der Spermatogenese verursachen kann (Schuppe, Pilatz 2023a).

Aus Angaben über Fertilitätsstatus der Eltern, der Geschwister und weiterer Verwandter ergeben sich Hinweise auf genetisch bedingte Ursachen des Hypogonadismus und der Infertilität. Ein verspäteter Zeitpunkt des Pubertätseintritts bei Vater und/oder Mutter weist auf eine familiäre Disposition zu der Normvariante einer konstitutionellen Entwicklungsverzögerung hin (Raivio, Miettinen 2019).

Wichtig ist eine genaue Medikamentenanamnese, da eine Vielzahl von Substanzen zu Androgenmangel und Fertilitätsstörung führen können (Semet et al. 2017). Berufliche Exposition gegenüber Hitze und Chemikalien kann eine Fertilitätsminderung bedingen. Zu dokumentieren sind sportliche Aktivitäten, insbesondere Übertraining (oftmals in Kombination mit einer kalorienarmen und einseitigen Diät), Lebensgewohnheiten, Nikotin- und Alkoholkonsum. Rauchen beeinträchtigt die Fertilisierungsfähigkeit der Spermien und die Entwicklung des Embryos.

Bei einer gestörten Fertilität und unerfülltem Kinderwunsch sollte die Anamnese in Anwesenheit beider Partner erhoben werden. Es sollte erfragt werden, ob ein Verkehr zum optimalen Zeitpunkt der Konzeptionsfähigkeit der Frau erfolgte.

Körperliche Untersuchung

Die körperliche Untersuchung verschafft einen Eindruck über alle Organsysteme, deren Erkrankungen zu Hypogonadismus und Infertilität führen können. Insbesondere wird auf die sekundären Geschlechtsmerkmale geachtet.

- **Geschlechtsorgane:** Lage (Eutopie, Pendel-, Gleit-, Leistenhoden, Kryptorchismus oder Ektopie), Größe (Orchidometer nach Prader oder besser Sonographie), Konsistenz, Oberfläche (glatt oder höckrig), sonographische Parenchymechogenität der Hoden (Präsenz fokaler hyperechogener oder echoarmer Areale?); Größe und Konsistenz von Nebenhoden und Ductus deferentes, Beurteilung des Plexus pampiniformis mit Valsalva-Versuch (Varikozele? sonographische Dokumentation), Penis (Deformation, Urethramündung, Hypospadie? Epispadie? Phimose?), Prostata (Größe, Konsistenz, evtl. transrektale Sonographie)

- **Körperproportionen, Größe und Gewicht:** Verhältnis Unter- zu Oberlänge und Spannweite zu Körperlänge (normal 1 : 1), Fettverteilung, Brustdrüse (Gynäkomastie/Lipomastie?) und Muskulatur; Berechnung des Body-Mass-Index (BMI)
- **Behaarung:** Bartwuchs (Ausdehnung, Dichte, Häufigkeit der Rasur), Stirn-Haar-Grenze (Geheimratsecken), Achsel-, Thorax-, Extremitäten- und Pubesbehaarung sowie Pubes-Haar-Grenze (pubertäres Reifestadium nach Tanner, PH 1–6)
- **Larynx- und Stimmlage:** Adamsapfel, Stimmbruch
- **Riechvermögen** (Frage nach aromatischen Geruchsstoffen, Riechtest, z. B. Sniffin-Sticks)

Diagnosesicherung

Hormonbestimmungen

Testosteron im Serum ist die wichtigste Labormessgröße zur Diagnostik eines Androgenmangels. Unter Berücksichtigung kurzfristiger Schwankungen und des physiologischen Tagesrhythmus (mit Gipfel in den frühen Vormittagsstunden, gilt nur bei normalem Schlafrhythmus) sollte der Wert im Serum in der ersten Tageshälfte 12–30 nmol/l betragen. Dabei gelten die Werte zwischen 8 und 12 nmol/l als ein Graubereich, sodass beim Vorliegen hypogonadaler Symptome ein Versuch einer Testosteronsubstitutionstherapie sinnvoll ist. Für die einzelnen Symptome werden spezifische Schwellenwerte vermutet; so reagieren Libido und Antrieb bereits auf geringen Testosteronmangel, während eine erektile Dysfunktion erst bei < 8 nmol/l im fortgeschrittenen Lebensalter auftritt (**Empfehlungsgrad A,** Evidenzstärke IIb; Zitzmann et al. 2006). Kastraten und Jungen vor der Pubertät haben Werte < 2 nmol/l.

Freies Testosteron, SHBG (sexualhormonbindendes Globulin), Testosteron im Speichel: Freies, biologisch aktives Testosteron im Serum korreliert grundsätzlich mit dem Gesamttestosteron. Bei einer Hyperthyreose und unter Antiepileptika kommt es jedoch zu einem Anstieg von SHBG und Gesamttestosteron, der nicht mehr der freien Fraktion entspricht. Bei Adipositas und metabolischem Syndrom sinkt die Gesamttestosteronkonzentration und gleichzeitig auch das SHBG, ohne dass ein Abfall der freien Fraktion verhindert werden kann (**Empfehlungsgrad A,** Evidenzstärke Ia; Wu et al. 2008). In diesen Situationen empfehlen sich die Messung des SHBG und die Berechnung des freien Testosterons im Serum. Der Normalbereich beträgt ≥ 220 pmol/l. Achtung! Das freie Testosteron wird nach einer Formel berechnet, die z. B. unter www.issam.ch zur Verfügung steht. Der freie Androgen-Index (FAI) ist obsolet (da er für Männer nicht aussagekräftig ist)!

LH (luteinisierendes Hormon): Zur Interpretation der basalen LH-Werte im Serum müssen die pulsatilen spontanen Schwankungen berücksichtigt werden. Beim gesunden Mann weist LH bis zu 20 Pulse pro 24 h mit hohen Sekretionsspitzen und dazwischenliegenden tiefen Minima auf. Beim Mann mit primärem Hypogonadismus steigt nicht nur die mittlere LH-Serum-Konzentration, sondern auch die Pulsfrequenz an, während bei einem Ausfall der hypothalamischen GnRH-Sekretion LH keine oder nur vereinzelte Pulse aufweist. Hypogonadismus mit hohem LH weist auf eine testikuläre Schädigung hin, niedriges LH mit fehlenden Pulsen auf eine hypophysär-hypothalamische Störung. Der Basalwert ist nur in Zusammenschau mit Testosteron aussagekräftig. So kann z. B. ein LH-Serum-Spiegel innerhalb des Referenzbereichs liegen, in Relation zum erniedrigten Serum-Testosteronspiegel jedoch inadäquat niedrig sein, als Zeichen für einen zentralen sekundären Hypogonadismus.

FSH (follikelstimulierendes Hormon) im Serum weist nur geringe Schwankungen auf und reagiert empfindlich auf Störungen der Gametogenese, sodass auch einer Einzelbestimmung hohe Aussagekraft zukommt. FSH unterliegt nicht nur der negativen Rückkopplung durch Testosteron und Estradiol, sondern auch der durch Inhibin B, das in den Sertoli-Zellen gebildet wird. Schwere Beeinträchtigungen der Sertoli-Zellfunktion bedingen regelmäßig eine Spermatogenesestörung mit Infertilität, die durch erhöhtes Serum-FSH und erniedrigtes Inhibin B angezeigt wird. Bei hohen FSH-Werten in Gegenwart kleiner, fester Hoden (Volumen < 6 ml) und eine Azoospermie sollte auch an das Klinefelter-Syndrom gedacht und eine humangenetische Untersuchung veranlasst werden (Nieschlag 2013). Liegt bei Azoospermie oder sehr schlechten Ejakulatparametern das Hodenvolumen < 6 ml und ist FSH erhöht, handelt es sich um eine primäre Störung der Spermatogenese. Bei Azoospermie in Verbindung mit normalen FSH-Werten und normaler Hodengröße besteht der V. a. Verschluss der ableitenden Samenwege. Die gleichzeitige Erniedrigung des im Seminalplasma sezernierten Nebenhodenmarkers α-Glukosidase erhärtet die Vermutung.

Prolaktin: Eine deutliche Erhöhung über den oberen Normalwert von 500 mU/l (= 25 ng/ml) weist auf ein Prolaktinom hin. Geringgradige Erhöhungen können auch durch Stress und Medikamente (z. B. Metoclopramid, Neuroleptika) bedingt sein (➤ Kap. 1).

Anti-Müller-Hormon (AMH) im Serum spielt in der Differenzialdiagnostik Anorchie – Kryptorchismus (zusammen mit Inhibin B) eine Rolle. AMH-Spiegel unterhalb der Nachweisgrenze weisen auf eine (funktionelle) Anorchie hin, bei gleichwertiger Spezifität und höherer Sensitivität als der hCG-Test.

Inhibin B: Das in den Sertoli-Zellen gebildete Inhibin B steht in einer negativen Rückkopplung mit dem hypophysären FSH. Basale Inhibin-B-Spiegel im Serum korrelieren mit der Sertoli-Zell-Proliferation und mit der Spermatogenese. Inhibin B steigt passager in der Neugeborenenperiode im Rahmen der „Minipubertät" an, fällt nach dem 2. bis 4. Lebensmonat wieder ab, um in der Pubertät erneut anzusteigen. Bei V. a. Anorchie kann die Bestimmung des Inhibins (zusammen mit AMH) klären, ob funktionell aktives testikuläres Gewebe vorhanden ist.

HCG (humanes Choriongonadotropin)-Test: Mit dem hCG-Test wird die endokrine Reservekapazität der Hoden überprüft und es kann zwischen Kryptorchismus und Anorchie differenziert werden. In der AWMF-Leitlinie zum Maldescensus testis, die aktuell in Überarbeitung ist, gilt der hCG-Test als eine Alternative zur Bestimmung von Inhibin B zum Nachweis von Hodengewebe vor einer Laparoskopie bei einem nicht palpablen und sonographisch nicht darstellbarem Hoden (AWMF-LL 006-022). Am ersten Tag der Untersuchung wird zwischen 8 und 10 Uhr eine Blutprobe abgenommen (Basalwert), unmittelbar darauf erfolgt eine einmalige Injektion von 5000 IE hCG i. m., bei Kindern und Jugendlichen

5000 IE hCG/m² KOF. Weitere Blutabnahmen erfolgen nach 48 und/oder 72 h. Der Anstieg des Testosterons sollte in einer Blutprobe das 1,5- bis 2,5-Fache des Ausgangswerts betragen. Werte darunter weisen auf einen primären Hypogonadismus hin. Ein fehlender Anstieg von basalen Werten im Kastratenbereich weist auf Anorchie oder vollständige Hodenatrophie hin (DGE 2014).

GnRH-Agonist-Test: Dieser Test dient der Differenzierung zwischen konstitutioneller Entwicklungsverzögerung (KEV) und isoliertem hypogonadotropem Hypogonadismus (IHH). Zwischen 7 und 9 Uhr werden Blut zur Bestimmung von LH und Testosteron abgenommen und ein GnRH-Agonist (z. B. Buserelin 1 µg/kg, max. 100 µg) injiziert. Nach 4 und 24 h erneute Blutabnahme zur LH- und Testosteronbestimmung. Ein Anstieg von LH > 4 IU/l spricht für KEV, ein LH-Anstieg < 4 IU/l für einen kongenitalen hypogonadotropen Hypogonadismus (CHH; DGE 2014).

Weitere Labordiagnostik: Testosteronmangel kann eine Anämie verursachen, sodass bei V. a. Hypogonadismus immer das rote Blutbild bestimmt werden sollte. Bei Patienten ≥ 45. Lj. sollte vor und unter Testosteronsubstitution das prostataspezifische Antigen (PSA) gemessen werden, zunächst 6 Mon. nach Therapiebeginn, dann nach 1 J. und danach jährlich. Gleichzeitig sollte eine digitale rektale Untersuchung erfolgen. Zu denselben Zeitpunkten empfiehlt sich die Bestimmung des roten Blutbilds und die Erfassung des Allgemeinzustands (Wang et al. 2010).

Ejakulatuntersuchung

7

Die Untersuchung des Ejakulats dient der Dokumentation des Hypogonadismus und der Abklärung von Fertilitätsstörungen mit (oder ohne) Symptomen des Androgenmangels. Sie ist zentraler Bestandteil der Abklärung eines jeden Paares mit unerfülltem Kinderwunsch und soll auch dann erfolgen, wenn bereits auf weiblicher Seite eine mögliche Ursache der Infertilität des Paares aufgedeckt wurde, da bei 50 % der betroffenen Paare auch eine Störung beim Mann besteht. Die Interpretation des Ejakulatbefunds muss in Kombination mit der Bestimmung von Testosteron, FSH und LH erfolgen. Die hier gegebenen Empfehlungen orientieren sich am WHO-Laborhandbuch, das detaillierte Beschreibungen zur Durchführung aller Untersuchungen enthält (➤ Tab. 7.2; **Empfehlungsgrad A;** WHO 2021). Die Ejakulatuntersuchung muss einer internen und externen Qualitätskontrolle unterliegen. Letztere wird durch Teilnahme an Ringversuchen gewährleistet (Nieschlag et al. 2020; QuaDeGA 2024), die durch die Richtlinien der Bundesärztekammer für alle Laboratorien, die humane Ejakulate untersuchen, vorgeschrieben sind (BÄK 2023).

Das Ejakulat wird möglichst nach einer Karenzzeit von 48 h bis 7 d gewonnen. Wegen erheblicher spontaner Schwankungen sollten mindestens zwei Ejakulatuntersuchungen im Verlauf von 3 Mon. erfolgen, um eine Diagnose zu etablieren.

Die **physikalische Untersuchung** beurteilt Aussehen, Farbe, Liquefizierungszeit (normal 20–45 min), Ejakulatvolumen und Viskosität der Probe.

Die **mikroskopische Untersuchung** erfasst die Spermienkonzentration, unter Hinzuziehung des Ejakulatvolumens die Spermienzahl, die Spermienmotilität, die Spermienmorphologie und eventuelle Agglutinationen von Spermien sowie die Anzahl der Leukozyten. Gesamtzahl und Konzentration der Spermien werden in einer Zählkammer (vorzugsweise verbesserte Neubauer-Kammer) bestimmt. Die **Spermienmotilität** unterscheidet gemäß den Laborrichtlinien der Bundesärztekammer drei Kategorien:

- Progressive Motilität (PR)
- Nicht progressive Motilität (NP)
- Keine Beweglichkeit (IM)

Übersteigt der Anteil der unbeweglichen Spermatozoen 50 %, erfolgt eine Vitalfärbung mit Eosin, die vitale von toten Spermatozoen unterscheidet. Während tote Zellen den Farbstoff aufnehmen, verhindern intakte Membranen das Eintreten des Farbstoffs.

Die **Morphologie** der Spermien wird in einem gefärbten frischen Ausstrich untersucht, wobei v. a. der Anteil der normal geformten Spermatozoen erfasst wird. Durch Spezialfärbung werden andere Zellen, z. B. Spermatogenesezellen und Leukozyten, identifiziert.

Bei einer Leukozytenkonzentration $> 1 \times 10^6$/ml Seminalplasma oder bei begründetem V. a. eine Infektion des männlichen Genitaltrakts werden Kulturen zum Nachweis aerober Bakterien oder mikrobiologische Spezialverfahren zum Nachweis von *Chlamydia trachomatis, Ureaplasma urealyticum* und *Mycoplasma hominis* eingesetzt. Die Bestimmung von Markersubstanzen im Seminalplasma erlaubt Rückschlüsse auf die Sekretionsleistung und den Abfluss des Sekrets aus den akzessorischen Geschlechtsdrüsen: α-Glukosidase auf den Nebenhoden, Fruktose auf die Samenbläschen und Zink auf die Prostata (Baazeem et al. 2011).

Tab. 7.2 Referenzwerte und untere Grenzwerte (5. Perzentile und 95 %-Konfidenzintervall [95 %-CI]) für Ejakulatwerte von Paaren mit einer Time to Pregnancy bis zu 12 Mon. (WHO 2021; Campbell et al. 2021)

Parameter	Referenzgrenze (95 %-CI)
Ejakulatvolumen (ml)	1,4 (1,3–1,5)
Progressive Motilität (PR in %)	30 (29–31)
Vitalität (%)	54 (50–56)
Gesamte Spermienzahl (10^6/Ejakulat)	35 (35–40)
Spermienkonzentration (10^6/ml)	16 (15–18)
Spermienmorphologie (Normalformen %)	4 (3,9–4,0)

Weiterführende Diagnostik

Bildgebende Verfahren

Der Ultraschall der Hoden (Größe, Parenchymechogenität, echoreiche oder echoarme Areale), der Nebenhoden (Spermatozele, Stauungen) und des Plexus pampiniformis (Varikozele, Valsalva-Versuch) gehört zur Routinediagnostik (➤ Abb. 7.2). Der transrektale Ultraschall (TRUS) gibt Aufschluss über das Volumen und die Binnenmuster der Prostata. In der Kinderurologie wird beim nicht palpablen Hoden sonographisch inguinal und abdominell nach Hoden vor einer explorativen Laparoskopie gesucht (AWMF-LL 006-022) Bei V. a. sekundären Hypogonadismus erfolgt

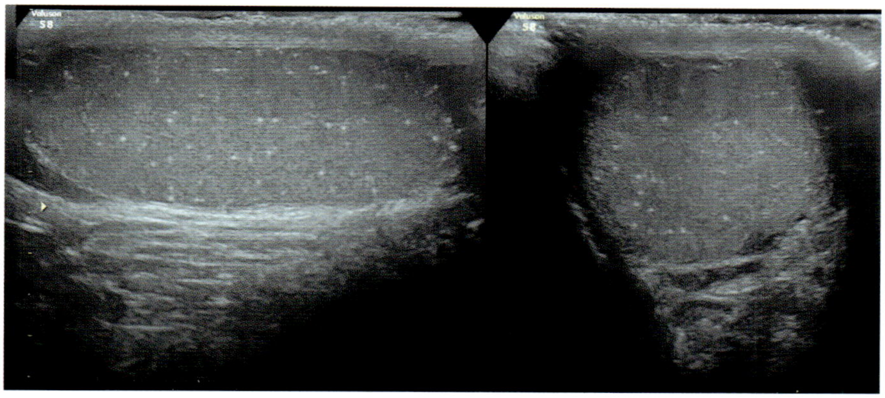

Abb. 7.2 Mikrolithiasis des Hodens (li. Longitudinalschnitt, re. Transversalschnitt). Eine Mikrolithiasis kann mit Störungen der Spermatogenese assoziiert sein. [M1633]

die Darstellung der Sella und der Hypothalamusregion mittels MRT. Eine Quantifizierung der Knochendichte mittels DXA kann zur Therapieüberwachung bei manifestem Testosteronmangel sinnvoll sein (Rochira et al. 2018). Bei gestörter Pubertätsentwicklung wird anhand der Röntgenaufnahme der linken Hand das Knochenalter bestimmt, was eine Schätzung des verbleibenden Wachstumspotenzials ermöglicht.

Zyto- und molekulargenetische Untersuchungen

Die Bestimmung des Karyotyps dient hauptsächlich der Abklärung numerischer Chromosomenaberrationen (z. B. bei Klinefelter-Syndrom mit 47,XXY-Karyotyp oder 47,XXY/46,XY-Mosaik, 47,XYY, XX-testikuläres DSD [XX-Male]).

Eine obstruktive Azoospermie kann durch eine kongenitale beidseitige Aplasie der Vasa deferentia (CBAVD) bedingt sein, die meist eine Minimalvariante der zystischen Fibrose darstellt. Daher muss bei diesen Patienten nach Mutationen im Zystische-Fibrose-Transmembran-Regulator-Gen (*CFTR*-Gen) gesucht werden, um beim Mutationsnachweis beim Mann auch der Partnerin eine *CFTR*-Genanalyse anbieten zu können. Nur so kann ggf. ein CF-Risiko für Kinder (z. B. nach erfolgreicher TESE/ICSI-Behandlung) erkannt werden. Eine zum Funktionsverlust führende Mutation im *ADGRG2*-Gen wurde als eine weitere Ursache für eine CBAVD identifiziert. Die *ADGRG2*-Mutation tritt bei 20 % der Männer mit einer CBAVD ohne Nierenbeteiligung und ohne eine *CFTR*-Genmutation auf. In der aktuellen Leitlinie zur Diagnostik und Therapie vor einer assistierten reproduktionsmedizinischen Therapie sollte die Untersuchung des *ADGRG2*-Gens bei einer CBAVD erfolgen, wenn die Analyse des *CFTR*-Gens einen unauffälligen Befund zeigte (AWMF-LL 015-085). Schwere Störungen der Spermatogenese können durch Mikrodeletionen auf dem langen Arm des Y-Chromosoms verursacht sein. Die verschiedenen Azoospermiefaktoren (AZF a, b und c) werden mittels Polymerasekettenreaktion (PCR) untersucht. Dies ist bei Patienten mit nichtobstruktiver Azoospermie und idiopathischer Oligozoospermie mit einer Spermienkonzentration < 1 Mio./ml indiziert (**Empfehlungsgrad A,** Evidenzstärke III; Krausz et al.2024). Veränderungen in zahlreichen Genen können für eine nichtobstruktive Azoospermie ursächlich sein. Von der Identifizierung weiterer für die Spermatogenese bzw. deren Störungen verantwortlicher Gene und Genmutationen werden wichtige diagnostische Fortschritte erwartet.

Bei V. a. Androgenresistenz sollte nach Mutationen im Androgenrezeptor (AR) gesucht werden. Bei beeinträchtigter Testosteronbildung mit oder ohne begleitende Nebenniereninsuffizienz sind Untersuchungen der Gene der Enzyme der Steroidbiosynthese (z. B. *NR5A1, NROB1 = DAX 1, STAR*) indiziert. Störungen der pubertären Reifung (Ausbleiben oder Arrest der pubertären Entwicklung) werden durch Mutationen der die GnRH-Sekretion oder die GnRH-Wirkung regulierenden Gene verursacht. Mutationen und Deletionen des *KAL1*-, des *FGFR1*-, des *FGF8*-, des *GnRHR*-, des *TACR3*-Gens und vieler anderer Gene sind für die Entstehung des CHH bzw. des Kallmann-Syndroms (bei gleichzeitig vorliegender angeborener Riechstörung) verantwortlich (Young et al. 2019).

Hodenbiopsie

Eine operative Hodenbiopsie mit dem nachfolgenden Versuch der testikulären Spermienextraktion (TESE) im reproduktionsmedizinischen oder andrologischen Labor ist bei Kinderwunsch und V. a. Verschluss der ableitenden Samenwege oder bei stark eingeschränkter Ejakulatqualität (Azoo- oder Kryptozoospermie) indiziert. Bei V. a. Hodentumor oder Carcinoma in situ ist eine Hodenbiopsie mit Schnellschnittbeurteilung und Bereitschaft auf Erweiterung des Eingriffs auf eine Orchiektomie angezeigt.

Bei Kinderwunsch und sehr schlechten Ejakulatwerten oder Azoospermie kann eine TESE mit anschließender ICSI eine biologische Vaterschaft ermöglichen. Hierbei wird versucht, Spermien zu extrahieren, die sofort oder nach vorübergehender Kryokonservierung zur ICSI verwendet werden können. Mikrochirurgische Verfahren erhöhen die Chance, Spermien im Hodengewebe zu finden (**Empfehlungsgrad B,** Evidenzstärke IIb; Rohayem et al. 2015a).

MERKE

- Eine gründliche Anamnese und allgemeine sowie andrologische Untersuchungen sind zur Zuteilung der Symptome zu einem Krankheitsbild wichtig.
- Ein Maldescensus testis sollte frühzeitig diagnostiziert und vor dem vollendeten 1. Lj. behandelt werden.

INFO

Beim Vorliegen einer ausgeprägten Oligozoospermie (Spermienkonzentration < 5 Mio./ml), hypogonadotropem Hypogonadismus nach Ausschluss eines Prolaktinoms und bei klinischem V.a. angeborene Erkrankungen bzw. Sensitivitätsminderung der Androgenzielorgane sollte den Patienten eine humangenetische Untersuchung angeboten werden.

PRAXISTIPP

- Eine Knochendichtemessung ist bei Patienten mit einem Hypogonadismus für die Therapieentscheidung und Therapieüberwachung der Androgenersatztherapie sinnvoll.
- Ein Hypogonadismus kann zu einer Abnahme der Knochendichte und einer Anämie führen.

Viele endokrine Störungen der Hodenfunktion sind durch eine Hormontherapie gut behandelbar. Beim Vorliegen einer Azoospermie und nicht vorhandenen kausalen Therapieoptionen ist die Durchführung einer TESE möglich. Wenn testikuläre Spermien im Labor aus Hodengewebe extrahiert werden können, kann bei vielen betroffenen Patienten der Kinderwunsch durch eine anschließende ICSI erfüllt werden. In diesen Fällen sollte auf „empirische" Therapieverfahren verzichtet werden. Gleichzeitig darf nicht vergessen werden, dass es sich bei Fertilitätsstörungen um das Problem eines Paares handelt und dass ein Partner mit besonders guten reproduktiven Funktionen die Defizite des anderen bis zu einem gewissen Grad kompensieren kann. Daher muss die Optimierung der weiblichen reproduktiven Funktionen ein Bestandteil jeder Strategie zur Behandlung männlicher Fertilitätsstörungen sein. Das ärztliche Gespräch hat einen hohen Stellenwert. Eine Beratung kann in einigen Fällen zu einer Verbesserung des Zustands des Patienten führen und ggf. invasive Behandlungen unnötig machen.

7

Änderung der Lebensgewohnheiten

Die internationalen Leitlinien der EAU und EAA heben den Wert der Änderung von Lebensgewohnheiten in der Therapie des männlichen funktionellen Hypogonadismus hervor (Colpi et al. 2018; Salonia et al. 2023). Kalorienarme Diät und körperliche Aktivität können den Gesamt- und den freien Testosteronwert erhöhen sowie den Östrogenspiegel senken (Corona et al. 2013; Corona et al. 2020). Jedoch erhöhen eine Diät und körperliche Aktivität den Testosteronspiegel nur um durchschnittlich 1–2 nmol/l und es ist damit zu rechnen, dass es wenige Jahre nach gewichtsreduzierender Änderung der Lebensgewohnheiten erneut zu einer Zunahme des Übergewichts kommt (Pasquali et al. 2020). Möglicherweise profitieren Patienten mit funktionellem Hypogonadismus am meisten, wenn gewichtsreduzierende Maßnahmen und eine Testosteronsubstitution kombiniert werden (Isidori et al. 2015; Corona et al. 2015).

Testosteronsubstitution

Zur Substitution wird ausschließlich das „natürliche" Testosteron verwendet (➤ Tab. 7.3; Nieschlag, Nieschlag 2019). Andere Androgene (wie Mesterolon) haben nicht das volle Wirkspektrum des Testosterons bzw. sind lebertoxisch (wie 17α-Methyltestosteron). Auch andere androgene anabole Steroide (AAS) sind kein Ersatz für Testosteron und können ernsthafte Nebenwirkungen haben (Nieschlag, Vorona 2015a u. 2015b).

Tab. 7.3 Testosteronwirkstoffe, die zur Therapie des Hypogonadismus in der Andrologie angewandt werden

Applikationsweg	Wirkstoff	Dosierung
Intramuskulär	Testosteronenanthat	250 mg alle 2–3(–4 bei Jugendlichen) Wo.
	Testosteronundecanoat	Initial u. nach 6, dann jeweils nach 12 Wo. 1000 mg
Transdermales Gel	Testosteron	50–125 mg/d
Oral	Testosteronundecanoat	3–4 Kps á 40 mg/d

Testosteronenanthat: Über fünf Dekaden war die i. m. Verabreichung von Testosteronenanthat die am häufigsten praktizierte und lange Zeit ausschließlich zur Verfügung stehende Form der Testosteronsubstitution (Nieschlag, Nieschlag 2019). Zur vollen Substitution sind intragluteale Injektionen von 250 mg alle 2–3 Wo. erforderlich. Kurz nach der Injektion steigen die Werte auf ein supraphysiologisches Niveau an, um dann innerhalb der nächsten Tage wieder abzufallen. Der Patient kann dieses Auf und Ab als unangenehme Schwankungen in Libido, Stimmung und Aktivität registrieren. Daher bestand seit Langem der Wunsch nach Präparaten mit ausgeglichener Kinetik (Behre, Nieschlag 2012; Nieschlag, Behre 2012).

Testosteronimplantate, die unter die Bauchhaut eingesetzt werden, können eine Depotwirkung über mehrere Monate entfalten, sind in Deutschland aber nicht verfügbar. Der Einsatz der Implantate unter die Bauchhaut erfordert einen kleinen operativen Eingriff; die Implantate können gelegentlich extruieren (Behre, Nieschlag 2012; Nieschlag, Behre 2012).

Intramuskuläres Testosteronundecanoat: Mit i. m. verabreichtem Testosteronundecanoat (Nebido®) verfügen wir heute über ein Depotpräparat mit einer 3-monatigen Wirkdauer. Nach einer initialen Injektion von 1000 mg in 4 ml öliger Lösung wird diese Dosis erneut nach 6 Wo., danach in Abständen von jeweils 3 Mon. verabreicht. Die gelegentlichen Messungen des Serum-Testosterons unmittelbar vor der nächsten Injektion zeigen, ob die Injektionsintervalle bis auf 10 Wo. verkürzt oder bis auf 14 Wo. verlängert werden können. Die Injektionen sollten wegen des relativ großen Volumens langsam erfolgen, eine akzidentelle i. v. Verabreichung ist – wie bei allen i. m. Injektionen – strikt zu vermeiden (Behre, Nieschlag 2012; Nieschlag, Behre 2012).

Während für die Testosteronundecanoat-Injektionen ein Arzt aufgesucht werden muss, können die folgenden Präparate vom Patienten selbständig angewandt werden.

Transdermales Testosteron: Als erstes Präparat, das physiologische Serum-Testosteronwerte produzierte, stand ein selbsthaftender Skrotalfilm zur Verfügung, der bald von einem auf die Rumpfhaut aufgetragenen System verdrängt wurde. Alle 24 h werden morgens oder abends ein bzw. zwei Systeme vom Patienten selbst appliziert. Es kommt häufig zu Hautirritationen, die den Patienten zum Absetzen veranlassen.

Hautirritationen sind bei den heute gebräuchlichen transdermalen Testosteron-Gelen selten. Die 1- bis 2,5-prozentigen Testosteron-Gele werden auf die Haut des Rumpfs oder der Oberarme aufgetragen.

Um eine Kontamination von Partnerin oder Kindern zu vermeiden, sollten die Hautpartien nach Eintrocknen des Gels abgedeckt werden.

Orales Testosteronundecanoat: Eine p.o. Substitution kann mit Testosteronundecanoat durchgeführt werden. Zur besseren Resorbierbarkeit müssen die Kapseln mit einer fetthaltigen Mahlzeit eingenommen werden. Nachteile dieser Therapie sind die sehr stark schwankenden, intra- und interindividuell variablen Testosteron-Serum-Spiegel. Die orale Substitution empfiehlt sich v. a., wenn vorübergehend (z. B. wegen einer Antikoagulation) auf i. m. Injektionen verzichtet werden soll oder wenn die Gel-Applikationen zu ekzematösen Hautveränderungen führen.

Präparatewahl: Grundsätzlich können bei allen Formen des Hypogonadismus ≥ 18. Geburtstag alle handelsüblichen Testosteronpräparate eingesetzt werden. Wenn eine Polyglobulie infolge der Depot-Testosteronapplikation entsteht, kommen bevorzugt transdermale (oder orale) Präparate in Betracht. Letztlich sollte der Patient selbst entscheiden, welches Präparat er bevorzugt.

Therapieüberwachung: Die Dosierung der einzelnen Präparate orientiert sich am allgemeinen Wohlbefinden und an Testosteronmessungen im Serum; bei 3-Monats-Präparationen erfolgen diese am Ende eines Therapieintervalls.

Eine effektive Testosteronsubstitution führt zu einer Steigerung der Erythropoese und lässt sich durch das rote Blutbild dokumentieren. Während bereits eine niedrige Dosierung die für den Hypogonadismus charakteristische leichte Anämie behebt (Snyder et al. 2018), kann eine Überdosierung zum pathologischen Anstieg von Erythrozytenzahl, Hämoglobinkonzentration und Hämatokrit führen (Zitzmann, Nieschlag 2007). Übersteigt der Hämatokrit 52 %, sollte die Umstellung auf ein Testosteron-Gel-Präparat erfolgen. Nur in Extremfällen kann ein Aderlass erforderlich werden.

Ein Ejakulatvolumen im Normalbereich (≥ 1,4 ml) gibt Aufschluss über eine ausreichende Stimulation der akzessorischen Geschlechtsdrüsen durch Testosteron.

Unter der Testosterontherapie steigt das bei Androgenmangel kleine Prostatavolumen in wenigen Monaten in den altersentsprechenden Normalbereich an, ohne diesen jedoch zu übersteigen. PSA liefert einen weiteren Parameter zur Überprüfung der Prostatafunktion. Gerade bei Patienten > 45 J. ist die regelmäßige Überwachung der Prostata von besonderer Bedeutung, um ein Prostatakarzinom nicht zu übersehen, das durch Testosteron in seinem Wachstum gefördert würde. Zu betonen ist, dass inzwischen Einigkeit darüber besteht, dass Testosteron nicht für die **Entstehung** eines Prostatakarzinoms verantwortlich ist (Michaud et al. 2015). Dennoch kann das Wachstum eines bestehenden Prostatakarzinoms durch Testosteron gefördert werden; ein Prostatakarzinom gilt deshalb als Kontraindikation. Weitere Kontraindikationen für Testosteron bestehen bei virilem Mammakarzinom, Polyzythämie (Hkt > 52 %), schwerer Herzinsuffizienz, aktivem Kinderwunsch und fehlender Indikation eines Hypogonadismus (Dohle et al. 2018; Bhasin et al. 2018).

Da Testosteronmangel zur Osteoporose führt, die durch Testosteronsubstitution behoben werden kann, ist die Bestimmung der Knochendichte eine relevante Untersuchung bei der Langzeit-Therapieüberwachung. Unter einer adäquaten Androgentherapie zeigt sich eine Zunahme der bei hypogonadalen Patienten verminderten Knochendichte. Allerdings wurde eine Verminderung des Frakturrisikos bisher nicht eindeutig dokumentiert (Rochira et al. 2018).

Kinderwunsch bei sekundärem Hypogonadismus

Wenn bei sekundärem Hypogonadismus Kinderwunsch besteht, kann die Spermienproduktion der Hoden durch Ersatz der gonadotropen Hormone LH und FSH stimuliert werden. Bei hypogonadotropem Hypogonadismus wird hCG/FSH (humanes Chorion-Gonadotropin [mit LH-Wirkung] in Kombination mit rekombinantem follikelstimulierendem Hormon) verabreicht. Eine GnRH-Pumpentherapie (bei hypothalamischer Störung, d. h. CHH) ist eine in Bezug auf die Spermatogeneseinduktion gleichwertige Alternative. Während der Stimulationstherapie ist eine zusätzliche Behandlung mit Testosteron nicht erforderlich, da die Leydig-Zellen zur Eigenproduktion angeregt werden (➤ Tab. 7.4; Rohayem, Nieschlag 2017; Rohayem et al. 2015b; Warne et al. 2009).

Parallel zur Gonadotropin-Therapie des Mannes sollten die reproduktiven Funktionen der Partnerin untersucht und eventuell optimiert werden. Etwa 3 Mon. nach Eintritt und Bestätigung einer Gravidität wird wieder auf Testosteron umgestellt. Bei erneutem Kinderwunsch kann die Spermatogenese erneut mit GnRH oder hCG/FSH stimuliert werden. Danach schließt sich wieder eine lebenslange Testosteronsubstitution an. Durch die Testosteronsubstitution wird die Möglichkeit, die Spermatogenese durch GnRH oder Gonadotropine zu stimulieren, nicht beeinträchtigt.

GnRH wird über eine am Körper getragene Infusionspumpe alle 2 h als GnRH-Puls s. c. injiziert. Die Anfangsdosis von 4–5 µg kann entsprechend der erreichten LH-, FSH- und Testosteronspiegel bis auf 20 µg gesteigert werden. Die s. c. Injektionsnadel wechselt der Patient alle 2 d, um Infektionen und Verstopfungen des Injektionssystems vorzubeugen.

Als Hinweis auf ein Ansprechen der Therapie dient die Zunahme der Hodenvolumina, die sonographisch (oder mittels Orchidometer) bestimmt werden. FSH und hCG werden 2 ×/Wo. bzw. 3 ×/Wo.

Tab. 7.4 GnRH- bzw. hCG/FSH-Wirkstoffe zur Behandlung des sekundären Hypogonadismus

Präparat	Applikationsform	Dosierung
GnRH pulsatil	s. c., externe Minipumpe	5–20 µg pro Puls alle 120 min
Humanes Choriongonadotropin (hCG)	Nur i. m. zugelassen	500–1500 IE 2 ×/Wo. (z. B. Mo + Fr)
Rekombinantes FSH (rFSH)	s. c.	150–225 IE 3/Wo. (z. B. Mo, Mi, Fr)

7

s.c. durch den Patienten selbst injiziert. Rekombinantes hCG oder LH stehen ebenfalls zur Verfügung, sind jedoch für die Behandlung des männlichen hypogonadotropen Hypogonadismus (noch) nicht zugelassen (➤ Tab. 7.4). Ein lang wirkendes rekombinantes FSH-Präparat für Indikationen beim Mann befindet sich in der Entwicklung (Nieschlag et al. 2017) und ist bei Jugendlichen ≥ 14 J. seit Kurzem zugelassen.

Die Behandlung wird bis zum Erscheinen von Spermien im Ejakulat bzw. bis zum Eintritt einer Schwangerschaft durchgeführt. Die Fertilitätsprognose bei CHH/Kallmann-Syndrom ist günstig. Bei > 90 % Patienten kann die Spermienbildung erfolgreich induziert werden (Büchter et al. 1998; Deepinder, Braunstein 2012; Nieschlag et al. 2023; Rohayem et al. 2016; Rohayem et al. 2015b;Young et al. 2019). Bei vorausgegangenem Hodenhochstand ist ein schlechteres Ansprechen in Bezug auf erreichbares Hodenwachstum und Spermienzahlen im Ejakulat zu erwarten; bei fast allen Patienten ist jedoch eine deutliche Vergrößerung des Hodenvolumens zu erreichen. Zur Stimulation der Spermatogenese sind Gonadotropin- und GnRH-Therapie vergleichbar effektiv (Büchter et al. 1998).

Die Therapie mit GnRH oder hCG/FSH ist bei bestehendem Kinderwunsch zur Stimulation der Spermatogenese bzw. zur Induktion der Spermatogenese im Jugendalter indiziert. Die Induktionstherapie in der Jugend kann zu besseren Therapieergebnissen bei bestehendem Kinderwunsch im Erwachsenenalter führen. Wenn danach kein aktueller Kinderwunsch besteht, sollte über eine mögliche Kryokonservierung der Spermien aufgeklärt werden und danach auf die einfacher durchzuführende und kostengünstigere Therapie mit Testosteron umgestellt werden. Bei ca. 7 % der Patienten mit CHH oder Kallmann-Syndrom wird nach Absetzen der Testosteronsubstitution eine spontane Remission des Hypogonadismus beobachtet (Raivio et al. 2007).

Pubertas tarda

Eine Testosteronsubstitution war früher Standard bei der Behandlung der Pubertas tarda. Besteht der dringende Verdacht, dass diese durch einen zentralen Ausfall der gonadotropen Achse bedingt ist, wird dieser Standard heute zunehmend durch die Gonadotropin-Substitution beim Jugendlichen mit vollständig ausgebliebener Pubertät oder beim Jugendlichen mit hypogonadotropem Pubertätsarrest abgelöst. Falls eine konstitutionelle Entwicklungsverzögerung (KEV) wahrscheinlicher ist, kann bei erheblichem Leidensdruck und zur gleichzeitigen Sicherung der Diagnose eine kurzzeitige niedrig dosierte Testosteronenanthat-Therapie mit 3–6 Injektionen à 50–100 mg im Abstand von je 4 Wo. durchgeführt werden (sog. Priming). Nach diesem Therapiezyklus wird der Spontanverlauf über weitere 6 Mon. beobachtet. Falls dann kein Hodenwachstum als Zeichen der spontanen Aktivierung der zentralen Pubertät zu verzeichnen ist, kann das Vorgehen einmal wiederholt werden. Ist das nicht erfolgreich, spricht dies für das Vorliegen eines CHH.

Zur Vervollständigung der pubertären Virilisierung bei gesichertem hypergonadotropem Hypogonadismus mit Pubertätsarrest oder zur Pubertätsinduktion bei kompletter Anorchie wird ≥ 12.–13. Lj. mit einer allmählich zu steigernden Testosteronenanthat-Therapie begonnen (1.–6. Mon. alle 4 Wo. 50 mg Testosteronenanthat i. m., 7.–12. Mon. 100 mg i. m. alle 4 Wo., ≥ 2. J. 250 mg i. m. alle 4 Wo., ≥ 3. J. 250 mg i. m. alle 3 Wo.; AWMF-LL 174-022). Die Testosteronsubstitution kann ab Erreichen des 18. Geburtstags auf ein Testosteron-Gel oder auf das Langzeit-Depotpräparat Testosteronundecanoat i. m. umgestellt werden.

Die Gonadotropin-Therapie mit hCG (Startdosis 2 × 500 IE/Wo.) und rFSH (3 × 75–150 IE/Wo.) bietet den Vorteil, dass die testikuläre Reifung induziert wird, d. h. die Hoden ein pubertäres Wachstum erfahren und die Spermatogenese induziert wird.

Altershypogonadismus (Late-onset Hypogonadism, LOH)

Der Altershypogonadismus (LOH) stellt eine Mischform aus primärem und sekundärem Hypogonadismus dar, da die endokrine Kapazität sowohl der Hoden (Testosteron) als auch des Hypothalamus-Hypophysen-Systems (Gonadotropine) nachlässt. Auch wenn die Zeugungsfähigkeit bei gesunden Männern bis ins hohe Alter erhalten bleiben kann, nehmen Spermienmotilität und Fertilisierungsfähigkeit ab. LOH ist definiert als eine Kombination von verschiedenen Symptomen (Libidoverlust, erektile Dysfunktion, Verlust von Antriebskraft, depressive Stimmung, nachlassende kognitive Funktionen, Schlafstörungen, vermehrte abdominale Fettmasse, Muskelschwund, Anämie, Osteoporose, Hitzewallungen, Schwitzen) mit niedrigen Testosteronwerten (Wang et al. 2010; Dohle et al. 2018; Bhasin et al. 2018). Der LOH ist v. a. von einem funktionellen Hypogonadismus zu differenzieren, wie er infolge von Adipositas, metabolischem Syndrom, Diabetes mellitus Typ 2, kardiovaskulären Erkrankungen etc. auftreten kann (Nieschlag 2020). Die Prävalenz beträgt bei > 65-Jährigen etwa 3 %. Sind die diagnostischen Kriterien erfüllt, besteht eine Indikation für eine Testosteronsubstitution. In zahlreichen Einzelstudien wurde die Effektivität dieser Substitution belegt, v. a. aber durch die umfangreichen 7 T-Trials (Snyder et al. 2018), die einen positiven Effekt der Testosteronbehandlung insbesondere auf Sexualfunktionen, Osteoporose, Anämie, Gehstrecke und Stimmung verzeichneten.

Infektionen

Klassische Geschlechtskrankheiten wie Gonorrhö können zu Verschlüssen der Samenwege und damit zu Infertilität führen. Da heutzutage aber meist frühzeitig behandelt wird, kommen sie als Ursachen von Fertilitätsstörungen seltener in Betracht. Vielmehr bestimmen heute *E. coli*, Chlamydien, Ureaplasmen und Mykoplasmen das Erregerspektrum zu Infertilität führender Urogenitalinfektionen. Beim Keimnachweis aus der Seminalflüssigkeit ist eine gezielte antibiotische Behandlung indiziert. Als Therapie kommen Cephalosporine, Penicillinderivate, Tetrazykline oder Erythromycin zum Einsatz. Gleichzeitig sollten eine Diagnostik und eine Therapie der Partnerin erfolgen (Colpi et al. 2018)!

Viren können akute Orchitiden mit Infertilität und seltener auch Androgenmangel als Spätfolgen hervorrufen. Klinisch am wichtigsten ist die Mumpsorchitis, bei der es keine spezifische Therapie gibt. Seitdem eine Prophylaxe durch MMR-Impfung im frühen Kindesalter durch die STIKO empfohlen wird, ist diese Komplikation zur Rarität geworden.

Obstruktionen

Obstruktionen im Bereich der Nebenhoden und Samenleiter können als Folgen von Infektionen, Vasektomien und akzidenteller Durchtrennung (z. B. Herniotomien) vorkommen. Wenn es technisch möglich ist, sollte eine mikrochirurgische Re-Anastomisierung durchgeführt werden. Diese ist insbesondere nach einer Vasektomie Erfolg versprechend (Diemer et al. 2011). Wenn eine operative Rekonstruktion nicht möglich ist und/oder die reduzierte ovarielle Reserve der Partnerin eine möglichst zeitnahe ART notwendig macht, sollte eine chirurgische Spermiengewinnung (MESA/TESE) angestrebt werden.

Präventive Therapie

Lageanomalien der Hoden

Gleithoden, Leistenhoden und kryptorche (= nicht palpable, meist abdominal gelegene) Hoden sind häufig mit Fertilitätsstörungen assoziiert und weisen, wenn eine zu späte Korrektur der Lageanomalie erfolgt, ein höheres Risiko der malignen Entartung auf. Deshalb wird aktuell gefordert, Lageanomalien vor dem 12. Lebensmonat zu korrigieren. Entsprechend der Leitlinie zum Maldescensus testis, die aktuell in der Überarbeitung ist (AWMF-LL 006-022), erfolgt eine kombinierte Therapie zunächst mit GnRH 3 × 400 µg/d (also 3 ×/d je ein Sprühstoß von 200 µg in jedes Nasenloch) über 4 Wo. und in unmittelbarem Anschluss daran (als fortgesetzter Therapieblock) hCG in der Dosis von je 500 IE 1 ×/Wo. über 3 Wo. Für die GnRH- und hCG-Therapie kann bzgl. des Deszensus mit Erfolgsraten von 20 % gerechnet werden (**Empfehlungsgrad A,** Evidenzstärke Ib; Kelsey et al. 2014). Eine bei Ratten beobachtete Schädigung der Hoden durch hCG wird beim Menschen nach wie vor kontrovers diskutiert, ist aber zusätzlich zu der niedrigen Erfolgsrate ein weiterer Grund, warum sich skandinavische Pädiater gegen eine hormonelle Behandlung des Maldescensus testis ausgesprochen haben (Ritzen et al. 2007). Die operative Korrektur durch Orchidopexie sollte möglichst vor Vollendung des 1. Lj. erfolgen. Sie ist auf Wunsch der Eltern und der Erfolglosigkeit der Hormontherapie indiziert und primär indiziert, wenn das Kind bei Sicherung der Diagnose der testikulären Lageanomalie bereits > 1 J. alt sein sollte (AWMF-LL 174-0224). Besteht zusätzlich eine Leistenhernie oder liegt eine Hodenektopie vor, wird die Deszensusstörung primär chirurgisch therapiert. Die Erfolgsrate wird für abdominal gelegene Hoden mit 85 % und für inguinal gelegene mit 95 % angegeben (Haid 2016). Das Risiko einer testikulären Atrophie nach Orchidopexie liegt bei ca. 2 %; bei gleichzeitiger Operation einer Leistenhernie deutlich höher.

Eine Möglichkeit zur Verbesserung der Ejakulatparameter beim erwachsenen Patienten mit Lageanomalien der Hoden gibt es bisher nicht. Es wird vermutet, dass eine Therapie mit zentralen Hormonen der gonadotropen Achse bei einem Maldescensus testis auf der Basis eines angeborenen hypogonadotropen Hypogonadismus die Fertilitätsperspektiven Betroffener verbessern könnte, sofern diese Therapie bereits in der Phase der Minipubertät erfolgt.

Kryokonservierung von Spermien

Durch verbesserte Diagnostik- und Therapieverfahren haben Patienten mit Malignomen heute bessere Überlebenschancen (➤ Abb. 7.3). Chemotherapie und Bestrahlung können jedoch gonadotoxisch sein und eine spätere Infertilität nach sich ziehen, ebenso wie die Entfernung beider Testes. Daher sollte vor derartigen Maßnahmen die Kryokonservierung von Spermien zur Zeugungsreserve angeboten werden. Dies gilt auch für adoleszente Patienten. Die so asservierten Spermien können später bei Verfahren der assistierten Fertilisation eingesetzt werden und den Patienten eine biologische Vaterschaft ermöglichen. Gegenwärtig werden die Kosten für die initiale Kryokonservierung und die Dauerlagerung in einer Kryobank von gesetzlichen Kassen übernommen (Haid 2016). Das TSVG (§ 27a, Abs. 4, SGB V), das im Mai 2019 verabschiedet wurde, sieht eine Kostenübernahme durch die Krankenkassen vor, wenn *„die Kryokonservierung wegen einer Erkrankung und deren Behandlung mit einer keimzellschädigenden Therapie medizinisch notwendig*

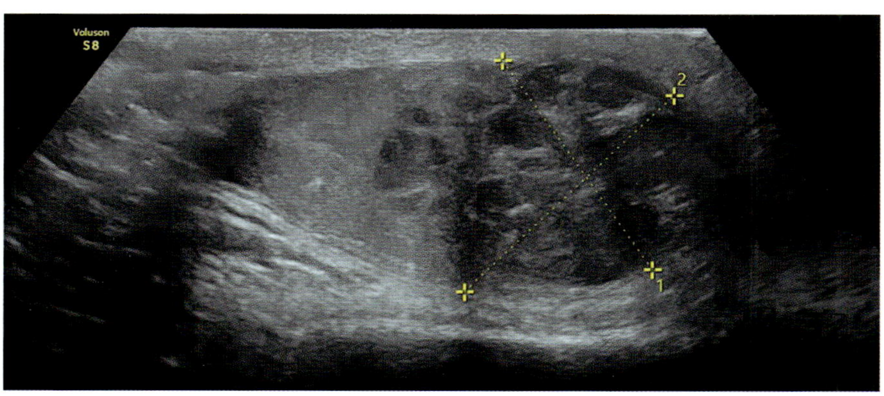

Abb. 7.3 Hodentumor: in der histologischen Untersuchung Seminom im klinischen Stadium I [M1633]

7

erscheint, um spätere Maßnahmen zur Herbeiführung einer Schwangerschaft vornehmen zu können".

Umstrittene Verfahren

Bei einigen Patienten mit unerfülltem Kinderwunsch wird eine idiopathische (30 %) Infertilität diagnostiziert. Bei diesen Männern besteht eine Einschränkung der Ejakulatwerte, ohne dass bisher die Ursachen oder gar eine gesichert effektive Therapie bekannt ist. Einige Behandlungen werden zwar seit vielen Jahren empirisch praktiziert, ein Wirksamkeitsnachweis in kontrollierten Studien wurde aber entweder bisher nicht durchgeführt oder verlief negativ (Colpi et al. 2018). Bis der Effektivitätsnachweis geführt ist, sollten diese Therapieverfahren nur in klinischen Studien eingesetzt werden

Varikozele

Eine Varikozele, d. h. eine Venenerweiterung meist des linken Plexus pampiniformis, findet sich je nach Definition bei 10–20 % der Patienten mit Infertilität. Der kausale Zusammenhang zwischen der Varikozele und der Fruchtbarkeit wird nach wie vor kontrovers diskutiert (Nieschlag 2023). Die Prävalenz der Varikozele bei fruchtbaren und unfruchtbaren Männern ist vergleichbar; die Ejakultatwerte von Vätern mit und ohne Varikozele zeigen keinen Unterschied (Alsaikhan et al. 2016; Lotti et al. 2020). Es wurde über eine Verbesserung der Ejakultatwerte, des DNA-Fragmentierungsindex (DFI) und der Schwangerschaftsraten nach der Reparatur der Varikozele berichtet, aber der Grad der Evidenz dieser Ergebnisse ist gering, da die metaanalysierten Daten nicht nur auf randomisierte kontrollierte Studien (RCT) beschränkt waren (Agarwal et al. 2023; Esteves et al. 2016; Neto et al. 2021). Die europäische EAU (European Association of Urology)- und EAA (European Academy of Andrology)- sowie die nordamerikanische ASRM (American Society of Reproductive Medicine)-Leitlinien erwägen die Behandlung der klinischen Varikozele bei infertilen Männern mit nicht normalen Ejakulatwerten und ansonsten ungeklärter Unfruchtbarkeit sowie einer Partnerin mit guter Eierstockreserve. Nach der EAU-Leitlinie ist die Varikozelenreparatur bei Patienten mit abnormalem DFI nach Versagen der ART ggf. indiziert. In der ASRM-Leitlinie wird die Varikozelenresektion bei Patienten mit nichtobstruktiver Azoospermie nicht unterstützt (Salonia et al. 2023; Schlegel et al. 2021). Die Autoren des Cochrane Review zur Varikozelenbehandlung kamen 2013 zu dem Schluss, dass sieben Patienten interventionell (operativ oder radiologisch) behandelt werden müssen, um eine zusätzliche Schwangerschaft zu erzielen (Kroese et al. 2013).

Zusammenfassend ist festzustellen, dass nach den Kriterien der evidenzbasierten Medizin eine Verbesserung der männlichen Fruchtbarkeit durch die Behandlung der Varikozele nicht gesichert ist.

Immunologische Infertilität

Infektionen, Traumata und Obstruktionen können zur Entstehung von Spermienantikörpern im Seminalplasma und zu Infertilität führen. Die pathogenetische Relevanz der Antikörper ist unklar.

Über viele Jahre wurde eine immunosuppressive Therapie mit Kortikosteroiden, teils in hohen Dosen, empfohlen. Neuere doppelblinde, placebokontrollierte Studien zeigen, dass damit keine Erhöhung der Schwangerschaftsraten erzielt werden kann (Colpi et al. 2018). Deutlich verbesserte Schwangerschaftsraten wurden unter Anwendung der ICSI beobachtet.

Idiopathische Infertilität

In Ermangelung rationaler Therapieansätze wurden und werden bei idiopathischer Infertilität die verschiedensten Verfahren eingesetzt. Dabei lag es nahe, zunächst die bei sekundärem Hypogonadismus erfolgreiche endokrine Therapie zu erproben. Nach jahrelangem Einsatz der hCG/HMG-Therapie konnte in kontrollierten Studien keine Verbesserung der Schwangerschaftsraten nachgewiesen werden. Dasselbe gilt für die pulsatile GnRH-Therapie, die bei Patienten mit erhöhten FSH-Werten propagiert wurde, für hoch gereinigte und rekombinierte FSH-Präparate, Androgene und Antiöstrogene (Tamoxifen, Clomiphen). Die Anwendung dieser Verfahren außerhalb von Studien wird nicht empfohlen (Colpi et al. 2018).

Symptomatische Therapie: assistierte Fertilisation

Intrauterine Insemination

Bei der intrauterinen Insemination (IUI) werden die aufbereiteten Spermien unmittelbar unter Überwindung der Zervix in den Uterus eingebracht. Dadurch wird die Zahl der fertilisierungsfähigen Spermien in den Eileitern erhöht, in denen die Befruchtung normalerweise stattfindet. Die IUI wird bei leichten Formen der männlichen Infertilität benützt und resultiert europaweit in 9 % der Zyklen in der Geburt eines Kindes (Ferraretti et al. 2012).

In-vitro-Fertilisation

Die Domäne der In-vitro-Fertilisation (IVF) ist die tubare Sterilität der Frau. Bei männlichen Fertilitätsstörungen wird meist die ICSI eingesetzt. Die Fertilisations- und Schwangerschaftsraten bei aufgrund männlicher Indikation durchgeführter IVF bleiben deutlich hinter der Erfolgsrate bei tubarer Sterilität und der bei normalen Spermienparametern zurück. Bisher ist es nicht gelungen, einheitliche Mindestanforderungen an die Spermienwerte zu definieren, um noch eine vertretbare Erfolgsrate sowohl der Insemination als auch der IVF garantieren zu können.

Intrazytoplasmatische Spermieninjektion (ICSI)

Während die IVF etwa 50.000 motile Spermien pro Eizelle in der Kultur voraussetzt, erfolgt die ICSI mit einem einzelnen Spermium, das mittels einer Mikropipette durch die Eihüllen in die Eizelle eingebracht wird. Somit kann eine Eizelle erfolgreich fertilisiert werden, obwohl das Spermium eine eingeschränkte Motilität hat und zur Kapazitation nicht fähig sein mag. Einzelne Spermien können auch im Labor direkt aus dem Hodengewebe gewonnen werden

(TESE), ohne dass sie die Reifungsvorgänge während der Passage durch den Nebenhoden erfahren haben. Die ICSI wird inzwischen häufiger als die IVF (z. B. in Deutschland 47.518 ICSI-Behandlungen und 16.823 IVF-Behandlungen im Jahr 2018; IVF-Register 2019) und zu 90 % aus männlicher Indikation durchgeführt. Die Leitlinie der EAA (Colpi et al. 2018) empfiehlt Verfahren der assistierten Reproduktion in den Fällen, in denen andere Verfahren nicht zu einer Schwangerschaft führen.

Die ICSI eröffnet somit die Möglichkeit der biologischen Vaterschaft auch in Fällen, bei denen bisher nur eine gesetzliche Vaterschaft durch heterologe Insemination (Fremdsamenspende) der Partnerin herbeigeführt werden konnte. Beim Vorliegen einer Azoospermie oder Kryptozoospermie (z. B. Klinefelter-Syndrom als häufigste angeborene Ursache) können operativ mittels TESE (testikuläre Spermienextraktion) Spermien aus einzelnen Tubuli mit vollständiger Spermatogenese gewonnen und zur ICSI verwendet werden. Die so gezeugten Kinder weisen nicht häufiger Aneuploidien auf als Kinder euploider Väter (Rohayem et al. 2015a).

MERKE

- Zur Substitutionstherapie beim Vorliegen eines Testosteronmangels stehen sichere und wirksame Präparate zur Verfügung.
- Vor einer fertilitätsmindernden Therapie sollte eine Fertilititätsreserve in Form von kryokonservierten Spermien angelegt werden.
- Wenn Kinderwunsch besteht, darf keine Therapie mit Testosteronpräparaten erfolgen.
- Bei hypogonadalem Hypogonadismus kann die Spermatogenese meist durch die Therapie mit hCG/FSH oder GnRH induziert werden.
- Die Sub-/Infertilität des Mannes kann durch die assistierte Reproduktion symptomatisch behandelt werden.
- Beim Vorliegen einer Azoospermie kann der Kinderwunsch oft durch die operative Hodengewebsgewinnung mit anschließender testikulärer Spermienextraktion im Labor und eine ICSI-Therapie realisiert werden.

INFO

- Bei einer Therapie mit Testosteronpräparaten muss eine leitliniengerechte Überwachung erfolgen.
- Eine obstruktive muss von einer nichtobstruktiven Azoospermie unterschieden werden. Eine behandelbare Obstruktion sollte möglichst kausal therapiert werden.
- Eine urogenitale Infektion sollte leitliniengerecht behandelt werden.

PRAXISTIPP

- Zur Spermiengewinnung ist bei einer obstruktiven Azoospermie eine konventionelle Hodenbiopsie mit nachfolgender TESE im Labor indiziert, während bei einer nichtobstruktiven Azoospermie eine mikrochirurgische Hodenbiopsie vorteilhaft sein kann.
- Vor einer Varikozelenresektion sollten die Patienten gründlich untersucht und ausführlich darüber aufgeklärt werden, dass der positive Effekt der Therapie einer Varikozele auf die Fertilität nicht gesichert ist. Tendenziell können Patienten mit einer höhergradigen Varikozele, einer nicht anders erklärbaren Fertilitätsminderung und einer Partnerin mit einer guten ovariellen Reserve mit einer höheren Wahrscheinlichkeit von der Therapie profitieren.

7.2 Gynäkomastie

7.2.1 Definition und Basisinformation

Unter Gynäkomastie versteht man die Vergrößerung des Brustdrüsenkörpers beim männlichen Geschlecht. Sie ist zu unterscheiden von einer Lipomastie, die lediglich aus einer Fettansammlung im Brustbereich ohne Vergrößerung des Drüsenkörpers besteht (Pseudogynäkomastie). Eine Gynäkomastie kann als ein potenzielles Symptom einer endokrinen Störung aufgefasst werden (AWMF-LL 013-039).

Eine Gynäkomastie tritt meist beidseitig, seltener einseitig ohne Seitenpräferenz auf. Sie kann zu Spannungsgefühl der Brüste und Berührungsempfindlichkeit der Mamillen führen, ist meist jedoch völlig asymptomatisch. Selten kommt es zu geringer Milchsekretion (Galaktorrhö), die auch sanguinolent sein kann. Subjektive Beschwerden treten v. a. bei sehr schnell wachsenden Gynäkomastien auf.

7.2.2 Ursachen

Die Diagnostik muss die vielfältigen Ursachen einer Gynäkomastie berücksichtigen. Physiologischerweise kann unter dem Einfluss der mütterlichen Hormone eine transitorische Gynäkomastie bei Neugeborenen („Hexenbrust") auftreten, gelegentlich auch mit geringer Milchsekretion („Hexenmilch").

Häufig bildet sich eine Gynäkomastie in der Pubertät mit einem Prädilektionsalter von 14 J. aus und verschwindet wieder innerhalb von 2–3 J. Diese Pubertätsgynäkomastie geht meist nicht über das Tanner-Stadium 2 oder 3 hinaus. Eine begleitende Adipositas mit Lipomastie verstärkt und verlängert die Symptomatik („Pseudogynäkomastie"). In wenigen Fällen persistiert diese Gynäkomastie zeitlebens, ohne dass ihr Krankheitswert zukommt. Die Pubertätsgynäkomastie bedarf keiner weiteren Labor- oder radiologischen Diagnostik (AWMF-LL 013-039).

Selten wird eine Gynäkomastie in der **Seneszenz** beobachtet, ohne dass eine eindeutige Ursache festgelegt werden kann.

Bei sehr kleinen Hoden ist an ein **Klinefelter-Syndrom** zu denken, bei dem eine Gynäkomastie in etwa 36 % der Fälle beobachtet wird (Nieschlag 2013). Auch bei anderen Formen des primären Hypogonadismus kann es zur Ausbildung einer Gynäkomastie kommen.

Bei Defekten in den Androgenzielorganen bilden sich Gynäkomastien aus, z. B. bei kompletter und inkompletter Androgeninsensitivität (46,XY-DSD) und beim Kennedy-Syndrom.

Bei der Ausbildung einer Gynäkomastie ist stets auch an einen **Hodentumor** zu denken. Die Symptomtrias Gynäkomastie, Libidoverlust und Hodentumor ist charakteristisch für den Leydig-Zell-Tumor. Auch bei anderen Hodentumoren, insbesondere solchen, die hCG bilden, kann sich eine Gynäkomastie ausbilden (embryonales Karzinom, Teratokarzinom, Chorionkarzinom, Kombinationstumor). Diese Tumoren führen entweder direkt oder über hCG-Bildung zu einer vermehrten Östrogenproduktion der Leydig-Zellen. Dies kann auch beim paraneoplastischen Syndrom der Fall sein. Selten können auch **Nebennierenrindentumoren** vermehrt Östrogene produzieren und zu einer Gynäkomastie führen. Auch andere

Karzinome mit paraneoplastischer Hormonbildung (z. B. kleinzellige Bronchialkarzinome) können zu einer Gynäkomastie führen und damit zum Leitsymptom für eine Tumorsuche werden.

In seltenen Fällen verbirgt sich hinter einer Gynäkomastie ein Mammakarzinom. Etwa 1 % aller Mammakarzinome tritt beim Mann auf. Prädisponierende Faktoren sind das Klinefelter-Syndrom, eine positive Familienanamnese, eine *BRCA2*-Mutation, Strahlenexposition der Brustwand und Östrogenbehandlung z. B. bei Mann-zu-Frau-Transsexualität.

Bei **Hyperprolaktinämie** kann es zu Gynäkomastie und Galaktorrhö kommen (➤ Kap. 7.1.1). Auch bei chronischen **Systemerkrankungen** kann es zur Ausbildung einer Gynäkomastie kommen. Besonders häufig erfolgt dies durch vermehrte Östrogenbildung bei Leberzirrhose. Ferner kann bei Patienten mit terminaler Niereninsuffizienz unter Hämodialysebehandlung eine Gynäkomastie beobachtet werden. Auch bei Hyperthyreose tritt eine Gynäkomastie vermehrt auf. Bei **Hungerdystrophie,** insbesondere in der Erholungsphase, kann eine Gynäkomastie entstehen.

Eine große Anzahl von **Medikamenten** mit den verschiedensten Wirkungsmechanismen kann eine Gynäkomastie bedingen (➤ Tab. 7.5; Deepinder, Braunstein 2012). An erster Stelle sind die **Östrogene** zu nennen. Aber auch unter einer **Testosteronsubstitution** kann es durch vermehrte Umwandlung in Östrogene gelegentlich zu einer Gynäkomastiebildung kommen. Auch Missbrauch und Überdosierung von **anabolen Steroiden** führt zu vermehrter Brustbildung (Nieschlag, Vorona 2015b). Bei der Behandlung eines Prostatakarzinoms mittels Androgenentzugstherapie (z. B. GnRH-Agonisten) bildet sich häufig eine Gynäkomastie aus. Durch eine Überstimulierung der Leydig-Zellen unter hCG-Therapie kann sich ebenfalls eine Gynäkomastie ausbilden. Durch Hemmung der Testosteronbiosynthese können Medikamente wie Ketoconazol zu einer Gynäkomastie führen, ebenso Zytostatika durch eine Schädigung der Leydig-Zellen. Durch Wirkung auf Östrogenrezeptoren können Digitalis und Marihuana sowie Heroin zur Brustdrüsenentwicklung führen. **Cyproteronacetat, Cimetidin** und **Spironolacton** entfalten eine antiandrogene Wirkung und kommen damit als Ursache für eine Gynäkomastie infrage. Über eine Prolaktinerhöhung und eine Störung der Gonadotropinsekretion führen Medikamente wie Methyldopa, Reserpin, Isoniacid, Phenothiazine, trizyklische Antidepressiva und Amphetamine zu einer Gynäkomastie. Unbekannt ist der Wirkungsmechanismus bei Kalziumantagonisten, Phenytoin, Amiodaron, Metronidazol, ACE-Hemmern, Penicillamin und Diazepam.

Tab. 7.5 Gynäkomastieverursachende Medikamente und Substanzen (Auswahl)

Mechanismus/Substanzgruppe	Medikamente/Substanzen
Östrogenüberschuss	Östrogene Testosteron hCG Anabole Steroide
Androgenrezeptorblockade	Cyproteronacetat Bicalutamid Flutamid Cimetidin
Verminderte Testosteronsynthese	Ketoconazol GnRH-Analoga Heroin/Methadon Marihuana
5α-Reduktase-Hemmer	Finasterid
Wachstumsfaktoren	hGH, IGF-1
Erhöhtes Prolaktin	Antipsychotika Trizyklische Antidepressiva Diazepam Metoclopramid Verapamil Antiepileptika, z. B. Carbamazepin Spironolacton
Ungeklärter Mechanismus	Omeprazol Zytostatika Amiodaron
Kosmetika	Lavendel Teebaumöl
Nahrungsmittel	Sojaprodukte Bier Essenzielle Öle Gewürze, z. B. Rosmarin, Thymian

7.2.3 Diagnostik

Die S1-Leitlinie Gynäkomastie (AWMF-LL 013-039) sieht eine Basisdiagnostik (klinische Untersuchung, Hodensonographie, Bestimmung von Testosteron, Östradiol, LH und hCG im Serum und Verlaufskontrolle) sowie eine erweiterte Diagnostik vor.

Die vielfältigen Ursachen unterstreichen die Wichtigkeit einer sorgfältigen und ausführlichen Anamnese, die nach sämtlichen Medikamenten und möglichen Erkrankungen inklusive erektiler Dysfunktion fahndet. Die Palpation mit sorgfältiger Abgrenzung von Fett- und Drüsengewebe sowie einer exakten Größen- und Konsistenzbestimmung schließt sich an. Größe und Erscheinungsbild können entsprechend der Entwicklung der weiblichen Brust in Stadien nach Tanner B1–B5 klassifiziert werden. Im Stadium B1 ist kein Drüsenkörper vorhanden. Im Stadium B2 besteht lediglich eine Brustknospe, der Warzenhof (Areola) ist vergrößert und die Drüse im Bereich des Warzenhofs vorgewölbt. Im Stadium B3 überschreitet das Drüsenparenchym die Areola deutlich, im Stadium B4 grenzt sich die Mamma als eigenes Organ vom übrigen Integument ab. Das Stadium B5 entspricht einer reifen weiblichen Brust.

Zur Verlaufskontrolle empfiehlt sich eine photographische Dokumentation. Eine allgemeine somatische Untersuchung ist unabdingbar, die auch eine Untersuchung der Hoden beinhalten muss. Um frühzeitig Hodentumoren zu entdecken, muss die Untersuchung die Sonographie der Hoden beinhalten. Die Sonographie kann auch zur Größenbestimmung und zur Verlaufskontrolle der Gynäkomastie herangezogen werden. Bei großen Gynäkomastien und verdächtigen Tastbefunden kann durch eine Mammographie ein Mammakarzinom entdeckt werden (Ruddy, Winer 2013).

Auch die Laboruntersuchungen müssen die möglichen Ursachen berücksichtigen. Hier stehen die Bestimmungen von Gesamttestosteron, Estradiol, LH, Prolaktin und SHBG (zur Berechnung des freien Testosterons) im Vordergrund. Bei V.a. einen Hodentumor sollten hCG, α-Fetoprotein und LDH bestimmt werden. Zur Diagnostik bei V.a. Klinefelter-Syndrom, Androgenresistenz der Zielorgane, Nebennierenrindentumoren und Hyperthyreose sei auf die entsprechenden Beiträge verwiesen.

7.2.4 Therapie

Die Therapie muss sich an der Ursache der Gynäkomastie ausrichten (AWMF-LL 013-039). Moduliert werden die Entscheidungen durch Ausprägungsgrad, den vom Patienten subjektiv empfundenen Krankheitswert und den zu erwartenden Spontanverlauf. Eine Östrogenrezeptorblockade oder eine Therapie mit Aromatasehemmern ist nicht für diese Indikation zugelassen und kann daher nur off label nach entsprechender Aufklärung des Patienten erfolgen. Bei einer größeren Ausprägung der Gynäkomastie werden diese Behandlungsoptionen auch nur selten zum vollen Therapieerfolg führen. Eine langfristig vorhandene Gynäkomastie weist häufig fibröse Strukturen auf, die einer medikamentösen Therapie nicht mehr zugänglich sind. Die operative Reduktionsplastik sollte bei ausgeprägtem Befund und hohem Leidensdruck erwogen und von einem erfahrenen Brustchirurgen vorgenommen werden, da das Resultat sonst häufig kosmetisch ungünstiger als der Ausgangszustand ist. Besonders unregelmäßige Konturen oder eine asymmetrische Position der Brustwarzen sind hier zu nennen.

Die vollständige Abklärung einer Gynäkomastie ist vor einem operativen Eingriff unbedingt notwendig, damit nicht nur ein wichtiges Indikatorsymptom einer Grunderkrankung entfernt wird.

MERKE

- Bei einer Gynäkomastie müssen ein Mammakarzinom, ein Hodentumor sowie behandelbare Ursachen ausgeschlossen werden.
- Eine Reihe von Medikamenten und Genussmitteln kann eine Gynäkomastie verursachen.

INFO

Zur symptomatischen Therapie von kosmischen Veränderungen kann eine Mastektomie durchgeführt werden.

PRAXISTIPP

- Die Stadieneinteilung der Gynäkomasie erfolgt nach der Tanner-Klassifikation.
- Präoperativ sollte auch aus forensischen Gründen eine Fotodokumentation durchgeführt werden.

LEITLINIEN

AWMF-Leitlinie 2011 Nr. 174/022: Pubertas tarda und Hypogonadismus (Überarbeitung 2021).

AWMF-Leitlinie 2016a Nr. 006/022: Hodenhochstand – Maldescensus testis.

AWMF-Leitlinie 2016b Nr. 013-039: Gynäkomastie im Erwachsenenalter.

AWMF-Leitlinie 2019 Nr. 015-085: Diagnostik und Therapie vor einer assistierten reproduktionsmedizinischen Behandlung.

Bhasin S, Brito JP, Glenn R et al.: Testosterone therapy in men with hypogonadism: an Endocrine Society clinical practice guideline, J Clin Endocrinol Metabol 103 (2018) 1715–1744.

Colpi GM, Francavilla S, Haidl G et al.: European Academy of Andrology guideline: management of oligo-astheno-teratozoospermie. Andrology 6 (2018) 513–524.

Dohle GR, Arver S, Bettocchi C et al.: Leitlinie Männlicher Hypogonadismus der European Association of Urology (EAU). J Reprodmed Endokrinol 15 (2018) 71–88. https://www.kup.at/kup/pdf/14157.pdf.

Krausz C, Navarro-Costa P, Wilke M, Tüttelmann F. EAA/EMQN best practice guidelines for molecular diagnosis of Y-chromosomal microdeletions: State of the art 2023. Andrology 12 (2024) 487–504.

Pasquali R, Casanueva F, Haluzik M et al.; European Society of Endocrinology Clinical Practice Guideline: Endocrine work-up in obesity. Eur J Endocrinol. Jan; 182(1) (2020) G1–G32. doi: https://doi.org/10.1530/EJE-19-0893. PMID: 31855556.

Richtlinie der Bundesärztekammer (BÄK) zur Qualitätssicherung laboratoriumsmedizinischer Untersuchungen. B4 Ejakulatuntersuchungen. Deutsches Ärzteblatt 30. Mai 2023. DOI: https://doi.org/10.3238/arztebl.2023.rili_baek_QS_Labor.

Rochira V, Antonio L, Vanderschueren D: European Academy of Andrology clinical guideline on management of bone health in the andrological outpatient clinic. Andrology 6 (2018) 272–285.

Salonia A, Bettocchi C, Capogrosso P et al.: Diagnosis and Treatment of Infertility in Men: AUA/ASRM Guideline PART II. J Urol. Jan; 205(1) (2021) 44–51. doi: https://doi.org/10.1097/JU.0000000000001520. Epub 2020 Dec 9. PMID: 33295258.

Wang C, Nieschlag E, Swerdloff R et al.: Untersuchung, Behandlung und Überwachung des Altershypogonadismus (Late-onset Hypogonadismus) des Mannes: ISA-, ISSAM-, EAA-, ASA- und EAU-Empfehlungen. J Repromed Endokrinol 7 (2010) 60–66. https://www.kup.at/kup/pdf/8862.pdf.

LITERATUR

Agarwal A, Cannarella R, Saleh R et al.: Impact of Varicocele Repair on Semen Parameters in Infertile Men: A Systematic Review and Meta-Analysis. World J Mens Health. Apr; 41(2) (2023) 289–310. Doi: https://doi.org/10.5534/wjmh.220142. Epub 2022 Oct 28. PMID: 36326166; PMCID: PMC10042659.

Alsaikhan B, Alrabeeah K, Delouya G, Zini A: Epidemiology of varicocele. Asian J Androl. Mar–Apr; 18(2) (2016)179–181. Doi: https://doi.org/10.4103/1008-682X.172640. PMID: 26763551; PMCID: PMC4770482.

Baazeem A, Belzile E, Ciampi A et al.: Varicocele and male factor infertility treatment: a new meta-analysis and review of the role of varicocele repair. Eur Urol 60 (2011) 796–808.

Behre HM, Nieschlag E: Testosterone preparations for clinical use in males. In: Nieschlag E, Behre HM, Nieschlag S (eds.): Testosterone: Action, deficiency, substitution. 4th ed. Cambridge: Cambridge University Press (2012) 309–335.

Büchter D, Behre HM, Kliesch S et al.: Pulsatile GnRH or human chorionic gonadotropin/human menopausal gonadotropin as effective treatment for men with hypogonadotropic hypogonadism: a review of 42 cases. Eur J Endocrinol 139 (1998) 298–303.

Campbell MJ, Lotti F, Baldi E et al.: Distribution of semen examination results. A follow up of data collated for the WHO semen analysis manual 2010. Andrology 3 (2021) 817–822.

Corona G, Rastrelli G, Maggi M: The pharmacotherapy of male hypogonadism besides androgens. Expert Opin Pharmacother. Feb; 16(3) (2015) 369–387. doi: https://doi.org/10.1517/14656566.2015.993607. Epub 2014 Dec 19. Erratum in: Expert Opin Pharmacother. Apr; 16(6) (2015) 941. doi: 10.1517/14656566.2015.1027864. Ratrelli, Giulia [corrected to Rastrelli, Giulia]. PMID: 25523084.

Corona G, Rastrelli G, Monami M et al.: Body weight loss reverts obesity-associated hypogonadotropic hypogonadism: a systematic review and meta-analysis. Eur J Endocrinol. May 2; 168(6) (2013) 829–843. doi: https://doi.org/10.1530/EJE-12-0955. PMID: 23482592.

Corona G, Rastrelli G, Morelli A et al.: Treatment of Functional Hypogonadism Besides Pharmacological Substitution. World J Mens Health. Jul; 38(3) (2020) 256–270. doi: https://doi.org/10.5534/wjmh.190061. Epub 2019 Aug 29. PMID: 31496147; PMCID: PMC7308235.

Deepinder F, Braunstein GD: Drug-induced gynecomastia: an evidence-based review. Expert Opinion Drug Saf 11 (2012) 779–795.

Deutsche Gesellschaft für Endokrinologie, DGE (Hrsg.): Rationelle Diagnostik und Therapie in Endokrinologie, Diabetologie und Stoffwechsel, 4. A. Stuttgart: Thieme-Verlag, 2014.

Deutsches IVF-Register 2018. J Repromed Endokrinol Sonderheft 2019. www.kup.at/kup/pdf/14583.pdf; www.deutsches-ivf-register.de/jahrbuch.php.

Diemer T, Hauptmann A, Weidner W. Therapie der Azoospermie : Operative Spermiengewinnung (MESA, TESE, Mikro-TESE) [Treatment of azoospermia: surgical sperm retrieval (MESA, TESE, micro-TESE)]. Urologe A. Jan; 50(1) (2011) 38–46. German. doi: https://doi.org/10.1007/s00120-010-2442-1. PMID: 21253690.

Esteves SC, Miyaoka R, Roque M, Agarwal A: Outcome of varicocele repair in men with nonobstructive azoospermia: systematic review and meta-analysis. Asian J Androl. Mar–Apr; 18(2) (2016) 246–253. Doi: https://doi.org/10.4103/1008-682X.169562. PMID: 26680033; PMCID: PMC4770494.

Ferraretti AP, Goossens V, de Mouzon J et al.: European IVF-monitoring (EIM); Consortium for European Society of Human Reproduction and Embryology (ESHRE). Assisted reproductive technology in Europe, 2008: results generated from European registers by ESHRE. Hum Reprod 27 (2012) 2571–2584.

Haid B: Hodenhochstand: aktuelle Therapierichtlinien. Urologe A 55 (2016) 10–18.

Haring R, Völzke H, Steveling A et al.: Low serum testosterone levels are associated with increased risk of mortality in a population-based cohort of men aged 20–79. Eur Heart J 31 (2010) 1494–501.

Isidori AM, Balercia G, Calogero AE et al.: Outcomes of androgen replacement therapy in adult male hypogonadism: recommendations from the Italian society of endocrinology. J Endocrinol Invest. Jan; 38(1) (2015) 103–112. doi: https://doi.org/10.1007/s40618-014-0155-9. Epub 2014 Nov 11. PMID: 25384570; PMCID: PMC4282686.

Kelsey TW, Li LQ, Mitchell RT: A validated age-related normative model for male total testosterone shows increasing variance but no decline after age 40 years. PLoS One 9 (2014) e109346.

Kliesch S, Kamischke A, Cooper TC: Kryokonservierung menschlicher Spermien zur Zeugungsreserve. In: Nieschlag E, Behre HM, Nieschlag S (Hrsg.): Andrologie: Grundlagen und Klinik der reproduktiven Gesundheit des Mannes. 3. A. Heidelberg: Springer; 2010. 515–534.

Kroese AC, de Lange NM, Collins JA et al.: Surgery or embolization for varicoceles in subfertile men. Cochrane Database Syst Rev 10 (2012) CD000479.

Kroese AC, de Lange NM, Collins JA et al.: Varicocele surgery, new evidence. Hum Reprod Update 19 (2013) 317.

Kühnert B, Byrne M, Simoni M et al.: Testosterone substitution with a new transdermal, hydroalcoholic gel applied to scrotal or non-scrotal skin: a multicentre trial. Eur J Endocrinol 153 (2005) 317–326.

Latif T, Kold Jensen T, Mehlsen J et al.: Semen quality as a predictor of subsequent morbidity: a Danish cohort study of 4,712 men with long-term follow-up. Am J Epidemiol 186 (2017) 910–917.

Liu PY, Baker HW, Jayadev V et al.: Induction of spermatogenesis and fertility during gonadotropin treatment of gonadotropin-deficient infertile men: predictors of fertility outcome. J Clin Endocrinol Metab 94 (2009) 801–808.

Lotti F, Frizza F, Balercia G et al.; The European Academy of Andrology (EAA) ultrasound study on healthy, fertile men: clinical, seminal and biochemical characteristics. Andrology. Sep; 8(5) (2020) 1005–1020. doi: https://doi.org/10.1111/andr.12808. Epub 2020 Jun 1. PMID: 32353207.

Michaud JE, Billups KL, Partin AW: Testosterone and prostate cancer: an evidence-based review of pathogenesis and oncologic risk. Ther Adv Urol 7 (2015) 378–387.

Muller M, Grobbee DE, den Tonkelaar I et al.: Endogenous sex hormones and metabolic syndrome in aging men. J Clin Endocrinol Metab. May; 90(5) (2005) 2618–2623. doi: https://doi.org/10.1210/jc.2004-1158. Epub 2005 Feb 1. PMID: 15687322.61.

Neto FT, Roque M, Esteves SC: Effect of varicocelectomy on sperm deoxyribonucleic acid fragmentation rates in infertile men with clinical varicocele: a systematic review and meta-analysis. Fertil Steril. Sep; 116(3) (2021) 696–712. Doi: https://doi.org/10.1016/j.fertnstert.2021.04.003. Epub 2021 May 10. PMID: 33985792.

Nieschlag E, Behre HM, Kliesch S, Nieschlag S (Hrsg.): Andrologie: Grundlagen und Klinik der reproduktiven Gesundheit des Mannes. 4. A. Heidelberg: Springer, 2023.

Nieschlag E, Behre HM: Clinical uses of testosterone in hypogonadism and other conditions, In: Nieschlag E, Behre HM, Nieschlag S (eds.): Testosterone: Action, deficiency, substitution. 4th ed. Cambridge: Cambridge University Press, 2012. 292–308.

Nieschlag E, Bouloux P-MG, Stegmann BJ et al.: Efficacy and safety of the long-acting Corifollitropin Alfa in combination with hCG in adult men with hypogonadotropic hypodonadism. Reprod Biol Endocrinol 15 (2017) 15–17.

Nieschlag E, Hertle L, Fischedick A et al.: Update on treatment of varicocele: counselling as effective as occlusion of the vena spermatica. Hum Reprod 13 (1998) 2147–2150.

Nieschlag E, Nieschlag S, Behre HM: Lifespan and testosterone. Nature 366 (1993) 215.

Nieschlag E, Nieschlag S: Endocrine History: The history of discovery, synthesis and development of testosterone for clinical use. Europ J Endocrinol 180 (2019) R201–R212.

Nieschlag E, Pock T, Hellenkemper B: Externe Qualitätskontrolle der Deutschen Gesellschaft für Andrologie (QuaDeGA): Die ersten zwanzig Jahre. J Reproduktionsmed Endokrinol 19 (2020) 188–191.

Nieschlag E, Vorona E: Doping with anabolic androgenic steroids (AAS): adverse effects on non-reproductive organs and functions. Rev Endocr Metab Disorders 16 (2015a) 199–211.

Nieschlag E, Vorona E: Medical consequences of doping with anabolic androgenic steroids: effects on reproductive functions. Eur J Endocrinol 173 (2015b) R47–58.

Nieschlag E: 2023. Classification of andrological disorders. In: Nieschlag E, Behre HM, Kliesch S, Nieschlag S (eds.), Andrology: Male Reproductive Health and Dysfunction. 4th ed. Berlin, Heidelberg, New York: Springer-Verlag, 2023. 79–83.

Nieschlag E: Klinefelter-Syndrom: häufigste Form des Hypogonadismus, aber oft übersehen oder unbehandelt. Dtsch Ärztebl 110 (2013) 347–353.

Nieschlag E: Late-onset hypogonadism: a concept comes of age. Andrology 8 (2020) 1506–1511.

Pasqualotto FF, Braga DP, Figueira RC et al.: Varicocelectomy does not impact pregnancy outcomes following intracytoplasmic sperm injection procedures. J Androl 33 (2012) 239–243.

Qualitätskontrolle der Deutschen Gesellschaft für Andrologie (QuaDeGA). https://www.quadega.de.

Raivio T, Falardeau J, Dwyer A et al.: Reversal of idiopathic hypogonadotropic hypogonadism. N Engl J Med 357 (2007) 863–673.

Raivio T, Miettinen PJ. Constitutional delay of puberty versus congenital hypogonadotropic hypogonadism: Genetics, management and updates. Best Pract Res Clin Endocrinol Metab. Jun; 33(3) (2019) 101316. doi: https://doi.org/10.1016/j.beem.2019.101316. Epub 2019 Sep 5. PMID: 31522908.

Rastrelli G, Carter EL, Ahern T et al.: Development of and recovery from secondary hypogonadism in aging men: prospective results from the EMAS. J Clin Endocrinol Metab. 100 (2015) 3172–3182.

Ritzen EM, Bergh A, Bjerknes R et al.: Nordic consensus on treatment of undescended testes. Acta Paediatr 96 (2007) 638–643.

Rohayem J, Fricke R, Czeloth K et al.: Age and markers of Leydig cell function, but not of Sertoli cell function predict the success of sperm retrieval in adolescents and adults with Klinefelter's syndrome. Andrology 3 (2015a) 868–875.

Rohayem J, Nieschlag E: Stimulation of spermatogenesis in hypogonadotropic men. In: Winters SJ, Huhtaniemi IT (Hrsg.): Male hypogonadism: basic, clinical and therapeutic principles. 2nd ed. Totowa, NJ: Humana Press/ Springer, 2017. 423–436.
Rohayem J, Sinthofen N, Nieschlag E et al.: Causes of HH predict response to gonadotropin substitution in adults. Andrology 4 (2016) 87–94.
Rohayem J, Zitzmann M, Nieschlag E: Congenital hypogondotropic hypogonadism and Kallmann's syndrome. Reference Modul in Biomedical Sciences. Elsevier 12-Dec-15. (2015b). doi: https://doi.org/10.1016/B978-0-12-801238-3.98874-3.
Ruddy KJ, Winer EP: Male breast cancer: risk factors, biology, diagnosis, treatment, and survivorship. Ann Oncol 24 (2013) 1434–1443.
Schuppe H-C, Pilatz A: Infections and Inflammation of the Seminal Ducts and Accessory Sex Glands. In: Nieschlag E, Behre HM, Kliesch S, Nieschlag S (eds.), Andrology: Male Reproductive Health and Dysfunction. 4th ed. Berlin, Heidelberg, New York: Springer-Verlag, 2023a. 354–371.
Schuppe H-C, Pilatz A: Orchitis. In: Nieschlag E, Behre HM, Kliesch S, Nieschlag S (eds.), Andrology: Male Reproductive Health and Dysfunction. 4th ed. Berlin, Heidelberg, New York: Springer-Verlag, 2023b. 265–273.
Semet M, Paci M, Saïas-Magnan J et al: The impact of drugs on male fertility: a review. Andrology 5 (2017) 640–663.
Snyder PJ, Bhasin S, Cunningham GR et al.: Lessons from the testosterone trials. Endocr Rev 39 (2018) 369–386.
Swerdloff RS, Wang CCL: Review of guidelines on diagnosis and treatment of testosterone deficiency. In: Nieschlag E, Behre HM, Nieschlag S (eds.): Testosterone: Action, deficiency, substitution. 4th ed. Cambridge: Cambridge University Press, 2012. 408–420.
Tenforde AS, Parrack MT, Nattiv A et al.: Parallels with the female athlete Triad in male athletes. Sports Med 46 (2016) 171–182.
Warne DW, Decosterd G, Okada H et al.: A combined analysis of data to identify predictive factors for spermatogenesis in men with hypogonadotropic hypogonadism treated with recombinant human follicle-stimulating hormone and human chorionic gonadotropin. Fertil Steril 92 (2009) 594–604.
WHO laboratory manual for the examination and processing of human semen. 6th ed. Genf: WHO, 2021. www.who.int/publications/i/item/9789240030787.
Wu FC, Tajar A, Pye SR et al.: Hypothalamic-pituitary-testicular axis disruptions in older men are differentially linked to age and modifiable risk factors: the European Male Aging Study. J Clin Endocrinol Metab 93 (2008) 2737–2745.
Young J, Xu C, Papadakis GE et al.: Clinical management of congenital hypogonadotropic hypogonadism. Endocr Rev 40 (2019) 669–710.
Zitzmann M, Faber S, Nieschlag E: Association of specific symptoms and metabolic risks with serum testosterone in older men. J Clin Endocrinol Metab 91 (2006) 4335–4343.
Zitzmann M, Nieschlag E: Androgen receptor gene CAG repeat length and body mass index modulate the safety of long-term intramuscular testosterone undecanoate therapy in hypogonadal men. J Clin Endocrinol Metab 92 (2007) 3844–3853.

KAPITEL

8

Klaus G. Parhofer und Hans Hauner

Störungen von Ernährung und Stoffwechsel

8.1 Fettstoffwechsel

8.1.1 Definition

Als Dyslipidämie wird eine veränderte Konzentration des LDL-Cholesterins und/oder des HDL-Cholesterins und/oder der Triglyzeride und/oder von Lipoprotein(a) im Nüchternplasma oder -serum bezeichnet. Oft ist auch die Konzentration des Gesamtcholesterins erhöht. Die Frederickson-Klassifikation erlaubt eine phänotypische Beschreibung der Hyperlipidämien, gibt jedoch keine Auskunft über die Ätiologie oder Veränderungen der HDL-Konzentration oder des Lipoprotein(a)-Spiegels. In der Praxis werden die folgenden Kategorien der Dyslipidämien unterschieden:

- LDL-Hypercholesterinämie
- Kombinierte bzw. gemischte Hyperlipidämie
- Hypertriglyzeridämie
- Isolierte HDL-Cholesterinerniedrigung

Jede dieser Dyslipidämien kann mit einer Erhöhung des Lipoprotein(a)-Spiegels kombiniert sein.

Zu trennen sind die primären, meist genetisch bedingten Dyslipidämien von sekundären Fettstoffwechselstörungen (➤ Tab. 8.1). Als Ursachen für sekundäre Hyperlipidämien finden sich ernährungsassoziierte Faktoren, z. B. vermehrter Alkoholkonsum, Übergewicht und Diabetes mellitus, Hypothyreose, Niereninsuffizienz, Lebererkrankungen sowie die Behandlung mit bestimmten Hormonen (u. a. Östrogene, Testosteron, Glukokortikoide) und Medikamenten (u. a. nichtselektive Betablocker, Diuretika, Neuroleptika). Viele dieser sekundären Dyslipidämien werden aber nur bei einer genetischen Disposition manifest (z. B. Dyslipidämie unter Östrogenen oder bei Diabetes mellitus), sodass die Trennung in primäre und sekundäre Dyslipidämien oft unscharf ist.

Die Prävalenz der Fettstoffwechselstörungen liegt in Deutschland bei > 30 %. Die klinische Bedeutung ist immens hoch, da sie mit einem erhöhten kardiovaskulären Risiko assoziiert sind. Dieser Zusammenhang ist besonders gut für die Erhöhung des LDL-Cholesterins gezeigt, aber auch erhöhte Triglyzerid- und Lipoprotein(a)-Konzentrationen sind kausal mit Atherosklerose verknüpft.

Tab. 8.1 Sekundäre Dyslipoproteinämien

Führende Lipoproteinämie	Ursachen
Hypercholesterinämie	• Hypothyreose • Nephrotisches Syndrom • Cushing-Syndrom • Anorexia nervosa • Akute intermittierende Porphyrie • Cholestase • Dysglobulinämie
Hypertriglyzeridämie	• Diabetes mellitus Typ 2 • Metabolisches Syndrom • Verbrennungen • Sepsis • Postaggressionsstoffwechsel • AIDS • Alkohol
Kombinierte Hyperlipoproteinämie	• Hypothyreose • Nephrotisches Syndrom • Diabetes mellitus Typ 2 • Lipodystrophie • Metabolisches Syndrom • Hepatitis • Systemischer Lupus erythematodes • Medikamente, z. B. Diuretika (Thiazide in hoher Dosierung) • Betablocker ohne ISA • Kontrazeptiva • Retinoide • Glukokortikoide und anabole Steroide bzw. Androgene • Physiologisch: Schwangerschaft

8.1.2 Diagnostik

Die Lipiddiagnostik sollte folgende Parameter umfassen: Bestimmung von Gesamtcholesterin, Triglyzeriden, LDL- und HDL-Cholesterin – und einmalig Lipoprotein(a). Eine Bestimmung im Nüchternblut ist nicht zwingend notwendig, erlaubt aber, gerade bei erhöhten Triglyzeridwerten eine bessere Vergleichbarkeit. Die LDL-Cholesterin-Konzentration kann dabei direkt bestimmt werden oder mit der Friedewald-Formel (LDL-Cholesterin = Gesamtcholesterin – HDL-Cholesterin – Triglyzeride ÷ 5) berechnet werden. Die Friedewald-Formel besitzt nur Gültigkeit für Nüchternwerte und bei Triglyzeridkonzentrationen ≤ 400 mg/dl (4,6 mmol/l). Empfehlenswert ist auch die Berechnung des Non-HDL-Cholesterinwerts (Non-HDL-Cholesterin = Gesamtcholesterin – HDL-Cholesterin), da dieser eine Abschätzung der Konzentration aller atherogenen Lipoproteine erlaubt. Weitere Untersuchungen (genetische Untersuchungen, Apolipoproteinkonzentrationen, Bestimmung des Apolipoprotein-E-Phäno- oder -Genotyps, LDL-Subklassenbestimmung, Enzymaktivitätsbestimmungen etc.) sind Spezialfragestellungen vorbehalten, da sie am klinischen Vorgehen i. d. R. nichts ändern.

Dyslipidämien werden meist unter dem Gesichtspunkt der Atheroskleroseprävention beurteilt. Dabei hängt das Absolutrisiko für ein Atheroskleroseereignis von der Summe der Risikofaktoren ab. Bei schweren Formen der Dyslipidämie (z. B. familiäre Hypercholesterinämie) können Atheroskleroseereignisse bereits in den ersten Lebensjahrzehnten auftreten. Schwere LDL-Hypercholesterinämien sind oft auch durch weitere klinische Symptome gekennzeichnet (Xanthome, Xanthelasmen, Arcus lipoides, Aortenklappenstenose). Auch Hypertriglyzeridämien erhöhen das Atheroskleroserisiko, daneben können bei schweren Hypertriglyzeridämien akute Pankreatitiden auftreten (meist erst bei Triglyzeridwerten > 1000 mg/dl [ca. 11 mmol/l]).

8.1.3 Therapie

Obwohl LDL-Cholesterin-, Triglyzerid- und Lipoprotein(a)-Erhöhungen unabhängige Risikofaktoren darstellen, wurde bisher v. a. für die LDL-Cholesterinsenkung gezeigt, dass sich dadurch kardiovaskuläre Ereignisse verhindern lassen. Deshalb fokussiert die Lipidtherapie sehr stark auf die LDL-Senkung und die Erreichung bestimmter LDL-Zielwerte. Eine statinbedingte Absenkung des LDL-Cholesterinspiegels um 1 mmol/l (ca. 39 mg/dl) kann das relative Risiko für kardiovaskuläre Erkrankungen um ca. 22 % reduzieren. Stärkere Absenkungen führen zu einer weiteren Risikoreduktion. Ob sich eine solche relative Reduktion in eine relevante Anzahl von verhinderten Ereignissen umsetzt, hängt vom Absolutrisiko ab. Aus diesem Grund muss vor Einleitung einer Therapie eine Abschätzung des Absolutrisikos erfolgen. Dies kann über unterschiedliche Scores geschehen. Am gebräuchlichsten ist dabei der SCORE2 der Europäischen Kardiologie-Gesellschaft, der unter Berücksichtigung von Alter, Geschlecht, Raucherstatus, Blutdruck und Gesamtcholesterin das Risiko für tödliche kardiovaskuläre Ereignisse innerhalb der nächsten 10 J. abschätzt. Patienten mit nachgewiesener Atheroskleroseerkrankung bzw. Patienten mit Diabetes mellitus und zusätzlichen Risikofaktoren oder Endorganschäden und Patienten mit Niereninsuffizienz haben ein sehr hohes Risiko und sollten ein LDL-Cholesterin < 55 mg/dl erreichen. Gleichzeitig sollte eine Reduktion des LDL-Cholesterinwerts um ≥ 50 % erfolgen (➤ Tab. 8.2; Mach et al. 2020; Collins et al. 2016).

Grundlagen jeder nichtmedikamentösen Behandlung sind die Vermeidung bzw. Therapie sekundärer Ursachen, eine Korrektur des Körpergewichts und eine lipidmodifizierende Ernährung. Letztere bedeutet eine Reduktion der Zufuhr gesättigter Fettsäuren (nicht mehr als 7–10 % der Gesamtenergie) sowie einen Ersatz durch einfach und mehrfach ungesättigte Fettsäuren sowie komplexe Kohlenhydrate und Ballaststoffe (> 25 g/d). Eine Beschränkung der Cholesterinzufuhr wird nicht mehr propagiert. Bei einer **Hypertriglyzeridämie** werden zusätzlich folgende Modifikationen eingesetzt:

- Reduktion oder Vermeidung einer Alkoholzufuhr sowie zuckerreicher Lebensmittel und
- Erhöhung des Konsums von Fisch, reich an Omega-3-Fettsäuren.

Daneben hat eine Steigerung der körperlichen Aktivität einen HDL-steigernden und triglyzeridsenkenden Effekt (insgesamt wirken sich Lebensstilmaßnahmen stärker auf Triglyzeride und HDL-Cholesterin aus als auf LDL-Cholesterin).

Eine zusätzliche medikamentöse Behandlung der Hyperlipidämien ist bei entsprechender Risikokonstellation und schweren Fettstoffwechselstörungen und nicht ausreichendem Erfolg der Ernährungsbehandlung indiziert.

Primär werden zur Behandlung der LDL-Hypercholesterinämie **Cholesterinsynthesehemmer** (HMG-CoA-Reduktasehemmer, Statine) eingesetzt. Diese Substanzen hemmen gezielt das Schlüsselenzym der Cholesterinbiosynthese. Serum-Cholesterin wird um 30–40 %, LDL-Cholesterin um 30–60 % erniedrigt, Triglyzeride werden leicht erniedrigt, HDL-Cholesterin leicht erhöht. Als Substanzen sind Atorvastatin, Fluvastatin, Lovastatin, Pitavastatin, Pravastatin, Rosuvastatin und Simvastatin verfügbar. Als Nebenwirkungen sind Leberwerterhöhungen sowie Myopathien beschrieben. Dabei kann die Myopathie mit CK-Erhöhung auftreten, häufiger ist jedoch eine Myopathie ohne CK-Erhöhung. Statine sind durch eine überzeugende Endpunktstudienlage gekennzeichnet (**Empfehlungsgrad A;** Mach et al. 2020; Collins et al. 2016; Nordestgaard et al. 2013).

Tab. 8.2 Risikostratifizierung und LDL-Zielwerte

Risiko	LDL-Cholesterin	Non-HDL-Cholesterin	Apo B
	Primärer Zielwert	Sekundäre Zielwerte	
Sehr hohes Risiko Nachgewiesene KHK oder andere Atherosklerosemanifestation, Typ-1- o. Typ-2-Diabetes mit Endorganschaden o. ≥ 3 Risikofaktoren (RF), chronische Niereninsuffizienz (GFR < 30 ml/min), 10-Jahres-Risiko ≥ 10 % (SCORE)	< 55 mg/dl (< 1,4 mmol/l) u. ≥ 50 % Absenkung vom Ausgangswert	< 85 mg/dl (< 2,2 mmol/l)	< 65 mg/dl
Hohes Risiko Deutlich erhöhte RF wie familiäre Hypercholesterinämie, schwere Hypertonie o. Diabetes mellitus o. 10-Jahres-Risiko ≥ 5 % bis < 10 % (SCORE)	< 70 mg/dl (< 1,8 mmol/l) u. ≥ 50 % Absenkung vom Ausgangswert	< 100 mg/dl (< 2,6 mmol/l)	< 80 mg/dl
Moderates Risiko Diabetes mellitus < 10 J., keine RF/Endorganschäden; 10-Jahres-Risiko ≥ 1 % bis < 5 % (SCORE)	< 100 mg/dl (< 2,6 mmol/l)	< 130 mg/dl (< 3,4 mmol/l)	Nicht definiert
Geringes Risiko 10-Jahres-Risiko < 1 % (SCORE)	< 115 mg/dl (< 3,0 mmol/l)	< 145 mg/dl (< 3,8 mmol/l)	Nicht definiert

8

Ionenaustauscherharze (Colestyramin, Colestipol, Colesevelam) werden nicht resorbiert. Sie unterbrechen den enterohepatischen Kreislauf von Gallensäuren. LDL-Cholesterin wird um 20–30 % erniedrigt, Triglyzeride und HDL-Cholesterin können leicht ansteigen. Wichtigste Nebenwirkungen sind Obstipation und gastrointestinale Beschwerden. Sie limitieren den Einsatz in der klinischen Praxis. Auch zu dieser Substanzgruppe gibt es – allerdings ältere – Endpunktdaten, nicht jedoch in Kombination mit Statinen. Sie gelten heute als Reservemedikamente.

Der Cholesterinabsorptionshemmer **Ezetimib** hemmt die intestinale Aufnahme von Cholesterin. In der Monotherapie führt Ezetimib zu einer LDL-Senkung um ca. 10 %, in Kombination mit einem Statin zu einer zusätzlichen Senkung um ca. 20 %. Positive Endpunktstudien liegen in Kombination mit Statinen vor (Cannon et al. 2015).

Bempedoinsäure ist ein neuer Cholesterinsynthesehemmer, der allerdings erst in der Leber aktiviert werden muss, sodass es deutlich weniger (keine) Muskelnebenwirkungen gibt. In Kombination mit Ezetimib können LDL-Cholesterinsenkungen um bis zu 35 % beobachtet werden. Bempedoinsäure kann den LDL-Cholesterinwert auch bei einem Patienten, der mit einem Statin behandelt wird, weiter absenken. Das Ergebnis der 2023 veröffentlichten Endpunktstudie zeigt, dass sich die durch Bempedoinsäure induzierte LDL-Cholesterinsenkung in eine entsprechende kardiovaskuläre Risikoreduktion überträgt (Nissen et al. 2023).

Die unterschiedlichen **Fibrate** (z. B. Bezafibrat etofibrat, Fenofibrat, Gemfibrozil) erhöhen die Aktivität der Lipoproteinlipase, steigern den Abbau der VLDL-Triglyzeride und fördern den Einbau von Cholesterin in das HDL. Der Serum-Triglyzeridspiegel wird effektiv erniedrigt, die HDL-Konzentrationen werden erhöht. LDL-Cholesterin wird um 5–25 % vermindert. Allerdings ist die Endpunktstudienlage für diese Medikamentengruppe enttäuschend. Zwar konnte in älteren Studien ein Nutzen gezeigt werden, in neueren Studien in Kombination mit Statinen konnte dieser allerdings nicht bestätigt werden (Das Pradhan et al. 2022). Fibrate werden derzeit v. a. zur Senkung der Triglyzeride eingesetzt, um das Risiko für akute Pankreatitiden zu reduzieren.

Omega-3-Fettsäuren führen zu einer verminderten VLDL-Sekretion und können so den Triglyzeridspiegel um bis zu 40 % absenken. Allerdings können sie zu einem Anstieg des LDL-Cholesterins führen. Die Datenlage bezüglich der Reduktion kardiovaskulärer Erkrankungen ist bei niedrig dosierter Omega-3-Fettsäuregabe enttäuschend. Unter Hochdosis-Eicosapentain (4 g/d) konnte im Rahmen der REDUCE-IT-Studie eine deutliche Reduktion der kardiovaskulären Ereignisrate gezeigt werden (Das Pradhan et al. 2022). Die Substanz ist allerdings in Deutschland nicht verfügbar.

Proprotein-Convertase-Subtilisin-Kexin-Typ-9-(PCSK9-) Inhibitoren (Alirocumab, Evolocumab, Inclisiran): Alirocumab und Evolocumab sind monoklonale Antikörper, die 2- oder 4-wöchentlich appliziert werden und über eine verstärkte Aktivität des LDL-Rezeptors zu einer 50- bis 60-prozentigen Absenkung des LDL-Cholesterins führen. Endpunktstudien zeigen eine entsprechende Reduktion von kardiovaskulären Ereignissen, ohne dass es zu einer Zunahme von Nebenwirkungen bei besonders niedrigen LDL-Werten kommt (Sabatine et al. 2017; Schwartz et al. 2018). Inclisiran ist eine si-RNA, die die Bildung von PCSK9 hemmt und so ähnlich wie die Antikörper zu einer deutlichen LDL-Cholesterinsenkung (ca. 50 % Absenkung) führt. Inclisran wird als Dauertherapie nur einmal alle 6 Mon. s. c. appliziert. Das Ergebnis von Endpunktstudien liegt für diese Substanz noch nicht vor.

Volanesorsen ist ein Apo-CIII-Antisense-Oligonucleotid, das beim sehr seltenen familiären Chylomikronämiesyndrom eingesetzt werden kann und Triglyzeridwerte deutlich absenkt.

In seltenen Fällen werden **Aphereseverfahren** eingesetzt. Diese Verfahren senken effektiv die Konzentration von LDL-Cholesterin und Lipoprotein(a) und werden bei Patienten mit schwerer LDL-Hypercholesterinämie (meist heterozygote oder homozygote familiäre Hypercholesterinämie) und progredienter Atheroskleroseerkrankung nach Ausschöpfung aller sonstigen medikamentösen Maßnahmen eingesetzt (**Empfehlungsgrad B;** Parhofer, Laufs 2023).

Nikotinsäure/Niacin beeinflusst alle Lipidfraktionen günstig, hat jedoch in zwei großen Endpunktstudien enttäuscht und steht deshalb in Deutschland nicht mehr zur Verfügung.

Bezüglich eines Therapiealgorithmus ➤ Abb. 8.1.

Das vorgeschlagene Vorgehen stellt das Erreichen des LDL-Zielwerts in den Mittelpunkt (Parhofer, Laufs 2023). In Abhängigkeit vom kardiovaskulären Risiko wird entweder als medikamentöser Ansatz ein Statin (hohes kardiovaskuläres Risiko) oder eine primäre Kombination aus Statin und Ezetimib empfohlen. Ziel sollte es sein, den Zielwert schnell und dauerhaft zu erreichen. Entsprechende Endpunktstudien haben gezeigt, dass die Kombination von Statinen mit Ezetimib, Bempedoinsäure oder PCSK9-Inhibitoren zu einer signifikanten kardiovaskulären Risikoreduktion führt. Nach Erreichen des LDL-Zielwerts und bei weiterhin erhöhten Triglyzeridwerten kann auch eine Kombination mit Fibraten bzw. mit Omega-3-Fettsäuren erwogen werden, wobei dann die Verhinderung einer akuten Pankreatitis im Vordergrund steht (Parhofer, Laufs 2019). Bei reinen Hypertriglyzeridämien (Triglyzeride erhöht, LDL-Cholesterin unbehandelt im Zielbereich) können primär ein Fibrat oder Omega-3-Fettsäuren eingesetzt werden, da in dieser Situation Statine die Lipidspiegel meist nur wenig beeinflussen können.

Erhöhte Lipoprotein(a)-Spiegel lassen sich durch derzeit verfügbare Medikamente kaum beeinflussen. Deshalb müssen die anderen Risikofaktoren in Abhängigkeit vom Absolutrisiko optimal eingestellt werden. Dies gilt insbesondere für die Absenkung des LDL-Cholesterins. Bei Patienten mit erhöhten Lipoprotein(a)-Spiegeln und progredienter Atheroskleroseerkrankung trotz optimaler Einstellung aller anderen Risikofaktoren sollte eine regelmäßige Apheresetherapie erwogen werden. Spezifische Lipoprotein(a)-Senker befinden sich in der Entwicklung und werden derzeit im Rahmen von Endpunktstudien untersucht.

8.1.4 Therapiekontrolle und Prognose

Eine Kontrolle sollte zunächst nach 4–6 Wo. erfolgen (Kontrolle von Lipidwerten, Leberwerten, CK), später alle 3–6 Mon. Große Interventionsstudien an über 170.000 Personen haben gezeigt, dass die medikamentöse Cholesterinsenkung nicht nur die kardiovaskulären

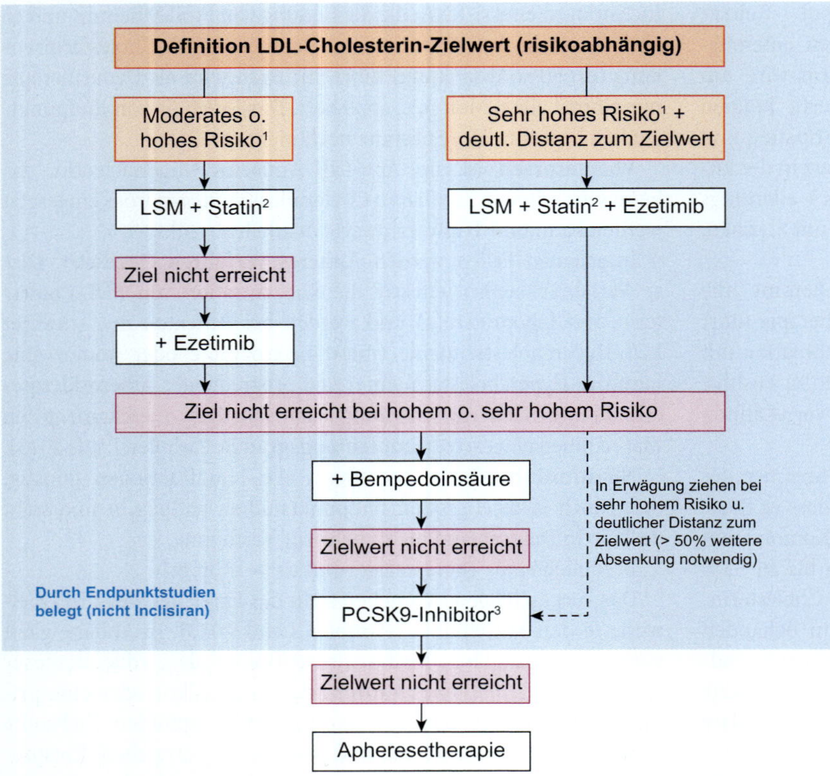

Abb. 8.1 Therapiealgorithmus zur Erreichung des LDL-Cholesterinziels (in Abhängigkeit vom kardiovaskulären Risiko; modifiziert nach Parhofer, Laufs 2023) [F201-066]
LSM = Lebensstilmaßnahmen
[1] Risikoabschätzung entsprechend (Mach et al. 2020)
[2] potente Statine (Atorvastatin oder Rosuvastatin) in ausreichender Dosis
[3] positive Endpunktstudien bisher nur für Alirocumab und Evolocumab

Komplikationen, sondern auch die kardiovaskuläre Sterblichkeit und die Gesamtsterblichkeit signifikant senken kann (**Empfehlungsgrad A;** Mach et al. 2020; Sabatine et al. 2017; Nordestgaard et al. 2013).

8

8.2 Adipositas

8.2.1 Definition

Eine Adipositas besteht, wenn der Anteil der Fettmasse am Körpergewicht bei Frauen 25–30 % und bei Männern 20 % übersteigt. Definition und Klassifikation der Adipositas erfolgen aber anhand des Body-Mass-Index (= BMI), der ein praktisches und indirektes Maß der Fettmasse darstellt und als Quotient aus Körpergewicht (in kg) und Körpergröße (in m) im Quadrat berechnet wird. Der Normalbereich liegt für Erwachsene bei 18,5–24,9 kg/m². Von Übergewicht spricht man bei einem BMI zwischen 25,0 und 29,9, von Adipositas bei einem BMI ≥ 30 kg/m² (➤ Tab. 8.3).

In Deutschland sind mindestens jede zweite Frau und zwei von drei Männern übergewichtig, > 20 % der Männer und Frauen sind adipös. Adipositas ist mit zahlreichen Begleit- und Folgeerkrankungen assoziiert, insbesondere mit Typ-2-Diabetes, Hypertonie, Fettstoffwechselstörungen, Herz-Kreislauf-Erkrankungen, Cholezystolithiasis, Schlafapnoe, psychiatrischen Erkrankungen, Hormonstörungen, Gelenkerkrankungen, Komplikationen in der Schwangerschaft und verschiedenen Tumoren (Kolon-, Leber-, Pankreas-, Mamma-, Endometriumkarzinom, Hypernephrom).

Tab. 8.3 Klassifikation des Körpergewichts anhand des BMI (DAG 2024)

Klassifikation	BMI [kg/m²]
Normalgewicht	18,5–24,9
Übergewicht/Präadipositas	25–29,9
Adipositas	
Grad 1	30,0–34,9
Grad 2	35,0–39,9
Grad 3	≥ 40

8.2.2 Diagnostik

Zunächst werden Gewicht und Größe ermittelt, um den BMI zu berechnen. Wichtig für die Risikoabschätzung ist v. a. die Bestimmung des Taillenumfangs (in der Mitte zwischen Unterrand des Rippenbogens und Beckenkamm in der Axillarlinie am stehenden Patienten; ➤ Tab. 8.4). Ferner sind die gesundheitlichen Risiken zu erfassen (mittels klinischer Untersuchung, Blutdruckmessung, Ultraschall, Labordiagnostik). Die biochemische Diagnostik umfasst Stoffwechselparameter (Nüchternglukose, Triglyzeride, Gesamt-, HDL-, LDL-Cholesterin, Harnsäure, GOT, GPT) und basales TSH zum Ausschluss einer Hypothyreose. Eine genetische Diagnostik kann bei frühkindlicher Adipositas sinnvoll sein (DAG 2024).

Sekundäre Formen der Adipositas sind selten. Ätiologisch ist an hypothalamische Formen, Hyperkortisolismus, Hypothyreose und verschiedene Pharmaka (z. B. atypische Neuroleptika, Antidepressiva, Insulin) zu denken. Eine Ernährungsanamnese, am besten in

Tab. 8.4 Charakterisierung des Risikos für metabolische und kardiovaskuläre Komplikationen in Abhängigkeit vom Taillenumfang

Risiko	Männer [cm]	Frauen [cm]
Moderat	> 94	> 80
Hoch	> 102	> 88

Form eines Esstagebuchs, ist wichtig, um Problempunkte zu erkennen. Das Tragen eines Schrittzählers erlaubt eine grobe Erfassung der Alltagsbewegung. Daneben sollte nach regelmäßigen sportlichen Aktivitäten gefragt werden.

8.2.3 Therapie

Die Ziele der Adipositastherapie sind v. a.:

- Dauerhafte Gewichtsabnahme
- Verbesserung von begleitenden kardiometabolischen Risikofaktoren
- Verminderung von mit Adipositas assoziierten Gesundheitsrisiken
- Gewinn an Lebensqualität

Der Erfolg einer Adipositasbehandlung wird durch deren Dauer und Art bestimmt. Für eine Gewichtsreduktion von 5 kg werden bei konventioneller Reduktionsdiät etwa 6–12 Wo., für eine Abnahme von 10 kg 3–6 Mon. benötigt. Danach geht es darum, das neue Gewicht stabil zu halten. Erster Schritt ist immer eine multimodale Basistherapie, die Ernährungstherapie, Bewegungssteigerung und Verhaltensmodifikation umfasst und die individuellen Bedingungen berücksichtigt (DAG 2024).

Die **Ernährungs**therapie ist dabei die wichtigste Einzelkomponente. Prinzipiell sind verschiedene Formen einer energiereduzierten Ernährung möglich (fettreduzierte Kost, mäßig kohlenhydrat- oder fettreduzierte Kost, vegetarische Ernährung), da vergleichende Studien langfristig keine Überlegenheit der einen oder anderen Diätform belegen konnten, sofern damit ein Energiedefizit in der Größenordnung von 500–600 kcal/d erreicht wird (DAG 2024). Auch Intervallfasten (2 : 5 = 2 Fastentage à 500 kcal/d/Wo. und 5 d mit normaler Kost oder 8 : 16-zeitbefristetes Essen = Essenszeit auf 8 h/d beschränken und 16 h keine Nahrungszufuhr) ist eine ähnlich wirksame Alternative. Ziel ist immer die langfristige Ernährungsumstellung hin zu einer energieärmeren Kost (DAG 2024).

Bei einer fettarmen Ernährung wird die Fettzufuhr durch die Auswahl fettarmer Lebensmittel und Speisen deutlich reduziert. Als Untergrenze einer konventionellen Reduktionskost gilt eine Energiezufuhr von 1200 kcal/d (DAG 2024). Unterhalb dieser Grenze ist die Deckung des Bedarfs an Mikronährstoffen nicht mehr sicher. Es besteht die Gefahr eines Nährstoffmangels. Bei einer Reduktionskost kann die Kohlenhydrat- und/oder Fettzufuhr verringert werden. Bezogen auf die Energiezufuhr sollte eine Reduktionskost immer relativ eiweißreich sein (bis zu 15–25 %, mind. aber 0,8 g Eiweiß/kg KG/d, um den Minimalbedarf zu sichern). Gemüse und Salat können beliebig konsumiert werden.

MERKE

Es gibt verschiedene Formen der Ernährungstherapie, die in Abhängigkeit vom Energiedefizit eine Gewichtsreduktion ermöglichen. Wichtig ist es, mit dem Patienten eine Therapie zu vereinbaren, die seinen/ihren Wünschen und Möglichkeiten entspricht.

Eine sehr niedrigkalorische Kost (Very Low Calorie Diet, VLCD) hat einen Energiegehalt von max. 800 kcal/d und wird meist mit bilanzierten Formulaprodukten (200 kcal/Portion) durchgeführt. Diese Diäten dürfen nur vorübergehend (max. für 12 Wo.) und unter ärztlicher Aufsicht angewandt werden, um Komplikationen zu vermeiden. Ausschlusskriterien sind v. a. vorbestehende Herzerkrankungen und Essstörungen. Nach Behandlung mit einer VLCD wird am besten eine moderat energiereduzierte, meist fettarme Ernährung fortgeführt. Eine weitere Option ist eine Mahlzeitenersatztherapie, bei der zu Beginn zwei, später eine Hauptmahlzeit durch ein Formulaprodukt ersetzt wird. Dieses Konzept kann auch langfristig angewandt werden. Crash-Diäten sind dagegen grundsätzlich wegen fehlender Langzeitwirkung und verschiedener Risiken abzulehnen.

Regelmäßige körperliche Aktivität ist essenziell, darf aber in seiner gewichtssenkenden Wirkung nicht überschätzt werden (1,5–3,5 kg). Besonders günstig wirkt sich die Steigerung der körperlichen Bewegung auf die Stabilisierung eines reduzierten Gewichts aus (DAG 2024).

Idealerweise wird die ernährungsmedizinische und Bewegungstherapie durch eine **Verhaltensmodifizierung** unterstützt (DAG 2024).

Ziele sind v. a.:

- Aufbau und Stärkung der Motivation zur Verhaltensänderung
- Analyse des bisherigen Essverhaltens und der Auslöser von Nahrungsaufnahme
- Abbau rigider Kontrollmaßnahmen und Aufbau „flexibler" Kontrolle
- Einübung und Beibehaltung der Verhaltensänderungen im Alltag

8

E-Health

In den letzten Jahren hat das Angebot digitaler Gewichtsreduktionsprogramm rapide zugenommen. Diese haben den Vorteil, dass sie einfach als Apps auf Smartphones installiert und damit zeit- und ortsunabhängig genutzt werden können. Eine wachsende Zahl von Studien hat gezeigt, dass damit eine moderate Gewichtsabnahme möglich ist. Zertifizierte digitale Gesundheitsanwendungen (DiGA) können in Deutschland inzwischen per Rezept für die Indikation Adipositas zulasten der Krankenkassen verordnet werden (DAG 2024).

PRAXISTIPP

Hausärzte können ihren Patienten per Notwendigkeitsbescheinigung bis zu 5 Ernährungsberatungen verordnen, die nach § 43 üblicherweise von den Krankenkassen bezuschusst werden. Die Verordnung einer DiGA ist eine neue Möglichkeit per Rezept eine digitale Adipositastherapie anzubieten. Dies setzt die Verwendung eines Smartphones voraus.

Pharmakotherapie

Eine zusätzliche adjuvante **Pharmakotherapie** kann unter folgenden Voraussetzungen sinnvoll sein (DAG 2024):

- Patienten mit einem BMI ≥ 30 kg/m², die mit den nichtpharmakologischen Maßnahmen keinen ausreichenden Erfolg hatten, d. h. eine Gewichtsabnahme < 5 % innerhalb von 3–6 Mon.
- Patienten mit einem BMI ≥ 27 kg/m², die zusätzlich Risikofaktoren und/oder Komorbiditäten aufweisen und bei denen nichtpharmakologische Maßnahmen nicht ausreichend erfolgreich waren

Orlistat ist ein selektiver Lipasehemmer, der die enzymatische Spaltung von Nahrungstriglyzeriden im Dünndarm verringert. Etwa 30 % der aufgenommenen Fette werden unverdaut ausgeschieden und gehen als Energie verloren. Standarddosierung: je 120 mg zu den 3 Hauptmahlzeiten. Die Nebenwirkungen sind in bis zu 40 % der Fälle Fettstühle, erhöhte Stuhlfrequenz, Flatulenz.

Seit Kurzem stehen GLP-1-Rezeptor-Agonisten (Liraglutid bis zu 3 mg/d s. c.; Semaglutid bis zu 2,4 mg/Wo. s.c.) und der duale GLP-1/GIP-Rezeptor-Agonist Tirzepatid (bis zu 15 mg/Wo. s.c.) zur Pharmakotherapie der Adipositas zur Verfügung. Die mittlere Gewichtssenkung liegt bei 5 (Liraglutid) bzw. 10–20 kg (Semaglutid, Tirzepatid). Damit ist eine deutliche Verbesserung von Begleit- und Folgekrankheiten möglich, wie z. B. eine Diabetesprävention und -remission. Die 3 Medikamente sind auch für die Behandlung des Typ-2-Diabetes zugelassen. In der SELECT-Studie konnte gezeigt werden, dass Semaglutid bei Erwachsenen mit hohem kardiovaskulärem Risiko das Auftreten kardiovaskulärer Ereignisse signifikant um etwa 20 % senkt (Lincoff et al. 2023).

Zu beachten ist, dass es nach dem Absetzen dieser Medikamente zu einem raschen Wiederanstieg des Körpergewichts kommt, sodass wahrscheinlich eine langfristige Anwendung nötig ist. Häufige Nebenwirkungen (bei 10–40 % der Patienten) sind v. a. Übelkeit, Völlegefühl, Erbrechen, Diarrhö und andere gastrointestinale Beschwerden, die bei 10–15 % ein Absetzen der Medikation erfordern. Deshalb wird eine einschleichende Dosissteigerung empfohlen. Es kommt außerdem zu einem Verlust der Muskelmasse, der durch ausreichende Eiweißzufuhr und v. a. Krafttraining begrenzt werden kann. Alle Medikamente sind rezeptpflichtig, aber bislang nicht erstattungsfähig.

Daneben sollen bei adipösen Personen mit Typ-2-Diabetes bevorzugt Metformin und die SGLT-2-Hemmer Dapagliflozin und Empagliflozin eingesetzt werden. Diese haben eine moderate gewichtssenkende Wirkung von 1–2 kg (**Empfehlungsgrad A;** DAG 2024).

Bei morbider Adipositas können **chirurgische** Therapieformen eingesetzt werden (**Empfehlungsgrad A;** DAG 2024). Voraussetzungen sind:

- BMI > 40 kg/m² oder > 35 kg/m² bei gleichzeitigem Vorliegen erheblicher Komorbiditäten.
- Die konservativen Behandlungsmöglichkeiten einschließlich eines mind. 6-monatigen bis 1-jährigen Behandlungsversuchs unter ärztlicher Anleitung müssen ausgeschöpft sein.
- Der Patient muss aufgeklärt, motiviert und kooperativ sein.
- Eine interdisziplinäre Nachsorge muss sichergestellt sein.

Kontraindikationen sind v. a. psychiatrische Erkrankungen und schwerwiegende Erkrankungen, die ein unverhältnismäßig hohes Operationsrisiko beinhalten.

Als restriktives Operationsverfahren wird heute hauptsächlich die Sleeve-Gastrektomie genutzt. Eine weitere Methode ist der Roux-Y-Magen-Bypass, bei dem Restriktion und Malabsorption kombiniert werden und dadurch ein größerer Gewichtsverlust zu erwarten ist. Alle Verfahren werden laparoskopisch durchgeführt. Seit Kurzem stehen auch endoskopische bariatrische Verfahren zur Verfügung.

Wichtig ist, dass nach einem bariatrischen Eingriff eine ausreichende und ausgewogene Nährstoffversorgung sichergestellt ist. Dies erfordert eine interdisziplinäre Nachsorge und dabei häufig eine Supplementierung z. B. mit Vitaminpräparaten. In den zertifizierten Adipositaszentren ist das Komplikationsrisiko vergleichsweise niedrig. Inzwischen ist belegt, dass die Adipositaschirurgie nicht nur Begleiterkrankungen deutlich bessert, sondern auch die erhöhte Mortalität signifikant senkt (van Veldhuisen et al. 2022).

MERKE
Die laparoskopischen adipositaschirurgischen Verfahren (Sleeve-Gastrektomie und Magen-Bypass) stellen eine sehr effektive und sichere Therapie der morbiden Adipositas dar und sollten bei Versagen der konservativen Behandlung erwogen werden.

8.2.4 Verlaufskontrolle und Prognose

Beim Vergleich kontrollierter Studien zeigt sich, dass max. 20 % der konservativ behandelten Patienten über einen mittleren Zeitraum von 5 J. ein vermindertes Körpergewicht halten können. Für die meisten Patienten ist Adipositas ein chronisch rezidivierendes und lebenslanges Problem, das ein langfristig angelegtes Adipositasmanagement erfordert.

8.3 Anorexie, Bulimie

8.3.1 Definition

Die Diagnose für Anorexia und Bulimia nervosa wird nach DSM-5-Kriterien gestellt (Zipfel et al. 2015).

Diagnostische Kriterien für Anorexia nervosa nach DSM-5

A) Einschränkung der Energiezufuhr im Verhältnis zum Bedarf, die zu einem signifikant erniedrigten Körpergewicht führt. Ein solches Körpergewicht ist dadurch definiert, dass es unterhalb des minimalen Normalgewichts oder, bei Kindern und Jugendlichen, unterhalb des minimal erwarteten Gewichts liegt.
B) Ausgeprägte Angst vor einer Gewichtszunahme oder davor, dick zu werden, oder persistierendes Verhalten, das mit einer Gewichtszunahme interferiert, selbst bei signifikant erniedrigtem Körpergewicht.

C) Störung in der Wahrnehmung der eigenen Figur oder des Körpergewichts, unangemessener Einfluss des Körpergewichts oder der Figur auf die Selbstbewertung oder persistierender Mangel an Anerkennung eines erniedrigten Körpergewichts.

Bestimmung des Typus: Es werden ein **restriktiver** und ein **Binge Eating/Purging-Typus** unterschieden. Der Schweregrad der Anorexie wird anhand des BMI in 4 Kategorien unterteilt: mild (BMI ≥ 17 kg/m²), moderat (BMI 16,0–16,9 kg/m²), schwer (BMI 15,0–15,9 kg/m²) und extrem (BMI < 15 kg/m²).

Diagnostische Kriterien für Bulimia nervosa nach DSM-5

A) Wiederholte Episoden von „Essattacken". Eine „Essattacke" ist folgendermaßen definiert:
   1. Verzehr einer Nahrungsmenge in einem bestimmten Zeitraum (z. B. innerhalb eines Zeitraums von 2 h), die größer ist als die Menge, die die meisten Menschen in einem vergleichbaren Zeitraum und unter vergleichbaren Bedingungen essen würden.
   2. Das Gefühl, während der Episode die Kontrolle über das Essverhalten zu verlieren.

B) Wiederholte Anwendung von unangemessenen, einer Gewichtszunahme gegensteuernden Maßnahmen wie z. B. selbstinduziertes Erbrechen, Missbrauch von Laxanzien, Diuretika, Klistieren oder anderen Arzneimitteln, Fasten oder übermäßige körperliche Bewegung.

C) Die „Essattacken" und das unangemessene kompensatorische Verhalten ereignen sich im Durchschnitt mindestens 1 ×/Wo. über einen Zeitraum von 3 Mon.

D) Figur und Körpergewicht haben einen übermäßigen Einfluss auf die Selbstbewertung.

E) Die Störung tritt ausschließlich im Verlauf von Episoden einer Anorexia nervosa auf.

Bestimmung des Typus:

- **Purging-Typus:** Die Person induziert während der aktuellen Episode der Bulimie regelmäßiges Erbrechen oder missbraucht Laxanzien, Diuretika oder Klistiere.
- **Nicht-Purging-Typus:** Die Person hat während der aktuellen Episode der Bulimie andere unangemessene, einer Gewichtszunahme entgegensteuernde Maßnahmen gezeigt wie z. B. Fasten oder übermäßige körperliche Bewegung, hat aber nicht regelmäßig Erbrechen induziert oder Laxanzien, Diuretika oder Klistiere missbraucht.

Das Gewichtskriterium der Anorexie – BMI < 17 kg/m² – ist lediglich als Orientierung zu sehen. Bei der Bulimie haben ähnlich zur Anorexie Körpergewicht und -figur einen übermäßigen Einfluss auf die Selbstbewertung. Hier stehen typischerweise Essattacken im Vordergrund, bei denen innerhalb kurzer Zeit große Nahrungsmengen aufgenommen werden.

Diese Essstörungen sind nicht selten und betreffen überwiegend das weibliche Geschlecht. Die Anorexie hat bei Frauen eine Lebenszeitprävalenz von ca. 0,5–1 %, die Bulimie von ca. 2 %, Frauen sind bis zu 8 × häufiger betroffen als Männer. Bei Frauen mit Anorexie findet sich regelhaft eine Amenorrhö, die aber nicht mehr als Diagnosekriterium verwendet wird.

8.3.2 Diagnostik

Es bestehen zahlreiche bekannte somatische und psychische Auffälligkeiten im Rahmen einer Essstörung (➤ Tab. 8.5). Die aktuellen diagnostischen Kriterien sind im DSM-5 beschrieben.

8.3.3 Therapie

Es gibt verschiedene psychotherapeutische Therapiekonzepte. Falls möglich, sollte die ambulante Behandlung der stationären vorgezogen werden. Letztlich hängt die Entscheidung vom Schweregrad der Essstörung ab (Zipfel et al. 2015). Wenn Patienten vital gefährdet sind und bei sehr niedrigem BMI nicht zunehmen, muss stationär, jedenfalls tagesklinisch, behandelt werden. Weitere Indikationen für eine stationäre Behandlung sind sehr niedriges Körpergewicht (BMI < 14 kg/m²), schwere Depressionen, Suizidgefahr und schwere familiäre Konflikte. Zur Osteoporoseprophylaxe muss auf eine ausreichende Kalziumzufuhr geachtet werden.

Bei akut lebensbedrohlich erkrankten Patienten mit extremem Untergewicht bzw. beim Vorliegen schwerer somatischer Störungen kann eine intensivmedizinische Behandlung indiziert sein. Zunächst soll aber der Versuch gemacht werden, dass die Patienten unter ernährungsmedizinischer Anleitung orale Nahrung zu

Tab. 8.5 Semistarvationsbedingte Veränderungen

Untersuchungsebene	Veränderungen
Psychopathologische Befunde	• Depression • Kognitive Beeinträchtigung • Gedankliche Beschäftigung mit dem Essen • Auffälliges Essverhalten • Gedankliche Rigidität
Somatische Befunde	• Verminderte Libido • Lanugobehaarung • Hypothermie • Verminderte Knochendichte • Reversible „Gehirnatrophie" • Hyperkortisolismus • Primäre bzw. sekundäre Amenorrhö • Ggf. vermindertes Längenwachstum • Sinusbradykardie • Hypotonie • Obstipation
Laborbefunde	• Erniedrigte Phosphat- und Kalziumspiegel • Erhöhte Amylase • Erniedrigte Geschlechtshormonspiegel • Reduzierte Blutbildung (Leukopenie, Anämie) • Erhöhung harnpflichtiger Substanzen • Transaminasenerhöhung • „Low-T3-Syndrom" • Niedrige Magnesium-, Zinkspiegel

sich nehmen. Im Einzelfall kann eine Nasen-Magen-Sonde eine Entlastung bewirken. Es sollte mit einer Gesamtenergiezufuhr von höchstens 1200–1500 kcal/d begonnen werden und die Energiezufuhr schrittweise gesteigert werden, um ein Refeeding-Syndrom mit Hypophosphatämie, Hypomagnesiämie und Hypokaliämie zu vermeiden. Unter stationären Bedingungen wird eine Gewichtszunahme von 500–1000 g/Wo. angestrebt.

Die Gabe von Antidepressiva und insbesondere Serotonin-Wiederaufnahmehemmern hat sich in bisherigen Studien nicht als wirksam erwiesen, ein Therapieversuch kann zur Rückfallprophylaxe bei Essstörungen sinnvoll sein. Eine Therapie mit Psychopharmaka sollte nur durch erfahrene Ärzte vorgenommen werden.

8.3.4 Nachsorge und Prognose

Die Anorexie weist mit 5–10 % die höchste Mortalität aller psychiatrischen Erkrankungen auf. Suizide tragen zur hohen Mortalität wesentlich bei, bei erwachsenen Patienten mit Anorexie häufiger als bei Jugendlichen. BMI-Werte < 13 kg/m^2 bei stationärer Aufnahme gehen mit einem erhöhten Mortalitätsrisiko einher. Bei ca. 50–60 % aller Patienten mit dieser Essstörung zeigt sich eine Remission innerhalb von 5–6 J. Die Prognose ist bei jugendlichen Patienten günstiger als im Erwachsenenalter. Es gibt ein „kritisches Fenster" für die Therapie in den ersten 3 J. nach Diagnose. Chronische Verläufe sind durch soziale Isolation und hohe psychiatrische und somatische Komorbidität (z. B. renale Insuffizienz) gekennzeichnet.

Der Verlauf der Bulimia nervosa ist insgesamt günstiger. Die Letalität beträgt hierbei 2–4 %, wobei Suizide ebenfalls gehäuft vorkommen.

8.4 Weitere Stoffwechselerkrankungen: Hyperurikämie, Gicht und Porphyrie

8

8.4.1 Hyperurikämie und Gicht

Definition

Unter einer Hyperurikämie versteht man eine Erhöhung des Harnsäurewerts über den Normalbereich (Männer 3,5–6,5 mg/dl, Frauen 2,5–5,7 mg/dl). Ab einer Konzentration von 6,5 mg/dl ist das Serum normalerweise mit Harnsäure gesättigt, sodass höhere Konzentrationen zunehmend eine Uratkristallablagerung begünstigen.

Eine Hyperurikämie ist ein sehr häufiger Befund, der klassischerweise durch eine verminderte renale Ausscheidung – bei genetischer Prädisposition – bedingt ist. Prinzipiell müssen primäre von sekundären Hyperurikämien unterschieden werden (➤ Tab. 8.6). Eine scharfe Trennung ist nicht immer möglich. So kann bei prädisponierten Patienten (primäre Hyperurikämie) durch die Entwicklung einer Adipositas oder durch regelmäßigen Alkoholkonsum (sekundäre Auslöser) der Harnsäurespiegel weiter ansteigen.

Unter den sekundären Hyperurikämien müssen solche, die durch eine gesteigerte Purinsynthese (häufig: Tumoren, Adipositas, Medikamente; selten: Enzymdefekte, Glykogenosen) verursacht werden, von solchen unterschieden werden, denen eine verminderte renale Ausscheidung zugrunde liegt (häufig: Niereninsuffizienz, Alkohol, Medikamente).

Tab. 8.6 Ursachen für sekundäre Hyperurikämien

Gesteigerte Purinbiosynthese	Verminderte renale Ausscheidung
• Enzymdefekte – Hypoxanthin-Guanin-Phosphoribosyltransferase-Mangel – Phosphoribosylpyrophosphat-Synthase-Überaktivität – Glukose-6-Phosphatase-Mangel (Glykogenose I) • Myelo-/lymphoproliferative Erkrankung; hämatologische Systemerkrankungen, Tumoren • Psoriasis • Übergewicht • Down-Syndrom • Glykogenspeicherkrankheiten III, V, VII • Vitamin-B_{12}-Mangel • Medikamente/Toxine – Alkohol – Exzessive Purinaufnahme – Nikotinsäure – Zytotoxische Medikamente – Marcumar	• Chronische Niereninsuffizienz • Volumenmangel • Ketoazidose/Laktatazidose • Endokrinologische Erkrankungen (Hyperparathyreoidismus, Hypothyreose) • Präeklampsie • Sarkoidose • Familiäre juvenile hyperurikämische Nephropathie • Medikamenten-/diätinduziert – Diuretika (Thiazid- u. Schleifendiuretika) – Ciclosporin/Tacrolimus – Salizylate – Ethambutol/Pyrazinamid – Alkohol – Levodopamin – Salzrestriktion – Laxanzienabusus

Obwohl der Harnsäurespiegel bei primärer Hyperurikämie bereits nach der Pubertät (insbesondere bei Männern) ansteigt, lassen sich Gichtanfälle meist erst in der 4. und 5. Lebensdekade nachweisen. Bei Frauen sind der Anstieg des Harnsäurespiegels sowie Gichtanfälle deutlich seltener und meist auf den postmenopausalen Zeitraum begrenzt (Östrogene führen zu einer gesteigerten Harnsäureausscheidung).

Diagnostik

Der Harnsäurespiegel wird im Serum bestimmt. Der Gichtanfall stellt eine klinische Diagnose dar. Radiologisch finden sich Gelenkzerstörung und Usuren. Im Gelenkpunktat finden sich Uratkristalle.

Klinik

Die Uratablagerung kann zu drei wesentlichen Krankheitsbildern führen: Gichtarthritis, Nephrolithiasis und Uratnephropathie. Allerdings entwickelt nur ein geringer Anteil der Patienten mit Hyperurikämie diese Krankheitsbilder (Mikuls 2022).

- **Gicht:** Bei einem Harnsäurespiegel > 9 mg/dl liegt das jährliche Risiko für einen monoarthritischen Gichtanfall bei etwa 5 % (bei einem Harnsäurespiegel zwischen 7 und 9 mg/dl bei ca. 0,5 %). Insgesamt bekommen allerdings < 20 % der Patienten mit einem Harnsäurespiegel > 9 mg/dl je einen Gichtanfall. Mögliche Auslöser stellen in dieser Situation häufig Alkoholzufuhr sowie die Einnahme großer Mengen Fleisch und Meeresfrüchte dar.

- **Nephrolithiasis:** Mit steigender Harnsäureausscheidung steigt auch das Risiko für Harnsäure- und Kalziumoxalatsteine. Bei einer Ausscheidung > 1100 mg/d liegt die Inzidenz bei 50 %.
- **Uratnephropathie:** Ob die chronische Hyperurikämie selbst eine Niereninsuffizienz hervorrufen kann, ist umstritten. Im Rahmen eines deutlich erhöhten Zellumsatzes (z. B. Tumorlysesyndrom) kann es zu einer akuten Harnsäurenephropathie kommen, die durch einen vermehrten Anfall von Harnsäure hervorgerufen wird.

Die Hyperurikämie ist daneben mit Adipositas, Hypertonie, Diabetes mellitus und KHK assoziiert. Allerdings besteht vermutlich insbesondere mit Letzterer keine kausale Beziehung.

Therapie

Zum therapeutischen Vorgehen bei Gicht und Hyperurikämie ➢ Abb. 8.2 (Kiltz et al. 2016).

Basis der Therapie ist die Ernährungsintervention, die drei Ziele verfolgt:
1. Verringerung der Purinzufuhr mit der Nahrung
2. Einschränkung des Alkoholkonsums
3. Normalisierung des Körpergewichts

Empfohlen wird, purinreiche Lebensmittel wie Innereien, Wurst, bestimmte Fischarten zu meiden bzw. deutlich zu reduzieren. Alkoholkonsum fördert in der Leber Harnsäurebildung und verringert über eine Hyperlaktatämie die renale Harnsäureausscheidung. Die Gewichtsreduktion sollte langsam erfolgen; starkes Fasten kann durch eine vermehrte Ketonkörperbildung zu einer Hemmung der renalen Harnsäureausscheidung führen.

Eine asymptomatische Hyperurikämie sollte i. d. R. nicht medikamentös behandelt werden. Durch Lebensstilmaßnahmen und Medikamentenumstellung kann der Harnsäurespiegel meist deutlich gesenkt werden. Nur bei gleichzeitiger Niereninsuffizienz, bei sehr hohen Werten (> 9–10 mg/dl), bei sehr hoher Harnsäureausscheidung (> 1100 mg/d) oder bei Nephrolithiasis sollte eine asymptomatische Hyperurikämie behandelt werden.

Der **akute Gichtanfall** stellt eine sehr schmerzhafte inflammatorische Arthritis (normalerweise Monoarthritis) dar. Am häufigsten ist das Großzehengrundgelenk betroffen, jedoch können auch alle anderen Gelenke erkranken. Der akute Gichtanfall wird durch die Interaktion zwischen Uratkristallen und inflammatorischen Mechanismen hervorgerufen. Ohne Therapie dauert der akute Gichtanfall zwischen einigen Tagen und mehreren Wochen. Das Ziel der Therapie ist eine möglichst schnelle Schmerzlinderung. Hierzu kann eine Reihe von verschiedenen Medikamenten eingesetzt werden. Therapie der 1. Wahl sind nichtsteroidale Antiphlogistika wie Indometacin oder Ibuprofen. Bei Kontraindikationen kommen auch orales Colchicin sowie orale oder intraartikuläre Glukokortikoide in Betracht. Das Ansprechen auf Colchicin ist pathognomonisch für den akuten Gichtanfall. Colchicin wirkt sehr schnell, hat aber eine Reihe von ausgeprägten Nebenwirkungen (Abdominalschmerzen,

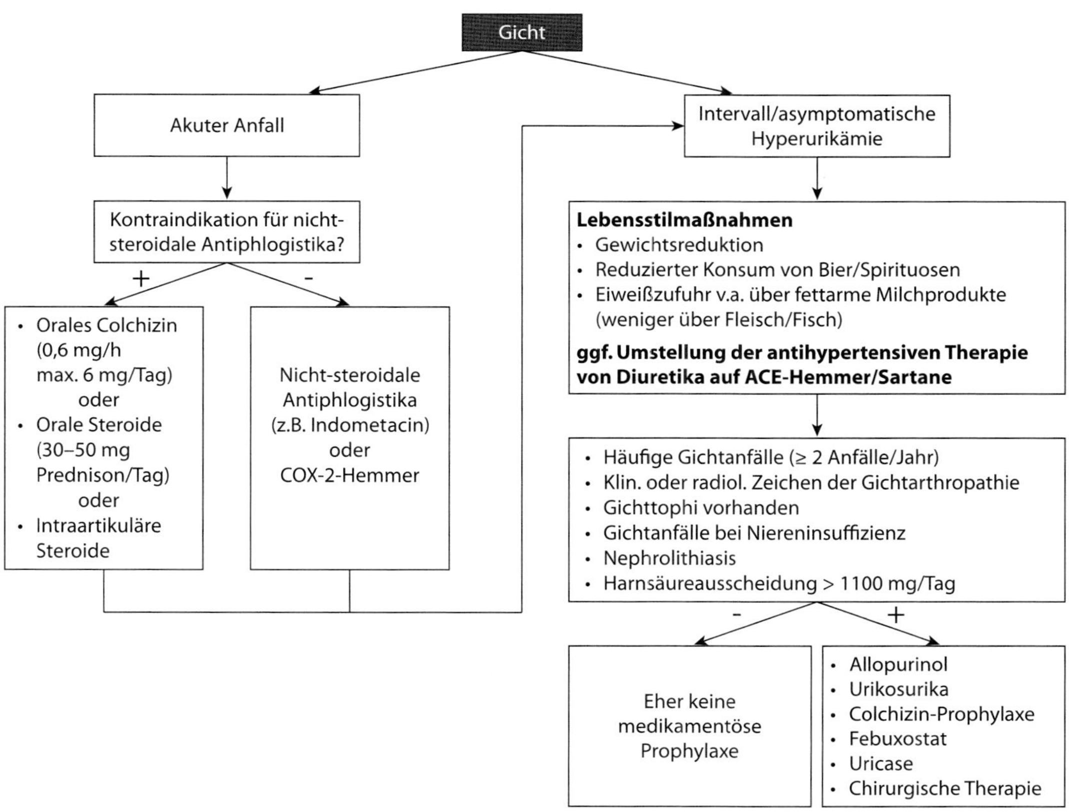

Abb. 8.2 Therapeutisches Vorgehen bei Gicht bzw. Hyperurikämie [L231]

Durchfall, Übelkeit). Intraartikuläre Glukokortikoide kommen am ehesten dann in Betracht, wenn Colchicin und nichtsteroidale Antiphlogistika kontraindiziert sind oder der Gichtanfall refraktär auf diese Medikamente ist. Falls diese Medikamente nicht ausreichend wirksam sind, kann eine Behandlung mit Canakinumab erwogen werden. Aspirin sollte nicht eingesetzt werden, da Azetylsalizylsäure mit Harnsäure um die renale Ausscheidung konkurriert.

Bei Patienten mit rezidivierenden Gichtanfällen ist umstritten, ab welcher Häufigkeit eine Prophylaxe durchgeführt werden sollte. In Europa, insbesondere in Deutschland, wird häufig bereits nach einem Gichtanfall oder gar bei asymptomatischer Hyperurikämie prophylaktisch behandelt, wohingegen in angelsächsischen Ländern meist größere Zurückhaltung geübt wird. Bei Patienten mit Gichtanfällen oder tophöser Gicht sollte eine Therapie mit Xanthinoxidasehemmern durchgeführt werden. Therapieziel nach einem Gichtanfall ist eine Harnsäuresenkung auf mind. < 6 mg/dl.

Zur Absenkung von erhöhten Harnsäurewerten kommen verschiedene **Medikamentenklassen** in Betracht:

- **Xanthinoxidase-Inhibitoren:** Allopurinol hemmt die Harnsäurebildung und wird in einer Dosis von 100–800 mg/d gegeben (normalerweise 300 mg/d). Im akuten Gichtanfall sollte kein Allopurinol gegeben werden, da dies den Gichtanfall verstärken kann. Febuxostat (Dosierung 80 bis max. 120 mg/d) ist ein neuer nichtselektiver Xanthinoxidase-Inhibitor. Unter Febuxostat wurde bei Patienten mit Hyperurikämie ein signifikant höheres Risiko für Gesamtmortalität und kardiovaskulär bedingte Todesfälle beobachtet als bei Patienten unter einer Behandlung mit Allopurinol, sodass dieser Wirkstoff bei Patienten mit erhöhtem kardiovaskulärem Risiko nicht mehr eingesetzt werden sollte (White et al. 2015).
- **Urikosurika:** Bei 85–90 % der Patienten mit Hyperurikämie ist eine verminderte Ausscheidung von Harnsäure für die Hyperurikämie verantwortlich. Benzbromaron (Dosierung 100 mg/d) als wichtigstes Urikosurikum wird als „Add-on"-Medikament zu Allopurinol oder Febuxostat eingesetzt.
- **Rasburicase** kann zur Behandlung akut hoher Harnsäurekonzentrationen, insbesondere beim Tumorlysesyndrom, zum Einsatz kommen. Es handelt sich um eine rekombinant hergestellte Harnsäureoxidase, die nach i. v. Gabe den Abbau von Harnsäure zum renal leicht ausscheidbaren Allantoin katalysiert.

Bei Patienten, bei denen aufgrund einer Strahlen- oder Chemotherapie mit einem Tumorlysesyndrom gerechnet werden muss, sollte eine akute Harnsäurenephropathie verhindert werden. Hierzu kommt neben Allopurinol v. a. auch Rasburicase in Betracht. In Abhängigkeit vom Ausmaß des erwarteten Harnsäureanfalls genügt oft eine einmalige Gabe von Rasburicase.

Bei Patienten mit Gicht und einem Typ-2-Diabetes, einer Nieren- oder Herzinsuffizienz kann der Einsatz von SGLT2-Inhibitoren die Harnsäurespiegel zusätzlich senken.

8

Prognose

Unter konsequenter harnsäuresenkender Behandlung werden die Patienten nach wenigen Monaten anfallsfrei. Weichteiltophi verschwinden, Knochentophi können sich unter Wiederherstellung des Gelenks zurückbilden. Reine Harnsäuresteine können sich unter Allopurinol auflösen. Eine günstige Beeinflussung einer Gichtniere ist nicht gesichert.

8.4.2 Porphyrie

Definition

Bei den Porphyrien handelt es sich um Stoffwechselerkrankungen, bei denen die Aktivität der Hämbiosynthese gestört ist. Dies führt zu einer vermehrten Produktion von Porphyrinen oder Porphyrinvorstufen, die dann im Gewebe akkumulieren und vermehrt ausgeschieden werden. Angeborene Defekte eines der Enzyme der Hämbiosynthese führen zu den charakteristischen biochemischen und klinischen Veränderungen.

Die Einteilung der Porphyrien erfolgt dabei in Abhängigkeit von der Lokalisation der spezifischen enzymatischen Defekte und darüber hinaus übergeordnet in hepatische und erythropoetische Porphyrien. Aus klinischer Sicht können sie in akute und chronische Erkrankungen eingeteilt werden. Die klinisch relevante Klassifikation lehnt sich an die Einteilung von Morbus Doss an:

- **Erythropoetische Porphyrien:** Diese umfassen die kongenitale erythropoetische Porphyrie (Morbus Günther) und die erythropoetische Protoporphyrie.
- **Hepatische Porphyrien:** Diese umfassen die akuten hepatischen Porphyrien, die akute intermittierende Porphyrie als hier wichtigste Erkrankung (autosomal-dominant), die Porphyria variegata, hereditäre Koproporphyrie und die akute hepatische Porphyrie mit einem Defekt der Porphyrinogensynthase.
- **Chronisch-hepatische Porphyrien:** Diese umfassen in erster Linie die Porphyria cutanea tarda (autosomal-dominant oder exogen toxisch) und die hepatoerythropoetische Porphyrie.

Sekundäre Koproporphyrien werden bei Intoxikationen, Lebererkrankungen, Diabetes mellitus oder auch medikamenteninduziert (z. B. Analgetika, Sulfonylharnstoffe, Antibiotika) beobachtet. Sekundäre Protoporphyrien finden sich bei Bleiintoxikationen, Alkohol, Isoniazid-Therapie.

Das häufigste Krankheitsbild ist die Porphyria cutanea tarda mit einer Prävalenz von 10–20/100.000 Personen. Die Prävalenz der akuten intermittierenden Porphyrie liegt bei etwa 5–10/100.000, bei der kongenitalen erythropoetischen Porphyrie wurden bislang etwas weniger als 200 Fälle beschrieben. Die Dunkelziffer ist möglicherweise höher.

Diagnostik

Das bedeutsamste Krankheitsbild ist die **akute intermittierende Porphyrie (AIP).** Hier resultiert eine erhöhte Aktivität der δ-Aminolävulinsäure (ALA)-Synthetase in der Leber. Bekannte Auslöser sind z. B. Hungerzustände, Alkoholismus und in erster Linie Medikamente. Diese sind in der Roten Liste aufgeführt. Symptome umfassen in erster Linie den dauerhaften Abdominalschmerz,

Übelkeit, Erbrechen, Tachykardien, hypertensive Krisen, Neuropathie. Häufig auch psychische Symptome.

Biochemisch wird die Diagnostik über eine erhöhte Ausscheidung von ALA und Porphobilinogen im Urin gestellt. Der Enzymdefekt ist bei Heterozygotie in Erythrozyten nachweisbar, Linkage-Analysen sind über Polymorphismen des Porphobilinogen-Deaminase-Gens möglich. Die DNA-Analytik ist noch nicht Routine.

Bei der **Porphyria cutanea tarda** manifestiert sich die Erkrankung häufig nach dem 40. Lj. Wesentliche auslösende Faktoren sind Alkohol, daneben Östrogene und eine HCV-Infektion. Leitsymptome sind die Zeichen der Photodermatose mit Blasenbildung am Handrücken, Hyperpigmentierung und Hypertrichose. Wegweisend ist der Nachweis der erhöhten Porphyrinausscheidung im 24-h-Urin, typischerweise sind Uro- und Heptacarboxyporphyrin erhöht.

Die **kongenitale erythropoetische Porphyrie** ist selten; sie tritt im Kleinkindesalter auf. Führende Symptome sind die rote Photosensibilität der Haut mit Erythemen, Blasen, Erosionen. Biochemisch ist die deutlich erhöhte Ausscheidung von Porphyrinen der Isomerenreihe 1 in Stuhl und Urin wegweisend.

Therapie

Die Behandlung der **akuten intermittierenden Porphyrie** folgt folgenden Leitlinien:

- Absetzen auslösender Noxen (Medikamente!).
- Hoch dosierte i. v. Glukoseinfusionen von 400–500 g/d über 4–6 d (Glukose hemmt die gesteigerte Aktivität der ALA-Synthetase).
- Infusionen von Häm (Häm-Arginin) in einer Dosis von etwa 4 mg/kg KG i. v. an 3–4 aufeinanderfolgenden Tagen.
- Bei schweren neurologischen Symptomen hoch dosierte Therapie mit Glukokortikoiden.
- Symptomatische Maßnahmen: Schmerzbekämpfung mit Azetylsalizylsäure, Paracetamol, ggf. Morphinderivate. Zur Sedierung Promethazin, zur Hochdruckbehandlung insbesondere Betablocker. Antibiotische Therapie mit Tetrazyklinen.
- Bei Patienten mit rezidivierenden, schweren Attacken steht als neues Medikament Givosiran (RNA-Interferenz zur verminderten Produktion von ALA-Synthase) zur Verfügung (Balwani et al. 2020).
- In ausgewählten, sehr schweren Fällen kommt eine Lebertransplantation in Betracht.

Die Behandlung der **Porphyria cutanea tarda** ist in erster Linie die der Grunderkrankung. Zur Steigerung der Porphyrinausscheidung stehen die Aderlasstherapie im Vordergrund sowie die Gabe von Chloroquin. Die Aderlasstherapie wird mit wöchentlich etwa 0,5 l über 2 Mon. durchgeführt. Danach Reduktion mit Normalisierung der Porphyrinausscheidung. Chloroquin wird in einer Dosis von 2 × 125 mg/Wo. zur Bildung von Chloroquin-Porphyrin-Komplexen gegeben. Symptomatisch sollte Sonnenlicht insbesondere wegen der Blasenbildung an lichtexponierten Stellen gemieden werden.

Die Therapie der **kongenitalen erythropoetischen Porphyrie** erfolgt symptomatisch mit Lichtschutz und mit Transfusionen bei schwerer hämolytischer Anämie. Die Gabe von Betakarotin in einer Dosierung von 50–150 mg/d ist möglich. Bei Patienten mit schwerstem Verlauf einer chronischen hämolytischen Anämie ist die Splenektomie Ultima Ratio.

LEITLINIEN

Deutsche Adipositas Gesellschaft (DAG) e. V. et al.: Interdisziplinäre Leitlinie der Qualität S3 zur „Prävention und Therapie der Adipositas". Stand 07.10.2024. Version 5.0. AWMF-Reg.-Nr. 050-001 (2024). https://register.awmf.org/de/leitlinien/detail/050-001.

Kiltz U, Alten R, Fleck M et alS3-Leitlinie Diagnostik und Therapie der Gicht. Stand 27.08.2024. Version 2.1. AWMF-Reg.-Nr. 060-005 (2024). https://register.awmf.org/de/leitlinien/detail/060-005.

Mach F, Baigent C, Catapano AL et al.; ESC Scientific Document Group: 2019 ESC/EAS Guidelines for the management of dyslipidaemias: lipid modification to reduce cardiovascular risk. Eur Heart J 41(1) (2020) 111–188.

LITERATUR

Balwani M, Sardh E, Ventura P et al.: Phase 3 Trial of RNAi Therapeutic Givosiran for Acute Intermittent Porphyria. N Engl J Med 382 (2020) 2289–2301.

Bhatt DL, Steg PG, Miller M et al.: Cardiovascular Risk Reduction with Icosapent Ethyl for Hypertriglyceridemia. N Engl J Med 380 (2019) 11–22.

Cannon CP, Blazing MA, Giugliano RP et al.; IMPROVE-IT Investigators: Ezetimibe Added to Statin Therapy after Acute Coronary Syndromes. N Engl J Med Jun 18;372(25) (2015) 2387–2397.

Collins R, Reith C, Emberson J et al.: Interpretation of the evidence for the efficacy and safety of statin therapy. Lancet Nov 19 388(10059) (2016) 2532–2561.

Das Pradhan A, Glynn RJ, Fruchart JC et al.: Triglyceride Lowering with Pemafibrate to Reduce Cardiovascular Risk. N Engl J Med 387 (2022) 1923–1934.

Lincoff AM, Brown-Frandsen K, Colhoun HM et al.: Semaglutide and cardiovascular outcomes in obesity without diabetes. N Engl J Med (2023). doi: https://doi.org/10.1056/NEJMoa2307563.

Mikuls TR: Gout. N Engl J Med 387 (2022) 1877–1887.

Nissen SE, Lincoff AM, Brennan D et al.: Bempedoic Acid and Cardiovascular Outcomes in Statin-Intolerant Patients. N Engl J Med (2023). DOI: https://doi.org/10.1056/NEJMoa2215024.

Nordestgaard BG, Chapman MJ, Humphries SE et al.; for the European Atherosclerosis Society Consensus Panel: Familial hypercholesterolaemia is underdiagnosed and undertreated in the general population: guidance for clinicians to prevent coronary heart disease: Consensus Statement of the European Atherosclerosis Society. Eur Heart Dec;34(45) (2013) 3478–3490a. doi: https://doi.org/10.1093/eurheartj/eht273. Epub 2013 Aug 15.

Parhofer KG, Laufs U: Lipiddiagnostik unter besonderer Berücksichtigung von Lipoprotein(a). Dtsch Arztebl Int 120 (2023) 582–588; DOI: https://doi.org/10.3238/arztebl.m2023.0150.

Parhofer KG, Laufs U: The Diagnosis and Treatment of Hypertriglyceridemia. Dtsch Arztebl Int 116 (2019) 825–832.

Sabatine MS, Giugliano RP, Keech AC et al.; FOURIER Steering Committee and Investigators: Evolocumab and Clinical Outcomes in Patients with Cardiovascular Disease. N Engl J Med May 4;376(18) (2017) 1713–1722.

Sacks FM, Bray GA, Carey VJ et al.: Comparison of weight-loss diets with different compositions of fat, protein, and carbohydrates. N Engl J Med 360 (2009) 859–873.

Schwartz GG, Steg PG, Szarek M et al.; ODYSSEY OUTCOMES Committees and Investigators: Alirocumab and Cardiovascular Outcomes after Acute Coronary Syndrome. N Engl J Med Nov 29;379(22) (2018) 2097–2107.

van Veldhuisen SL, Gorter TM, van Woerden et al.: Bariatric surgery and cardiovascular disease: a systematic review and meta-analysis. Eur Heart J (2022). doi.org/10.1093/eurheartj/ehac071.

White WB, Saag KG, Becker MA et al., CARES investigators: Cardiovascular safety of febuxostat or allopurinol in patients with gout. N Engl J Med 378(13) (2018) 1200–1210.

Zipfel S, Giel KE, Bulik CM et al.: Anorexia nervosa: aetiology, assessment, and treatment. Lancet Psychiatry 2 (2015) 1099–1111.

KAPITEL

9

Stephan H. J. Scharla

Osteoporose

9.1 Definition und Basisinformation

Osteoporose ist definiert als eine systemische Skeletterkrankung, die durch eine Verminderung der Knochenmasse und eine mikroarchitektonische Verschlechterung des Knochengewebes bedingt ist (DVO 2023; CDC 1993). Dadurch kommt es zu einer gesteigerten Knochenbrüchigkeit mit einem erhöhten Risiko für Frakturen (Kanis et al. 2004). Sind als Folge der Osteoporose bereits Frakturen aufgetreten, liegt eine manifeste Osteoporose vor. Man beachte, dass diese Definition der Osteoporose auf klinischen und pathophysiologischen Kriterien basiert und unabhängig von der technischen Knochendichtemessung ist. Deshalb kann eine Osteoporose-Therapie auch bei „guten" Knochendichtemesswerten indiziert sein.

Daneben gibt es die **operationale Definition der WHO** aus dem Jahr 1994: Danach liegt eine Osteoporose dann vor, wenn der Knochenmineralgehalt in einer DXA-Knochendichtemessung (DXA = Dual Energy X-ray Absorptiometry, Doppelröntgenenergieabsorptiometrie) an der Lendenwirbelsäule (LWS) und/oder am proximalen Femur um mehr als 2,5 Standardabweichungen **(T < –2,5)** vom Mittelwert einer 20- bis 29-jährigen Frau abweicht (DVO 2023). Die in Standardabweichungen angegebene Abweichung der Knochendichte von der einer 20- bis 29-jährigen Frau wird als T-Score bezeichnet. Diese operationale Definition kann auf Männer ≥ 50. Lj. übertragen werden.

Osteoporosebedingte Brüche gehören zu den häufigsten Ursachen für einen Verlust an Selbstständigkeit und Lebensqualität im Alter (Hiligsmann et al. 2008).

MERKE
Osteoporose ist klinisch definiert als erhöhte Knochenbrüchigkeit. Osteoporotische Frakturen sind mit die häufigste Ursache für den Verlust von Selbstständigkeit im Alter.

9.1.1 Pathophysiologie

Die Osteoporose ist i. d. R. eine multifaktorielle Erkrankung. Einzelkomponenten, die für die Stabilität des Knochens wichtig sind, sind die Knochengröße, die Knochendichte, die Mikroarchitektur des Knochens, die Matrixbeschaffenheit und die jeweilige mechanische Krafteinwirkung, der der Knochen ausgesetzt ist.

Man schätzt, dass 50–80 % der Variabilität der Knochendichte und vermutlich ein ebenso großer Prozentsatz der Variabilität der Knochenqualität genetisch bedingt sind. Bisher ist bereits eine Reihe von Gen-Polymorphismen bekannt (z. B. Kollagen), die in einem nennenswerten Prozentsatz die genetische Variabilität erklären können.

Die wichtigsten bekannten beeinflussbaren Risikofaktoren der Knochenmasse sind die Sexualhormone und die lokal auf den Knochen einwirkende Muskelkraft. Ein Kalzium- oder Vitamin-D-Mangel kann v. a. im hohen Lebensalter über einen sekundären Hyperparathyreoidismus und – im Fall von Vitamin D – auch über eine erhöhte Sturzneigung ein begünstigender Faktor einer erhöhten Knochenbrüchigkeit sein (Mazzantini et al. 2024).

Weiterhin kann eine sog. „sekundäre" Osteoporose als Folge von anderen Erkrankungen und/oder als Nebenwirkung einer medikamentösen Therapie auftreten (Risikofaktoren ➤ Tab. 9.1).

MERKE
Osteoporose ist die Folge einer genetischen Disposition, von Umweltfaktoren, des Lebensstils und von altersassoziierten Veränderungen.

9.1.2 Epidemiologie

Die Prävalenz einer Osteoporose auf der Grundlage der operationalen WHO-Definition einer erniedrigten Knochendichtemessung an der Lendenwirbelsäule und/oder am proximalen Femur (DXA-T-Wert < –2,5) liegt bei postmenopausalen Frauen im Alter von 50–60 J. bei etwa 15 %. Sie steigt auf 45 % im Alter > 70 J. an. Bei Männern beträgt die Prävalenz einer erniedrigten Knochendichte am Schenkelhals im Alter von 50–60 J. 2,4 % und steigt im Alter > 70 J. auf 17 % an (Scheidt-Nave et al. 1998). Für prämenopausale Frauen und Patienten mit sekundärer Osteoporose liegen für den deutschen Sprachraum keine ausreichenden Angaben vor.

1 % aller 50- bis 80-jährigen Frauen erleiden in Deutschland pro Jahr eine radiologisch nachweisbare osteoporotische Sinterungsfraktur. Bei Männern dieser Altersgruppe sind es 0,6 % (Felsenberg et al. 1998; O'Neill et al. 1996). Jährlich sind 1,9 % der Frauen und 0,7 % der Männer dieser Altersklasse von peripheren Frakturen betroffen, die meistens aus einer Kombination von Osteoporose und Sturz resultieren. Sowohl periphere als auch Wirbelkörperfrakturen, die auf eine Osteoporose zurückzuführen sind, nehmen bis ins hohe Lebensalter exponentiell zu, sodass die Mehrzahl dieser Frakturen im hohen Lebensalter auftritt.

Eine Datenbankanalyse einer deutschen gesetzlichen Krankenkasse (Versicherte mit einem Alter von > 50 J., insgesamt 1.599.299 Personen, Erhebungsjahr 2018) fand eine Prävalenz der Osteoporose von 15,9 %, woraus sich die Zahl von 5,87 Mio. Osteoporose-Patienten in Deutschland abschätzen lässt. 81,6 % der Patienten waren Frauen. Eine Osteoporose-Medikation erhielten nur 30 % der Patienten (Hadji et al. 2024).

9.2 Symptomatik und klinisches Bild

Die Osteoporose manifestiert sich klinisch durch Frakturen und deren Folgekomplikationen. Treten im Rahmen einer Osteoporose Frakturen auf, spricht man entsprechend von einer „manifesten Osteoporose". Sinterungsfrakturen der Wirbelsäule gehören zu den charakteristischsten Manifestationen einer Osteoporose. Eine im Verhältnis zum mechanisch geschwächten Wirbelkörper zu hohe Krafteinwirkung führt zu einer Verformung der Vorderkante (Keilwirbel) oder der Deck- und Grundplatten (Fischwirbel) der Wirbelkörper.

Die häufigsten **peripheren Frakturen** im Rahmen einer Osteoporose sind Frakturen des Unterarms, des proximalen Humerus, der Hüfte (proximales Femur), des Beckens, der Tibia sowie Rippen- und Klavikulafrakturen. Knöchelfrakturen zählen vermutlich nicht zu den osteoporotischen Frakturen. Frakturen der Finger und Zehen sowie Frakturen im Kopfbereich fallen i. d. R. ebenfalls nicht unter die Definition einer osteoporotisch mitbedingten Fraktur (➤ Abb. 9.1).

Eine niedrige Knochendichte ohne Frakturen ist klinisch symptomlos. In den meisten Fällen lassen sich auch bei Osteoporose-Patienten chronische Rückenschmerzen, die nicht durch eine Fraktur bedingt sind, degenerativen Wirbelsäulenveränderungen zuordnen.

Akute Sinterungsfrakturen der Wirbelsäule rufen zum Teil sehr starke und über Monate anhaltende Schmerzen und Bewegungseinschränkungen hervor. Ob „Mikrofrakturen" der Wirbelkörper zu akuten oder akut rezidivierenden Schmerzsyndromen führen können, ist nicht belegt. Gut belegt ist dagegen, dass ein Teil der frischen Sinterungsfrakturen initial radiologisch nicht erkannt wird, sodass bei einem hochgradigen V. a. eine frische Sinterungsfraktur, ohne dass der direkte radiologische Nachweis einer Fraktur gelingt, entweder Röntgenkontrollen im Verlauf oder eine MRT-Untersuchung sinnvoll sind.

Durch Sinterungsfrakturen der Wirbelkörper kann es zu einer deutlichen Abnahme der Körpergröße, einer Verringerung oder vollständigen Aufhebung des Rippen-Becken-Abstands, einer Einengung des Brustkorbs, einer verstärkten Kyphosierung der Brustwirbelsäule (BWS) mit dadurch bedingter Einschränkung der Lungenfunktion und einer Vorwölbung des Abdomens (verbunden mit Verdauungsstörungen) kommen (➤ Abb. 9.2).

Einschränkungen von Lebensqualität, Mobilität und sozialen Funktionen durch Wirbelkörper- und periphere Frakturen wurden in einer Vielzahl von Studien beobachtet (**Empfehlungsgrad A; DVO 2023**). Frische Sinterungsfrakturen sind oft mit erheblichen funktionellen Einschränkungen bei Verrichtungen des täglichen Lebens verbunden (Matthis et al. 1998). Proximale Femurfrakturen führen v. a. im 1. J. zu einem starken Verlust an Funktionsfähigkeit. Aber auch in den Folgejahren kommt es nicht zu einer vollständigen Wiederherstellung der Funktionsfähigkeit. Für die meist alten Patienten bedeutet das oft den Verlust ihrer Selbstständigkeit. Betroffen sind bis zum Zeitpunkt der Fraktur v. a. selbstständig lebende Patienten im Alter > 85 J.

Die langfristigen Auswirkungen von Wirbelkörperfrakturen auf die Lebensqualität sind unterschiedlich. Häufig addieren sich die sekundären degenerativen Folgeschäden osteoporotischer Frakturen zu den primären degenerativen Skelettveränderungen und aggravieren so die klinische Symptomatik.

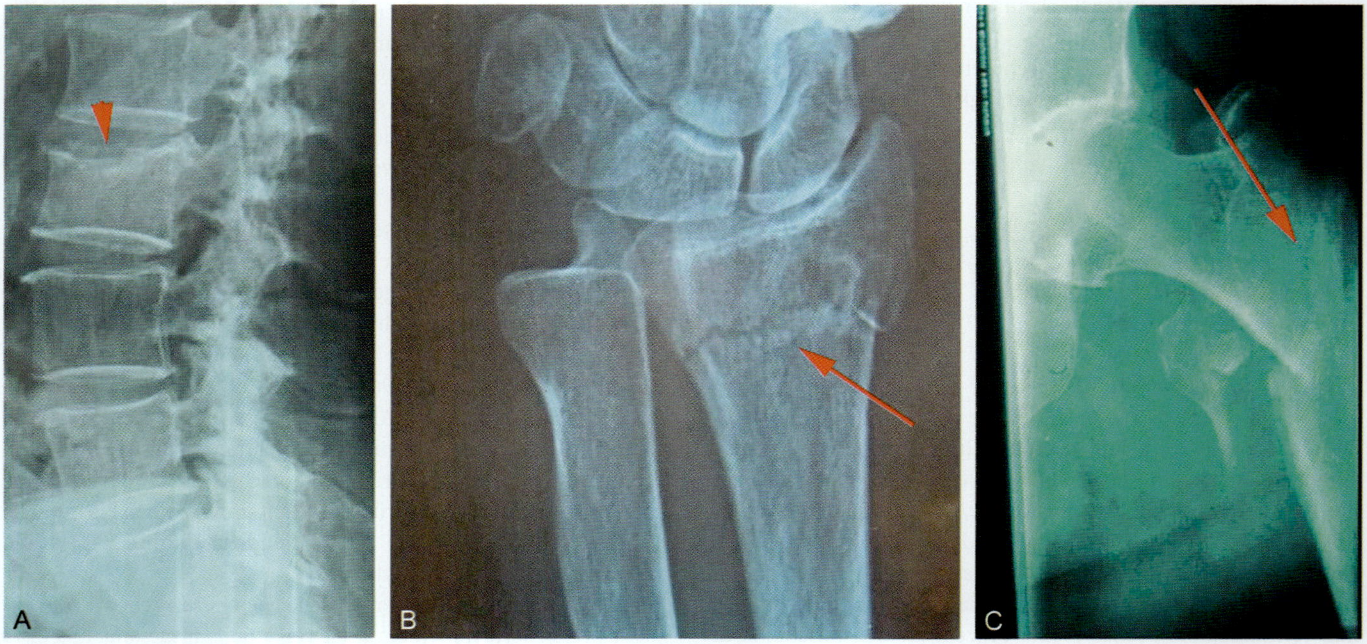

Abb. 9.1 Typische Osteoporose-Frakturen: Lendenwirbelfraktur mit Einbruch der Deckplatte **(A)**, distale Radiusfraktur **(B)** und proximale Femurfraktur, pertrochantär **(C)** [M1631]

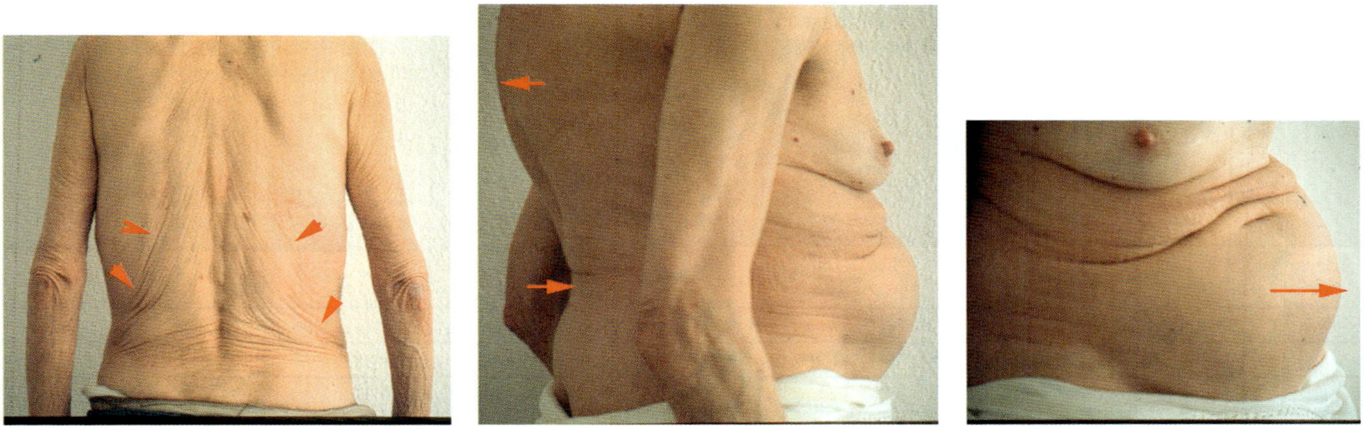

Abb. 9.2 Klinische Zeichen der manifesten Osteoporose mit Wirbelfrakturen [M1631]

Neben einer **erhöhten Morbidität** sind osteoporoseassoziierte Frakturen auch mit einer **erhöhten Mortalität** verbunden (**Empfehlungsgrad A;** DVO 2023; Ismail et al. 1998). Der Mortalitätsanstieg ist im 1. J. nach der Fraktur am höchsten. Hüftgelenknahe Frakturen weisen in den ersten 6 Mon. nach der Fraktur eine Übersterblichkeit von ca. 20–25 % auf. Auch andere periphere Frakturen und Wirbelkörperfrakturen sind unmittelbar im Anschluss an die Fraktur mit einer erhöhten Mortalität assoziiert.

MERKE

Osteoporose führt nicht nur zu Frakturen, sondern auch zu sekundären Veränderungen an anderen Organen.

9.2.1 Diagnostik

Ob eine Osteoporose zu Brüchen führt, hängt neben der Knochenmasse und der Krafteinwirkung entscheidend von zusätzlichen klinischen Risikofaktoren und hier v. a. vom Lebensalter ab (**Empfehlungsgrad A;** DVO 2023). Als Faustregel verdoppelt sich das Bruchrisiko mit jeder Dekade (DVO 2023; Kanis et al. 2004). Bei jedem Menschen ≥ 70. Lj. sollten deshalb gezielt eine Abklärung und eine Beratung bzgl. einer Osteoporose (➤ Tab. 9.1) und darüber hinaus eine Knochendichtemessung als Screening erfolgen (**Empfehlungsgrad A;** DVO 2023). Daneben gibt es mehrere umschriebene klinische Risikofaktoren, die das Frakturrisiko auch schon bei jüngeren Frauen und Männern deutlich erhöhen und bei deren Vorliegen eine Osteoporose-Diagnostik nach individueller Einschätzung des Arztes indiziert ist (➤ Tab. 9.1).

Die **Diagnostik** der Osteoporose beinhaltet folgende Punkte:

- Anamnese (Risikofaktoren, Vorerkrankungen, Medikamente)
- Körperliche Untersuchung
- Knochendichtemessung (vorzugsweise DXA-Methode)
- Labor
- Bildgebung (Röntgen, Magnetresonanztomographie, Computertomographie)

Anamnese und klinische Untersuchung dienen der Erfassung von Schmerzen und funktionellen Einschränkungen. Konditionen oder Erkrankungen mit Einfluss auf das Skelett oder Stürze und Frakturrisiken sollten erfragt werden. Bei der **körperlichen Untersuchung** sollte nach Hinweisen für eine sekundäre Osteoporose gefahndet werden. Körpergewicht und -größe sollten bestimmt werden. Der Timed-up-and-go-Test, Tandem-Stand und der Chair-Rising-Test dienen der raschen Beurteilung von Muskelkraft und Koordination. Gegebenenfalls sollte sich ein umfangreicheres geriatrisches Assessment anschließen.

Die Knochendichtemessung, **Osteodensitometrie,** erfolgt vorzugsweise mit der DXA-Methode (DXA = Dual Energy X-ray Absorptiometry = Doppelröntgenenergieabsorptiometrie; **Empfehlungsgrad A;** DVO 2023; Blake et al. 2007).

Die in Standardabweichungen angegebene Abweichung der Patientenknochendichte von der mittleren Knochendichte einer 20- bis 29-jährigen Frau wird als **T-Score** bezeichnet. Analog kann auch bei Männern verfahren werden (unter Verwendung von 20- bis 29-jährigen Männern als Referenzkollektiv).

Bevorzugte Messorte sind die Lendenwirbelsäule und das proximale Femur (Gesamtregion und Schenkelhals). Sollte die Messung an diesen Lokalisationen nicht verwertbar sein (degenerative Veränderungen, Z. n. Fraktur, Z. n. Operation), kann auf den Unterarm ausgewichen werden. Bei Patienten mit primärem Hyperparathyreoidismus wird explizit die Messung der kortikalen Dichte in der Region 1/3 des distalen Unterarms empfohlen, um z. B. die Indikation für eine Nebenschilddrüsenoperation zu stellen.

Der T-Score der DXA-Knochendichtemessung wird verwendet, um das 3-Jahres-Frakturrisiko zu berechnen (➤ Kap. 9.2.3).

Einige der quantitativen Ultraschallmessmethoden an der Ferse haben eine ähnlich gute Vorhersagekraft für osteoporotische Frakturen wie eine DXA-Knochendichtemessung (**Empfehlungsgrad B;** DVO 2023). Während ein T-Wert der DXA-Messung von < –2 aber klare Aussagen zur medikamentösen Risikoreduktion erlaubt, ist Letzteres für den Ultraschall nicht ausreichend untersucht. Zur Frage der Therapierbarkeit einer Osteoporose ist die Messung der

Tab. 9.1 Risikofaktoren und prädisponierende Erkrankungen für Osteoporose (nach DVO 2023) [W1205-001]

Höhe des Risikogradienten, Faktor für Berechnung der Therapieschwelle	**Risikofaktoren** Die 2 Gruppen, aus denen nur 1 Risikofaktor (der mit dem höchsten Faktor) berücksichtigt werden darf, sind farblich, mit blauem Rahmen hervorgehoben: 1. Sturzrisikoassoziiert, 2. Orale Glukokortikoide + rheumatoide Arthritis		**Höhe des Risikogradienten, Faktor für Berechnung der Therapieschwelle**
	Frakturvorgeschichte	Medikationen	
4,1*** 2,5	Hüftfraktur im letzten Jahr (1-Jahres-Risiko) Hüftfraktur, Zeitabstand > 12 Mon.	**Gruppe orale Glukokortikoide (OG)**	
2,9***	Wirbelkörperfraktu/en im letzten Jahr	Dosis > 2,5 mg Prednisolonäquivalent/d > 3 Mon.	1,4
	Wirbelkörperfraktu/en mit Zeitabstand > 12 Mon.	Dosis 2,5–7,5 mg Prednisolonäquivalent/d > 3 Mon	2,3
2,0	1 osteoporotischer Wirbelbruch	Dosis > 7,5 mg Prednisolonäquivalent/d > 3 Mon	4,0
2,9	2 osteoporotische Wirbelbrüche	Dosis > 2,5 mg Prednisolonäquivalent/d > 3 Mon, begonnen o. erhöht im letzten Jahr (1-Jahres-RR)	4,9***
5,0	≥ 3 osteoporotische Wirbelbrüche	Rheumatoide Arthritis	2,7
2,0	Wirbelbruch Schweregrad max. Grad 1 Genant		
2,9	Wirbelbruch Schweregrad max. Grad 2 Genant		
5,0	Wirbelbruch Schweregrad max. Grad 3 Genant		
1,7	Humerusfraktur	Aromatasehemmer mit Beginn der Therapie*	**
1,7	Beckenfraktur		
1,6	Unterarmfraktur	PPI > 3 Mon.	1,4
**	Jede Fraktur postmenopausal u. beim Mann ≥ 50 J. mit Ausnahme von Finger-, Zehen- u. Schädelfrakturen	**Allgemeine Risikofaktoren**	
	Risikofaktoren aus der Endokrinologie	Hüftfraktur eines Elternteils, bis zum Alter von 75 J. berücksichtigen	1,3
2,5	Diabetes mellitus Typ 1		
 1,1 1,6	Diabetes mellitus Typ 2 Seit 5–10 J. Seit > 10 J.	Body-Mass-Index (BMI) ≤ 15 kg/m² 15–18,5 kg/m² 18,5–< 20 kg/m²	 2,2 1,7 1,3
2,2	Promärer Hyperparathyreoidismus	Alkoholkonsum > 50 g/d	1,9
**	Cushing-Syndrom u. subklinischer Hyperkortisolismus	Rauchen aktuell (aktuell > 10 Zigaretten/d) o. COPD	1,5 1,3
**	Wachstumshormonmangel bei Hypophyseninsuffizienz	**Weitere Erkrankungen**	
**	Männlicher Hypogonadismus durch hormonablative Therapie	Chronische Herzinsuffizienz	1,5
**	Männlicher Hypogonadismus anderer Ursache	Niereninsuffizienz CKD 3a, 3b, 4	1,6
 1,2 1,2	TSH-Suppression 0,1–0,45 mU/l < 0,1 mU/l	BII-Magenresektion o. Gastrektomie	**

Tab. 9.1 Risikofaktoren und prädisponierende Erkrankungen für Osteoporose (Quelle: DVO 2023) (*Forts*)

Höhe des Risikogradienten, Faktor für Berechnung der Therapieschwelle	**Risikofaktoren** Die 2 Gruppen, aus denen nur 1 Risikofaktor (der mit dem höchsten Faktor) berücksichtigt werden darf, sind farblich, mit blauem Rahmen hervorgehoben: 1. Sturzrisikoassoziiert, 2. Orale Glukokortikoide + rheumatoide Arthritis		Höhe des Risikogradienten, Faktor für Berechnung der Therapieschwelle
	Frakturvorgeschichte	Medikationen	
Gruppe sturzrisikoassoziierte Risikofaktoren aus Geriatrie u. Neurologie		Bariatrische Optonen*	**
1,6	Schlaganfall	Monoklonale Gammapathie unklarer Signifikanz (MGUS)	2,0
2,1	Multiple Sklerose	HIV*	**
1,7	Morbus Parkinson	**Risikofaktoren aus der Rheumatologie**	
1,2	Epilepsie u. Antikonvulsiva	Axiale Spondyloarthritis/Spondylitis ankylosans*	1,6
1,6	Demenz/Morbus Alzheimer	Rheumatoide Arthritis	Siehe Gruppe OG
1,3	Depression/Antidepressiva	Zöliakie Morbus Crohn* Colitis ulcerosa* Systemischer Lupus erythematodes*	** ** ** **
1,7	Immobilität (angewiesen sein auf eine Gehhilfe)		
1,4	Opioide		
		TBS Z-Score −1,0 SD Z-Score −1,5 SD Z-Score −2,0 SD Z-Score −2,5 SD	 1,3 1,4 1,6 1,8
1,4	Chronische Hyponatriämie	Beispiele zur Indikation Basisdiagnostik: 1. Frau, 65 J., Risikofaktor: 1 osteoporotischer Wirbelbruch Grad 2 (Faktor 2,9) → Indikation Basisdiagnostik 2. Mann, 50 J. Risikofaktor: Mutter mit Schenkelhalsfraktur (Faktor 1,3); geringes absolutes Frakturrisiko → keine Indikation zur Basisdiagnostik, da keine relevante Frakturrisikokonstellation Absolutes Frakturrisiko: DVO 2023, Kap. 7.1, https://leitlinien.dv-osteologie.org	
1,6	Sturz in den vergangenen 12 Mon.		
2,0***	> 1 Sturz in den vergangenen 12 Mon. (1-Jahres-RR)		
1,8	Timed-Up-and-Go-Test > 12 s		

* Basisdiagnostik auch im Alter < 50 J.
** Indikator für eine Basisdiagnostik (keine Nennung eines Faktors)
*** imminente Frakturrisikoerhöhung

Knochendichte mit der DXA-Methode deshalb derzeit nicht ersetzbar. Der Trabecular Bone Score (TBS) ist ein Maß für die Knochenmikroarchitektur, das mithilfe einer speziellen Software aus der Graustufenverteilung der DXA-Knochendichtemessung abgeleitet wird. Ein niedriger TBS korreliert mit einem höheren Frakturrisiko und kann als zusätzlicher Risikofaktor herangezogen werden.

Die **quantitative Computertomographie (QCT)** an der Wirbelsäule und am Unterarm ist ebenfalls geeignet, um Aussagen zum Wirbelkörperfrakturrisiko zu machen (**Empfehlungsgrad B;** DVO 2023). Diese Methoden erlauben für wissenschaftliche Fragestellungen z. T. wesentlich detailliertere Aussagen als die DXA-Messung. Die QCT-Messung ist hinsichtlich der Frakturvorhersage aber wesentlich schlechter evaluiert als die DXA-Methode. Auch sind die T-Werte der QCT-Messung nicht auf die T-Werte der DXA-Messung übertragbar. Sie sind bei postmenopausalen Frauen häufig deutlich niedriger. Hochauflösende CT-Untersuchungen könnten zukünftig über die nichtinvasive Erfassung der Mikroarchitektur möglicherweise einen zu den etablierten Frakturrisiken additiven Beitrag zur Frakturvorhersage liefern, sind derzeit aber noch in wissenschaftlicher Erprobung und in Bezug auf eine multifaktorielle Frakturvorhersage nicht ausreichend evaluiert.

Das **Basislabor** dient zusammen mit Klinik und Anamnese dem weitgehenden Ausschluss der wichtigsten sekundären Formen einer Osteoporose und differenzialdiagnostisch infrage kommender anderer Osteopathien (**Empfehlungsgrad A;** DVO 2023). Zu den Bestandteilen des Basislabors und einigen der wichtigsten damit zu klärenden Differenzialdiagnosen ➤ Tab. 9.2.

Bildgebende Diagnostik: Entsprechend der klinischen Symptomatik bei V. a. Frakturen und/oder bei Körpergrößenabnahme. Verwendet werden sollte eine verfügbare, adäquate radiologische Methodik **(Empfehlungsgrad A).** Zu beachten ist, dass frische Wirbeleinbrüche in der Frühphase oft röntgenologisch nicht eindeutig nachweisbar sind.

9.2.2 Differenzialdiagnose

Osteomalazie

Bei der Osteoporose ist die Knochenmasse vermindert, die Verkalkung der Knochenmatrix dagegen normal. Ist stattdessen die Knochenmatrix unzureichend verkalkt, liegt das Krankheitsbild einer **Osteomalazie** vor. Histologisch ist die Osteomalazie durch große Anteile unverkalkten Osteoids gekennzeichnet. Neben zahlreichen seltenen Störungen des Kalzium- und Phosphatstoffwechsels ist eine unzureichende Versorgung mit bzw. die Aufnahme von Kalzium und Vitamin D die Hauptursache einer Osteomalazie.

Laborchemisch imponiert eine Osteomalazie durch eine Erhöhung der alkalischen Serum-Phosphatase und des Parathormons. Das Serum-Kalzium ist niedrig normal bis leicht vermindert. Das Serum-Phosphat ist häufig auch erniedrigt. Bei einer Vitamin-D-Mangel-induzierten Osteomalazie ist 25-Hydroxy-Vitamin D_3 auf Serum-Konzentrationen < 10 ng/ml vermindert. Die Osteomalazie ist eine **wichtige Differenzialdiagnose** der Osteoporose, führen doch beide Erkrankungen durch eine Abnahme der Kalkmenge pro Knochenfläche zu einer deutlichen Verminderung der DXA-Messwerte der Knochendichtemessung, was die Bedeutung des Basislabors bei der Osteoporose-Diagnostik noch einmal nachdrücklich unterstreicht (Scharla 2015).

Hypophosphatasie

Hypophosphatasie (HPP) ist eine seltene, vererbte Stoffwechselerkrankung, bei der es durch einen Mangel an alkalischer Phosphatase zu einer ungenügenden Mineralisation der Knochen und zu einer Skelettfehlbildung kommt. Die Symptome können leichtgradig bis schwerwiegend und auch tödlich sein. Die Häufigkeit von schweren Verlaufsformen beträgt 1 : 300.000, diejenige von leichten Verlaufsformen 1 : 6000. Insbesondere bei leichten Verlaufsformen kann die Symptomatik ähnlich wie bei der Osteoporose sein und die i. d. R. peripheren Frakturen können als Folge einer Osteoporose interpretiert werden. Die differenzialdiagnostische Abgrenzung zur Osteoporose ist aber wichtig, da die Therapie der Hypophosphatasie andere Maßnahmen als bei der Osteoporose erfordert (so sind z. B. Bisphosphonate bei Osteoporose ungünstig; Lampe et al. 2023).

MERKE

Eine Knochendichteminderung bedeutet noch nicht das Vorliegen einer Osteoporose. Mithilfe des Labors lassen sich Hinweise auf Differenzialdiagnosen schnell erfassen.

Tab. 9.2 Basislabor und wichtigste Differenzialdiagnosen

Laborparameter	Wichtige damit verbundene Fragestellungen
Serum-Kalzium	↑: primärer Hyperparathyreoidismus, andere Ursachen einer Hyperkalzämie ↓: z. B. sekundärer Hyperparathyreoidismus, Malabsorption
Serum-Phosphat	↑: sekundärer renaler Hyperparathyreoidismus ↓: Malabsorption ↓: hypophosphatämische Rachitis
Natrium	Niedriges Natrium mit Frakturrisiko assoziiert
Alkalische Phosphatase	↑: Osteomalazie, Vitamin-D-Mangel, primärer Hyperparathyreoidismus ↓: möglicher Hinweis auf Hypophosphatasie ↓: langjährige antiresorptive Therapie
Gamma-GT	Zur Differenzialdiagnose einer hepatisch bedingten AP-Erhöhung
Kreatinin-Clearance	↓: renale Osteopathie Zulassungsbeschränkung vieler Osteoporose-Medikamente bei höhergradiger Niereninsuffizienz
BSG/CRP	↑: Differenzialdiagnose entzündlicher Ursachen von Wirbelkörperdeformitäten
Blutbild	Hinweise auf entzündliche u. maligne Erkrankungen
Serum-Eiweißelektrophorese	Hinweise auf multiples Myelom, weitere Abklärung mittels Immunfixationselektrophorese
TSH	< 0,3 mU/l als Risikofaktor für Frakturen Überprüfung Thyroxin-Substitutionsdosis
Ggf. Testosteron bei Männern	Testosteronmangel, weitere Abklärung mittels SHBG, LH/FSH, Prolaktin
Ggf. 25-Hydroxy-Vitamin D in ausgewählten Fällen	Vitamin-D-Mangel; anzustreben sind Konzentrationen > 20 ng/ml
Ggf. Knochenumbauparameter in Einzelfällen	Hoher Knochenumbau als Frakturrisiko
Kalziumausscheidung im 24-h-Urin	Bei V. a. idiopathische Hyperkalzurie

9.2.3 Therapie

Prävention

Es gibt **zehn wichtige generelle Möglichkeiten,** osteoporosebedingte Brüche bei Risikopersonen zu vermeiden. Einige davon zielen auf eine Festigung der Knochenstabilität ab, andere auf eine Verminderung von Stürzen:

1. Muskelkraft erhalten und verbessern (Training mit Hanteln, Thera-Bändern, Geräten, Gehen, Treppensteigen)
2. Koordination erhalten und verbessern (z. B. Tai-Chi, Einbeinstand und Tandemgang üben)
3. Stürze vermeiden (Visus prüfen, gutes Schuhwerk, kritischer Einsatz sturzfördernder Medikamente)
4. Hilfsmittel anbieten (Gehhilfen, Rollator)
5. Orale Glukokortikoide kritisch und so niedrig wie möglich einsetzen
6. Vitamin D optimieren (> 30 min/d Sonnenbestrahlung, ggf. Vitamin D 1000 IE/d; Zielwert: Serum-25-Hydroxy-Vitamin D > 20 ng/ml)
7. Untergewicht vermeiden (BMI sollte > 20 kg/m² sein)

8. L-Thyroxin nicht überdosieren (TSH sollte > 0,3 mU/l sein)
9. Kalziumzufuhr sollte bei 1000 mg/d liegen (Milch und Milchprodukte, Mineralwässer)
10. Rauchen einstellen

Die Umsetzung dieser Empfehlungen trägt in jedem Lebensalter zu einer Fraktursenkung bei und ist angesichts der exponentiell mit dem Lebensalter ansteigenden Frakturlast gerade im Alter besonders wichtig und effektiv. Umgekehrt haben alle vorbeugenden Maßnahmen entgegen weitverbreiteten Ansichten hierzu keine belegte bleibende Wirkung, da der Knochen ein sehr schlechtes „Langzeitgedächtnis" hat (Tervo et al. 2008). Das Ausmaß der mit diesen Maßnahmen erreichbaren Fraktursenkung ist allerdings durch interventionelle Studien schlecht belegt und derzeit unklar.

Von einer **Supplementierung mit Vitamin D und Kalzium** profitieren besonders Alten- und Pflegeheimbewohner, bei denen häufig schwere Zustände eines Kalzium- und Vitamin-D-Mangels anzutreffen sind. Die Gesamtkalziumzufuhr sollte etwa 1000 mg/d betragen und eine Gesamtzufuhr von 1500 mg/d nicht überschreiten (**Empfehlungsgrad A;** DVO 2023; Steingrimsdottir et al. 2005). Bei den meisten Menschen lässt sich eine ausreichende Kalziumversorgung mit der Nahrung erreichen. Als Faustregel sind zwei Scheiben Käse und ein Glas Milch täglich ausreichend. Ist dies der Fall, ist eine zusätzliche Gabe von Kalziumsupplementen nicht erforderlich und möglicherweise sogar nachteilig (Bolland et al. 2008). Ein Vitamin-D-Mangel (Serum-25-Hydroxy-Vitamin D < 20 ng/ml) ist dagegen sehr häufig anzutreffen und verschlechtert nicht nur die Kalziumresorption und die Knochendichte, sondern auch die muskuläre Balance (**Empfehlungsgrad A;** DVO 2023; Holick et al. 2008; Scharla et al. 1996). Er ist somit gleichzeitig ein wichtiger, einfach zu behebender Risikofaktor für Stürze.

Jährliche **Kontrollen des Serum-TSH** bei allen Patienten mit einer Schilddrüsenhormontherapie sind vermutlich eine unterschätzte, jedoch wichtige Maßnahme, um Knochenbrüche zu vermeiden (**Empfehlungsgrad B;** DVO 2023; Bauer et al. 2001). In der Study of Osteoporotic Fractures wiesen postmenopausale Frauen im Alter ≥ 65 J. bei einer TSH-Konzentration < 0,1 mU/l ein 3-fach höheres Risiko für proximale Femurfrakturen und ein 4-fach erhöhtes Risiko für Wirbelkörperfrakturen auf als Frauen mit normaler TSH-Konzentration (DVO 2023). Bei der Mehrzahl der Frauen war die niedrige TSH-Konzentration durch eine Therapie mit L-Thyroxin bedingt.

Medikamentöse Therapie

Die Indikation zur Therapie hängt vom Frakturrisiko bzw. bei schon vorhandenen Frakturen vom Risiko für Folgefrakturen ab.
Generelle Indikation für eine medikamentöse Therapie:

- Nach niedrigtraumatischer singulärer Wirbelkörperfraktur 2. oder 3. Grades oder nach multiplen Wirbelkörperfrakturen 1.–3. Grades, wenn andere Ursachen nicht wahrscheinlicher sind, unabhängig von der Knochendichte **(Empfehlungsgrad A).**
- Nach proximaler Femurfraktur, unabhängig von der Knochendichte **(Empfehlungsgrad A).**
- Bei bestehender oder geplanter Therapie mit oralen Glukokortikoiden in der Dosierung ≥ 7,5 mg/d Prednisolonäquivalent für > 3 Mon., wenn der T-Score ≤ –1,5 SD an der Lendenwirbelsäule (mittlerer Wert der messbaren Wirbel L1–L4) oder am Schenkelhals oder am Gesamtfemur liegt oder wenn niedrigtraumatische Wirbelkörperfrakturen oder multiple periphere Frakturen vorliegen **(Empfehlungsgrad A).** Ein endogenes Cushing-Syndrom ist äquivalent zu bewerten **(Empfehlungsgrad A).**

Liegen diese Konstellationen nicht vor, dann kann das 3-Jahres-Frakturrisiko anhand von Alter, Geschlecht und T-Score (Gesamthüfte) berechnet werden. Dabei kann anhand von Tabellen für die Patienten individuell bestimmt werden, ob die 3 %-, die 5 %- oder die 10 %-Risikoschwelle erreicht wird. Für jedes Geschlecht (➤ Tab. 9.3; ➤ Tab. 9.4) gibt es für jede Risikoschwelle eine Tabelle, in der anhand des Alters und des T-Werts abgelesen werden kann, ob die Schwelle erreicht wird (farbig hinterlegte Felder). Bleibt man außerhalb der farbigen Felder, wird der Risikofaktor abgelesen, der für das Erreichen der Schwelle notwendig ist. Ob dieser Risikofaktor vorhanden ist, wird aus ➤ Tab. 9.1 abgelesen. Die beiden wichtigsten Risikofaktoren können dabei multipliziert werden (sofern diese nicht in derselben Risikogruppe liegen).

- Anhand der Risikoschwelle bestimmt sich dann die Therapieindikation (➤ Tab. 9.5).

Es gibt keine Belege dafür, dass man mit einer frühzeitigen medikamentösen Therapie nachhaltig der Entwicklung eines hohen Frakturrisikos vorbeugen kann. Ist das aktuelle Frakturrisiko dagegen hoch und ist eine Osteoporose vorhanden, lassen sich durch eine medikamentöse Therapie Frakturen rasch und deutlich vermindern (**Empfehlungsgrad A;** DVO 2023).

Zu den Substanzen, die die Knochenfestigkeit überwiegend durch eine Hemmung des Knochenumbaus verbessern (Antiresorptiva), gehören die Bisphosphonate (DGMKG 2018), die selektiven Östrogen-Rezeptor-Antagonisten Raloxifen und Bazedoxifen sowie Denosumab. Bei den Bisphosphonaten stehen neben den Präparaten, die täglich oder wöchentlich p. o. gegeben werden (Alendronat, Risedronat), auch Präparate zur Verfügung, die monatlich p. o. (Ibandronat), 3-monatlich i. v. (Ibandronat) oder jährlich i. v. (Zoledronat) verabreicht werden können (➤ Tab. 9.6).

Denosumab ist ein monoklonaler Antikörper, der über eine Hemmung von RANK-Ligand ebenfalls antiresorptiv wirkt und 2 ×/J. s. c. gegeben wird. Parathormon 1–34 (Teriparatid) wirkt überwiegend durch eine Steigerung des Knochenanbaus fraktursenkend (➤ Tab. 9.7).

Im Jahr 2020 wurde der Antikörper **Romosozumab** zur Behandlung der postmenopausalen Osteoporose zugelassen. Romosozumab ist ein humanisierter monoklonaler Antikörper gegen Sklerostin, der sowohl die Knochenneubildung stimuliert als auch den Knochenabbau hemmt. Dieser duale Wirkmechanismus ist neu. Romosozumab ist deshalb eine Therapieoption bei therapienaiven postmenopausalen Patientinnen mit sehr schwerer Osteoporose oder bei Therapieversagen einer antiresorptiven Therapie. Auf eine antiresorptive Folgetherapie ist zu achten (Saag et al. 2017).

2024 wurde Abaloparatid zur Osteoporose-Therapie zugelassen (postmenopausale Frauen). Abaloparatid ist ein synthetisches Strukturanalogon der ersten 34 N-terminalen Aminosäuren des PTH-rP mit einer 76%-igen Sequenzhomologie. Die Homologie zu humanem Parathormon (1–34) beträgt 42 % (Kann et al.

Tab. 9.3 Bestimmung des 3-Jahres-Frakturrisikos für Frauen (nach DVO 2023) [W1205-001]

Frauen										
Faktor Indikations-schwelle	Ohne BMD	T 0,0	T –0,5	T –1,0	T –1,5	T –2,0	T –2,5	T –3,0	T –3,5	T –4,0
Frauen	Faktor, um 3% Schwelle zu erreichen									
50	13	13	9	7	5	4	3	2,1	1,5	
55	8	8	6	5	3,5	2,6	1,9	1,4		
60	5	6	4	3	2,4	1,8	1,3			
65	3	4	3	2,3	1,7	1,2				
70	1,7	3	2,2	1,6	1,2					
75	1,1	2,3	1,7	1,2						
80		1,8	1,3							
85		1,5	1,1							
90		1,2								
	3% Schwelle erreicht			5% Schwelle erreicht				10% Schwelle erreicht		

Faktor Indikations-schwelle	Ohne BMD	T 0,0	T –0,5	T –1,0	T –1,5	T –2,0	T –2,5	T –3,0	T –3,5	T –4,0
Frauen	Faktor, um 5% Schwelle zu erreichen									
50	22	21	16	12	9	6	5	3,5	2,5	2
55	13	14	10	8	6	4	3	2,3	1,7	
60	8	10	7	5	4	3	2,2	1,6		
65	5	7	5	4	3	2,1	1,5			
70	2,8	5	4	2,7	2,0	1,5	1,1			
75	1,8	4	3	2,1	1,5	1,1				
80	1,1	3	2,2	1,6	1,2					
85		2,4	1,8	1,3						
90		2	1,4							
	5% Schwelle erreicht						10% Schwelle erreicht			

Faktor Indikations-schwelle	Ohne BMD	T 0,0	T –0,5	T –1,0	T –1,5	T –2,0	T –2,5	T –3,0	T –3,5	T –4,0
Frauen	Faktor, um 10% Schwelle zu erreichen									
50	43	42	31	23	17	13	9	7	5	3,7
55	25	28	21	16	12	9	6	5	3,5	2,5
60	15	19	14	11	8	6	4,4	3,2	2,4	1,7
65	9	14	10	7,5	6	4	3,1	2,3	1,7	
70	6	10	7	5,5	4,1	3	2,2	1,6		
75	3,5	8	6	4,2	3,1	2,2	2,6	1,2		
80	2,2	6	4,4	3,2	2,4	1,7	1,3			
85	1,4	5	3,6	2,6	1,9	1,3				
90		4	3	2,1	1,5					
	10% Schwelle erreicht									

Tab. 9.4 Bestimmung des 3-Jahres-Frakturrisikos für Männer (nach DVO 2023) [W1205-001]

Männer										
Faktor Indikations-schwelle	Ohne BMD	T 0,0	T −0,5	T −1,0	T −1,5	T −2,0	T −2,5	T −3,0	T −3,5	T −4,0
Männer	Faktor, um 3% Schwelle zu erreichen									
50	12	10	7	5	3,4	2,3	1,6	1,1		
55	9	8		3,7	2,5	1,7	1,2			
60	6	6	4	2,8	1,9	1,3				
65	5	5	3	2,2	1,5					
70	3	4	2,5	1,7	1,1					
75	2,4	3	2	1,4						
80	1,6	2,4	1,6	1,1						
85		2,1	1,3							
90		1,4	1							
	3% Schwelle erreicht			5% Schwelle erreicht				10% Schwelle erreicht		
Faktor Indikations-schwelle	Ohne BMD	T 0,0	T −0,5	T −1,0	T −1,5	T −2,0	T −2,5	T −3,0	T −3,5	T −4,0
Männer	Faktor, um 5% Schwelle zu erreichen									
50	19	17	12	8	6	4	2,6	1,8		
55	14	13	9	6	4	2,9	2			
60	11	10	7	5	3,2	2,2	1,5			
65	8	8	5	3,6	2,4	1,6				
70	6	6	4	2,8	1,9	1,3				
75	4	5	3,4	2,3	1,5					
80	2,7	4	2,7	1,8	1,2					
85	1,6	3,3	2,1	1,4						
90		2,4	1,5							
	5% Schwelle erreicht						10% Schwelle erreicht			
Faktor Indikations-schwelle	Ohne BMD	T 0,0	T −0,5	T −1,0	T −1,5	T −2,0	T −2,5	T −3,0	T −3,5	T −4,0
Männer	Faktor, um 10% Schwelle zu erreichen									
50	39	33	23	16	11	8	5	3,6	2,5	1,7
55	29	26	18	12	8	6	4	2,6	1,8	
60	21	20	14	9	6	4	3	1,9		
65	15	16	11	7	5	3	2,2	1,5		
70	11	12	8	6	4	2,5	1,7			
75	8	10	7	4,5	3	2	1,3			
80	5	8	5	3,6	2,4	1,6				
85	3,2	7	4	2,8	1,8	1,2				
90	1,6	5	3	2	1,3					
	10% Schwelle erreicht									

2024). Der Wirkmechanismus ist ähnlich wie bei Teriparatid und besteht in einer Stimulation des Knochenaufbaus. Im Vergleich zu Teriparatid ist der Anstieg der Knochendichte etwas stärker und laut einer Datenbankanalyse (Krankenkassendaten in den USA) scheint die Frakturwirksamkeit am Femur besser zu sein (Cosman et al. 2022).

Bei Frauen mit sehr hohem Frakturrisiko wurde eine Überlegenheit der anabolen Therapie entweder mit Teriparatid oder Romosozumab im Vergleich zu p. o. Bisphosphonaten gezeigt (Kendler et al. 2018; Saag et al. 2017).

Für die Osteoporose-Therapie beim Mann sind Alfacalcidol, Alendronat (10 mg/d), Risedronat (35 mg/Wo.), Zoledronat, Teriparatid und Denosumab zugelassen.

Die aufgelisteten Medikamente führen bereits in kurzer Zeit zu einer etwa 50- bis 70%-igen Abnahme der Inzidenz von Wirbelkörperbrüchen (➤ Tab. 9.8; **Empfehlungsgrad A**).

Tab. 9.5 Therapieindikation

Frakturrisiko/3 J.	**3 bis < 5 %**	**5 bis < 10 %**	**≥ 10 %**
Eine spezifische medikamentöse Therapie …	… sollte in Betracht gezogen werden **(B)**, wenn starke o. irreversible Risikofaktoren o. ein hohes Risiko einer unmittelbar bevorstehenden Fraktur vorliegen.	… soll empfohlen werden **(A)**. Differenzialtherapeutisch kann der Einsatz einer osteoanabol wirksamen Substanz (Teriparatid, Abaloparatid, Romosozumab) erwogen werden.	… soll mit osteoanabol wirksamen Substanzen empfohlen werden **(A)**.

PRAXISTIPP

Unbedingt auf die jeweils aktuelle Fachinformation der Medikamente im Hinblick auf Zulassung und Kontraindikationen achten.

Nichtmedikamentöse Therapie

- **Nahrungsergänzungsmittel** können in der Vorbeugung, bei leichter Osteopenie, oder unterstützend zur medikamentösen Therapie eingesetzt werden. Neben Kalzium und Vitamin D (s. o.) werden Spurenelemente, Pflanzenextrakte (Trockenpflaumen), B-Vitamine und in letzter Zeit insbesondere Vitamin K propagiert. Vitamin K hat ohne Zweifel wichtige Bedeutung für den Knochenstoffwechsel, jedoch haben Patienten selten einen Vitamin-K-Mangel. Vitamin K ist z. B. in grünem Gemüse und Kraut reichlich vorhanden.

Tab. 9.6 Medikamentöse Therapie der postmenopausalen Osteoporose: Dosierung

Wirkstoff	**Dosierung**
Alendronat	10 mg/d p. o. bzw. 70 mg/Wo. p.o.
Ibandronat	150 mg/Mon. p.o. bzw. 3 mg alle 3 Mon. i.v.
Risedronat	5 mg/d p. o. bzw. 35 mg/Wo. p.o.
Zoledronat	5 mg alle 12 Mon. i.v.
Denosumab	60 mg alle 6 Mon. s.c.
Raloxifen	60 mg/d p. o.
Teriparatid (PTH 1–34)	20 µg/d s. c. (max. 2 J.)
Abaloparatid	80 µg/d s. c. (max. 18 Mon.)
Romosozumab	210 mg monatlich s. c. (max. 1 J.); Wiederholungszyklen sind möglich
Alfacalcidol (1α-Hydroxyvitamin D)	0,5–1 µg/d p. o.

Tab. 9.7 Eigenschaften der Medikamente

Antiresorptiva				
Bisphosphonate	**Speicherung im Knochen**	**Auch nach Absetzen wirksam, „Pause" möglich**	**Hemmung des Osteoklastenstoffwechsels**	**Bei Langzeittherapie Steigerung des Risikos für ONJ u. atypische Femurfrakturen**
Denosumab: AK gegen RANKL	Keine Speicherung	6 Mon. wirksam, danach erneuter Knochenabbau	Hemmung der Osteoklastengenese	Langzeittherapie möglich, Erfahrung über > 10 J.
Östrogene/SERMS	Keine Speicherung	Wirksamkeit während Therapie, Nachhalleffekt	RANKL ↓, Osteoprotegerin ↑, verminderte Osteoklastenaktivität	Langzeittherapie möglich **(E)**; **cave:** mögliches Karzinomrisiko, kardiovaskuläres Risiko
Anabole Medikamente				
Teriparatid, knochenanabole Therapie	Keine Speicherung	Therapie max. 2 J.	Bildung von IGF, Hemmung der Sklerostin-Bildung	Nicht einsetzbar bei Vorgeschichte mit Karzinom u. Radiatio (Skelett)
Abaloparatid	Keine Speicherung	Max. 18 Mon.	IGF ↑, Sklerostin ↓	KI: Skelettkarzinom
Kombinierte Wirkung				
Romosozumab:AK gegen Sklerostin	Keine Speicherung	Therapie max. 1 J., keine Wirkung nach Absetzen mehr	Blockade der Sklerostin-Bildung, Osteoblastenstimulation, Bildung von Osteoprotegerin	**Cave:** Risiko bei Arteriosklerose
Alfacalcidol: Vitamin-D-Rezeptor-Aktivator	Keine Speicherung	Schwache Wirkung **(B)**	Senkung PTH, Stimulation Knochenneubildung	Langzeittherapie möglich; **cave:** Hyperkalzämie

- Für **spezifische Kollagenpeptide** wurde gezeigt, dass sie bei p. o. Verabreichung in den Körper aufgenommen werden, den Knochen erreichen und dort die Osteoblasten stimulieren. In einer klinischen randomisierten kontrollierten Studie konnte im Vergleich zu Placebo eine Zunahme der Knochendichte und des Knochenaufbaumarkers P1NP bei postmenopausalen Frauen mit Osteopenie gezeigt werden (König et al. 2018).
- **Physiotherapie, Muskeltraining:** Die Effektivität einer Bewegungstherapie (insbesondere Krafttraining) auf den Erhalt oder sogar die Verbesserung der Knochendichte wurde in zahlreichen Studien gezeigt. Darüber hinaus wirkt die medikamentöse Therapie auch besser, wenn begleitend eine Bewegungstherapie erfolgt (Hoffmann et al. 2022).
- Bei akuten, stabilen osteoporotischen Wirbelfrakturen kann die Versorgung mit einer wirbelsäulenaufrichtenden **Orthese** erwogen werden (DVO 2023; Jin, Lee 2016).
- Die **Zementaugmentation** wird zur Stabilisierung von frischen Wirbelfrakturen eingesetzt, mit dem Ziel der Schmerzlinderung, der Erhaltung der Statur und der schnelleren Mobilisierung.
- Ein unkritischer früher Einsatz einer **Kypho- oder Vertebroplastie** sollte aufgrund der kontroversen Studienlage und unklaren Langzeitfolgen **vermieden werden.** Sowohl eine Verminderung als auch eine Erhöhung von Folgebrüchen ist beschrieben. Die Indikation zur Zementaugmentation sollte deshalb sorgfältig gestellt werden. Dabei ist die OF-Klassifizierung von vertebralen Frakturen und die Erstellung eines OF-Scores unter Einschluss von Frakturtyp, Knochendichte, Progredienz der Wirbelfraktur, Schmerz, neurologischen Defiziten, Mobilität und Gesundheitsstatus von großer Hilfe bei der Entscheidung (Blattert et al. 2018; Osterhoff et al. 2023).

Tab. 9.8 Senkung des Frakturrisikos durch Osteoporose-Therapeutika

Risikoreduktion für	Wirbelkörperfrakturen	Periphere Frakturen	Proximale Femurfrakturen
Alendronat	A	A	A
Bazedoxifen	A	B	–
Denosumab	A	A	A
Ibandronat	A	B	–
Östrogene	A	A	A
Raloxifen	A	–	–
Risedronat	A	A	A
Romosozumab	A	A	A
Teriparatid	A	A	A
Zoledronat[1]	A	A	A
Alfacalcidol	B	B	B

[1] Im Anschluss an eine osteoporotische prox. Femurfraktur sollte Zoledronat idealerweise erst ab einem Zeitintervall von 2 Wo. nach der Operation der Femurfraktur verabreicht werden, wenn die strukturierte Versorgung für eine Therapie sichergestellt ist (Evidenzgrad B). Ist sie das nicht, kann eine Gabe bereits ≤ 2Wo. erfolgen.

PRAXISTIPP

Regelmäßige Bewegungstherapie kann als Reha-Sport oder Funktionstraining verordnet werden.

9.3 Nachsorge

Anstiege in der Knochendichtemessung sind erfahrungsgemäß eine große Motivation für die Patienten zur Fortsetzung der Osteoporose-Therapie. Gerade hier hat sich aber in fast allen Therapiestudien gezeigt, dass Anstiege der Knochendichte unter der derzeit am häufigsten verwendeten Bisphosphonat-Therapie leider kein guter Indikator für den Erfolg der medikamentösen Therapie sind (Seeman 2007). Ein fehlender Anstieg der Knochendichte ist bei einer Bisphosphonat-Therapie somit i. d. R. nicht mit einer schlechteren Wirkung der Medikamente verbunden **(Empfehlungsgrad A).** Dies gilt auch für Raloxifen, während die fraktursenkende Wirkung von PTH 1–34 und Denosumab enger an eine Zunahme der Knochendichte geknüpft ist. Auch eine optimale Umsetzung nichtmedikamentöser Maßnahmen wird häufig allenfalls mit einem marginalen Anstieg der Knochendichte „belohnt", da sowohl die medikamentöse als auch die nichtmedikamentöse Therapie überwiegend andere Komponenten der Knochenfestigkeit als die Knochendichte verbessern, die man derzeit nur schwierig routinemäßig überprüfen kann.

Am wichtigsten ist die regelmäßige Überprüfung aller vermeidbaren Frakturrisiken und die Umsetzung möglicher bruchsenkender Maßnahmen. Neben der Prüfung der Compliance und der gastrointestinalen Aufnahme der Antiresorptiva sollte auch überprüft werden, ob andere Risikofaktoren oder Komorbiditäten vorliegen, die den Knochendichteabfall erklären könnten. Ist das nicht der Fall, sollte die Therapie ggf. auf eine andere Medikation umgestellt werden.

Es gibt inzwischen erste Langzeitdaten aus Registern und randomisierten Studien, die ein höheres Frakturrisikos nach Absetzen einer Bisphosphonat-Medikation im Vergleich zu einer Fortsetzung der Therapie nahelegen (**Empfehlungsgrad C;** Black et al. 2006; Black et al. 2012). Bei einem hohen Frakturrisiko ist die Therapie daher prinzipiell lebenslang erforderlich, zumal sich das Frakturrisiko mit steigendem Lebensalter trotz Therapie weiter erhöhen kann **(Empfehlungsgrad C).** Derzeit ist aber noch unklar, ob Therapiepausen oder eine kontinuierliche Therapie die bessere Therapieoption sind, da unter einer Langzeittherapie mit Bisphosphonaten eine Zunahme atypischer Femurfrakturen beobachtet wurde, die mutmaßlich auf eine Überalterung der Knochenmatrix zurückzuführen sind, deren Inzidenz aber insgesamt niedrig ist (Seeman 2007). Eine multizentrische randomisierte, doppelblinde Studie (BILANZ-Studie), die bei Patienten mit einer mindestens 4-jährigen Vortherapie mit Bisphosphonaten die Frakturinzidenz bei einer Weitertherapie mit der Inzidenz bei einer Therapiepause verglich, ergab, dass bei Patienten mit vorbestehender prävalenter Fraktur die Bisphosphonat-Pause nicht länger als 12 Mon. dauern sollte (Pfeilschifter et al. 2020).

In der Bisphosphonat-Therapiepause kann eine Überwachung der Patienten mittels Knochendichtemessung und/oder biochemischen Markern erfolgen, um den nachlassenden Effekt der Bisphosphonat-Wirkung frühzeitig zu erkennen **(Empfehlungsgrad C).**

Bei Raloxifen ist, ähnlich wie bei den Östrogenen, von einem raschen Verlust der fraktursenkenden Wirkung nach Beendigung der Therapie auszugehen. Ist das Frakturrisiko über den Zeitraum von 4 J. hinaus, für den eine Therapie mit Raloxifen in Bezug auf eine Fraktursenkung in randomisierten Studien geprüft worden ist, weiterhin erhöht, empfiehlt sich auch hier entweder eine Fortsetzung der Therapie unter Abwägung von Nutzen und Risiken oder mit zunehmendem Lebensalter und steigendem Risiko für Thromboembolien und Schlaganfälle die Umstellung auf ein Bisphosphonat.

Für Parathormon, dessen therapeutische Anwendung auf 2 J. begrenzt ist, ist ein rascher Verlust der gewonnenen Knochenmasse nach dem Absetzen beschrieben, sodass hier im Anschluss an die 2-jährige Therapie eine Umstellung auf ein Antiresorptivum empfohlen wird ist.

Bei Denosumab kommt es nach 6 Mon. ohne fortgesetzte Gabe zu einem sehr raschen Wirkungsverlust in Bezug auf die Hemmung des Knochenumbaus. Zudem steigt das Risiko für multiple vertebrale Frakturen nach dem Absetzen (Cummings et al. 2018), sodass (falls eine Beendigung der Denosumab-Therapie notwendig sein sollte) ein rasches Umsetzen auf ein Bisphosphonat empfohlen wird (Burckhardt et al. 2021).

MERKE

Therapiepausen sind nur bei Bisphosphonaten möglich!

PRAXISTIPP

Patienten sollten durch regelmäßig vereinbarte Termine an die Praxis angebunden werden, um keine Therapie zu versäumen und bei Bedarf auch die notwendige Anschlusstherapie einleiten zu können.

LEITLINIEN

Consensus Development Conference (CDC): Diagnosis, prophylaxis, and treatment of osteoporosis. Am J Med 94 (1993) 646–646.

Dachverband Osteologie (DVO): Leitlinie Osteoporose 2023 (2023). https://leitlinien.dv-osteologie.org.

Deutsche Gesellschaft für Mund-, Kiefer- und Gesichtschirurgie e. V. (DGMKG): S3-Leitlinie Antiresorptiva-assoziierte Kiefernekrose (AR-ONJ). Version 3.0. Stand 02.12.2018. AWMF-Reg.-Nr. 007-091. (2018). www.awmf.org/service/awmf-aktuell/antiresorptiva-assoziierte-kiefernekrose-ar-onj.

LITERATUR

Bauer DC, Ettinger B, Nevitt MC et al.: Risk for fracture in women with low serum levels of thyroid-stimulating hormone. Ann Intern Med 134 (2001) 561–568.

Bianchi G, Sambrook P: Oral nitrogen-containing bisphosphonates: a systematic review of randomized clinical trials and vertebral fractures. Curr Med Res Opin 24 (2008) 2669–2677.

Black DM, Schwartz AV, Ensrud KE et al.: Effects of continuing or stopping alendronate after 5 years of treatment: the Fracture Intervention Trial Long-term Extension (FLEX): a randomized trial. JAMA 296 (2006) 2927–2938.

Black DM, Reid IR, Boonen S et al.: The effect of 3 versus 6 years of zoledronic acid treatment of osteoporosis: a randomized extension to the HORIZON-Pivotal Fracture Trial (PFT). J Bone Miner Res 27 (2012) 243–254.

Blake GM, Fogelman I: Role of dual-energy x-ray absorptiometry in the diagnosis and treatment of osteoporosis. J Clin Densitom 10 (2007) 102–110.

Blattert TR, Schnake KJ, Gonschorek O et al.: Nonsurgical and Surgical Management of Osteoporotic Vertebral Body Fractures: Recommendations of the Spine Section of the German Society for Orthopaedics and Traum (DGOU). Global Spine Journal 8(2S) (2018) 50S–55S.

Bolland MJ, Barber PA, Doughty RN et al.: Vascular events in healthy older women receiving calcium supplementation: randomised controlled trial. BMJ 336 (2008) 262–266.

Burckhardt P, Faouzi M, Buclin T et al.: Fractures after Denosumab Discontinuation: A Retrospective Study of 797 Cases. Journal of Bone and Mineral Research 36 (2021) 1717–1728.

Cosman F, Cooper C, Wang Y et al.: Comparative effectiveness and cardiovascular safety of abaloparatide and teriparatide in postmenopausal women new to anabolic therapy: A US administrative claims database study. Osteoporos Int 33 (2022) 1703–1714.

Cummings SR, Ferrari S, Eastell R et al.: Vertebral Fractures after Discontinuation of Denosumab: A Post Hoc Analysis of the Randomized Placebo-Controlled FREEDOM Trial and its Extension. J Bone Miner Res 33 (2018) 190–198.

Felsenberg D, Wieland E, Hammermeister C. et al.: Prävalenz der vertebralen Wirbelkörperdeformationen bei Frauen und Männern in Deutschland. Med Klin 93 (Suppl 2) (1998) 31–34. https://doi.org/doi.org/10.1007/BF03041996.

Hadji, Esterberg E, Obermüller D, Bartsch R: Bone evaluation study-2: update on the epidemiology of osteoporosis in Germany. Archives of Osteoporosis 19 (2024) 26. https://doi.org/doi.org/10.1007/s11657-024-01380-9.

Hiligsmann M, Ethgen O, Richy F et al.: Utility values associated with osteoporotic fracture: a systematic review of the literature. Calcif Tissue Int 82 (2008) 288–292.

Hoffmann I, Shojaa M, Kohl M et al.: Exercise Reduces the Number of Overall and Major Osteoporotic Fractures in Adults. Does Supervision Make a Difference? Systematic Review and Meta-Analysis. J Bone Miner Res 37 (2022) 2132–2148.

Holick MF, Chen TC: Vitamin D deficiency: a worldwide problem with health consequences. Am J Clin Nutr 87 (2008) 1080S–1086S.

Ismail AA, O'Neill TW, Cooper C et al.: Mortality Associated with Vertebral Deformity in Men and Women: Resultsfrom the European Prospective Osteoporosis Study (EPOS) Osteoporosis International 8 (1998) 291–297.

Jin YZ, Lee JH: Effect of brace to osteoporotic vertebral fracture: a meta-analysis. Journal of Korean medical science 31 (2016) 1641–1649.

Kanis JA, Johnell O, De Laet C et al.: A meta-analysis of previous fracture and subsequent fracture risk. Bone 35 (2004) 375–382.

Kann PH, Hadji P, Kurth A et al.: Abaloparatid – eine neue osteoanabole Therapieoption für die Osteoporose bei postmenopausalen Frauen. Osteologie 33 (2024) 185–195.

Kendler DL, Marin F, Zerbini CAF et al.: Effects of teriparatide and risedronate on new fractures in post-menopausal women with severe osteoporosis (VERO): a multicentre, double-blind, double-dummy, randomised controlled trial. Lancet 391 (2018) 230–240. doi:https://doi.org/10.1016/S0140-6736(17)32137.

König D, Oesser S, Scharla S et al.: Specific Collagen Peptides Improve Bone Mineral Densitiy and Bone Markers in Postmenopausal Women – A Randomized Controlled Study. Nutrients 10 (2018) 97. doi:https://doi.org/10.3390/nu10010097.

Lampe C, Maus U, Scharla S et al.: Hypophosphatasie – Empfehlung einer Expertengruppe zum Therapievorgehen bei der seltenen Skelett-Erkrankung. Osteologie 32 (2023) 52–58.

Matthis C, Weber U, O'Neill TW, Raspe H; European Vertebral Osteoporosis Study Group: Health Impact Associated with Vertebral Deformities: Results from the European Vertebral Osteoporosis Study (EVOS). Osteoporos Int 8 (1998) 364–372.

Mazzantini M, Mattia G. The great challenge: bone fragility and environment. Clin Exp Rheumatol 42 (2024) 1714–1719.

O'Neill TW, Felsenberg D, Varlow J et al.; European Vertebral Osteoporosis Study Group: Journal of Bone and Mineral Research 11 (1996) 1010–1018.

Osterhoff G, Schenk P, Katscher S et al.: Treatment and Outcome of Osteoporotic Thoracolumbar Vertebral Fractures with Anterior or Posterior Tension Band Failure (OF 5): Short-Term Results from the Prospective EOFTT Multicenter Study. Global Spine Journal 13(IS) (2023) 44S–51S.

Pfeilschifter J, Steinebach I, Trampisch HJ, Rudolf H: Bisphosphonate drug holidays: Risk of fractures and mortality in a prospective cohort study. Bone 138 (2020) 115431. doi:https://doi.org/10.1016/j.bone.2020.115431.

Saag KG, Shane E, Boonen S et al.: Teriparatide or alendronate in glucocorticoid-induced osteoporosis. N Engl J Med 357 (2007) 2028–2039.

Saag KG, Petersen J, Brandi ML et al.: Romosozumab or alendronate for fracture prevention in women with osteoporosis. N Engl J Med 377 (2017) 1417–1427.

Scharla SH, Scheidt-Nave C, Leidig G et al.: Lower serum 25-hydroxyvitamin D is associated with increased bone resorption markers and lower bone density at the proximal femur in normal females. A population-based study. Exp Clin Endocrinol Diabetes 104 (1996) 289–292.

Scharla SH: Osteomalazie und sonstige Formen der Mineralisationsstörung. In: Lehnert H (Hrsg.): Rationelle Diagnostik und Therapie in Endokrinologie, Diabetologie und Stoffwechsel. Stuttgart: Thieme Verlag, 2015. 186–195.

Scheidt-Nave C, Banzer D, Abendroth K: Schlussbericht multizentrische Studie zu Verteilung, Determination und prädiktivem Wert der Knochendichte in der deutschen Bevölkerung. Förderprojekt des Bundesministeriums für Forschung und Technologie, Förderkennzeichen 01KM. 9304. Jg., Nr. 0 (1997) 1–45.

Seeman E: Is a change in bone mineral density a sensitive and specific surrogate of anti-fracture efficacy? Bone 41 (2007) 308–317.

Shane E, Burr D, Ebeling PR et al.: Atypical subtrochanteric and diaphyseal femoral fractures: Report of a task force of the American Society for Bone and Mineral Research. J Bone Miner Res 25 (2010) 2267–2294.

Steingrimsdottir L, Gunnarsson O, Indridason OS et al.: Relationship between serum parathyroid hormone levels, vitamin D sufficiency, and calcium intake. JAMA 294 (2005) 2336–2341.

Tervo T, Nordström P, Neovius M et al.: Constant adaptation of bone to current physical activity level in men: a 12-year longitudinal study. J Clin Endocrinol Metab 93 (2008) 4873–4879.

Appendix – die wichtigsten klinischen Symptome

Symptom	Kapitel	
Amenorrhö	1.1	Prolaktinom, Hyperprolaktinämie
	1.6	Hypophysenvorderlappeninsuffizienz
Antriebsschwäche	3.1.2	Hyperkalzämie
Appetit, gesteigerter	2.4	Hyperthyreose
Blutung, gastrointestinale	5.5	Funktionelle aktive neuroendokrine Tumoren
Bradykardie	2.3	Hypothyreose
Bronchitis	7.1	Hypogonadismus
Dehydratation	3.1.2	Hyperkalzämie
Diabetische Stoffwechsellage	1.3	Cushing-Syndrom
Hämorrhagische Diathese	1.3	Cushing-Syndrom
Harnsäurewert, erhöht	8.4.1	Hyperurikämie und Gicht
Emotionale Labilität	2.4	Hyperthyreose
Erektile Dysfunktion	1.1	Prolaktinom, Hyperprolaktinämie
Fraktur	9	Osteoporose
Galaktorrhö	1.1	Prolaktinom, Hyperprolaktinämie
Gesichtfeldeinschränkung/-ausfälle	1.5	Hormoninaktive Tumoren und Inzidentalome
	1.6	Hypophysenvorderlappeninsuffizienz
	1.7	ADH-Mangel (Diabetes insipidus centralis)
Gewichtsverlust	2.4	Hyperthyreose
	4	Diabetes mellitus
	5.5	Funktionelle aktive neuroendokrine Tumoren
Gynäkomastie	6.3	Androgen-/östrogenproduzierende Nebennierentumoren
	6.5	Nebennierenrindenkarzinom
Hypertensive Krise mit Kopfschmerzen, Herzrasen, Schweißausbrüchen und Gesichtsblässe	6.8	Phäochromozytom (intraadrenales Paragangliom)
Hyperthyreose	1.4	TSHOM
Hypertonie	1.3	Cushing-Syndrom
	3.1.3	Primärer Hyperparathyreoidismus
	6.2	Primärer Hyperaldosteronismus
Hypogonadismus	1.3	Cushing-Syndrom

Symptom	Kapitel	
Ikterus	5.5	Funktionelle aktive neuroendokrine Tumoren
Infertilität	1.1	Prolaktinom, Hyperprolaktinämie
Karpaltunnel-Syndrom	1.2	Akromegalie
Lethargie	2.3	Hypothyreose
Libidoverlust	1.1	Prolaktinom, Hyperprolaktinämie
Makroglossie	1.2	Akromegalie
Muskelschwäche	3.1.2	Hyperkalzämie
Müdigkeit	2.3	Hypothyreose
Muskelspasmen/Krämpfe	3.2.2	Hypokalzämie
Nasennebenhöhlenentzündung	7.1	Hypogonadismus
Nervosität	2.4	Hyperthyreose
Oberbauchschmerzen	5.5	Funktionelle aktive neuroendokrine Tumoren
Obstipation	2.3	Hypothyreose
	3.1.2	Hyperkalzämie
Osteoporose	1.3	Cushing-Syndrom
Polydipsie	3.1.2	Hyperkalzämie
	4	Diabetes mellitus
Polyurie	1.7	ADH-Mangel (Diabetes insipidus centralis)
	3.1.2	Hyperkalzämie
	4	Diabetes mellitus
Potenzstörungen	6.3	Androgen-/östrogenproduzierende Nebennierentumoren
Pseudopubertas praecox	6.3	Androgen-/östrogenproduzierende Nebennierentumoren
	6.7	Adrenogenitales Syndrom (AGS)
Rotes, gerundetes Gesicht	1.3	Cushing-Syndrom
Rückenschmerzen	9	Osteoporose
Ruhetachykardie	2.4	Hyperthyreose
Sehstörungen	1.6	Hypophysenvorderlappeninsuffizienz
Sinterungsfraktur	9	Osteoporose
Striae rubrae	1.3	Cushing-Syndrom
Stammbetonte Fettsucht	1.3	Cushing-Syndrom
Subileus	5.5	Funktionelle aktive neuroendokrine Tumoren
Tetanie	3.2.2	Hypokalzämie

Symptom	Kapitel	
Tremor	2.4	Hyperthyreose
Übelkeit und Erbrechen	3.1.2	Hyperkalzämie
Vergröberung der Gesichtszüge	1.2	Akromegalie
Verkleinerung der Hoden	6.3	Androgen-/östrogenproduzierende Nebennierentumoren
Virilisierung	6.5	Nebennierenrindenkarzinom
	6.7	Adrenogenitales Syndrom (AGS)

Symptom	Kapitel	
Visusminderung	1.6	Hypophysenvorderlappeninsuffizienz
Wirbelfraktur	9	Osteoporose
Zephalgie	1.5	Hormoninaktive Tumoren und Inzidentalome
Zyklusstörungen	1.6	Hypophysenvorderlappeninsuffizienz

Index